U0308650

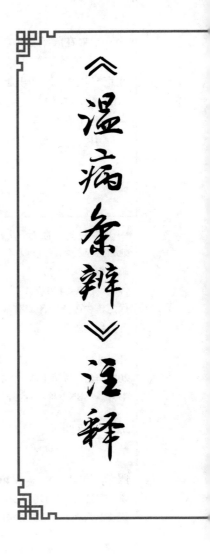

《温病条辨》注释

主编 薛　芳

靳红微　刘惠聪

全国百佳图书出版单位
中国中医药出版社
·北　京·

图书在版编目（CIP）数据

《温病条辨》注释 / 薛芳, 靳红微, 刘惠聪主编 .

北京 : 中国中医药出版社 , 2024. 10

ISBN 978-7-5132-8933-7

Ⅰ . R254.2

中国国家版本馆 CIP 数据核字第 20244NW197 号

中国中医药出版社出版

北京经济技术开发区科创十三街 31 号院二区 8 号楼

邮政编码 100176

传真 010-64405721

保定市中画美凯印刷有限公司印刷

各地新华书店经销

开本 880×1230 1/32 印张 21.75 字数 466 千字

2024 年 10 月第 1 版 2024 年 10 月第 1 次印刷

书号 ISBN 978 – 7 – 5132 – 8933 – 7

定价 138.00 元

网址 www.cptcm.com

服 务 热 线 010-64405510

购 书 热 线 010-89535836

维 权 打 假 010-64405753

微信服务号 zgzyycbs

微商城网址 https://kdt.im/LIdUGr

官方微博 http://e.weibo.com/cptcm

天猫旗舰店网址 https://zgzyycbs.tmall.com

如有印装质量问题请与本社出版部联系（010-64405510）

前　言

　　《温病条辨》是清代医家吴鞠通采集历代医家明贤著述，结合实践经验撰著的一本温病学专著。本书创立了三焦辨证论治理论，揭示了温病的发生、发展变化规律，推动了温病学的发展，贡献卓越，至今对继承发扬祖国医学遗产仍有重要意义。

　　《〈温病条辨〉注释》一书由河北中医学院（现河北中医药大学）温病教研组主任王体仁教授为主编，戴桂满、薛芳教授为副主编，李士懋、张瑞士、金淑琴、靳红微参编，经 3 年（1982—1985）艰苦劳作而成。由河北省中医药学会原会长王立山作序，在河北省中医药学会及其所属分会内部印行，作为广大医师、教师临床和教学中的参阅资料。斯人已去，谨作思念。后经薛芳、靳红微、刘惠聪等 30 余年反复修改、校正和整理，现予付梓。

　　吴瑭，字鞠通，清代名医，温病学主要奠基人之一。约生于清代乾隆戊寅（1758），卒于道光丙申（1836），享年 78 岁。少读儒书，习举子业，年十九，父病殁，才弃儒学医，博览群书，其医学上溯《黄帝内经》《伤寒论》，中及唐宋金元诸家，下承吴又可、叶天士，对叶氏倍加信仰，推崇备至，认为叶氏持论平和，立法精细，又认为六气为病，温病居多，伤寒其中一气，不可以伤寒法治温病。壮岁游京师，检校《四库全书》，得遍阅古今医籍，十阅春秋，心有所得，慨世俗以伤寒法治温病，患者不死于病而死于医！于是采辑名贤著述，参以己见，著《温病条辨》，历十年而后成。

其书祖述《黄帝内经》《伤寒论》，旁及各家学说，尤以师法叶氏，总结叶氏经验为主。全书以三焦辨证为纲、四时温病为目，条文之后，自加注解，用心良苦。该书计分7篇：卷首原病篇，引《黄帝内经》有关温病条文19条为本书源头，继则分论三焦，上焦篇法58条，方46；中焦篇法102条，方88，外附3方；下焦篇法78条，方64，后著杂说18篇，补论温病有关问题；又解产难18篇，论妇人胎前产后治法；解儿难25篇，论小儿病的辨治方法。全书内容丰富，议论充实，为历来医者所传诵。原书成于清代嘉庆十七年（1812）。

吴氏后生于叶天士50年，叶氏一生治验方案，大部分在本书都能见到，故辨证中除用叶氏卫气营血辨证外，又提出三焦辨证理论，扩大了温病辨证范围。治疗方面，吴氏以养阴清热为主，所创方剂，如桑菊饮、银翘散、二甲复脉诸方，至今医界仍广泛应用，历验不爽。编者认为本书可以羽翼《伤寒论》，补《伤寒论》之不足，良非虚语。后贤如王孟英、叶霖、何廉臣、曹炳章诸名家，对本书加以评语、眉批，启迪更大。

编者在教学临床之余，不揣鄙陋，将本书加以注释，提供教学需要，将诸名家评文，一并列入，以求全面。由于本书屡述运气，又将运气学说整理成章，以供参考。由于水平有限，谬误之处在所难免，谨希读者诸君，随时指正，以匡不逮。

本书编委会
2024年2月

本书凡例

一、先贤评注本书者多人，如王孟英、叶霖、郑雪堂、朱武曹、汪瑟庵、征以园、何廉臣、曹炳章等，妙理精义甚多，发人智慧，不敢偏废，故并列之。

二、本书不离运气，故辑五运六气一篇附于后，以备检阅参考。

三、本书虽系清时人著，其中文辞有难解者，故加入词解一项。

四、本书列有方剂一百九十八方，其原有方论者照列，其无论者，即加方解。

五、条文之后，又有提要、释义、按语，浅显易明，以便参阅。

六、杂说之要，旨在补充前文之不足，如痘证一项，今时虽已消灭，然其立论方法，对于某些难治病，有他山攻玉之助，故并存之，以保本书原貌。

七、近年编释本书者甚多，各具新义，然对昔贤评注，往往缺如。特广择精理，博采前人评注，以示全面。

八、后附方剂索引，以便读者检阅。

本书编委会

2024 年 3 月

王　序

陈平伯曰："外感不外六淫，而民病当分四气。"四时之气，春温夏热，秋凉冬寒，长夏为湿，此天地之生气，生长万物者也。六气和则民生安，五谷丰，六气太过或不及，则民斯病矣。

六淫之为病，古人概称伤寒，《内经》云："凡热病者，皆伤寒之类也。"以实之，不知此伤寒二字，不指伤寒解，作外感解可耳。注曰：伤寒，外感之统名。非谓四时感证，都属伤寒。故《难经·五十八难》曰："伤寒有五，有中风，有伤寒，有湿温，有热病，有温病。"以此别之，力辟后人以外感病混称伤寒也。后汉张仲景著《伤寒论》，后世奉为圭臬，以治四时温病，初用辛温，继用苦寒，如何能中，此盖不明六气耳。仲圣《伤寒论》，以外伤风寒为主，创六经辨证，阴阳虚实，表里寒热，旁及兼夹，立法井然，以治伤寒则可，以治四时温病则不可。何则？伤寒，一气耳，其春温、夏暑、长夏湿、秋燥，其病与伤寒迥别，岂可执伤寒方混治哉。宋代王履论之详矣，金元刘守真指出"六气皆从火化"，以辛凉解表、清热养阴为治外感病原则，为温病治法奠定基础。明末吴有性，生当战乱之年，瘟疫流行，创"戾气"致病学说，著《温疫论》，指出病原由口鼻传入，立达原饮、三消饮等方，大胆创新，为治传染病开辟新路。

吴门叶香岩先生，上承《内经》《伤寒论》，下继唐宋金元诸家之长，慨世之外感病，温热多而伤寒少，不可概以治寒法治四时感证，故总结经验，创《外感温热论》，以卫气营血辨证，立辛凉清气、甘寒养阴、清心凉血、开窍息风诸法，自河间而后，治温病实叶氏为第一。奈其诊务繁忙，无暇著述，所遗唯其及门人所编《临证指南医案》一书而已，良可慨也。

清代乾嘉年间，淮阴吴鞠通先生，远绍《内经》，旁涉各家，倾心叶氏，于是取叶氏医案细读之，撷其精华，得其要领，撰《温病条辨》，以四时淫气为主，详述四时温病，春曰风温、春温，夏曰暑温、湿温，秋曰伏暑、秋燥，旁及温毒、疟、痢、霍乱等病，其辨证以三焦为纲，厘为三篇，卷首列原病篇，以示上承《内经》，学有所本，后列杂说一卷，解儿难、解产难各一卷，以示妇人产后、小儿痧痘惊疳，温病救逆、调理等法，以示治法之全。时人谓此编羽翼《伤寒》，为长沙之功臣，实非虚语。

河北中医学院温病教研组，以志继承发扬中医学为主，因古文辞多言简意赅，隐晦难明之处实多，爰详加注释，按三焦条文次序论述，条文之后，存吴氏原注，又择各名家评注，使条文义理愈明，次为方剂方论，后列词解，最后为提要、释义、按语，务使条文义理清明，古典奥词畅达，以便学者学习研究，别无留难。学者在深明六气，学习《内经》《伤寒论》后，精读《温病条辨》，既能以六经辨证，又能以卫气营血、三焦辨证，以治四时感证，自然寒温攸分，施方得宜，药到病除，不致误辛温为辛凉、误辛凉为辛温矣。

注释既成，索序于余，观其编，评注、释义均条理清晰，使人读后了然无阻，若师其意以治四时感证，定有裨益，实为整理提高祖国医学贡献耳。

河北省中医药学会　王立山
1985 年 10 月 1 日于学会办公室

目　录

自序

　　夫立德立功立言，圣贤事也，瑭何人斯，敢以自任？缘瑭十九岁时，父病年余，至于不起，瑭愧恨难名，哀痛欲绝，以为父病不知医，尚复何颜立天地间，遂购方书，伏读于苦块之余。至张长沙"外逐荣势，内忘身命"之论，因慨然弃举子业，专事方术。越四载，犹子巧官病温，初起喉痹，外科吹以冰硼散，喉遂闭。又遍延诸时医治之，大抵不越双解散、人参败毒散之外，其于温病治法，茫乎未之闻也，后至发黄而死。瑭以初学，未敢妄赞一词，然于是证，亦未得其要领。盖张长沙悲宗族之死，作《玉函经》，为后世医学之祖，奈《玉函》中之《卒病论》，亡于兵火，后世学者，无从仿效，遂至各起异说，得不偿失。又越三载，来游京师，检校《四库全书》，得明季吴又可《温疫论》。观其议论宏阔，实有发前人所未发，遂专心学步焉。细察其法，亦不免支离驳杂，大抵功过两不相掩。盖用心良苦，而学术未精也。又遍考晋唐以来诸贤议论，非不珠璧琳琅，求一美备者，盖不可得，其何以传信于来兹！瑭进与病谋，退与心谋，十阅春秋，然后有得，然未敢轻治一人。癸丑岁，都下温疫大行，诸友强起瑭治之，大抵已成坏病，幸存活数十人，其死于世俗之手者，不可胜数。呜呼！生民何辜，不死于病，而死于医，是有医不若无医也，学医不精，不若不学医也。因有志采辑历代名贤著述，去其驳杂，取其精微，间附己意，以及考验，合成一书，名曰《温病条辨》，然未敢轻易落笔。又历六年，至于戊午，吾乡汪瑟庵先生促瑭曰：来岁己未湿土正化，二气中温厉大行，子盍速成是书，或者有益于民生乎！瑭愧不敏，未敢自信，恐以救人之心，获欺人之罪，转相仿效，至于无穷，罪何自赎哉！然是书不出，其得失终未可见，因不揣固陋，黾勉成章，就正海内名贤，指其疵谬，历为驳正，将万世赖之无穷期也。

淮阴吴瑭自序

凡例

一、是书仿仲景《伤寒论》作法，文尚简要，便于记诵。又恐简则不明，一切议论，悉于分注注明，俾纲举目张，一见了然，并免后人妄注，致失本文奥义。

二、是书虽为温病而设，实可羽翼伤寒。若真能识得伤寒，断不致疑麻桂之法不可用；若真能识得温病，断不致以辛温治伤寒之法治温病。伤寒自以仲景为祖，参考诸家注述可也；温病当于是书中之辨似处究心焉。

三、晋唐以来诸名家，其识见学问工夫，未易窥测，瑭岂敢轻率毁谤乎！奈温病一证，诸贤悉未能透过此关，多所弥缝补救，皆未得其本真，心虽疑虑，未敢直断明确，其故皆由不能脱却《伤寒论》蓝本，其心以为推戴仲景，不知反晦仲景之法。至王安道始能脱却伤寒，辨证温病，惜其论之未详，立法未备。吴又可力为卸却伤寒，单论温病，惜其立论不精，立法不纯，又不可从。惟叶天士持论平和，立法精细。然叶氏吴人，所治多南方证，又立论甚简，但有医案，散见于杂证之中，人多忽之而不深究。瑭故历取诸贤精妙，考之《内经》，参以心得，为是编之作。诸贤如木工钻眼，已至九分，瑭特透此一分，作圆满会耳，非敢谓高过前贤也。至于驳正处，不得不下直言，恐误来学。《礼》云："事师无犯无隐"，瑭谨遵之。

四、是书分为六卷。首卷历引经文为纲，分注为目，原温病之始。卷一为上焦篇，凡一切温病之属上焦者系之。卷二为中焦篇，凡温病之属中焦者系之。卷三为下焦篇，凡温病之属下焦者系之。卷四杂说救逆，病后调治。俾阅者心目了然，胸有成局，不致临证混淆，有治上犯中、治中犯下之弊。卷五解产难，专论产后调治与产后惊风。卷六解儿难，专论小儿急慢惊风、痘证。缘世医每于此证，惑于邪说，随手杀人，毫无依据故也。

五、《经》谓先夏至为病温，后夏至为病暑，可见暑亦温之类，暑自温而来，故将暑温、湿温并收入温病论内。然治法不能尽与温病相同，故上焦篇内第四条，谓温毒、暑温、湿温，不在此例。

六、是书之出，实出于不得已。因世之医温病者，毫无尺度，人之死于温病者，不可胜纪。无论先达后学，有能择其弊窦，补其未备，瑭将感之如师资之恩。

七、是书原为济病者之苦，医医士之病，非为获利而然，有能翻板传播者听之，务望校对真确。

八、《伤寒论》六经，由表入里，由浅及深，须横看。本论论三焦，由上及下，亦由浅入深，须竖看。与《伤寒论》为对待文字，有一纵一横之妙。学者诚能合二书而细心体察，自无难识之证，虽不及内伤，而万病诊法，实不出此一纵一横之外。

九、方中所定分量，宜多宜少，不过大概而已，尚须临证者自行斟酌。盖药必中病而后可，病重药轻，见病不愈，反生疑惑；若病轻药重，伤及无辜，又系医者之大戒。古人治病，胸有定见，目无全牛，故于攻伐之剂，每用多备少服法，于调补之剂，病轻者日再服，重者日三服，甚则日三夜一服。后人治病，多系捉风捕影，往往病东药西，败事甚多。因拘于约方之说，每用药多者二三钱，少则三五分为率，遂成痼疾。吾见大江南北，用甘草必三五分。夫甘草之性，最为和平，有国老之称，坐镇有余，施为不足，设不假之以重权，乌能为功。即此一端，殊属可笑！医并甘草而不能用，尚望其用他药哉！不能用甘草之医，尚足以言医哉！又见北方儿科于小儿痘证，自一二朝用大黄，日加一二钱，甚至三五钱，加至十三四朝，成数两之多，其势必咬牙寒战，灰白塌陷，犹曰此毒未尽也，仍须下之，有是理乎？《经》曰："大毒治病，十衰其六；中毒治病，十衰其七；小毒治病，十衰其八；无毒治病，十衰其九。食养尽之，勿使过剂。"医者全在善测病情，宜多宜少，胸有确见，然后依经训约之，庶无过差也。

十、此书须前后互参，往往义详于前，而略于后，详于后，而略于前。再法有定，而病无定。如温病之不兼湿者，忌刚喜柔。愈后胃阳不复，或因前医过用苦寒，致伤胃阳，亦间有少用刚者。温病之兼湿者，忌柔喜刚，湿退热存之际，乌得不用柔哉？全在临证者善察病情，毫无差忒也。

十一、是书原为温病而设，如疟、痢、疸、痹，多因暑热、湿温而成，不得不附见数条，以粗立规模，其详不及备载，以有前人之法可据，故不详论。是书所详论者，论前人之未备者也。

十二、是书着眼处，全在认证无差，用药先后缓急得宜，不求识证之真，而妄议药之可否，不可与言医也。

十三、古人有方即有法，故取携自如，无投不利。后世之失，一失于测证无方，识证不真，再失于有方无法。本论于各方条下，必注明系用《内经》何法，俾学者知先识证，而后有治病之法，先知有治病之法，而后择用何方。有法同而方异者，有方似同而法异者，稍有不真，即不见效，不可不详察也。

十四、大匠诲人，必以规矩，学者亦必以规矩。是书有鉴于唐宋以来，人自为规，而不合乎大中至正之规，以致后学宗张者非刘，宗朱者非李，未识医道之全体，故远追《玉函经》，补前人之未备，尤必详立规矩，使学者有阶可升，至神明变化出乎规矩之外，而仍不离乎规矩之中，所谓从心所欲不逾矩，是所望于后之达士贤人，补其不逮，诚不敢自谓尽善又尽美也。

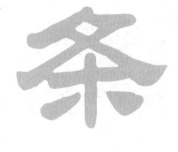

温病条辨

卷首原病①篇

【原文一】《六元正纪大论》②曰：辰戌之岁③，初之气，民厉温病。卯酉之岁④，二之气，厉大至，民善暴死；终之气，其病温。寅申之岁⑤，初之气，温病乃起。丑未之岁⑥，二之气，温厉大行，远近咸若。子午之岁⑦，五之气，其病温。巳亥之岁⑧，终之气，其病温厉。

【原注】叙气运，原温病之始也。每岁之温，有早暮微盛不等，司天、在泉、主气、客气，相加临而然也。细考《素问》注自知，兹不多赘。

【原按】吴又可⑨谓温病非伤寒，温病多而伤寒少，甚通。谓非其时而有其气，未免顾此失彼之诮。盖时和岁稔⑩，天气以宁，民气以和，虽当盛之岁亦微；至于凶荒兵火之后，虽应微之岁亦盛，理数自然之道，无足怪者。

【选注】

叶霖：运气之学，白首难穷，固不可不知，亦不可深泥，用以冠冕门面⑪，此近来著书陋习，姑不足怪；若谓细考经注，便知某年某气，即见某病，而应如桴鼓，特大言欺世耳。历览经注，全元起⑫以下数十家，皆随文诠释，未能实有指归，惟罗东逸⑬之博议，差强人意，然亦明其所当然，未明其所以然也。轩岐奥旨⑭，岂易言哉。鞠通所载诸证，言四时六气之常，延陵论疫，道天地沴厉⑮之变，知其常者不能通其变，识其变者不能达其常，致使温热、温疫不分，遗误来兹，两人皆不得辞其过。然延陵所论，乃温疫之挟乎湿者，非热淫偏胜之疫也。鞠通责非其责，殊属梦梦⑯。

【词解】

①原病：即病源，"源"与"原"通，言病之源头也。

②六元正纪大论：《素问》篇名。六元，即六气，天元一气所化，一化为六，故名六元。正纪，正常规律。本篇阐明六气在六十年中的司天、在泉变化规律。

③辰戌之岁：辰年和戌年，为太阳寒水司天，太阴湿土在泉，初之气主气为厥阴风木，客气为少阳相火，又值上年少阴君火在泉之气迁移，二火相并，因此气候温热，温病流行。

④卯酉之岁：卯酉年为阳明燥金司天，少阴君火在泉，二之气，主气为少阴君火，客气为少阳相火，二火相并，臣位君则逆，故温厉流行，民病暴死。终之气，主气为太阳寒水，客气为少阴君火，故气候温暖，其病多温。

⑤寅申之岁：寅申年为少阳相火司天，厥阴风木在泉。初之气，主气为厥阴风木，客气为少阴君火，气候温热，故温病乃起。

⑥丑未之岁：丑未年为太阴湿土司天，太阳寒水在泉，二之气，主气为少阴君火，客气亦为少阴君火，二火相合，气候温热，故瘟疫流行，互相传染，远近一样。

⑦子午之岁：子午年为少阴君火司天，阳明燥金在泉，五之气，主气为阳明燥金，客气为少阳相火，火能克金，气候炎热，故其病温。

⑧巳亥之岁：巳亥年为厥阴风木司天，少阳相火在泉，终之气，主气为太阳寒水，客气为少阳相火，客气胜则其病温厉。

⑨吴又可：明代著名医学家，江苏吴县人，著《温疫论》，

创戾气病因说，有创新精神。

⑩ 时和岁稔：四时气候调和，农业丰收。

⑪ 冠冕门面：粉饰装潢门面，有气派。

⑫ 全元起：南北朝医学家，任太医侍郎，注释《素问》第一人。其注解见于林亿、高保衡校订《重广补注黄帝内经素问》。

⑬ 罗东逸：清代医家。撰有《古今名医汇粹》《古今名医方论》《内经博议》等书。

⑭ 轩岐奥旨：轩为黄帝轩辕氏，岐为岐伯。奥旨，即奥义、要旨。意即黄帝、岐伯奥秘的意旨。

⑮ 天地沴（lì）厉：沴，恶气，有害毒气。天地间有害之气，能使人发病。

⑯ 梦梦：昏沉糊涂之意。

【提要】本条集《素问·六元正纪大论》中的部分经文，说明每年运气变化对温病发生的季节，提示医者注意预防和治疗，可作参考。

【释义】《六元正纪大论》指出，辰戌年的运气规律是太阳寒水司天、太阴湿土在泉，初之气运主气为厥阴风木，客气是少阳相火，由于上年终气少阴君火迁移，君相二火交并，因此气候大温，人在大温气候中，就发生疫病和温病。

卯酉年是阳明燥金司天，少阴君火在泉，二之气主气是少阴君火，客气是少阳相火，客主加临，臣位君则逆，因此火气过盛，阳亢行令，疫疠流行，病人多暴病死亡。卯酉年终之气是太阳寒水，客气是少阴君火，冬行夏令，气候不寒反温，故发为温病。

寅申年是少阳相火司天，厥阴风木在泉，初之气主气厥阴风木，客气少阴君火，虽有寒水余气，但木火相生，气候温暖，所以发生温病。

丑未年是太阴湿土司天，太阳寒水在泉，二之气主气为少阴君火，客气也是少阴君火，二火相合，气候炎热，引起温疫流行，远近都一样。

子午年是少阴君火司天，阳明燥金在泉，五之气主气是阳明燥金，客气是少阳相火，因此气候燥热，发生温病。

已亥年是厥阴风木司天，少阳相火在泉，终之气主气为太阳寒水，客气为少阳相火，冬应寒反温，阳气偏盛，故发生温病。

【按语】《素问·六元正纪大论》以运气推测每年温病发生的规律，只可作为临床参考，因发生温病，天时气候虽然重要，而主要在于人体正气的强弱。本条论司天、在泉、客主加临、岁运的太过不及，提示后人注意发病季节，做预防治疗措施，不无一定价值。古代先哲对气象医学的研究，花了很大工夫，结果还不够理想，有待再作研究。

清代陆九芝在《世补斋医书》中阐述运气学说，将以后各年气候变化、发病情况、治法方药，都预先制订出来，这也不符合客观事实。而张飞畴反对运气学说，认为运气学说是宋人强加入《内经》的，宋以前不谈运气。

【原文二】

《阴阳应象大论》①曰：喜怒不节②，寒暑过度③，生乃不固④，故重阴必阳，重阳必阴⑤。故曰：冬伤于寒，春必病温。

【原注】上节统言司天之病，此下专言人受病之故。

细考宋元以来诸名家，皆不知伤寒温病之辨。如庞安常之《卒病论》⑥，朱肱之《活人书》⑦，韩祗和之《微旨》⑧，王肯堂之《证治》，刘守真之《伤寒医鉴》《伤寒直格》⑨，张子和之《伤寒心镜》⑩等书，非以治伤寒之法治温病，即将温暑认作伤寒，而疑麻桂之法不可用，遂别立防风通圣、双解通圣、九味羌活等汤，甚至于辛温药中加苦寒，王安道《溯洄集》⑪中辩之最详，兹不再辨。论温病之最详者，莫过张景岳、吴又可、喻嘉言⑫三家。时医所宗者，三家为多，请略陈之。按张景岳、喻嘉言，皆著讲寒字，并未理会本文上有"故曰"二字，上文有"重阴必阳，重阳必阴"二句。张氏立论出方，悉与伤寒混，谓温病即伤寒，袭前人之旧，全无实得，固无足论。喻氏立论，虽有分析，中篇亦混入伤寒少阴、厥阴证，出方亦不能外辛温发表、辛热温里，为害实甚。以苦心力学之士，尚不免智者千虑之失，尚何怪后人之无从取法，随手杀人哉！甚矣，学问之难也！吴又可实能识得寒温二字，所见之证，实无取乎辛温、辛热、甘温，又不明伏气⑬为病之理，以为何者为即病之伤寒，何者为不即病待春而发之温病。遂直断温热之原，非风寒所中，不责己之不明，反责经言之谬。瑭推原三子之偏，各自有说。张氏混引经文，将论伤寒之文，引证温热，以伤寒化热之后，经亦称热病故也，张氏不能分析，遂将温病认作伤寒；喻氏立论，开口言春温，当初春之际，所见之病，多有寒证，遂将伤寒认作温病；吴氏当崇祯⑭凶荒兵火之际，满眼温疫，遂直辟经文"冬伤于寒，春必病温"之文。盖皆各执己见，不能融会贯通也。

瑭按伏气为病，如春温、冬咳、温疟，《内经》已明言之矣。

013

亦有不因伏气，乃司天时令现行之气，如前列《六元正纪》所云是也。此二者，皆理数之常者也。更有非其时而有其气，如又可所云戾气⑮，间亦有之，乃其变也。惟在司命⑯者，善察其常变而补救之。

【选注】

叶霖：上节言外感之温热，将《六元正纪论》断章取义，为温病立说，而不涉他证犹可；此节论伏邪，安能割裂经文，删去"春伤于风，夏生飧泄；夏伤于暑，秋必痎疟；秋伤于湿，冬生咳嗽"之二十四字，是全不达经旨矣。《阴阳应象大论》中，此章示人四时伏气之机，阴阳互根之理，首重在"重阴必阳，重阳必阴"两句耳。或问寒为阴邪，何以至春而必温病？暑为阳邪，何以至秋而必痎疟？盖冬至一阳渐生，人生之阳气内盛，被冬日严寒杀厉之气所折，深淩于肌髓之间，至春内伏郁结之阳气，为外邪触发，伏气既得发泄，遇天气之阳热，两热相干，发为温病。夏伤于暑，秋必痎疟者。夏至一阴渐生，人身之阴气内盛，暑乃阳邪，阳气外炽，则里气虚寒，加以贪凉饮冷，损其真阳，至秋阴气盛长之时，内伏阴邪欲出，外袭阳暑欲入，阴阳相持，故发为往来寒热之痎疟。以痎疟而改作温疟，是更不达经旨矣。春伤于风，夏为飧泄；秋伤于湿，冬生咳嗽者，乃阴阳上下之相乘也。夫喉主天气，咽主地气，阳受风气，阴受湿气，伤于风者，上先受之，伤于湿者，下先受之；阳病者，上行极而下，是以春伤于风，夏为飧泄。阴病者，下行极而上，是以秋伤于湿，上逆而咳，斯皆重阴必阳，重阳必阴之义也。但天地阴阳之邪，皆由人身之阴阳气化感召而成，岂有伤寒而能化热，伤热而能化寒也哉？鞠通侈谈伏气，讥张、喻之非，而自亦不知伏气为何气。噫，五十步而笑百步，多见其不自量也。病机尚不能明，安敢妄言运气耶。

【词解】

①阴阳应象大论：《素问》篇名，论阴阳五行学说、天地自然界与人体脏腑相应的关系，阐明生理、病理、诊断、治疗等问题。

②喜怒不节：遇事感情易冲动，大喜大怒，不能适当控制，会削弱人体正气。

③寒暑过度：冬天过于寒冷，夏天过于暑热，超过人体适应能力，使人致病。

④生乃不固：由于情志冲动过度，正气受伤，风寒暑热太过，人体不能抗御，人的生养之气遭到破坏，不能巩固。

⑤重阴必阳，重阳必阴：物极必反，阴寒极盛时必定转变为阳热，阳热到极盛时必转变为阴寒。

⑥庞安常之《卒病论》：庞安常，宋时蕲水人，博通医书，治病精于伤寒，求治者众，著有《难经辨》《庞氏家藏秘宝》《伤寒总病论》（即《卒病论》）。

⑦朱肱之《活人书》：朱肱，宋湖州人，善医，尤精于四时感症。潜心数十年，著有《活人书》，宋徽宗时授奉议郎医学博士。

⑧韩祗和之《微旨》：韩祗和，宋哲宗时人，以医名，为伤寒专家，著《伤寒微旨》。

⑨刘守真之《伤寒医鉴》《伤寒直格》：刘守真即刘完素，河

间人，金元时名医，好用寒凉治病，以降心火、益肾水为主，号通玄处士。

⑩ 张子和之《伤寒心镜》：张子和，名从正，号戴人，金元时睢州考城人，精于医，治宗刘河间，用药偏寒凉，运用汗、吐、下三法最精，著有《儒门事亲》《伤寒心镜》《六门三法》。曾任太医，不久辞去。

⑪ 王安道《溯洄集》：王履，字安道，明昆山人，学医于金华朱震亨，尽得其传。著有《溯洄集》二十一篇、《百病钩玄》《医韵统》等书。

⑫ 张景岳、吴又可、喻嘉言：张景岳，名介宾，明山阴人，著《类经》《景岳全书》；吴又可，名有性，明震泽人，著有《温疫论》。喻嘉言，名昌，明清时江西新建人，善治病，寓江苏常熟，著有《医门法律》《尚论篇》《寓意草》。

⑬ 伏气：外感六淫之邪，当时不发，潜伏体内，逾时而发者为伏气，如冬伤于寒，春必病温；春伤于风，夏生飧泄；夏伤于暑，秋必痎疟；秋伤于湿，冬生咳嗽等。

⑭ 崇祯：明代最后一位皇帝思宗朱由检的年号，李自成攻入北京后自缢于煤山。

⑮ 戾气：吴又可《温疫论》提出温疫病的发生，非风、非寒、非暑、非湿，是天地间别有一种戾气所造成。

⑯ 司命：医生治病，掌握病人生命的生死安危，故称司命。

【提要】经文提出七情过极、寒暑太盛对人体的危害，人体阴阳严重失调，会向相反的一面转变。

【释义】《阴阳应象大论》认为，人的精神情绪如果不能适当控制，就会使脏气受伤。大喜伤心，大怒伤肝；气候变化太过，大寒、大热，都能伤害人体，削弱人体的生理功能，发生各种病变。阳胜则阴病，阴胜则阳病。阳胜则热，阴胜则寒。但是阴寒阳热发展到极期时，就会出现相反的症状，阴邪偏盛的寒证反见阳热症状，阳邪偏盛的热证反见阴寒症状，这就是重阳必阴、重阴必阳的病理变化，所以冬天伤了寒邪，当时不病伤寒，却至来年春天发为温病，这就是温病中的"伏气"温病。

上条论新感温病，本条论伏气温病，"新感"和"伏气"是温病中的两大类型。

【原文三】

《金匮真言论》^①曰：夫精者，身之本也^②，故藏于精者，春不病温。

【原注】《易》^③曰：履霜坚冰至^④。圣人^⑤恒示戒于早，必谨于微^⑥。《记》^⑦曰：凡事予则立^⑧。《经》曰：上工不治已病治未病，圣人不治已乱治未乱。此一节当与《月令》^⑨参看，与上条冬伤于寒互看。盖谓冬伤寒则春病温。惟藏精者足以避之。故《素问》首章《上古天真论^⑩》，即言男女阴精之所以生、所以长、所以枯之理。次章紧接《四气调神大论》^⑪，示人春养生以为夏奉长之地，夏养长以为秋奉收之地，秋养收以为冬奉藏之地，冬养藏以为春奉生之地。盖能藏精者，一切病患皆可却，岂独温病为然哉！《金匮》谓五脏元真通畅，人即安和^⑫是也。何喻氏不明此理，将冬伤于寒作一大扇文字，将不藏精又作一大扇文字，将不藏精而伤于寒，又总作一大扇文字，勉强割裂《伤寒论》原

文以实之，未免有过虑则凿^⑬之弊。"不藏精"三字须活看，不专主房劳说，一切人事之能动摇其精者皆是。即冬日天气应寒而阳不潜藏，如春日之发泄，甚至桃李反花之类亦是。

【选注】

叶霖：上第三节，释经义明白晓畅。"不藏精三字须活看"，尤有卓见，辟喻氏之误是矣！惟不能阐伏气之原，尚不足折西昌之心。

【词解】

①金匮真言论：《素问》第四篇经文名，以阴阳五行阐释四时气候变化、人的致病原理。强调养生抗病的重要性，论述阴阳五行、气候变化与人体生理病理的密切关系。

②夫精者，身之本也：精是人生之宝，人的根本是先天之精，具有生长繁殖能力，后天之精来自水谷，先后天之精互相转化，精足可以抗病长寿。

③易曰：易，即"周易"。由卦、爻两种文字组成，共六十四卦、三百八十四爻，创于殷、周时代，是古代朴素的辨证法，古代用以占卜吉凶。

④履霜坚冰至：事物发展的必然规律，霜降后冬天至，天寒即水冻。

⑤圣人：于事无不通谓之圣，指道德智慧极高的人。

⑥示戒于早，必谨于微：对于一切事情尚没出现之前，能极早发觉，预先戒备，细致观察，谨慎萌芽时期。

⑦记曰：记，即《礼记》《学记》，是讲道理的书。

⑧凡事予则立：凡干一件事，预先订出计划，做好一切准

备，工作就能有条不紊，如期完成。

⑨ 月令:《礼记》篇名，记述每年十二月的时令及相关事物，对农业耕种收藏和气候月令相适应极其重要。

⑩ 上古天真论:《素问》第一篇篇名，论述上古时代人们对保养天真（肾中真元精气）的养生方法，所以能健康长寿的重要意义，以及人体生长衰老的生理发展，莫不由于肾精的生旺衰退所形成。

⑪ 四气调神大论:《素问》第二篇篇名，论四时气候不同，人的生活规律必须与之相适应。春生、夏长、秋收、冬藏，则身体健康无病；反之，与四时气候相逆，就会削弱正气，发生病变。

⑫《金匮》谓五脏元真通畅，人即安和:五脏元气通畅，无郁滞阻隔，则功能正常，人体安静平和。元真，即真气、元气。

⑬ 过虑则凿:对问题不从实际出发，过度疑虑，反而失去真实，穿凿附会。

【提要】经文阐明藏于精者，春不病温的道理。

【释义】《素问·金匮真言论》说：人身的精气是生命的根本，应十分珍惜保藏，因为精气充足，则体质壮实，抗病力强，邪气不易侵犯。所以在冬天善于保藏精气的人，春天就能抗御温邪的入侵，不致发生温病。

【原文四】

《热论》①篇曰:凡病伤寒而成温者，先夏至日者为病温②，后夏至日者为病暑③。暑当与汗皆出，勿止④。

【原注】温者，暑之渐也。先夏至，春候也。春气温，阳气发越，阴精不足以承之，故为病温；后夏至，温盛为热，热盛则湿动，热与湿搏而为暑也。勿者，禁止之词。勿止暑之汗，即治暑之法也。

【选注】

叶霖：此节经义须作两截解。先夏至日为病温为一截，乃冬至阳生，人身所伏阳热，被严寒之气折伏，藏于肌骨之间，至春因感触发；后夏至日为病暑为一截，乃夏至阴生，人身所伏者阴气，遇天日阳热，蒸地气以上腾，人在气交中，感之为暑病。盖热蒸湿为汗，热清则汗止，故曰当与汗出勿止也。若谓温为热之渐，热为温之盛，则大误。

【词解】

①热论：《素问》第三十一篇篇名，其内容论发热病的病名病理、传变情况、治法、禁忌及预后。

②先夏至日为病温：夏至节气前，气候犹属春令，故发热属于"温病"范围。

③后夏至日为病暑：夏至节气后，天时炎热，如发生热病，已属于"暑病"范围。

④暑当与汗皆出，勿止：暑为火气，壮热，汗出则暑邪随之外泄，止其汗则邪闭于里，内犯心包，故治暑当清解暑热，切忌止汗。

【提要】经文以夏至节为界，夏至前发生的热病称温病，夏至节后发生的热病称暑病。

【释义】《素问·热论》说：凡是外邪侵犯发生的热病，在不同时令和症状方面要加以区别，夏至前发生的热病称谓"温病"，夏至后发生的热病称谓"暑病"。暑病多汗，暑邪必随汗外泄，故治暑不宜止汗，止汗则热不外出，反生变端，应该用清暑的方法治之。

【原文五】

《刺志论》①曰：气盛身寒，得之伤寒②；气虚身热，得之伤暑③。

【原注】此伤寒伤暑之辨也。经语分明如此，奈何世人悉以治寒法治温暑哉！

【词解】

①刺志论：《素问》第五十三篇经文，论述邪正虚实与针刺补泻的运用原则，故名《刺志论》。

②气盛身寒，得之伤寒：寒邪伤肌表，症状有恶寒、呼吸粗大，凡遇身恶寒而喘的病人为伤寒。王冰云："寒伤形，故气盛身寒。"肺主皮毛，寒伤皮毛，肺气被郁，故恶寒作喘。

③气虚身热，得之伤暑：暑邪由口鼻而入，暑伤气，故气虚身热。王冰云："暑伤气，故气虚身热。"

【提要】本节经文指明伤寒与伤暑的主要症状。

【释义】《素问·刺志论》说：病人形气壮盛，恶寒，发热无汗气喘，脉浮紧的是伤寒病，可用辛温发汗的麻黄汤治疗。病人形气虚倦，不恶寒发热汗出，脉虚软的是伤暑病，可用辛凉清气的白虎汤治疗。

【原文六】

《生气通天论》①曰：因于暑，汗②，烦则喘喝③，静则多言④。

【原注】暑中有火，性急而疏泄，故令人自汗。火与心同气相求，故善烦（烦，从火从页，谓心气不宁而面若火烁也）。烦则喘喝者，火克金故喘，郁遏胸中清廓之气，故欲喝而呻之。其或邪不外张，而内藏于心则静；心主言，暑邪在心，虽静亦欲自言不休也。

【选注】

叶霖：暑乃天之阳邪，伤人阳气，气伤外弛，故汗出也。暑邪入包络则烦，入肺则喘，心肺受邪，故烦而喘喝也。此邪若仍在气分，气伤则神虚，故多言也。果否暑邪内藏于心，安得不烦反静，仅多言而已哉。

【词解】

①生气通天论：《素问》第三篇经文。论述人的生气上通于天，人与大自然息息相关，阳气在人体的重要性及其调节情况，以及四时气候对人体的影响。

②因于暑，汗：暑为阳邪，炎热蒸腾，津液外泄，故多汗。

③烦则喘喝：暑邪伤心则烦，心藏神，暑伤心则神不安，故烦。肺主气，暑伤肺则气不降，故喘喝。暑邪伤及心肺，故烦而喘喝。

④静则多言：暑伤心，汗为心液，汗多则心神不安；言为心声，静而心无所主，故多言。

【提要】本节经文论暑伤心肺的症状。

【释义】《素问·生气通天论》说：因于暑邪伤气，汗出多，心神受伤则烦；肺气受伤则喘，呼喝有声。即使在安静的环境下，由于心无所主，也会喃喃多言。

【原文七】

《论疾诊尺》①篇曰：尺肤热甚，脉盛躁者，病温也②。其脉盛而滑者，病且出也③。

【原注】此节以下，诊温病之法。

《经》之辨温病分明如是，何世人悉谓伤寒，而悉以伤寒足三阴经温法治之哉！张景岳作《类经》，割裂经文，蒙混成章，由未细心绅绎④也。尺肤热甚，火烁精也；脉盛躁，精被火煎沸也；脉盛而滑，邪机向外也。

【选注】

叶霖：《内经类编》九卷，乃罗谦甫⑤奉其师东垣命编辑者也。景岳得其书而扩充之，多有发明，并无蒙混。惟治温热非其所长，不得因噎废食，便议其《类经》不可读也。若谓其割裂圣经，则薛生白辨之审矣。如此书引经断章分句者，不知凡几，独不谓之割裂乎，何矛盾若是耶。

【词解】

① 论疾诊尺：《灵枢》第七十四篇经文，论述诊尺肤的方法，按摸尺肤的大小、缓急、滑涩、热微盛以诊断疾病的方法。如尺肤滑而淖泽的是风病；尺肤软弱的是解㑊；尺肤粗如鱼鳞的是溢饮；尺肤热脉躁盛的是温病等。

② 尺肤热甚，脉盛躁者，病温也：尺肤，即肘至腕前臂靠尺侧的肌肤名尺肤。尺部肌肤热盛，脉象盛大数疾的是温病脉证。

③ 其脉盛而滑者，病且出也：如尺肤热甚，脉盛大不躁而滑利的，是温邪外出的象征。

④ 细心䌷（chōu）绎：䌷绎，引其端绪，如抽丝那样。

⑤ 罗谦甫：元代医学家，名天一，河北正定人，从李杲学医十余年，继承其业，撰有《卫生宝鉴》。

【提要】按尺肤的凉热、脉象的盛躁滑数以诊断温病的发展趋势。

【释义】《灵枢·论疾诊尺》说：按诊臂尺部肌肤很热，脉象盛大数疾的，病属温病；脉盛大而滑利的，是温邪外出的趋向。

【原文八之一】

《热病》①篇曰：热病三日，而气口静，人迎躁②者，取之诸阳③五十九刺，以泻其热而出其汗，实其阴以补其不足者。身热甚，阴阳皆静者④，勿刺也。其可刺者，急取之，不汗出则泄，所谓勿刺者，有死征也。

【原注】此节历叙热病之死征，以禁人之刺，盖刺则必死也。然刺固不可，亦间有可药而愈者。盖刺法能泄能通，开热邪之闭结最速。至于益阴以留阳，实刺法之所短，而汤药之所长也。

热病三日而气口静，人迎躁者，邪机尚浅，在上焦，故取之诸阳以泄其阳邪，阳气通，则汗随之。实其阴以补其不足者，阳盛则阴衰，泻阳则阴得安其位，故曰实其阴，泻阳之有余，即所以补阴之不足，故曰补其不足也。（实其阴以补其不足，此一句，实治温热之吃紧大纲。盖热病未有不耗其阴者，其耗之未尽则生，尽则阳无留恋，必脱而死也。真能体味此理，思过半矣。此论中治法，实从此处入手。）

【选注】

叶霖：治热病知补阴，是最为扼要处，知泻阳之有余，即所以补阴之不足，不仅持增液诸汤，进乎道矣。

【词解】

①热病：《灵枢》第二十三篇经文，论热病的脉症、生死、可刺不可刺。

②气口静，人迎躁：左寸为人迎，右寸为气口。气口静，为右寸脉平静；人迎躁，为左寸脉数疾。此是阳邪在三阳经，阳邪在表，阴经虚。

③诸阳：即三阳经。

④身热甚，阴阳皆静者：全身发热很重，脉象寸、关、尺三部不洪大数疾，都平静者，谓之阳证阴脉，正气不能抗邪，邪已深入，病属不治，刺之无益。

【提要】热病三日，邪在阳经，脉左躁右静可刺阳经发汗泄热。身大热，脉平静不可刺。

【释义】温热病三天，脉象寸口平静，人迎躁大，这是邪在上焦，可刺三阳经穴疏泄阳邪，邪热得泄，汗出而解，热退则阴津保存，所谓泻阳之有余，即补阴之不足。如身大热，人迎气口脉不见洪大滑数，这是脉证不符，阳证阴脉，预后不良，切不可再用针刺。如尚有一点可刺之机，就应从速针刺，用汗法或泻法，使热外泄。如已属热深入里，势难外出，慎不可再刺，以防误矣。

【原文八之二】

热病七日八日，动喘而弦①者，急刺之，汗且自出，浅刺手大指间②。

【原注】 热病七日八日，动喘而弦，喘为肺气实，弦为风火鼓荡，故浅刺手大指间，以泄肺热，肺之热痹开则汗出。大指间，肺之少商穴也。

【选注】

叶霖：《素问》有喘脉，喘而短者，谓脉喘动于寸口，而不及于尺，故知热邪在气分。刺少商，泄肺邪，使之汗解也，以短易弦，强解大误。

【词解】

①动喘而弦：《灵枢》原文为"脉口动喘而眩者"，一云弦原作短，《脉经》《太素》《类经》并改作"弦"。盖热在气分，寸口脉躁动，呼吸作喘，头眩晕也。

②浅刺手大指间：古注皆以肺热作喘，刺手大指间少商，以泄肺热。少商为肺经井穴，能泄热平喘，刺之以开肺经热闭。

【提要】 本条论热病热闭于肺的针刺治疗。

【释义】 热病七八天，寸口脉躁动，呼吸作喘而头眩的，此热闭于肺，可以浅刺肺之少商穴，泄热平喘。

【按语】 本条经文，一为短"脉口"二字，一为"眩""弦""短"。《灵枢》古经，久经传抄翻印，不无伪误。后人虽作考证，亦难如本意，叶霖所说无误。至浅刺大指间，当是合谷穴，合谷在大指歧骨间，少商本不可深刺，合谷则可浅可深，历来注者均指少商，以少商为肺之井穴也，然合谷能发汗退热，较少商功优。从浅刺手大指间句体味，似以合谷穴为是。

【原文八之三】

热病七日八日，脉微小^①，病者溲血，口中干^②，一日半而死，脉代者，一日死。

【原注】 热证七八日，脉微小者，邪气深入下焦血分，逼血从小便出，故溲血；肾精告竭，阴液不得上潮，故口中干；脉至微小，不惟阴精竭，阳气亦从而竭矣，死象自明。倘脉实者可治，法详于后。

【选注】

曹炳章：阴竭，阳难独留。盖阴阳两相维系，然后能生。

【词解】

① 脉微小：热病脉应滑、数、洪、弦，今见微小，阳证阴脉，邪陷下焦，病深正虚。

② 病者溲血，口中干：热深入血，迫血下出，故溲血，阴液涸，不能上润，故口干。

【提要】 经文指出热病邪陷血分，迫血下行，此为阳证阴脉，阴涸液竭的死证。

【释义】 热病七八天，脉见微细，邪陷下焦血分，迫血妄行，尿血，阴液涸极，无津上润口中干，病人在一二日内死亡。如脉见代象，为五脏生气已绝，一日内就会死亡。

【按语】 经文虽云死证，医者也应尽力救治，用大剂扶正养阴止血法，或能回生于万一，不可听之不顾。

【原文八之四】

热病已得汗出，而脉尚躁，喘①，且复热，勿刺肤②，喘甚者死。

【原注】 热病已得汗，脉尚躁而喘，故知其复热也；热不为汗衰，火热克金故喘。金受火克，肺之化源欲绝，故死。间有可治，法详于后。

【词解】

①热病已得汗出，而脉尚躁，喘：汗后应热退脉静，气平身凉，如汗出热不退，脉仍躁动，喘急不平，是肺热未除，邪未外解，故死。

②勿刺肤：热已入里，刺肌肤泄热无效。

【提要】 本条论热病汗后脉不静的预后。

【释义】 热病已得汗出，脉象仍躁动不静，呼吸喘急，复又发热，说明汗出热暂退而又炽盛，火烁肺金，用刺肤泄热已不起作用，反而损伤肺气。如气喘加重，鼻翼扇动，肺气欲绝，病势危险。

【原文八之五】

热病七日八日，脉不躁，躁不散数①，后三日中有汗，三日不汗，四日死。未曾汗者，勿腠刺之②。

【原注】 热病七八日，邪已入里，脉反不躁，躁而无散乱，是邪正交持，后三日有汗，是正胜邪泄，如三日无汗，病危殆，故四日死。未曾得汗，邪已深伏，勿用深刺肌肉。

【词解】

① 躁不散数：热病，脉躁数是正常的，散是无根之脉，正气不支，躁不散数，正气未败。

② 勿腠刺之：腠刺，为针刺分肉之间，是发汗泄热的针法。邪已入里，腠刺无用。

【提要】指出热病十天后不得汗解，勿再用针法取汗。

【释义】热病七八天，脉不见躁动，即使见躁而并不散乱，至数不急促，以后三天中能出汗者，说明正能胜邪，汗出热退。如果三天后不出汗，是正不胜邪，邪已入里，病很危险，有死亡的可能。所以后三日不出汗，不必用针刺肌腠强发其汗。

【原文八之六】

热病不知所痛①，耳聋不能自收②，口干，阳热甚，阴颇有寒者③，热在骨髓，死不可治。

【原注】热病不知所痛，正衰不与邪争也。耳聋，阴伤精欲脱也；不能自收，真气愈也；口干热甚，阳邪独盛也；阴颇有寒，此寒字，作虚字讲，谓下焦阴分颇有虚寒之证，以阴精亏损之人，真气败散之象已见，而邪热不退，未有不乘其空虚而入者，故曰热在骨髓，死不治也。其有阴衰阳盛而真气未至溃败者，犹有治法，详见于后。

【词解】

① 热病不知所痛：邪盛正衰，热势太甚，病人不知有什么痛苦。

② 耳聋不能自收：精气虚则耳聋，热邪蒸郁，耳窍阻闭，耳

亦聋；四肢不能自收，是真气虚惫之象。

③阴颇有寒者：寒作虚讲，下焦为阴，肾精亏耗，精髓空虚，真阴虚惫之象。

【提要】 经文指出热病真阴衰惫，不知所痛，耳聋不聪，四肢不收，是不可治的死证。

【释义】 温热病，不知有什么痛苦，这是正虚邪盛。耳聋不聪，是精气不支，热邪蒸腾，窍络不通。四肢不能自收，脾不能散精于四肢，真虚乏力，故四肢不能自收。下焦精气亏损，骨髓空虚，热入骨髓，髓热而竭，故死。

【原文八之七】

热病已得汗，而脉尚躁盛，此阴脉之极也^①，死；其得汗而脉静者生。

【原注】 热病已得汗而脉尚躁盛，此阴虚之极，故曰死。然虽不可刺，犹可以药，沃之得法，亦有生者，法详于后。

【词解】

①此阴脉之极也：热病汗出身凉，邪去正复，今热病已得汗而脉躁盛不静，是阴极虚而阳邪亢盛，阴竭则死。

【提要】 指出热病汗出以后，脉象躁与静的生死鉴别。

【释义】 热病已得汗出而脉仍躁急不平静，这是阴脉虚极，阳邪亢盛，有阳无阴，预后不良；如热病得汗后脉静身凉，是邪去正复，阴阳和平，故生。

【原文八之八】

热病者，脉尚躁盛①而不得汗者，此阳脉之极也②，死。（阳脉之极，虽云死征，较前阴阳俱静有差。此证犹可大剂急急救阴，亦有活者。盖已得汗而阳脉躁甚，邪强正弱，正尚能与邪争。若留得一分正气，便有一分生理，只在留之得法耳。至阴阳俱静，邪气深入下焦阴分，正无捍邪之意，直听邪之所为，不死何待。）脉盛躁，得汗，静者生。

【原注】 脉躁盛不得汗，此阳盛之极也。阳盛而至于极，阴无容留之地，故亦曰死。然用药开之得法，犹可生，法详于后。

【选注】

曹炳章：阳盛，指热盛而言。

【词解】

① 热病脉尚躁盛：阳热之邪甚，气血沸腾，故脉急躁盛大。

② 此阳脉之极也：热邪亢盛，脉躁盛而无汗，邪不得泄，阴衰不能作汗，故死。

【提要】 本条指明热病阳热亢盛，阴津虚竭的死证。

【释义】 温热病高热不退，脉急躁洪盛，是阳邪亢盛，热闭阴衰，不能作汗，邪无出路，引起病人死亡。若急以大剂救阴，辛凉清解，亦有生者。如脉躁盛，汗出而热退脉静，病即解除。

【原文八之九】

热病不可刺者有九：一曰汗不出，大颧发赤，哕者死。二曰泄而腹满甚者死。三曰目不明，热不已者死。四曰老人婴儿，热而腹满者死。五曰汗大出，呕，下血者死。六曰舌本烂，热不已者死。七曰咳而衄，汗不出，出不至足者死。八曰髓热者死。九曰热而痉者死，腰折、瘈疭、齿噤齘也。凡此九者，不可刺也。

【原注】汗不出而颧赤，邪盛不得解也；哕，脾阴病也。阴阳齐病，治阳碍阴，治阴碍阳，故曰死也。泄而腹满甚，脾阴病重也，亦系阴阳皆病；目不明，精散而气脱也。《经》曰：精散视歧。又曰：气脱者目不明。热犹未已，仍烁其精而伤其气，不死得乎！老人婴儿，一则孤阳已衰，一则稚阳未足，既得温热之阳病，又加腹满之阴病，不必至于满甚，而已有死道焉。汗不出为邪阳盛，呕为正阳衰；下血者，热邪深入不得外出，必逼迫阴络之血下注，亦为阴阳两伤也。舌本烂，肾脉、胆脉、心脉皆循喉咙系舌本，阳邪深入，则一阴一阳之火结于血分，肾水不得上济，热退犹可生，热仍不止，故曰死也。咳而衄，邪闭肺络，上行清道，汗出邪泄可生，不然则化源绝矣。髓热者，邪入至深至于肾部也。热而痉，邪入至深至于肝部。以上九条，虽皆不可刺，后文亦间立治法，亦有可生者。

【提要】本条叙述热病禁针的九种症状。

【释义】对于热病已到危险期，医者不可再行针刺，刺则必死。然针刺固然不可，其间也有服药能愈者。因针刺能通能泄，用之则升泄热邪闭结较速。至于养阴液，固护阳气，非针刺所能，而汤药却能取效。

热病之所以死亡，主要由于热盛阴液耗竭，阴不留阳。在阴竭阳脱的情况下，非刺法所能挽救，故《灵枢》提出九条禁针的情况。

（1）热病汗不出，邪热郁闭于里，大颧红赤，热邪不得外解，胃气上逆作哕，阴阳表里俱病，故曰死证。

（2）热病泄泻，热不退，反见大腹胀满，这是脾气已惫，不可再攻，阴阳俱病，必死。

（3）热病目视不明，视一为二，这是精气已脱，而高热不退，其死无疑。

（4）老年人血气已衰，婴儿脏真未充，高热而腹胀满，正虚邪实，不任攻下，邪无出路，故为死证。

（5）热病既经大汗，又呕吐下血，气血津液尽夺，岂能生存。

（6）热病舌本腐烂，是心、脾、肾三经热盛，火炽于上，故舌本腐烂，热已燎原，阴液已涸，故死。

（7）热病咳而鼻衄，汗不出则热闭不泄，热迫血行，故衄不止，肺不宣降，病必致死，如肺能宣化而得汗，汗出不能及足，是气化不及，化源告绝，无能为力。

（8）邪热深入骨髓，真阴涸极，阴竭则死。

（9）热盛，水不涵木，木燥生风，发为痉证，角弓反张，咬牙噤口，瞪目直视，肝肾气绝，必死。

以上九种死证，非针刺补泻所能治，须以大剂养阴生津、清热解毒，或可十救一二。

【原文八之十】

太阳之脉，色荣颧骨，热病也，与厥阴脉争见者①，死期不过三日。少阳之脉，色荣颊前，热病也，与少阴脉争见者②，死期不过三日。

【原注】太阳之脉色荣颧骨为热病者，按手太阳之脉由目内眦斜络于颧，而与足太阳交，是颧者，两太阳交处也。太阳属水，水受火沸，故色荣赤为热病也。与厥阴脉争见，厥阴，木也，水受火之反克，金不来生水，反生火，水无容足之地，故死速也。少阳之脉，色荣颊前，为热病者。按手少阳之脉，出耳前，过客主人前（足少阳穴），交颊至目锐眦，而交足少阳，是颊前两少阳交处也。少阳属相火，火色现于二经交会之处，故为热病也。与少阴脉争见，少阴属君火，二火相炽，水难为受，故亦不出三日而死也。

【选注】

叶霖：此《热刺》篇一节，乃承上章论五脏之热盛于内，六气之热炽于外，内外交结而成两感重证也。外因之热在表，始必见太阳之脉，内因之热将发，其色必先见于颧颊之分，荣色初见在表者，可汗而解，在里者可刺而泄之，此治未病也。若待太阳与厥阴争见，则表里之热交争，虽有良工，不可为矣。少阳之脉，色荣颊前，若与少阴脉争见者死，其义亦同。颠倒经文，拉杂生克，谓凡温病皆从上焦手太阴治，坐以不明伏气为何气，故荒谬若是也。

【词解】

① 太阳之脉，色荣颧骨，热病也，与厥阴脉争见者：手足太阳经交会于颧骨部，颧部红赤是热病之色。太阳主表，厥阴主里，里有伏邪外发，亦现颧部发赤。温邪表里俱病，热必炽盛，阴不能支。

② 少阳之脉，色荣颊前，热病也，与少阴脉争见者：手足

少阳之脉，交会于颊前，颊前色赤，是温热病的表现。少阳属相火，与少阴伏邪并见，少阴为君火，二火相炽，燎原莫制，阴液立见消亡。

【提要】本条指出外受温邪，里有伏邪，表里同发之危证。

【释义】外有新感温邪，伏邪又从内发，表里俱病，颧部红赤，颧骨为手足太阳交会处，太阳属水，水受火烁，故色赤。与厥阴脉争见，厥阴属木，水被火克，木能生火，则火愈炽，表里热盛，水不能支，必不过三日水竭即死。

手足少阳经脉交会于颊前，少阳属相火，颊前色赤，是温热病。若与少阴脉症并见，少阴为君火，君相二火并炽，阴液立见消亡，故不过三日而死。

一般外感温病热在阳经，由表传里，伏气温病，由里达外，二火交炽，壮年犹不可支，况老人小儿乎。然两感重证，治之得法，亦有得生，但非针刺所能及。

【原文九】

《评热病论》①：帝曰，有病温者，汗出辄复热，而脉躁疾，不为汗衰，狂言不能食，病名为何？岐伯曰：病名阴阳交②，交者死也。人所以汗出者，皆生于谷，谷生于精。今邪气交争于骨肉而得汗者，是邪却而精胜也。精胜则当能食而不复热。复热者，邪气也；汗者，精气也。今汗出而辄复热者，邪气胜也。不能食者，精无裨也③。病而留者，其寿可立而倾也。且夫《热论》曰：汗出而脉尚躁盛者死。今脉不与汗相应，此不胜其病也，其死明矣。狂言者，是失志④，失志者死。今见三死，不见一生，虽愈必死也。

【原注】此节语意自明，《经》谓必死之证，谁敢谓生，然药之得法，有可生之理，前所谓针药各异用也。详见后。

【选注】

叶霖：虽云死证，亦有生理，不可便弃，此仁者之心也。

【词解】

① 评热病论:《素问》第三十三篇经文，论阴阳交、风厥、劳风、风水等四种热病的病因、病机、治疗及预后。

② 阴阳交：阳邪入于阴分，交结不解，症见汗出后热不退，狂言，不能食，脉躁疾。

③ 精无裨也：不能食谷，精气得不到补充，化源绝也。

④ 失志：心藏神，肾藏志，热邪扰动心神，心神失于常态，肾水不能上济心火，狂言乱语，是谓失志。

【提要】本条指出阴阳交证，汗出热不退，脉躁疾的死证。

【释义】《评热病论》说：黄帝说，有的温热病人，汗出而热不退，脉躁急不静，不因汗出病势有所衰退，言语错乱，不能吃东西，这是什么病名？岐伯曰：此病名为"阴阳交"，是由于阳邪入阴，内结不解，致阴液外泄，阴阳交脱的死证。

人的汗液都由饮食水谷精微所化生，今邪正交争于骨肉之间，汗出是邪气外出，正气得胜，理应热退能食，汗出热不退，是精气外泄，邪气未去，邪胜正负。不能食，化源告乏，精气不得补充，邪盛正衰，病势十分危险。《热论》说：汗出而脉仍急躁的是死证。如今汗出而脉仍躁急不平静，这是正不胜邪，死证已很明显，再见乱语胡言，神志不清，心神已乱，这叫"失志"，

《温病条辨》注释

失志也是死证。今出现三种死证，不见一点生机，虽略有好转但也一定会死亡。

【按语】"阴阳交"虽云必死，然察其阳明经腑二证，决定清下之法，佐以大剂养阴扶正，用药得当，间有可生者，切不可弃之不顾。

【原文十】

《刺热篇》①曰：肝热病者，小便先黄，腹痛多卧，身热。热争则狂言及惊，胁满痛，手足躁，不得安卧。庚辛甚，甲乙大汗②，气逆则庚辛日死③。刺足厥阴、少阳。其逆则头痛员员④，脉引冲头也。

【原注】肝病，小便先黄者，肝脉络阴器，又肝主疏泄，肝病则失其疏泄之职，故小便先黄也。腹痛多卧，木病克脾土也。热争，邪热甚而与正气相争也。狂言及惊，手厥阴心包病也。两厥阴同气，热争则手厥阴亦病也。胁满痛，肝脉行身之两旁，胁其要路也。手足躁不得安卧，肝主风，风淫四末，又木病克土，脾主四肢。木病热，必吸少阴肾中真阴，阴伤，故骚扰不得安卧也。庚辛金日克木，故甚。甲乙肝木旺时，故汗出而愈。气逆谓病重，而不顺其可愈之理，故逢其不胜之日而死也。刺足厥阴、少阳，厥阴系本脏，少阳，厥阴之腑也，并刺之者，病在脏，泻其腑也。逆则头痛以下，肝主升，病极而上升之故。自庚辛日甚以下之理，余脏仿此。

【选注】

叶霖：肝热病，小便先黄之先字，乃肝伏热而主疏泄，有内因之热，故先见是证。争则狂言及惊，热争二字，非邪正之谓，乃外淫之邪，内干于脏，与内因之热交争而为重病也。肝藏魂，魂伤则狂言。肝与胆相表里，肝主惊骇，胆热亦易惊，故宜刺足厥阴、少阳也。肝脏之伏热发于外，与外热相应，肝脉与脉督会于颠，气脉相通，上逆于头，故痛也。

【词解】

① 刺热篇:《素问》第三十二篇经文，论五脏热病的症状、诊断、针刺治法及预后。尤以针刺五脏热病为主。

② 庚辛甚，甲乙大汗:庚辛属金，肝属木，庚辛日金旺克木，故病加重。甲乙属木，甲乙日木气旺盛，肝得生旺之气助，故汗出热减。

③ 气逆则庚辛日死:邪气盛，肝脏虚，又值庚辛日金旺克木，则病危。吴崑云:逆，谓邪胜脏。

④ 头痛员员:头痛眩晕，肝热循经上升于头。

【提要】本条经文指出肝热的具体症状、轻重日期、针刺治法。

【释义】肝与胆相为表里，肝病必影响胆，故小便先黄。肝病必传脾，脾主腹，故腹痛。脾主四肢，脾病则肢倦多卧。身发热，外邪与里热交争，故身热。热犯厥阴包络，神魂不安，故心神烦乱，狂言惊悸。肝脉布于两胁，经气不和，故胁胀而痛。肝主筋，筋热则手足躁动，不能安卧。

庚辛日金气旺克木，故病情加重。甲乙日木气旺，肝木旺，故汗出热退。如邪气胜为逆，逢庚辛日金旺克木，则病危。肝病可刺足厥阴、少阳经穴，以泄邪热。肝热上升于头，则头痛眩晕，邪热随经上冲所致。

【原文十一】

心热病者，先不乐，数日乃热。热争，则卒心痛，烦闷善呕，头痛面赤无汗；壬癸甚[①]，丙丁大汗[②]，气逆则壬癸死。刺手少阴、太阳[③]。

【原注】 心病先不乐者，心包名膻中，居心下，代君用事。《经》谓膻中为臣使之官，喜乐出焉。心病故不乐也。卒心痛，凡实痛，皆邪正相争，热争，故卒然心痛也。烦闷，心主火，故烦。膻中气不舒，故闷。呕，肝病也，两厥阴同气，膻中代心受病，故热甚而争之后，肝病亦见也，且邪居膈上，多善呕也。头痛，火升也。面赤，火色也。无汗，汗为心液，心病故汗不得通也。

【选注】

叶霖：膻中乃心之包衣，心不受邪，心病先不乐，以膻中解亦是。其痛烦者，外热内热交争，干于神藏故也。少阴病者，欲吐不吐，故善呕。心为阳中之太阳，故头痛；心之华在面，故面赤；心主血液，热则液亡，故无汗也。手少阴、太阳相为表里，故宜刺二经以泄其热。

【词解】

①壬癸甚：壬癸属水，心属火，壬癸日水旺克火，故病重。

②丙丁大汗：丙丁属火，丙丁日心气旺，故汗出热轻。

③刺手少阴、太阳：心与小肠为表里，刺手少阴与手太阳二经以泄心热也。

【提要】本条经文指出心热病的症状及病情轻重的针刺治法。

【释义】心主神明，其志为喜，心热病，先不乐数日，是心志不欢畅也。数日后即发热，热邪与正气相争，突然心痛发作。心烦胸闷，经常作呕恶。心热上蒸，则头面红赤。汗为心液，心热液伤，故无汗。逢壬癸水旺之日，心气被克，故病重。逢丙丁日心气旺，故汗出热退。心气逆而不顺，遇壬癸日会有危险。可刺手少阴和手太阳经穴，以清泄邪热。

【原文十二】

脾热病者，先头重，颊痛，烦心，颜青①，欲呕，身热；热争则腰痛②，不可用俛仰，腹满泄，两颔痛。甲乙甚，戊己大汗③，气逆则甲乙死。刺足太阴、阳明。

【原注】脾病头先重者，脾属湿土，性重，《经》谓湿之中人也，首如裹，故脾病头先重也。颊，少阳部也，土之与木，此负则彼胜，土病而木病亦见也。烦心，脾脉注心也。颜青欲呕，亦木病也。腰痛不可俛仰，腰为肾之府，脾主制水，肾为司水之神，脾病不能制水，故腰痛。再脾病胃不能独治，阳明主约束而利机关，故痛而至于不可用俛仰也。腹满泄，脾经本病也。颔痛，亦木病也。

【选注】

叶霖：饮食不纳，故饮呕。太阴、阳明主肌肉，邪盛故身热。胃脉合于气街，腰之前，故腰痛不可俛仰。脾胃主腹，故腹满而泄。胃脉循颐后下廉，出大迎，故两颔痛。颜青谓土病则木强，侮其所不胜或可，然《甲乙》《太素》皆言头重颜痛，而无

"颜青"二字，盖衍文也，更拉杂少阳，谓土病木亦病，则误矣。

【词解】

①颜青：颜，指额部。《灵枢·五色》说：颜者，额也。

②热争则腰痛：张景岳说，"腰者，肾之府，热争于脾，则土邪乘肾，必注于腰，故为痛"。

③甲乙甚，戊己大汗：甲乙属木，木旺克土，故脾病加重。戊己属土，戊己日脾气旺，故汗出热退。

【提要】本条经文指出脾热所见症状以及病势轻重日期、针治方法。

【释义】脾主运化水湿属土，脾病则湿不化而生热，湿热上蒸，则头重如裹，颊部痛。脾脉上入心，故心烦。土病则木强，肝木侮土，故颜青，欲呕，身热。邪正相争，脾侮所不胜，湿热下注于腰，故腰痛不可俛仰。脾失运化，故腹满便泄。脾病及胃，胃脉上行额部，故额部痛。甲乙日木旺克土，病必加重；戊己日木旺，故汗出病退。如病气逆而不顺，则甲乙日木旺病危。可以针刺足太阴、阳明经穴，以泄邪热。

【原文十三】

肺热病者，先淅然厥起毫毛①，恶风寒，舌上黄，身热；热争则喘咳，痛走胸膺背②，不得太息，头痛不堪，汗出而寒。丙丁甚③，庚辛大汗④，气逆则丙丁死。刺手太阴、阳明⑤，出血如大豆，立已。

【原注】肺病先恶风寒者，肺主气，又主皮毛，肺病则气贲郁，不得捍卫皮毛也。舌上黄者，肺气不化则湿热聚而为黄苔

也。（按苔字，方书悉作胎。胎乃胎包之胎，特以苔生舌上，故从肉旁。不知古人借用之字甚多，盖湿热蒸而生苔，或黄、或白、或青、或黑，皆因病之深浅、或寒、或热、或燥、或湿而然，如春夏间石上土坂之阴面生苔者然。故本论苔字，悉从草不从肉）。喘，气郁极也。咳，火克金也。胸膺，背之府也，皆天气主之，肺主天气，肺气郁极，故痛走胸膺背也。走者，不定之词。不得太息，气郁之极也。头痛不堪，亦天气贲郁之极也。汗出而寒，毛窍开，故汗出。汗出卫虚，故恶寒，又肺本恶寒也。

【选注】

叶霖：皮毛者，肺之合也。热盛于脏，阴气浮越于外，故先恶风寒也。肺脉起于中焦，循胃口，肺热入胃，胃热上升，故舌黄而身热也。热争于肺脏，故喘咳不得太息也。肺主胸中之气，气伤，故痛走胸背也。肺失清肃之令，气不下行，三阳之脉壅于上，故头痛。卫虚阴浮，故汗出而寒。此太阴、阳明病，故当刺二经之络脉也。若全以胸气贲郁解，则刺太阴、阳明，无着落矣。

【词解】

①先淅然厥起毫毛：先觉皮肤洒淅凛寒，皮肤粟起，毫毛竖立。

②胸膺背：胸中为胸，乳上两侧为膺，腰之上为背。

③丙丁甚：丙丁属火，肺属金，火克金，故病重。

④庚辛大汗：庚辛金旺之日，肺旺抗邪外出，故汗出热退。

⑤手太阴、阳明：肺与大肠相表里，刺手太阴与手阳明井穴。

【提要】 本条经文指出肺热病的具体症状、轻重日期、针刺经络。

【释义】肺主气，其合皮毛，肺热则卫气不和，故首先凛凛恶寒，皮肤粟起，毫毛直竖，舌上出现黄苔，身上发热。肺热不宣则咳嗽作喘，胸膺及背部疼痛，不能长出气。肺气郁闭，上逆于头，则头痛不堪。热蒸汗出则怕冷，逢丙丁日火盛克金，病必重危；逢庚辛日金气旺盛，故汗出热退。如肺气虚，邪气盛，病气逆转则丙丁日会有危险。治疗宜刺手太阴、手阳明经，出血如大豆样一滴，以泄肺经邪热。

【原文十四】

肾热病者，先腰痛，胻酸①，苦渴数饮，身热；热争则项痛而强，胻寒且酸，足下热，不欲言，其逆则项痛，员员澹澹然②；戊己③甚，壬癸④大汗，气逆则戊己死。刺足少阴、太阳。

【原注】肾病腰先痛者，腰为肾之府，又肾脉贯脊，会于督之长强穴。胻，肾脉入跟中，以上腨内。太阳之脉亦下贯腨内。腨，即胻也。酸，热烁液也。苦渴数饮，肾主五液而恶燥，病热则液伤而燥，故苦渴而饮水求救也。项，太阳之脉，从巅入络脑，还出别下项；肾病至于热争，脏病甚而移之腑，故项痛而强也。胻寒且酸，胻义见上；寒，热极为寒也；酸，热烁液也。足下热，肾脉从小趾之下，邪趋足心涌泉穴，病甚而热也。不欲言，心主言，肾病则水克火也。员员澹澹，状其痛之甚而无奈也。

【选注】

叶霖：腰为肾之府，肾主骨，故腰痛胻酸。肾为水脏，津不能上滋，故渴数饮。外热在太阳，故头痛而强。内热在肾，故足下热，不欲言。

【词解】

①腨酸：腨，即胫部，小腿肚也。小腿酸即腨酸。曹炳章说："腨酸，胫骨酸痛也。"

②项痛，员员澹澹然：颈项疼痛，头晕掉摇不定，无可奈何之状。

③戊己：土旺之日，土能克水。

④壬癸：水旺之日。

【提要】本条经文指出肾热病症状有腰痛、胫酸、苦渴，甚至项强、足心热，逢戊己土旺病重，逢壬癸水旺病减。针治足少阴、太阳经。

【释义】腰为肾之府，肾脏发生热病，腰先痛，足胫部发酸。肾水为热灼伤，口苦渴，屡欲饮水，身发热。邪正相争，膀胱经也受影响，出现项部强痛，小腿部寒而酸，脚底下发热，不愿讲话。严重时项部有说不出的痛苦。肾热病逢戊己日土旺加重，逢壬癸日水旺则大汗热轻，如病势逆转土旺日就很危险。治疗可针刺足少阴、足太阳经，以泄二经之热。

【原文十五】

肝热病者，左颊①先赤；心热病者，颜②先赤；脾热病者，鼻③先赤；肺热病者，右颊④先赤；肾热病者，颐⑤先赤。病虽未发，见赤色者刺之，名曰治未病⑥。

【原注】此节言五脏欲病之先，必各现端绪于其部分，示人早治，以免热争则病重也。

《温病条辨》注释

【词解】

①左颊：脸左侧颊骨部，属肝部。

②颜：眉目之间为颜，属心部。

③鼻：处面中央部，属脾部。

④右颊：脸右侧颊部，属肺。

⑤颐：颊骨之下，口角之后为颐，属肾部。

⑥见赤色者刺之，名曰治未病：赤色现于面上五脏分部，表示五脏有热，可以预先刺五脏经脉出血泄热，谓治未病。

【提要】本条指五脏有热，未病赤色先见于面的预防方法。

【释义】五脏在颜面各有分部，五脏有病，颜色先见于所属部位。心脏在两眉之间颜部，左颊为肝部，右颊为肺部，鼻处中央为脾部，颐属肾部，热病将发之先，五脏部先现红色，可以预先针刺所属经脉出血，以泄伏热，中止五脏热病的发生发展，这是一种预防疗法，值得临床研究。

【原文十六】

《热论篇》：帝曰：热病已愈，时有所遗①者何也？岐伯曰：诸遗者，热甚而强食之，故有所遗也。若此者，皆病已衰而热有所藏，因其谷气相薄②，两热相合，故有所遗也。帝曰：治遗奈何？岐伯曰：视其虚实，调其逆从，可使必已也。帝曰：病热当何禁之？岐伯曰：病热少愈，食肉则复，多食则遗，此其禁也。

【原注】此节言热病之禁也，语意自明。大抵邪之着人也，每借有质以为依附。热时断不可食，热退必须少食。如兵家坚壁清野③之计，必俟热邪尽退，而后可大食也。

【选注】

叶霖：脾与胃相表里，脾病必及于胃，胃脉循颊车，上耳前，至额颅，故头重颊痛。脾脉注心中，故心烦。脾受胃邪，故胗寒且酸。足下热者，少阴脉趋足心，而热流阴股也。不欲言者，肾为生气之原，而少阴脉挟舌本也。夫五脏之热病，皆主身热，盖内因之热，从内而外也。少阴、太阳相为表里，故皆宜刺。热虽愈而未尽除，伏匿于经膜之间，脾胃复虚，不能消化，故谷食多则遗热，肉食更甚于谷，以厚味能发热也。即使邪热退尽，而气阴一时未能来复，当先饮稀糜，由次渐进，岂可大食而致遗复哉。此非兵家坚壁清野，出奇扰其粮运，以困敌师，俟彼军粮尽溃退，可倾垒攻之之比，纸上谈兵，无裨实用，况喻非其喻乎。

【词解】

①时有所遗：病已愈而邪未尽，遗留体内，待机复发。

②谷气相薄：谷气，食物。薄，附着。谓余邪与谷食之气相结合，又发病也。

③坚壁清野：坚守营垒，把周围地区粮草牲口集合起来，敌人远来，粮食不继，粮尽自退，然后乘势攻之，必得大胜。

【提要】 本条经文指出热病愈后余热不尽的原因与治法，及热病退后应注意饮食问题。

【释义】《热论篇》：黄帝问，热病已经好了，有的病人余热不清，这是什么缘故？岐伯说：凡是热病后期，有余热遗留的，都是发热时勉强叫病人吃东西，因此余热不清。进一步说：余热是发热时病人吃了食物，病气与谷气互相搏结，食物产生之热与余热相并，就会使余邪遗留。

黄帝问：对遗留的余热怎么治？岐伯说：要看病人的体质虚实，根据邪正的顺逆来治疗（正胜邪为顺，邪胜正为逆），做适当调理，或补或泻，或汗或清，就必定能治好。

黄帝问：患热病应当禁忌什么？岐伯说：热病稍减退，吃肉类食物就会复发，多吃谷物余热就遗留不清。所以热病刚退要禁止肉食，谷食也不能多吃，以防余邪遗留，应当特别注意。

【原文十七】

《刺法论》^①：帝曰：余闻五疫^②之至，皆相染易，无问大小，病状相似，不施救疗，如何可得不相移易^③者？岐伯曰：不相染者，正气存内，邪不可干。

【原注】 此言避疫之道，按此下尚有避其毒气若干言。以其想青气、想白气等，近于祝由^④家言，恐后人附会之词，故节之。要亦不能外"正气存内，邪不可干"二句之理。语意已尽，不必滋后学之惑也。

【选注】

叶霖：《刺法论》虽出刘温舒^⑤杜撰，然正气内存，邪不可干，为辟疫确论。

【词解】

①刺法论：本篇为《素问》第七十二篇经文，早已亡失，由后人据题意补充。其内容为天气变化是酿成疫疬的原因，可用针刺防疫。

②五疫：泛指众多传染病，有木疫、火疫、土疫、金疫、水疫。

③ 不相移易：一般人与疫病患者不互相传染转移，引起流行。

④ 祝由：为十三科之一，古代治病之法。以书符念咒，祝说病由，解除病人疾苦。

⑤ 刘温舒：宋时人，著《素问入式运气论奥》三卷。叶霖认为《刺法论》为刘氏杜撰。

【提要】本条经文指出疫病互相传染，广泛流行的危害，提出加强人体正气的重要性。

【释义】黄帝问：听说多种疫病的发生，都能互相传染，无论大人小孩，发病症状相似。要是不加治疗，又怎样防止疫病的传染呢？岐伯说：要达得不传染疫病，主要在于人体正气的充足，每个人体内正气充足了，疫疠之邪就不能侵犯。

【原文十八】

《玉板论要》①曰：病温虚甚，死。

【原注】病温之人，精血虚甚，则无阴以胜温热，故死。

【词解】

① 玉板论要：《素问》第十五篇经文，论述诊色、脉，揆度奇恒的重要道理，镌刻在玉板上，故名。其主要内容为从望诊和切诊辨疾病的深浅轻重、顺逆情况。

【提要】本条经文指出温病病人精血虚竭的危险性。

【释义】《素问·玉版论要》说：温病病人，精血虚弱得很，阴虚不能抗御阳热，所以很容易死亡。

【原文十九】

《平人气象论》①曰：人一呼，脉三动，一吸，脉三动而躁，尺热②曰病温；尺不热脉滑，曰病风；脉涩，曰痹。

【原注】 呼吸俱三动，是六七至矣，而气象又急躁，若尺部肌肉热，则为病温。盖温病必伤金水二脏之津液，尺之脉属肾，尺之穴属肺也，此处肌肉热，故知为病温。其不热，而脉兼滑者，则为病风。风之伤人也，阳先受之，尺为阴，故不热也。如脉动躁而兼涩，是气有余而血不足，病则为痹矣。

【选注】

叶霖：此节经义，言伏气由内而外之温病，故尺肤热。由外而内之风邪，伤人阳气，故尺不热而脉滑。痹者，闭也，邪积而不行，故脉涩泣，夫涩脉虽主血不足，然邪滞痰凝，阻遏经隧，亦呈涩象，安可胶柱。

【词解】

①平人气象论：《素问》第十八篇经文，论平人常禀气于胃，人以胃气为本，脉以胃气为本。关于四时五脏的平脉、病脉、死脉进行对比分析，作为诊断疾病的依据。

②尺热：肘腕为尺，按抚臂尺肌肤，发热甚的为尺热，是温病的特征。

【提要】 本条经文指出温病脉象的数动及诊尺肤热的诊法，并从脉象辨别风病、痹病。

【释义】《素问·平人气象论》说：病人呼时脉三动，吸时脉亦三动，呼吸一次脉搏动六七次，而且躁急不平静，这是热病的脉象。再按摸一下尺部的皮肤，如尺肤灼热就确诊为伏气内发的

049

温病。因为尺肤属肾，尺部为肺脏经脉循行之处，温邪内发，必耗肺肾阴液，故尺肤灼热。如果尺肤不热，脉现滑象（滑为阳脉），这不是温病，而是新感风邪。假如脉涩而不爽，这是湿邪阻于经脉，血行不畅的痹证。

温病条辨

风温 温热 温疫 温毒 冬温

【原文一】温病①者：有风温②、有温热③、有温疫④、有温毒⑤、有暑温⑥、有湿温⑦、有秋燥⑧、有冬温⑨、有温疟⑩。

【原注】此九条，见于王叔和《伤寒例》⑪中居多，叔和又牵引《难经》⑫之文以神其说。按时推病⑬，实有是证，叔和治病时，亦实遇是证。但叔和不能别立治法，而叙于《伤寒例》中，实属蒙混，以《伤寒论》⑭为治外感之妙法，遂将一切外感悉收入《伤寒例》中，而悉以治伤寒之法治之（心苦为分明。——朱评⑮）。后人亦不能打破此关，因仍苟简，千余年来，贻患无穷，皆叔和之作俑，无怪见驳于方有执⑯、喻嘉言诸公也。然诸公虽驳叔和，亦未曾另立方法。喻氏虽立治法，仍不能脱却伤寒圈子，弊与叔和无二，以致后人无所遵依。本论详加考核，准古酌今，细立治法，除伤寒宗仲景法外，俾四时杂感，朗若列眉；未始非叔和有以肇其端，东垣⑰、河间、安道、又可、嘉言、天士⑱宏其议，而瑭得以善其后也。

风温者，初春阳气始开，厥阴行令，风夹温也。温热者，春末夏初，阳气弛张，温盛为热也。温疫者，疠气流行，多兼秽浊，家家如是，若役使然也。温毒者，诸温夹毒，秽浊太甚也。暑温者，正夏之时，暑病之偏于热者也。湿温者，长夏初秋，湿中生热，即暑病之偏于湿者也（热湿两字着眼。——朱评）。秋燥者，秋金燥烈之气也。冬温者，冬应寒而反温，阳不潜藏，民病温也。温疟者，阴气先伤，又因于暑，阳气独发也。

【选注】

王孟英：条辨首列曰温病者，有风温、有温热、有温疫、有温毒、有暑温、有湿温、有秋燥、有冬温、有温疟。凡九项，似无遗义，而不自知其题旨未清也。夫冬伤于寒，至春而发者曰温病，夏至后发者曰热病。冬春感风热之邪而病者，首先犯肺，名曰风温；其病于冬者，亦曰冬温；病于春者，亦曰春温，即叶氏所论者是也。夏至后所发之热病，在《内经》亦曰暑，以其发于暑令也。故仲景以夏月感暑成病者，名曰暍。盖暑暍[19]者，皆热之谓也。今杜撰暑温名目，最属不通。至于疫证更不可与温热同治，当从吴又可、余师愚[20]两家为正鹄，而温之为毒为疟，乃温之节目矣。概而论之，宜乎愈辨愈不清矣。

【原注】 按诸家论温，有顾此失彼之病，故是编首揭诸温之大纲，而名其书曰《温病条辨》。

【选注】

叶霖：《素问·热论》曰"今夫热病者，皆伤寒之类也"，是古医经以伤寒为外感之通称可证，而寒温之治法迥殊。越人[21]恐后世不察，故五十八难作伤寒有五之论，以阐明之。仲景采录《内》《难》《胎胪药录》[22]诸经，著《伤寒卒病论》十六卷，毁于兵火，高平王叔和收其残帙，编为十卷，虽伤寒中风六经之治法犹存，而霍乱湿暍诸篇，剩简零章，非复庐山真面，温热之治，不存一字，故叔和作序例，以明受病之因，寒温之异，补仲景之未备。唐宋金元言伤寒温暑者，未能出其范围，厥功伟矣。惟不识伏气之原，常气杂气之异，是其可议。然方有执、喻嘉言、程郊倩㉓辈，虽贬驳不遗余力，其实温瘟不分，伏气不知为何气，奈何吠声吠影之徒，从而附和，遂使长夜不明，良可浩叹。吴门叶氏温热篇，差有可观，鞠通推广其义，著为此书。在不多读书，急于求售者，未始非临诊之一助。若泥此施治，恐误来兹，不得不逐节批注。鞠通有知，当能谅未此苦衷也。

曹炳章：昔贤一切外感，悉以伤寒之法治之，自唐迄明，率蹈此弊。金元四大家，惟刘河间能免此。天心仁爱，至喻嘉言而一易其辙，但初辟门径，故未能尽脱伤寒圈子。至徐灵胎、王孟英继出而其旨大畅矣。乃一变而为今之医者，惟用不关痛痒药数味，统治一切时病。问之以伤寒如何治？温病如何治？而彼昏昏均不知也。吁！怪哉。

【词解】

①温病：病名。出《素问·六元正纪大论》，为多种急性外感热病的总称。临床特征一般是起病较急，热象较盛，传变较快，容易化燥伤阴等。

②风温：病名。首见于《伤寒论》。《温热经纬·叶香岩三时伏气篇》明确指出，本病多发于冬春二季，是由外感风热病邪所致的新感温病。主症为身热、咳嗽、烦渴，初起以邪在肺卫为其特征。

③温热：有由伏气而发者，如冬伤于寒，春必病温，有春末君火司令，阳气鸱张，外感温热之邪而发生，实际上即指春温。此症一起即见气分热盛，易出现热入心营症状，病势较重。

④温疫：是感受疫疠之邪而发的多种急性传染病的统称。其

特点是发病急剧，病情险恶，有强烈的传染性，易引起大流行。

⑤温毒：感受温毒病邪，致出现局部红肿热痛，甚或溃烂而证势剧烈的概称为温毒。

⑥暑温：发生于夏令的新感温病，因外感暑热病邪所引起，初起以阳明气分热盛为其特征。

⑦湿温：多发生于夏秋季节的一种湿热病，因外感湿热病邪所引起，临床以太阴见症为其特征。

⑧秋燥：发生于秋季，感受燥热病邪所引起，初起以邪在肺卫，并伴有津液干燥现象为其特征。

⑨冬温：发生于冬季的新感温病。因冬令气温反常，当寒反暖，阳气失于闭藏，人感温邪而见头痛、发热、口渴等症的热病称为冬温。

⑩温疟：由于冬伤于寒，伏而不发，至夏又受暑热，因而寒热如疟，发作有定时，寒少热多，称为温疟。

⑪王叔和《伤寒例》：王叔和为西晋著名医学家，将张仲景的《伤寒杂病论》加以整理。《伤寒例》为《伤寒论》中的一篇，其笔法体例，不类仲景原文，后人疑为王叔和所撰。

⑫难经：医书。原名《黄帝八十一难经》，原题秦越人撰。成书在东汉以前（一说在秦汉之际）。

⑬按时推病：按照季节，推断疾病。

⑭伤寒论：医书。晋王叔和取东汉张仲景《伤寒杂病论》之部分所编次而成，共6篇，即太阳篇、阳明篇、少阳篇、太阴篇、少阴篇、厥阴篇。凡397法、113方，共为10卷，是一部阐述多种外感疾病的专书。

⑮ 朱评：即朱武曹评著。

⑯ 方有执：字中行，明代歙县人。著《伤寒论条辨》8卷，《本草钞》1卷，《或问》1卷，《痉书》1卷。

⑰ 东垣：即李杲（1180—1251），金元四大家之一。字明之，自号东垣老人。河北正定人。学医于张元素。其代表著作有《脾胃论》《内外伤辨惑论》《兰室秘藏》等。

⑱ 天士：即叶桂（1667—1746），清代著名医学家，字天士，号香岩，江苏苏州人，祖籍安徽歙县。他年轻时开始学医，除家学外，先后拜师十七人。长于治疗时疫和痧痘等证，在温病学上成就尤为突出，为温病学的奠基人之一。所传《温热论》《临证指南医案》《叶案存真》《叶氏医案》等书，系由其弟子或后人所整理编辑。

⑲ 暑暍：即受暑气之病，表现为汗出、心烦、喘喝等症。

⑳ 余师愚：名余霖，字师愚，清代医学家，安徽桐城人。长于诊治疫病，倡用石膏重剂，泻诸经表里之火。著有《疫疹一得》，对温病学有一定贡献。

㉑ 越人：即扁鹊。战国时杰出的医学家。生活于公元前 5 世纪左右。据《史记》等书记载，他原姓秦，名越人。渤海郡郑（今河北任丘）人。《汉书·艺文志》载有《扁鹊内经》《扁鹊外经》等书，已佚。现存《难经》是托名之作。

㉒ 胎胪药录：疑为古代关于妇科、儿科方面的书。

㉓ 程郊倩：明代医家。又名程玠，字文玉，号松崖。新安（今安徽歙县）人。成化（1484）进士，喜好医术，撰《松崖医径》及《眼科应验良方》行世。另有《医论集粹》《脉法指明》

二书，未见刊行。

【提要】 本条经文阐述什么是温病及温病的范围。

【释义】 所谓温病，就是多种热性病的总称，它的特点是发病急、热度高，易于化燥伤阴。四季都有温病，这里把它归纳为9种。

（1）风温：由于冬末春初，外感风热之邪，首先犯肺，有发热、咳嗽、头痛、微恶风寒等症。

（2）温热：有伏气而发者，如冬伤于寒，春必病温，有春末君火司令，阳气鸱张，外感温热之邪而发者，实际上即指春温。此证一起即见气分热盛，易出现热入心营症状，病势较重。

（3）温疫：是热性病之易传染者，沿门阖境，男女老少症状相似。

（4）温毒：外感温热秽浊有毒之气，恶寒发热，头面赤肿，咽喉疼痛、腐烂，外发红斑如锦纹。

（5）暑温：夏月少阳相火司令，天暑地热，人感暑热之邪而有头痛、高热、神昏。

（6）秋燥：秋天燥气司令，人感燥热之气而有发热、咳嗽、咽干口渴、胁痛者，谓之温燥；如感凉燥之气，有恶风寒、咳嗽、胁痛、头痛、发热者，谓之凉燥。

（7）湿温：长夏雨湿过多，湿热之气蒸腾，人感其邪而有头痛如裹、胸闷纳呆、四肢困倦、恶寒发热。

（8）冬温：指冬令气候反常，当寒反暖，阳气失于闭藏，人感温邪而见头痛发热、口渴等症的热病。

（9）温疟：由于冬伤于寒，伏而不发，至夏又受暑热，因而寒热如疟，发作有定时，寒少热多。

上列 9 种温病，在不同季节、不同气候中发生，是根据各自特征而定名的温病。

【按语】温病包括的范围，主要是按四时病机划分类型的温热疾患。各种类型温病的命名，就是根据时令主气而确定的。至于温疟，在性质上虽亦属于温热范围，但因其系独立疾病，故归属于内科。

【原文二】凡温病者，始于上焦①，在手太阴。

【原注】伤寒由毛窍而入，自下而上，始足太阳。足太阳膀胱属水，寒即水之气，同类相从，故病始于此。古来但言膀胱主表，殆未尽其义。肺者，皮毛之合也，独不主表乎（按人身一脏一腑主表之理，人皆习焉不察。以三才②大道言之：天为万物之大表，天属金，人之肺亦属金，肺主皮毛，《经》曰皮应天，天一生水；地支③始于子，而亥为天门，乃贞元之会④；人之膀胱为寒水之腑。故俱同天气，而俱主表也）！治法必以仲景六经次传为祖法。温病由口鼻而入，自上而下，鼻通于肺，始手太阴。太阴金也，温者火之气，风者火之母，火未有不克金者，故病始于此，必从河间三焦定论。再寒为阴邪，虽《伤寒论》中亦言中风，此风从西北方来。乃肃发⑤之寒风也，最善收引，阴盛必伤阳，故首郁遏太阳经中之阳气，而为头痛、身热等证。太阳，阳腑也，伤寒阴邪也，阴盛伤人之阳也。温为阳邪，此论中亦言伤风，此风从东方来，乃解冻之温风也，最善发泄，阳盛必伤阴，故首郁遏太阴经中之阴气，而为咳嗽、自汗、口渴、头痛、身

热、尺热等证（风字从无人辨析至此。——朱评）。太阴，阴脏也；温热，阳邪也；阳盛伤人之阴也。阴阳两大法门之辨，可了然于心目间矣（提纲。——朱评）

【选注】

王孟英：凡病温者，始于上焦，在手太明。嘻，岂其未读《内经》耶？伏气为病，自内而发，惟冬春风温、夏暍、秋燥，皆始于上焦，若此等界限不清，而强欲划界以限病，未免动手即错矣。夫温热究三焦者，非谓病必上焦始，而渐及于中下也。伏气自内而发，则病起于下者有之；胃为藏垢纳污之所，湿温疫毒，病起于中者有之；暑邪夹湿者，亦犯中焦；又暑属火，而心为火脏，同气相求，邪极易犯，虽始上焦，亦不能必其在手太阴一经也。

叶霖：此节言凡病温者，始于上焦，在手太阴，赅第一节之九种温病，皆当从手太阴治。真属医道罪人。姑不论温疫、温毒、温疟、湿温、冬温等证，伏气各有不同。即春日温热，乃冬至之后之阳热伏藏少阴，岂手太阴上焦表药可治。所以必主以葱豉汤者，豆豉能起发肾气，俾少阴伏邪从皮毛汗解，由肾达肺，非翘、薄、芥、桔清肃上焦所能解，然而豆豉虽能起发肾中伏邪，非假葱之力升提，童子小便之咸降，上下分消，不足为功。鞠通不能明伏气为何气，加豆豉于银翘散中，其实无用。近世不明制方之义，用葱豉而不用童便。云畏其补阴，更有用豉而去葱，谓是上焦表剂者，此等不识医理，妄自立方之庸工，皆鞠通有以教之也。

【原注】夫太阳生于东，月生于西，举凡万物，莫不由此少

阳、少阴之气以为生成，故万物之皆可名曰东西。人乃万物之统领也，得东西之气最全，乃与天地东西之气相应。其病也，亦不能不与天地东西之气相应。东西者，阴阳之道路也。由东而往，为木、为风、为温、为火、为热。湿土居中，与火交而成暑。火也者，南也。由西而往，为金、为燥，为水、为寒。水也者，北也。水火者，阴阳之征兆也。南北者，阴阳之极致也。天地运行此阴阳以化生万物，故曰天地无恩而大恩生。天地运行之阴阳和平，人生之阴阳亦和平，安有所谓病也哉！天地与人之阴阳，一有所偏，即为病也。偏之浅者病浅；偏之深者病深。偏于火者，病温、病热；偏于水者，病清、病寒。此水火两大法门之辨，医者不可不知。烛其为水之病也，而温之热之；烛其为火之病也，而凉之寒之。各救其偏，以抵于平和而已。非如鉴之空，一尘不染，如衡之平，毫无倚着，不能暗合道妙，岂可各立门户，专主于寒热温凉一家之论而已哉！瑭因辨寒病之原于水，温病之原于火也，而并及之。

【选注】

叶霖：经云，水火者，阴阳之征兆也，左右者，阴阳之道路也。王安道言伤寒初感，其脉多盛于左部；温邪始病，其脉多盛于右部。左属血，右属气，此阴阳血气寒温之辨也。

曹炳章：此风虽由口鼻而入，若其人肺气肺液充足者亦不能伤。故有同居此地，同值此时，同感此风，而此则病，彼则不病。然则治此之法可知矣。一言以蔽之，曰：养肺气，滋肺液，而用药则必取于清轻，如银翘散、桑菊饮之类是也。新邪重者，加葱豉汤。

【词解】

①上焦：三焦之一。三焦的上部，以咽喉至胸膈部分。温病辨证，是指外感热病初期，邪在手太阴肺经。

②三才：指天、地、人。

③地支：即五运六气中之地支，子、丑、寅、卯、辰、巳、午、未、申、酉、戌、亥这十二地支。

④贞元之会：真气为元气，真气散布于全身经脉之中，成为经气。贞元之会，即是经气会合之处。

⑤觱（bì）发：觱，羌人吹角之声。觱发，西北风起，天气寒冷。

【提要】 本条阐述温病的发病机理及其与伤寒的鉴别。

【释义】 凡是温热病，开始一般都从上焦起，在手太阴肺。因为温为阳邪，阳邪犯上，从口鼻而入，肺位最高，故开始在手太阴肺经。寒为阴邪，阴邪犯下，故从足太阳膀胱经起，风寒由皮毛侵入。寒邪犯阳经，温邪犯阴经，此其不同处。故寒易伤阳，药宜辛温；温易伤阴，药宜寒凉。一以救阳为主，一以救阴为主。

【按语】 "凡温病者，始于上焦，在手太阴"，此乃温病感染途径之一，并非皆然。

【原文三】 太阴之为病，脉不缓不紧而动数①，或两寸独大②，尺肤热③，头痛，微恶风寒，身热自汗，口渴，或不渴而咳，午后热甚者，名曰温病。

【原注】 不缓，则非太阳中风矣；不紧，则非太阳伤寒矣；

动数者，风火相煽之象，《经》谓之躁；两寸独大，火克金也（按：温病之脉多洪，或长，或滑，或数，兼见不一，然总无紧脉。紧则为寒，乃非温病。但紧、数二脉相类，辨之宜确。《脉诀》④云：数而弦急为紧。又云：紧来如数似弹绳，数脉惟看至数间。玩此，则知紧、数矣。——朱评）。尺肤热，尺部肌肤热甚，火反克水也。头痛、恶风寒、身热自汗，与太阳中风无异，此处最足以相混，于何辨之？于脉动数，不缓不紧，证有或渴，或咳，尺热，午后热甚辨之。太阳头痛，风寒之邪，循太阳经上至头与项，而项强头痛也。太阴之头痛，肺主天气，天气郁，则头亦痛也，且春气在头，又火炎上也。吴又可谓浮泛太阳经者，臆说也。伤寒之恶寒，太阳属寒水而主表，故恶风寒。温病之恶寒，肺合皮毛而亦主表，故亦恶风寒也。太阳病则周身之阳气郁，故身热；肺主化气，肺病不能化气，气郁则身亦热也。太阳自汗，风疏卫也；太阴自汗，皮毛开也，肺亦主卫。渴，火克金也。咳，肺气郁也。午后热甚，浊邪归下，又火旺时也，又阴受火克之象也。

【选注】

叶霖：以缓、紧及动、数、两寸独大，辨风寒风热是矣。若该九种温病于此脉中，我不谓然，余姑勿论，即伏气温热，亦不若是。况温疫、湿温，难以脉证拘定者乎。前讥论温诸家，顾此失彼，观此界划三焦，笼统立论，名曰条辨，又何尝分条析辨耶？然寒热之分，当从脉之左右辨之，外感与伏气，当从浮、中、沉三候辨之。若湿温未可拘脉，不在此例。

曹炳章：此辨证之吃紧处，断不可忽。若一错误，则相去天渊，学者慎之。右寸脉大，最为确凭。纵两寸俱大，亦必右寸为甚。

【词解】

①动数：指脉象盛躁而数，病温之脉象。

②两寸独大：为火克金之象，两寸脉滑数有力。

③尺肤热：尺脉处皮肤按之有热，尺肤属肾，尺肤热是火反克水的现象。

④脉诀：脉学书。宋·崔嘉彦撰。又有《崔氏脉诀》《崔真人脉诀》《紫虚脉诀》等名。1卷。

【提要】本条经文阐明温病初起的主症、主脉，以及温病与伤寒初起的脉证鉴别。

【释义】温邪初犯手太阴肺经时，在诊脉方面，并不是太阳病中风初起所见的缓脉和伤寒初起所见的紧脉，而是浮躁而数的脉象。由于邪在肺卫，两寸脉特别大。其症状表现为头痛，轻微怕风寒，身体发热，尺肤（自腕至肘的皮肤）灼热，出汗，口干渴或不渴，咳嗽，到下午身热较重些。这些证候不可误认为中风和伤寒，而是温病初起，邪在肺卫。

因为伤寒邪在太阳经时，风邪重者脉象浮缓，寒邪重者脉象浮紧，而且左手脉明显；温邪在手太阴，脉见浮数，右手脉比较明显。这是邪分阴阳寒温，脉分左右气血。

伤寒、温病，都有头痛。伤寒头痛，头项强痛；温病但头痛无项强。伤寒太阳病，恶风寒较重，发热轻，不口渴；温病恶风寒很轻，发热较重，而且汗出口渴。这些是温病与伤寒初起症状的不同点。再从季节气候的不同、热势的轻重来看，中风、伤寒、温病，三者是不难区别的。

　　【按语】本条言"脉不缓不紧而动数"，乃从脉象上来鉴别温病与伤寒。太阳中风脉浮缓，太阳伤寒脉浮紧，温病初起脉浮数，三者皆省略"浮"字。"两寸独大"候上焦病变，"尺肤"乃手太阴肺经循行部位，故肺卫受邪而尺肤热。头痛、微恶风寒、身热自汗、口渴、咳嗽是温邪侵袭肺卫的见症。午后为阳明经气旺盛之时，邪正相争，故午后热甚。吴氏将此条称为"温病"，实指温病风热犯肺卫的脉证。

　　【原文四】太阴风温、温热、温疫、冬温，初起恶风寒者，桂枝汤主之；但热不恶寒而渴者，辛凉平剂银翘散主之。温毒、暑温、湿温、温疟，不在此例。

　　【原注】按仲景《伤寒论》原文，太阳病（谓如太阳证，即上文头痛、身热、恶风、自汗也），但恶热不恶寒而渴者，名曰温病，桂枝汤主之。盖温病忌汗，最喜解肌，桂枝本为解肌，且桂枝芳香化浊，芍药收阴敛液，甘草败毒和中，姜、枣调和营卫，温病初起，原可用之。此处却变易前法，恶风寒者主以桂枝，不恶风寒主以辛凉者，非敢擅违古训也。仲景所云不恶风寒者，非全不恶风寒也，其先亦恶风寒，迨既热之后，乃不恶风寒耳。古文简质，且对太阳中风热时亦恶风寒言之，故不暇详耳。盖寒水之病①，冬气也，非辛温春夏之气，不足以解之。虽曰温病，既恶风寒，明是温自内发，风寒从外搏，成内热外寒之证，故仍旧用桂枝辛温解肌法，俾得微汗，而寒热之邪皆解矣。温热之邪，春夏气也。不恶风寒，则不兼寒风可知，此非辛凉秋金之

气，不足以解之。桂枝辛温，以之治温，是以火济火也，故改从《内经》"风淫于内，治以辛凉，佐以苦甘"法。（全书力辟以温治温之非，而以桂枝发端，明乎外寒搏内热，或非寒时而感寒气者，本可用之，而纯乎温病者不可用，明矣。又按：外寒搏内热，及非时伤风，春秋皆有之，即暑中亦有之，皆可少投辛温，但须辨之清切耳。——朱评）

【选注】

王孟英：太阴风温、温热、温疫、冬温。初起恶风寒者，桂枝汤为主。夫鞠通既宗叶氏，当详考叶氏论案以立言，如《指南》温热门第三案②云：温邪上受，内入乎肺，肺主周身之气，气窒不化，外寒似战栗，其温邪内郁，必从热化。风温门第五案云：风温入肺，气不肯降，形寒内热，乃臌郁之象，用药皆是辛凉轻剂。至《幼科要略》论三时伏气外感，尤为详备，于春温证，因外邪引动伏热者，必先辛凉以解新邪，自注用葱豉汤③，垂训昭然，何甘违悖。意欲绍述仲圣乎？则祖上之门楣，不可夸为自己之阀阅也。在泾④先生云：温病伏寒变热，少阴之精已被劫夺，虽有新旧合邪，不可更用桂枝汤助热而绝其本也，岂吴氏皆未之闻乎？

叶霖：仲景《伤寒论》首言脉浮、头项痛、恶寒，为太阳病之总纲。次言发热恶风，脉缓自汗之中风，发热恶寒，体痛呕逆，脉紧无汗之伤寒，及正气传经，病气则或传或不传。继言发热而渴，不恶寒者为温病，脉阴阳俱浮，自汗出，身重多眼睡之风温。温病与伤寒对待，风温与中风对待，示人以寒温不可误治如此。其不出方者，此六经为伤寒中风论治，非为温热论治也。《卒病论》⑤十六卷，岂无治温热专论，奈兵火失传，何后世不察，疑是黄芩汤泥矣。此处忽于《伤寒论》原文下，添出"桂枝汤主之"五字，无端捏造，真是医道罪人。尤可骇者，未便直斥先圣之罪，故作原笔言温病初起，原可用之，我当变法恶风寒者，主以桂枝汤；不恶风寒者，主以辛凉平剂银翘散。窥鞠通立言之意，以仲景原文，但恶热不恶寒而渴者，名曰温病，而用桂枝，则仲景是自相矛盾。渠所立之银翘散，又引《内经》风淫于内，治以辛凉，佐以苦甘，更著仲景用桂枝汤，不达经旨，却又处处为仲景原用桂枝之不错，深文曲意，不斥仲景之非，乃大斥仲景之非也。世之观此书者，有不谓鞠通学识远驾乎仲景以上者几希，售奸欺世，莫此为极。或言用桂枝治温，本出喻嘉言之荒谬，鞠通沿袭其讹。若然，何以首节又讥西昌⑥不能脱却伤寒圈子，其不以西昌为然可证。诛心之论，讵容代原。嗟乎！仲景《伤寒》原文，桂枝之禁谨严，而叔和有桂枝下咽，阳盛则毙之戒。但温病内藏伏热，由里达外，故发热不恶寒，若因外寒抑遏，用麻黄以石膏监制尚可，若误与桂枝，未有不死者。盖麻黄发表，桂枝温里达表，则散去外寒，温里则里热加剧。若夫银翘散一方，只可治外感风温，移治伏气之温病，已属不合，况温疫乎？东南卑湿，温病多有挟湿者，初起之脉证，果如是乎？初起之治法，果如是乎？而温疫挟湿初起，舌本绛，苔白腻，粗如积粉，脉盛，右部数，于不浮不沉之间，舍达原饮别无良法，银翘散果可治此重证乎！自家于外感伏气尚辨之不清，而竟议延陵牵混，何妄诞之甚耶。

郑雪堂：吴又可法，治秽浊之邪由口而入胃经，所谓温疫也。本论方药，治清轻之邪。自鼻入肺经，所谓风湿之热也。一清一浊，一肺一胃，病因各殊，用药自别，各有所长，不得偏主一法也。

【方药】

桂枝汤方：

桂枝六钱　芍药（炒）三钱　炙甘草二钱　生姜三片　大枣（去核）二枚

煎法服法，必如《伤寒论》原文而后可。不然，不惟失桂枝汤之妙，反生他变，病必不除。

汪按⑦：麻黄、桂枝，既系肺药，故传足不传手，前人多不以为然，但人之经络相通，而天之感气则异，故治法不同也。

辛凉平剂银翘散方：

连翘一两　银花一两　苦桔梗六钱　薄荷六钱　竹叶四钱生甘草五钱　芥穗四钱　淡豆豉五钱　牛蒡子六钱

上杵为散，每服六钱，鲜苇根汤煎，香气大出，即取服，勿过煎。肺药取轻清，过煮则味厚而入中焦矣。病重者，约二时一服，日三服，夜一服；轻者，三时一服，日二服，夜一服；病不解者，作再服。盖肺位最高，药过重，则过病所，少用又有病重药轻之患，故从普济消毒饮⑧时时清扬法（妙甚。——朱评）。今人亦间有用辛凉法者，多不见效，盖病大药轻之故。一不见效，随改弦易辙⑨，转去转远⑩，即不更张⑪，缓缓延至数日后，必成中下焦证矣。胸膈闷者，加藿香三钱，郁金三钱，护膻中；渴甚者，加花粉；项肿咽痛者，加马勃、元参；衄者，去芥穗、豆豉，加白茅根三钱、侧柏炭三钱、栀子炭三钱；咳者，加杏仁利肺气；二三日病犹在肺，热渐入里，加细生地、麦冬保津液；再不解，或小便短者，加知母、黄芩、栀子之苦寒，与麦、地之甘寒，合化阴气，而治热淫所胜。

[方论] 按温病忌汗，汗之不惟不解，反生他患（要著。——朱评）。盖病手经，徒伤足太阳无益；病自口鼻吸受而生，徒发其表亦无益也。且汗为心液，心阳受伤，必有神明内乱，谵语癫狂，内闭外脱之变。再，误汗虽曰伤阳，汗乃五液^⑫之一，未始不伤阴也。《伤寒论》曰："尺脉微者为里虚，禁汗。"其义可见。其曰伤阳者，特举其伤之重者而言之耳（精能之至。——朱评）。温病最善伤阴，用药又复伤阴，岂非为贼立帜乎？此古来用伤寒法治温病之大错也。至若吴又可开首立一达原饮^⑬，其意以为直透膜原，使邪速溃，其方施于藜藿^⑭壮实人之温疫病，容有愈者，芳香辟秽之功也；若施于膏粱纨绔^⑮，及不甚壮实人，未有不败者。盖其方中有用槟榔、草果、厚朴为君；夫槟榔，子之坚者也，诸子皆降，槟榔苦辛而温，体重而坚，由中走下，直达肛门，中下焦药也；草果亦子也，其气臭烈大热，其味苦，太阴脾经之劫药也；厚朴苦温，亦中焦药也。岂有上焦温病，首用中下焦苦温雄烈劫夺之品，先劫少阴津液之理！知母、黄芩，亦皆中焦苦燥里药，岂可用乎？况又有温邪游溢三阳之说，而有三阳经之羌活、葛根、柴胡加法，是仍以伤寒之法杂之，全不知温病治法，后人止谓其不分三焦，犹浅说也。其三消饮加入大黄、芒硝，惟邪入阳明，气体稍壮者，幸得以下而解，或战汗^⑯而解，然往往成弱证，虚甚者则死矣。况邪有在卫者，在胸中者，在营者，入血者，妄用下法，其害可胜言耶？岂视人与铁石一般，并

非气血生成者哉？究其始意，原以矫世医以伤寒法治病温之弊，颇能正陶氏⑰之失，奈学未精纯，未足为法。至喻氏、张氏⑱多以伤寒三阴经法治温病，其说亦非，以世医从之者少，而宗又可者多，故不深辩耳。本方谨遵《内经》"风淫于内，治以辛凉，佐以苦甘；热淫于内，治以咸寒，佐以甘苦"之训。（王安道《溯洄集》⑲亦有温暑当用辛凉，不当用辛温之论。谓仲景之书，为即病之伤寒而设，并未尝为不即病之温暑而设。张凤逵⑳集治暑方，亦有暑病首用辛凉，继用甘寒，再用酸泄酸敛，不必用下之论。皆先得我心者）又宗喻嘉言之芳香逐秽之说，用东垣清心凉膈散，辛凉苦甘。病初起，且去入里之黄芩，勿犯中焦；加银花辛凉，芥穗芳香，散热解毒；牛蒡子辛平润肺，解热散结，除风利咽，皆手太阴药也。合而论之，《经》谓：冬不藏精，春必温病"，又谓"藏于精者，春不病温"，又谓"病温虚甚死"，可见病温者，精气先虚（着眼。止此二语，沾丐后学无穷矣。——朱评）。此方之妙，预护其虚，纯然清肃上焦，不犯中下，无开门揖盗之弊，有轻以去实之能，用之得法，自然奏效。此叶氏立法，所以迥出诸家也。

【词解】

①寒水之病：指风寒之邪侵袭足太阳膀胱经。

②《指南》温热门第三案：即叶天士著《临床指南医案》温热门谢案。

③葱豉汤：《肘后方》方。葱白四寸，豆豉一升。水煎服，治外感风寒轻证，微恶风寒，或微热头痛，鼻流涕，喷嚏，苔薄白，脉浮。

④ 在泾：尤怡，清代医学家。字在泾。江苏长州（吴县）人。对《伤寒论》和《金匮要略》很有研究。编有《伤寒贯珠集》《金匮要略心典》，是对张仲景著作的钻研心得和发挥，论述条理清晰，简明扼要，平正通达。另编有《金匮翼》《医学读书记》。其医案由后人整理，名《静香楼医案》，较切实用。

⑤ 卒病论：杂病论之伪。杂或作卒。

⑥ 西昌：即喻昌，清代医学家。字嘉言，别号西昌老人。

⑦ 汪按：即汪瑟庵按。

⑧ 普济消毒饮：《证治准绳》引李东垣方。黄芩、黄连各五钱，陈皮、甘草、玄参各二钱，连翘、板蓝根、马勃、牛蒡子、薄荷各一钱，僵蚕、升麻各七分，柴胡、桔梗各二钱（一方无薄荷，有人参三钱）。为粗末，每服五钱，水煎服；或制成蜜丸，噙化。功能清热解毒，疏风散邪。

⑨ 改弦易辙：弦，弓弦。辙，车轮之迹。这里比喻改变治疗方法。

⑩ 转去转远：即指改变了治疗方法，更与病机不符。

⑪ 即不更张：张，本义为弓上弦，与"弛"相对，这里指主张或办法。即不更张，是指即使不改变治疗的办法。

⑫ 五液：即《素问·宣明五气》记载"五脏化液，心为汗，肺为涕，肝为泪，脾为涎，肾为唾，是谓五液"。

⑬ 达原饮：原名达原散。《温疫论》方。槟榔二钱，厚朴、知母、芍药、黄芩各一钱，草果、甘草各五分，水煎服。功能开达膜原，辟秽化浊。治温疫或疟疾邪伏膜厚，先憎寒而后发热，继而但热不寒，或发热傍晚益甚，头疼身痛，脉数。

⑭ 藜藿：藜，蒿草。藿，豆叶。这里用以指粗劣的饭菜。

⑮ 膏粱纨绔：膏粱，肥腻浓厚的食物。纨绔，古代富贵子弟所穿的细绢裤，引申以称富贵人家的子弟。

⑯ 战汗：证名。见《世医得效方》卷二。在外感热病病程中，邪盛正虚，突然出现战栗，继而出现全身出汗，称为战汗。战汗是邪气与正气相争的表现。正气胜，战汗之后，病转痊愈；正气不支，战汗后气随汗脱，转为虚脱亡阳危症。

⑰ 陶氏：陶节庵。

⑱ 张氏：指张志聪。

⑲ 溯洄集：为王安道所著，原书名叫《医经溯洄集》，对《内经》《伤寒论》等古典医籍的医理有所阐发。在伤寒和温热病的区分上有独创见解，对其后世伤寒学和温病学的发展有一定影响。

⑳ 张凤逵：明代官吏。名张鹤腾，字凤逵。颍州（今安徽阜阳）人，进士出身，曾任户部陕西司郎中等官职。因为曾患暑证，后来发愿搜集古代名医治疗暑证的著述。先后经过 10 余年，编成《伤暑全书》2 卷，是现存最早的暑证专书。

【提要】

（1）指出温病初起风寒在表的证治。

（2）阐明风温、温热、温疫、冬温等温病初起，邪袭肺卫的治法。

（3）阐发温病初起禁用辛温发汗之理。

【释义】 手太阴病，温病刚开始，不管它是风温、温热、温疫、冬温，凡是恶风寒的，说明既感温邪，又有风寒在表，可以

《温病条辨》注释

用桂枝汤解肌。因风温、温热，春初承太阳寒水之令，寒尚未去，故亦可见风寒束表之状。既有风寒在表，用桂枝汤表散风寒，调和营卫，是合乎辨证规律的。但风寒一去，即不应再进桂枝汤，以防热盛伤阴，可继辛凉法以治温邪。

至于不恶寒而口渴的，是外无风寒，单是温邪为患，应当用辛凉平剂银翘散清透太阴温邪。

伤寒宜汗，故以麻黄桂枝发汗。温病忌汗，但亦喜汗解，故不宜麻桂之辛温，而用辛凉解肌法。如用辛温强发其汗，必致化燥伤阴，热势鸱张。

温毒，热毒重，宜用清火解毒，暑温宜辛凉重剂，湿温为湿热阻滞，首宜化湿，温疟以伏热为病，又感暑邪，以清热为主，故四症不在此例。

【按语】所谓"初起恶风寒者，桂枝汤主之"一句，讲外感病初起以恶寒为主者，应以桂枝汤辛温解表。然温热病初起乃感受风热病邪，以非寒邪在表，用辛温之剂实属错误，故吴氏《温病条辨》以桂枝汤为群方之冠，不断受到后世学者的批评。而吴氏也并非不知其论点的错误，《本论起银翘散论》即是为了说明这一问题的。再，"但热不恶寒而渴者，辛凉平剂银翘散主之"一句，也有不当之处。盖"但热不恶寒而渴者"，乃《伤寒论》"太阳病，发热而渴，不恶寒者，为温病"之缩写。从温病角度认识，但热不恶寒、口渴应属里热证，治宜清泄里热，银翘散不能胜任。银翘散证虽有微恶风寒症状，但时间短暂，很快就但热不寒。吴氏为了与伤寒鉴别，突出发热症状是有必要的。

【原文五】 太阴温病，恶风寒，服桂枝汤已，恶寒解，余病不解者，银翘散主之；余证悉减者，减其制①。

【原注】 太阴温病，总上条所举而言也。恶寒已解，是全无风寒，止余温病，即禁辛温法，改从辛凉。减其制者，减银翘散之制也。

【选注】

叶霖：风温、温热、温疫、温毒、冬温初起，皆在手太阴乎，如此牵混，已属荒谬。再提桂枝汤，服后恶寒虽解，而余病不除，仍当以银翘散主之，其意桂枝与温病非宜。温病非银翘散不可。盖深着仲景之错，而显己之才识有过乎仲景也。

【词解】

①减其制：减少其剂的用量。

【提要】 本条经文进一步申明温病初起证治及用药后的加减用方变化。

【释义】 温邪在肺，表有风寒，先用桂枝汤疏解风寒，服药后恶寒虽已解除，尚余发热、口干、咳嗽等症是在肺之温邪未清，应当用银翘散辛凉轻解，如上述诸症均见轻，可以减轻银翘散的剂量。指出用药要根据具体情况，灵活运用，不可呆板。

【按语】 温邪在肺，初起则表现表热证，所谓"表有风寒，先用桂枝汤"，实与临床不符，温病之治法当禁用辛温之剂。

【原文六】 太阴风温，但咳①，身不甚热，微渴者，辛凉轻剂桑菊饮主之。

【原注】 咳，热伤肺络也。身不甚热，病不重也。渴而微，

热不甚也。恐病轻药重，故另立轻剂方。

【选注】

叶霖：既云但咳身不甚热，微渴则表重里轻，方中之苇根、甘草当去，宜加前胡、牛蒡。然不若叶氏之葱豉汤，加蒡、薄为稳当。夫风温一证，乃内蕴伏热，外感风邪，风从热化，必伤卫气，肺主卫，胃为卫之本，是温邪内外之轻重不同，而肺胃之专司则一。设不体察内外孰轻孰重，辛温误表，固可杀人，而误补误清，亦足偾事[②]。《伤寒论》中仲景所谓之风温，系言温病误汗后之变证，匪[③]为风温叙证也。若经误会，贻害匪轻，鞠通不明仲景之旨，疑风温为内风，又不敢从内风治，故方论以桑叶、菊花为补金水二脏之品，然则杏、桔、翘、薄，果治内风之药乎？咳嗽、畏风、发热，果内风之形证乎？内风之为病，果在手太阴经乎？似是而非，殊不足取。加减法，为辨卫气营血间脉证不清，亦未尽善。

【方药】辛凉轻剂桑菊饮方：

杏仁二钱　连翘一钱五分　薄荷八分　桑叶二钱五分　菊花一钱　苦桔二钱　甘草八分　苇根二钱

水二杯，煮取一杯，日二服。二三日不解，气粗似喘，燥在气分者，加石膏、知母；舌绛暮热，甚燥，邪初入营，加元参二钱、犀角一钱；在血分者，去薄荷、苇根，加麦冬、细生地、玉竹、丹皮各二钱；肺热甚，加黄芩；渴者加花粉。

［方论］此辛甘化风、辛凉微苦之方也。盖肺为清虚之脏，微苦则降，辛凉则平，立此方所以避辛温也。今世佥用杏苏散通治四时咳嗽，不知杏苏散辛温，只宜风寒，不宜风温，且有

不分表里之弊。此方独取桑叶、菊花者，桑得箕星④之精，箕好风，风气通于肝，故桑叶善平肝风；春乃肝令而主风，木旺金衰之候，故抑其有余，桑叶芳香有细毛，横纹最多，故亦走肺络而宣肺气。菊花晚成，芳香味甘，能补金水二脏，故用之以补其不足。风温咳嗽，虽系小病，常见误用辛温重剂销铄肺液，致久嗽成劳者，不一而足（吃紧语。——朱评）。圣人不忽于细，必谨于微，医者于此等处，尤当加意也。

【词解】

①但咳：是以干咳少痰为主。

②偾事：覆败，败坏，搞糟。

③匪：即非。

④箕星：星名。即箕宿，二十八宿之一。

【提要】 本条经文论述风温初起，邪侵肺经的证治。

【释义】 风温之邪侵袭手太阴肺经，肺气失于宣畅而咳嗽。由于风温之邪较轻，故身体不甚发热，口渴也不明显。这些情况说明里热不重，病势轻浅，用辛凉轻剂桑菊饮轻宣肺经风热。

【按语】 "但咳"是以干咳少痰为主，乃肺气不宣所致。若过数日多见咳嗽咯黄痰，此时非桑菊饮所能胜任。身不甚热，系感邪不重之故。

【原文七】 太阴温病，脉浮洪，舌黄，渴甚，大汗，面赤，恶热者，辛凉重剂①白虎汤主之。

【原注】 脉浮洪，邪在肺经气分也。舌黄，热已深。渴甚，津已伤也。大汗，热逼津液也。面赤，火炎上也。恶热，邪欲出

《温病条辨》注释

而未遂也。辛凉平剂焉能胜任，非虎啸风生②，金飚退热③，而又能保津液不可（篇中屡言保津液，读者不可忽也。——朱评），前贤多用之。

【选注】

叶霖：前两节论白虎之治，有虚实之别，后一节论白虎之禁，深达长沙奥旨，是白虎之用，无余蕴矣。其所以然，尤有未尽之义，请试言之。夫白虎一方，以石膏为君，《本经》④谓石膏辛甘大寒无毒，阴中之阳，可升可降，为阳明经药，兼入手太阴、少阳经气分。温病脉浮洪，舌黄口渴，阳明、太阴气分之热病也。面赤恶热，大汗出，二经热盛，逼阴以外泄也，故宜石膏寒泄经气之热。浮大脉中而见芤，汗大出而微喘，此热炽气伤，故加人参扶元气。设脉弦细属足少阳，脉沉属足太阴，皆非阳明热证。口不渴，无内热可知，故不可与。汗不出，不可与。是言虽见里热，而解表未尽者，不可与白虎汤。若表解已尽，而阳明留热未清，虽无大汗，何妨用石膏以解热，加人参以生津，壮火食气⑤，泻火即所以生气也。仲景《伤寒论》曰："伤寒脉浮，发热无汗，其表不解者，不可与白虎汤。渴欲饮水，无表证者，白虎加人参汤主之。"即此义也。若夫阳虚自汗，阴虚盗汗，及大汗亡阴亡阳，又岂石膏可尝试哉。读书不可死于句下，要当融会贯通也。

郑雪堂："恶热"二字宜着眼，若恶寒便用不着，此方须兼表药，如麻杏石甘汤⑥。盖恶寒，阳气发郁在表也。白虎只能退热，未能疏表，若非先疏其表，使阳得伸，恐骤用寒凉，愈遏其热不出耳。又按，白虎汤本阳明胃经方，以胃脘有上下之分，上脘胃口与肺合，下脘胃底与大肠合，此之肺病连及于胃口，列症皆系胃病，故用胃经方。又按，壮火食气，此方泻火即以生气。

【方药】辛凉重剂白虎汤方：

生石膏（研）一两　知母五钱　生甘草三钱　白粳米一合

水八杯，煮取三杯，分温三服，病退，减后服。不知，再作服。

［方论］义见法下，不再立论，下仿此。

【方解】方中石膏辛寒，入肺胃二经，清热解肌，达热出表，可除气分之高热。知母苦寒而性润，入肺胃二经，清热养阴。知母配石膏，可增强清热止渴除烦之力。生甘草泻火解毒，配粳米可保养胃气；配石膏则又甘寒生津。诸药相伍，共奏清热生津之功。

本证太阴气分热甚，将入阳明，故叶霖认为二经热甚逼津外出，故用石膏寒凉清泄二经之热，如脉浮大中空而见芤象，汗大出而微喘的，是热炽气伤，宜加人参扶元气。如脉弦细，属足少阳，脉沉属足太阴，都不是阳明热证。口不渴，无内热，不可用白虎。汗不出，热不甚表不解，不可与白虎。壮火食气，泻火即所以生气也。

【词解】

①辛凉重剂：讲白虎汤之功用，白虎汤以石膏为君，石膏味辛而性寒，味辛能散，性寒能清，有清热解肌、达热出表之功，配以知母、甘草、粳米则清热之力尤强，且更具生津之功，使祛邪而不伤正。本方药重力猛，清气分之大热，故称"辛凉重剂"。

②虎啸风生：西方庚辛，五行属金，其兽为虎。风从虎，虎

啸风生。

③金飚退热：秋属金，方位在西，西风为金风，西风起则暑热消。

④本经：即《神农本草经》。

⑤壮火食气：壮，太盛、过亢之意。食，腐蚀或损耗之意。若机体阳气过亢，火热内生，则成病理上的"火"，称为"壮火"。这种亢盛的火，能使物质的消耗增加，以致耗阴耗气，叫壮火食气。

⑥麻杏石甘汤：（辛凉淡法）见中焦篇第四十八条。

【提要】太阴气分热盛，将入阳明的证治。

【释义】太阴温病，脉浮洪，邪在肺经气分。舌苔黄，热已炽盛。渴甚，津液被灼伤。大汗，乃热甚逼津外出。面赤，火热上炎，恶热，邪欲外出而未出。温邪已化火，非辛凉平剂所能胜任，必西方虎啸风生，辛凉重剂白虎汤治疗，方能退热保津。

【按语】本条"脉浮洪"一句，是从脉象上具体反映了白虎汤证的热势，乃里热炽盛，蒸腾于外，气血涌外之征。白虎汤与银翘散、桑菊饮均为辛凉之剂，但银翘散、桑菊饮多为轻清宣透之品，以清透肺卫之邪，病位浅而药平和，故称"辛凉平剂""辛凉轻剂"。本方药重力猛，清气分之大热，故称"辛凉重剂"。

【原文八】太阴温病，脉浮大而芤①，汗大出，微喘，甚至鼻孔扇②者，白虎加人参汤主之；脉若散大者③，急用之，倍人参。

【原注】浮大而芤，几于散矣，阴虚而阳不固也。补阴药

x

有鞭长莫及之虑，惟白虎退邪阳，人参固正阳（人参不专固阳。——朱评）。使阳能生阴，乃救化源欲绝之妙法也。汗涌、鼻扇、脉散，皆化源欲绝之征兆也。

【选注】

郑雪堂：此症脉散大，由热邪伤气逼迫而致，故纯虚症之可以益阴配阳者，自当仍用白虎汤，急清其热，而用人参急补其气。再，此症若但清热，热虽清，则气恐即脱，若仅补正，则邪方炽而反助之，故用清补两施法。

【方药】白虎加人参汤：即于前方内加人参三钱。

【方解】白虎汤大清气热，生津止渴。加人参益气、生津、固脱。

【词解】

①脉浮大而芤：其脉散为浮大中空，乃因高热大汗，津液大伤，阳气不固之征。

②微喘，甚则鼻孔扇：是高热大汗，肺气大伤的虚喘。

③脉若散大者：散脉之象，浮散无根，举之浮散不聚，漫无根蒂，按之则无。主气血耗散，正气将绝，较芤脉更为危重。

【提要】手太阴气分证热盛伤阴，阳气不固的证治。

【释义】太阴温病，脉来浮大而中空，身出大汗，呼吸轻度迫促，严重的可见鼻翼扇动。这是热盛伤阴，阳气不固，肺气欲绝的现象。故急用白虎汤清邪热，加人参固正气，达到清热扶正的目的。若汗出不止，气短，鼻翼扇动，脉象散大无力，这是肺气将脱的征象，有虚脱的危险，急用白虎汤倍加人参清热补气，以救气脱之险。

【按语】本条之证，乃病本在气，气分高热，热不除则汗不止，汗不止则耗伤气阴，气阴大伤，势将虚脱。白虎加人参汤主治气分热盛而气阴两伤之候。本条详论气阴两伤，而气分高热之证从略。故读此条之时，应参照所用之方。以方测证，本条证候除"脉浮大而芤，汗大出，微喘，甚至鼻孔扇"之外，尚应有上条所述之"脉浮洪，舌黄，渴甚，大汗，面赤，恶热"等症。因上条已详述白虎汤之证，故本条从略，而详论加人参之理。

【原文九】白虎本为达热出表，若其人脉浮弦而细者①，不可与也；脉沉者②，不可与也；不渴者③，不可与也；汗不出者④，不可与也。常须识此，勿令误也。

【原注】此白虎之禁也。按白虎慓悍，邪重非其力不举，用之得当，原有立竿见影之妙，若用之不当，祸不旋踵。懦者多不敢用，未免坐误事机；孟浪者，不问其脉证之若何，一概用之，甚至石膏用至斤余之多，应手而效者固多，应手而毙者亦复不少。皆未真知确见其所以然之故，故手下无准的也。

【词解】

①脉浮弦而细者：浮脉主表证，弦细多属里虚。

②脉沉者：一是阳明腑实，脉沉实；一是里虚寒，脉沉无力。

③不渴者：口不渴说明里热未盛而伤津不甚。

④汗不出者：一为卫气被郁，表不解；一为无大汗出，说明热不蒸腾，非阳明里热炽盛。

【提要】白虎汤之禁忌。

【释义】白虎汤治阳明热甚，有清热透表、生津保阴作用，《伤寒论》以大渴、大热、大汗、脉大为运用白虎汤的主证，但对白虎的禁忌要求也十分严格，如病人脉象浮弦而细，浮为在表，弦细为里虚，里已虚而邪在表，不可用白虎；脉沉为里实或里虚，故不可用；口不渴为热未盛，津未大伤；汗不出为热不蒸腾，都不可用白虎汤。误用不当，必有变端，祸起莫测。白虎汤是辛凉重剂，用得其当，热退于顷刻，浪用之，则贻害无穷，临床必须切记勿误。

【按语】白虎汤是治气热炽盛之良方，但非大热、大渴、大汗、脉洪大者，不可予之。若用之不当，为患亦深。本条系以两种脉象和两种症状为例，论述白虎汤之禁忌证，临证须详求细参。

【原文十】太阴温病，气血两燔①者，玉女煎去牛膝加元参主之。

【原注】气血两燔，不可专治一边，故选用张景岳气血两治之玉女煎。去牛膝者，牛膝趋下，不合太阴证之用。改熟地为细生地者，亦取其轻而不重，凉而不温之义，且细生地能发血中之表也。加元参者，取其壮水制火，预防咽痛、失血等证也（此思患预防之义。——朱评）。

【选注】

叶霖：此即叶氏所谓如玉女煎法也。上节言脉大而芤，汗出微喘者，热邪伤气，故用白虎加人参汤，泄经热，益元气，以救化源。此节气血两燔，必兼脉数舌绛，烦扰不寐，热邪伤及营血形证，故变白虎加人参法，而为白虎加地黄法也。层次井然，方中以生地易熟地，去牛膝加元参，尤得叶氏未言之旨。

【方药】玉女煎去牛膝熟地加细生地元参方（辛凉合甘寒法）：

生石膏一两　知母四钱　元参四钱　细生地六钱　麦冬六钱

水八杯，煮取三杯，分二次服，渣再煮一钟服。

【方解】本方乃张景岳玉女煎之加减化裁。方中生石膏、知母有清热生津之功，清泄气分邪热，达热出表。元参、生地、麦冬有滋阴而凉营血之效。本方共奏清气热，凉营血，养阴生津之功，临床用于治疗气营（血）两燔证。

【词解】

①气血两燔：燔，焚烧，指火盛。温热病气分的热邪未解，而营分血分热邪已盛，以致形成气血两燔之证。症见壮热、口渴、烦躁谵妄、斑疹透露，甚或吐血、衄血，舌绛苔黄，脉细数等。

【提要】本条经文论述温热病气血两燔的治疗方法。

【释义】太阴温病，气分热盛未除，温热之邪又进入血分，气分、血分的热邪炽盛，既见壮热、大汗、口渴，又见脉洪而数、舌绛苔黄、烦扰不寐，治法不可单顾一面，应该气血两清，故叶天士有重则如玉女煎之法，本方用白虎汤的石膏、知母清气分之热，加生地、麦冬凉血生津，元参壮水制火，方中去牛膝，不用熟地而用细生地，因牛膝下行，熟地滋腻，都属下焦药，本证热在气血，二药均不适宜，故去而不用，细生地滋而不腻，最为恰当。

【按语】"太阴温病，气血两燔"是指温邪侵入手太阴气分，并深入发展，波及血分而成气血两燔之证。盖"血"字乃广义而言，是以血统营之概称。

【原文十一】太阴温病，血从上溢者，犀角地黄汤合银翘散主之。有中焦病者，以中焦法治之。若吐粉红血水者，死不治；血从上溢，脉七八至以上，面反黑者，死不治；可用清络育阴法。

【原注】血从上溢，温邪逼迫血液上走清道，循清窍而出，故以银翘散败温毒，以犀角地黄清血分之伏热而救水，即所以救金也。至粉红水非血非液，实血与液交迫而出，有燎原之势，化源速绝。血从上溢，而脉至七八至，面反黑，火极而似水，反兼胜己之化也，亦燎原之势莫制。下焦津液亏极，不能上济君火，君火反与温热之邪合德，肺金其何以堪，故皆主死。化源绝，乃温病第一死法也。仲子曰：敢问死？孔子曰：未知生，焉知死。瑭以为医者不知死，焉能救生。细按温病死状百端，大纲不越五条。在上焦有二：一曰肺之化源绝者死；二曰心神内闭，内闭外脱者死。在中焦亦有二：一曰阳明太实，土克水者死；二曰脾郁发黄，黄极则诸窍为闭，秽浊塞窍者死。在下焦则无非热邪深入，消铄津液，涸尽而死也（危矣哉，亦微矣哉！——朱评）。

【选注】

叶霖：温邪衄血、吐血，犀角地黄汤原属常用之方。然既曰太阴温病，而载诸上篇中，又不言舌绛脉数，营热形证，自是风温、暑热，气分中怫郁，而迫血上溢，行清道则衄，行浊道则吐，治衄宜辛凉清润，治吐宜甘凉肃降。何得以清心营之法，而治肺卫乎？于营卫气血，全不细辨，却界限三焦，不知人身之经络通贯，岂容胶柱鼓瑟，致有顾此失彼之诮。

【方药】犀角地黄汤（见下焦篇第二十条）、银翘散（方见前）

已用过表药者，去豆豉、芥穗、薄荷。

【提要】 本条经文论述温邪迫血上溢的治法及其死证。

【释义】 太阴温病，肺热甚迫血妄行，从口鼻而出，从口溢出者为吐血，从鼻溢出者为衄血。因热邪在上焦，故用银翘散散风热，散温毒，犀角地黄汤凉血清热。二方同用，使上焦温邪解，则热清血止。如中焦热甚，或用白虎汤清气，或用承气泄热。若吐粉红血水，是血与阴液受温邪煎迫而出，病属危险，是燎原莫制，化源欲绝的死证。如上则吐血、衄血，脉一息七八至以上，阴气欲竭，面色不赤而反黑，是肾色外现，火极似水，真阴已竭，故亦属死证。姑用清络中之热，甘寒救阴之法治之，诚可挽救于十一。

【按语】 本条叙温邪迫血上溢的治法及其死证，虽云上焦亦叙及中、下焦之证，盖温病辨治虽界限三焦，其变端莫测，临床不可拘泥，惟以随证治之为好。

【原文十二】 太阴温病，口渴甚者，雪梨浆沃之^①；吐白沫黏滞不快者，五汁饮沃之。

【原注】此皆甘寒救液法也。

【选注】

叶霖：温病热烁渴甚，以甘寒救液是矣。谓吐白沫属热，宗何西池②说犹可。若白沫黏滞不快，则湿陷脾阳，津液不能上布，岂五汁饮可以妄投？

【方药】

雪梨浆方（甘冷法）：

以甜水梨大者一枚，薄切，新汲凉水内浸半日，时时频饮。

五汁饮方（甘寒法）：

梨汁　荸荠汁　鲜苇根汁　麦冬汁　藕汁（或用蔗浆）

临时斟酌多少，和匀凉服。不甚喜凉者，重汤炖温服。

【方解】雪梨浆性甘寒以救津液，频频灌之，其渴自解。五汁饮纯属生津养液之品，用于津伤而邪热不甚者，最为适宜。

【词解】

①沃之：沃，灌，浇。即多饮、频饮之意。

②何西池：清代医生。名梦瑶，字报之，号西池。广东南海人。著有《医碥》等书。

【提要】温病热灼津伤的证治。

【释义】太阴温病，口渴明显者，是津液被烁亏损之象，用甘寒之雪梨浆救津液，频频灌之，其渴自解；如口吐白黏沫而不爽快者，是火烁津液，迫从口出，症状较上更重，非雪梨浆所能胜任，要用甘寒生津的五汁饮治疗。

【按语】本证以津伤为主，邪热已不太甚，故治疗当以雪梨浆、五汁饮以滋养肺胃津液为主。若津伤而邪热甚的，应合于清热方中使用。

【原文十三】太阴病得之二三日，舌微黄，寸脉盛^①，心烦懊恼^②，起卧不安，欲呕不得呕，无中焦证，栀子豉汤主之。

【原注】温病二三日，或已汗，或未汗，舌微黄，邪已不全在肺中矣。寸脉盛，心烦懊恼，起卧不安，欲呕不得，邪在上焦膈中也。在上者因而越之，故涌之以栀子，开之以香豉。

【选注】

叶霖：栀子豉汤非吐剂，仲景太阳病篇，论栀豉汤证六节，并不言一吐字。盖此方是治汗、吐、下后，虚烦懊恼者。栀子入心，能下交于肾，豆豉入肾，能上交于心，水火交而烦自解。在伤寒若呕，宜加生姜以宣通，此温病，当佐竹茹、枇杷叶以降逆。注伤寒家由成氏^{③}以下，率以为吐剂，鞠通随声附和，故立此方，不足为法。

【方药】栀子豉汤方（酸苦法）：

栀子（捣碎）五枚　香豆豉六钱

水四杯，先煮栀子数沸，后纳香豉，煮取二杯，先温服一杯，得吐止后服。

【方解】本方以栀子清热，豆豉宣郁达表，合之以清宣胸中郁热。如见欲呕者，可加竹茹、枇杷叶以降逆。

【词解】

①寸脉盛：即寸脉大而有力，主邪在上焦之征。

②懊恼：烦恼也，指病人心中烦扰不安之意。

③成氏：即成无己，金代医学家，聊摄（今山东聊城西）

人。出身于世医家庭，精于伤寒学，钻研数十年，著有《注解伤寒论》《伤寒明理论》，对《伤寒论》详加注解，辨析发挥颇多。

【提要】本条经文论述热郁上焦气分，扰于胸膈的证治。

【释义】手太阴温病，得病两三天，舌苔微黄，寸脉大而有力，是温病邪在上焦的证据，病人心中烦扰不安，懊闷难过，反复颠倒，时起时卧，没有一会儿安静的时候。想呕又呕不出，没有高热、烦渴、喜饮中焦证的，不必用白虎承气等辛凉苦寒重剂，因为温邪郁于上焦气分，扰于胸膈，应该用栀子豉汤辛开苦降，宣散胸中郁热。

【按语】本条所谓"无中焦证"是指肺卫表证已罢，而又未见气分高热，故可知其证乃余邪郁于胸膈气分，故用栀子豉汤治疗有效。

【原文十四】太阴病得之二三日，心烦不安，痰涎壅盛，胸中痞塞欲呕者，无中焦证，瓜蒂散主之，虚者加参芦。

【原注】此与上条有轻重之分，有有痰无痰之别。重剂不可轻用，病重药轻，又不能了事，故上条止用栀子豉汤快涌膈中之热，此以痰涎壅盛，必用瓜蒂散急吐之，恐邪入包宫而成痉厥也。瓜蒂、栀子之苦寒，合赤小豆之甘酸，所谓酸苦涌泄为阴，善吐热痰，亦在上者因而越之方也。

【选注】

叶霖：甜瓜蒂，本草言苦寒有毒，能上吐痰涎，下泻水湿，其性猛烈，故仲景《伤寒论》中，瓜蒂散炒黄，与赤小豆等分，每服一钱匕，二物合今平数分，况以豆豉煮作稀粥调服，且一部

《伤寒论》，用吐者止二三证，复列医吐之过者数条。盖吐则伤中焦胃气，故不轻用也。《金匮》用以泻皮中水湿，一物瓜蒂汤也只二七个，每个约重三厘，每剂也只四五分。先圣用药之权衡，其慎重如此，鞠通于仲景之书，想未细读，瓜蒂生用一钱，直属孟浪。

曹炳章：此与上条知已成痰未成痰，亦当分别治法。瓜蒌性毒烈，用七八个已能即吐，一钱则有三四十个，似厌太多。

【方药】瓜蒂散方（酸苦法）：

甜瓜蒂一钱　赤小豆（研）二钱　山栀子二钱

水二杯，煮取一杯，先服半杯，得吐止后服，不吐再服。虚者加人参芦一钱五分。

【方解】本方主治太阴温病，痰涎壅盛，心烦不安，胸中痞塞，欲吐等症。方中用瓜蒂味苦性涌吐以催吐痰涎；但瓜蒂苦寒有毒，催吐力峻，易伤胃气，配以赤小豆谷类之品，取谷气以保胃气，使快吐而不伤正；合用栀子清热，以吐热痰。虚者加参芦，以防伤正。

【提要】本条经文论述热与痰结，壅阻胸膈的证治。

【释义】手太阴温病，得病两三天，心中烦闷不安，而且痰涎痞塞，胸中壅塞不畅，想呕吐，没有高热、烦渴等中焦证，这是胸中有伏痰，与温邪交结所致，与上条症状单有胸中热邪阻滞不同，邪在上焦，不可用重剂，病重药轻，又不解决问题，栀子豉汤只能宣泄胸中烦热，此症痰热互结，故用瓜蒂散急吐之，以防邪闭心包而变痉厥。瓜蒂、栀子之苦寒，与赤小豆之甘酸，即酸苦涌泄，用以吐出痰热，也就是《内经》"在上者，因而越之"

的治疗方法。体质虚的病人，可以加入参芦头，以防伤正。

【按语】本条乃痰涎壅塞胸膈，较上条为重，且痰涎壅盛，故上条栀子豉汤清宣胸膈郁热，本条用瓜蒂散酸苦涌吐痰涎，以防痰热内陷心包而成痉厥之变。

【原文十五】太阴温病，寸脉大，舌绛而干，法当渴，今反不渴者，热在营中也，清营汤去黄连主之。

【原注】渴乃温之本病，今反不渴，滋人疑惑。而舌绛且干，两寸脉大，的系温病。盖邪热入营，蒸腾营气上升，故不渴。不可疑不渴非温病也，故以清营汤清营分之热，去黄连者，不欲其深入也。

【选注】

曹炳章：热邪入营，反不渴，此亦识病之要诀。

【方药】清营汤（见暑温门）。

【方解】清营汤乃咸寒苦甘法，热伤营阴当以清营汤清营透热，养阴生津。其口不渴，是热蒸营阴之兆，血中津液耗伤甚重，故于清营汤中去苦燥之黄连。

【提要】本条经文论述热入营分的证治。

【释义】手太阴温病，两寸脉比关尺部大，是热在上焦，但气分有热，必口渴，今反不渴，而舌质红绛而干，这是热入营分。营为阴，热蒸营气上腾，故不觉口渴。苦寒清气法不可用，要用咸寒清营法，用清营汤减去黄连的苦燥，以防伤阴。

【按语】此条"热在营中"明确指出此系营分证。其感邪途径由手太阴肺卫分证或气分证不解，深入发展所致。出现"舌绛而干，法当渴，今反不渴"之营阴耗伤见证。"寸脉大"，指上焦病变。因"心主血属营"，心居上焦，寸脉以候上焦，故心营邪热盛则寸脉大，用清营养阴治疗。

【原文十六】太阴温病，不可发汗，发汗而汗不出者，必发斑疹①；汗出过多者，必神昏谵语。发斑者，化斑汤主之；发疹者，银翘散去豆豉，加细生地、丹皮、大青叶，倍元参主之。禁升麻、柴胡、当归、防风、羌活、白芷、葛根、三春柳（此等处皆深得仲景意，而人不解此久矣。——朱评）。神昏谵语者，清宫汤主之，牛黄丸、紫雪丹、局方至宝丹亦主之。

【原注】温病忌汗者，病由口鼻而入，邪不在足太阳之表，故不得伤太阳经也。时医不知而误发之，若其人热甚血燥，不能蒸汗，温邪郁于肌表血分，故必发斑疹也。若其人表疏，一发而汗出不止，汗为心液，误汗亡阳②，心阳伤而神明乱，中无所主，故神昏。心液伤而心血虚，心以阴为体，心阴不能济阳，则心阳独亢，心主言，故谵语不休也。且手经逆传，世罕知之，手太阴病不解，本有必传手厥阴心包之理，况又伤其气血乎！

【选注】

叶霖：外感风温，汗下失宜，多发疹，伏气温热疫毒，误治多发斑。外感之邪，先伤手太阴肺经膜原，伏气易传足阳明胃府，病原不同，岂容淆混。治疹之法，痧③点未透者，疏解兼开肺。继则痧点渐透达而未足，目赤神烦，舌绛脉数者，疏解兼清热。痧透已足，赤焮云密，脉象数大，舌绛神烦者，清火养液。痧足渐回，热退胃开，而咳嗽未止者，轻清理肺。夫斑乃热邪入营，血液受劫，必心神不安，夜甚无寐，当撤去气药，如从风热陷入者，宜犀角、竹叶、石膏、连翘、栀、芩之属。如从湿热陷入者，宜鲜生地、银花、犀角、人中黄、大青叶、元参、丹皮、芩、连之类，透营解毒。其斑虽出，热不解，又当甘寒育阴，以回津液。若夫伏气温毒发斑，热毒甚而内结，斑紫烦躁，神昏谵语，便燥鼻煤，若仅以犀地膏连扬汤止沸，不能去病，设欲釜底抽薪④，非加大黄不可，盖里气一通，表气亦顺，化炎熇为清凉矣。岂止化斑汤银翘散加减，便可藏事⑤乎？延陵之托里举斑汤⑥，原有可议，鞠通将温疫误认风温，故谓疹多斑少也。升麻、防、葛、三春柳，升散之品不可多用，亦须监制得宜，何妨收其臂助，安得便在例禁。若未见昏厥内闭，热痰蒙陷心包证据，牛黄丸、至宝丹，何必轻投？深得仲景意者，恐不如此。

【方药】化斑汤方：

石膏一两　知母四钱　生甘草三钱　元参三钱　犀角二钱白粳米一合

水八杯，煮取三杯，日三服。渣再煮一钟，夜一服。

［方论］此热淫于内，治以咸寒，佐以苦甘法也。前人悉用白虎汤作化斑汤者，以其为阳明证也。阳明主肌肉，斑家遍体皆赤，自内而外，故以石膏清肺胃之热，知母清金保肺而治阳明独胜之热，甘草清热解毒和中，粳米清胃热而保胃液，白粳米阳明燥金之岁谷也。本论独加元参、犀角者，以斑色正赤，木火太过，其变最速，但用白虎燥金之品清肃上焦，恐不胜任，故加元参启肾经之气，上交于肺，庶水天一气，上下循环，不致泉源暴绝也（微妙可思。——朱评）。犀角咸寒，禀水木火相生之气，

为灵异之兽，具阳刚之体，主治百毒蛊疰，邪鬼瘴气，取其咸寒，救肾水，以济心火，托斑外出，而又败毒辟瘟也；再病至发斑，不独在气分矣（着眼。——朱评），故加二味凉血之品。

银翘散去豆豉加细生地丹皮大青叶倍元参方：

即于前银翘散内去豆豉，加细生地四钱，大青叶三钱，丹皮三钱，元参加至一两。

[方论] 银翘散义见前。加四物，取其清血热；去豆豉，畏其温也。

按： 吴又可有托里举斑汤，不言疹者，混斑疹为一气也，考温病中发疹者，十之七八，发斑者十之二三。盖斑乃纯赤，或大片，为肌肉之病，故主以化斑汤，专治肌肉；疹系红点高起，麻、瘄、疬皆一类，系血络中病，故主以芳香透络，辛凉解肌，甘寒清血也。其托里举斑汤方中用归、升、柴、芷、川山甲，皆温燥之品，岂不畏其灼津液乎？且前人有痘宜温、疹宜凉之论，实属确见，况温疹更甚于小儿之风热疹乎！其用升、柴，取其升发之义，不知温病多见于春夏发生之候，天地之气，有升无降，岂用再以升药升之乎？且《经》谓"冬藏精者，春不病温"，是温病之人，下焦精气久已不固，安庸再升其少阳之气，使下竭上厥乎！《经》谓"无实实，无虚虚，必先岁气，无伐天和"，可不知耶？后人皆尤而效之，实不读经文之过也。

再按： 时人发温热之表，二三日汗不出者，即云斑疹蒇伏，不惟用升、柴、羌、葛，且重以山川柳发之。不知山川柳一岁三花，故得三春之名，俗转音三春为山川，此柳古称柽木，《诗》所谓"其柽其椐"者是也。其性大辛大温，生发最速，横枝极细，善能入络，专发虚寒白疹，若温热气血沸腾之赤疹，岂非见之如雠仇乎？夫善治温病者，原可不必出疹，即有邪郁二三日，或三五日，既不得汗，有不得不疹之势，亦可重者化轻，轻者化无。若一派辛温刚燥，气受其灾而移热于血，岂非自造斑疹乎？再时医每于疹已发出，便称放心，不知邪炽甚之时，正当谨慎，一有疏忽，为害不浅。再，疹不忌泻，若里结须微通之，不可令大泄，致内虚下陷（法在中焦篇）。

汪按：三春柳一名西河柳，又名观音柳，《图经》《别录》未载，自缪希雍《广笔记》盛推其治疹之功，而用者遂多。不知寒疹须发，温疹不须发，可用辛凉，不可用辛温也。木棉纱之类同此。疹以泻为顺，忌升提，忌补涩，亦不宜下，以犯中下二焦。其疹痢者，当苦寒坚阴，治属中下。

清宫汤方：

元参心三钱　莲子心五分　竹叶卷心二钱　连翘心二钱　犀角尖（磨冲）二钱　连心麦冬三钱

[加减法] 热痰盛加竹沥、梨汁各五匙；咯痰不清，加瓜蒌皮一钱五分；热毒盛加金汁、人中黄；渐欲神昏，加银花三钱，荷叶二钱，石菖蒲一钱。

[方论] 此咸寒甘苦法，清膻中之方也。谓之清宫者，以膻中为心之宫城也。俱用心者，凡心有生生不已之意，心能入心，即以清秽浊之品，便补心中生生不已之生气，救性命于微芒也。火能令人昏，水能令人清，神昏谵语，水不足而火有余，又有秽浊也。且离以坎为体，元参味苦属水，补离中之虚；犀角灵异味咸，辟秽解毒，所谓灵犀一点通，善通心气，色黑补水，亦能补

离中之虚，故以二物为君（体会入微——朱评）。莲心甘苦咸，倒生根，由心走肾，能使心火下通于肾，又回环上升，能使肾水上潮于心，故以为使。连翘象心，心能退心热。竹叶心锐而中空，能通窍清心，故以为佐。麦冬之所以用心者，《本经》称其主心腹结气，伤中伤饱，胃脉络绝，试问去心，焉能散结气，补伤中，通伤饱，续胃脉络绝哉？盖麦冬禀少阴癸水之气，一本横生，根颗连络，有十二枚者，有十四五枚者，所以然之故，手足三阳三阴之络，共有十二，加任之尾翳、督之长强，共十四，又加脾之大络，共十五。此物性合人身自然之妙也，惟圣人能体物象，察物情，用麦冬以通续络脉。命名与天冬并称门冬者，冬主闭藏，门主开转，谓其有开合之功能也。其妙处全在一心之用，从古并未有去心之明文，张隐庵谓不知始自何人，相沿已久而不可改，瑭遍考始知自陶弘景始也。盖陶氏惑于诸心入心，能令人烦之一语，不知麦冬无毒，载在上品，久服身轻，安能令人烦哉！如参、术、芪、草，以及诸仁诸子，莫不有心，亦皆能令人烦而悉去之哉？陶氏之去麦冬心，智者千虑之失也。此方独取其心，以散心中秽浊之结气，故以之为臣。

安宫牛黄丸：

牛黄一两　郁金一两　犀角一两　黄连一两　朱砂一两　梅片二钱五分　麝香二钱五分　真珠五钱　山栀一两　雄黄一两　金箔衣　黄芩一两

上为极细末，炼老蜜为丸，每丸一钱，金箔为衣，蜡护。脉虚者人参汤下，脉实者银花、薄荷汤下，每服一丸。兼治飞尸卒厥，五痫中恶，大人小儿痉厥之因于热者。大人病重体实者，日再服，甚至日三服；小儿服半丸，不知再服半丸。

[方论]此芳香化秽浊而利诸窍，咸寒保肾水而安心体，苦寒通火腑而泻心用之方也（体用字着眼。——朱评）。牛黄得日月之精，通心主之神。犀角主治百毒，邪鬼瘴气。真珠得太阴之精，而通神明，合犀角补水救火。郁金草之香，梅片木之香（按：冰片，洋外老杉木浸成，近世以樟脑打成伪之，樟脑发水中之火，为害甚大，断不可用），雄黄石之香，麝香乃精血之香，合四香以为用，使闭锢之邪热温毒深在厥阴之分者，一齐从内透出，而邪秽自消，神明可复也。黄连泻心火，栀子泻心与三焦之火，黄芩泻胆、肺之火，使邪火随诸香一齐俱散也。朱砂补心体，泻心用，合金箔坠痰而镇固，再合真珠、犀角为督战之主帅也。

紫雪丹方（从《本事方》去黄金）：

滑石一斤　石膏一斤　寒水石一斤　磁石（水煮）二斤　捣煎去渣入后药

羚羊角五两　木香五两　犀角五两　沉香五两　丁香一两升麻一斤　元参一斤　炙甘草半斤

以上八味，并捣锉，入前药汁中煎，去渣入后药。

朴硝、硝石各二斤，提净，入前药汁中，微火煎，不住手将柳木搅，候汁欲凝，再加入后二味。

辰砂（研细）三两　麝香（研细）一两二钱　入煎药拌匀，合成退火气，冷水调服一二钱。

[方论]诸石利水火而通下窍。磁石、元参补肝肾之阴，而上济君火。犀角、羚羊泻心、胆之火。甘草和诸药而败毒，且缓

肝急。诸药皆降，独用一味升麻，盖欲降先升也。诸香化秽浊，或开上窍，或开下窍，使神明不致坐困于浊邪，而终不克复其明也。丹砂色赤，补心而通心火，内含汞而补心体，为坐镇之用。诸药用气，硝独用质者，以其水卤结成，性峻而易消，泻火而散结也。

局方至宝丹方：

犀角（镑）一两　朱砂（飞）一两　琥珀（研）一两　玳瑁（镑）一两　牛黄五钱　麝香五钱

以安息重汤炖化，和诸药为丸一百丸，蜡护。

［方论］此方荟萃各种灵异，皆能补心体，通心用，除邪秽，解热结，共成拨乱反正之功。大抵安宫牛黄丸最凉，紫雪次之，至宝又次之，主治略同，而各有所长，临用对证斟酌可也。

【词解】

①斑疹：证名。指热病过程中发于肌肤表面的片形或点状的斑块或疹子。点大成片，斑斑如锦纹，抚之不碍手者称斑；形如粟米，高出于皮肤之上，抚之碍手者称为疹。

②亡阳：阳气衰竭的危重证候。主要症状有大汗淋漓，汗出如珠，畏冷蜷卧，四肢厥冷，精神萎靡，面色苍白，呼吸微弱，渴喜热饮，脉微欲绝或浮数而空等。宜急用大剂参附类回阳救逆。

③痧：证名。指皮肤出现红点如粟，以指循皮肤，可触及稍有阻碍的疹点。清，邵新甫在《临证指南医案》按语中说："痧者，疹之通称，有头粒如粟。"

④釜底抽薪：属寒下法。是用寒性而有泻下作用的药物通泄

大便以泄去实热的治法。本法即如抽去锅底燃烧着的柴草，以降低锅内的温度一样，故名。

⑤薓（chǎn）事：薓，做完之意，事情已经办完、办好为"薓事"。

⑥托里举斑汤：吴又可《温疫论》方，其方药组成为白芍、当归各一钱，升麻五分，白芷、柴胡各七分，川山甲二钱（炙黄）。加生姜煎服。

【提要】

①阐明温病误汗而发斑疹、神昏的机理。

②提出温病发斑、发疹、神昏的治法。

【释义】太阴温病，邪由口鼻而入，在手太阴经，不如风寒之在足太阳经，况温病忌汗，发汗则伤阴液，不比风寒在表，可以辛温汗解，故不可发汗。如误发其汗，必阴伤热炽，化风化火，发汗而汗不出的，是阴本虚不能作汗，热郁于络，必发斑疹，如发汗，汗出过多，汗为心液，阴伤火盛，必致神昏谵语。

前人认为外感温病，汗下不当多发疹，伏气温病，邪传足阳明胃经，故误汗后热阻经络，一则为疹，一则为斑，疹发于太阴，斑发于阳明。发斑用化斑汤清火解毒凉血，发疹用银翘散去豆豉加细生地、丹皮、大青叶，倍元参辛凉透疹解毒，禁用升麻、柴胡、当归、防风、羌活、白芷、葛根、三春柳等辛温升发药物。如神昏谵语是热入心包，用清宫汤清心包络之热，配合选用牛黄丸、至宝丹、紫雪丹清心开窍。

【按语】本条论述太阴温病误汗发斑疹之证治及禁忌。"太阴温病"指风热邪气外袭肺卫之证候。风热外袭，当以辛凉清解，不可辛温发汗，若误用辛温之剂，则更伤津而助热。津伤则汗不出，助热则邪热内传，若热邪鸱张深入血分，而致动血发斑，治当化斑汤两清气血。若邪热内窜血络，热邪逼迫，则血热妄行，行于脉络之中，而瘀于皮肤，则为发疹。多见于卫分邪气未解，而营分热势已起，是卫营合邪之证，故宜银翘散去豆豉加细生地丹皮大青叶倍元参方主之。使卫营两解，气血宣则疹自消矣。升麻、柴胡、当归、防风、羌活、白芷、葛根、三春柳皆属辛温升散之品，劫阴而动血故当禁之。若邪热乘虚而入，热陷心包，见神昏谵语者，当以清宫汤清心热、育心阴，并配安宫牛黄丸或紫雪丹、至宝丹以清心开窍。

【原文十七】邪入心包①，舌謇②肢厥③，牛黄丸主之，紫雪丹亦主之。

【原注】厥者，尽也。阴阳极造其偏，皆能致厥。伤寒之厥，足厥阴病也。温热之厥，手厥阴病也（著眼。——朱评）。舌卷囊缩，虽同系厥阴现证，要之舌属手，囊属足也。盖舌为心窍，包络代心用事，肾囊前后，皆肝经所过，断不可以阴阳二厥混而为一，若陶节庵所云"冷过肘膝，便为阴寒"，恣用大热。再热厥之中亦有三等：有邪在络居多，而阳明证少者，则从芳香，本条所云是也；有邪搏阳明，阳明太实，上冲心包，神迷肢厥，甚至通体皆厥，当从下法，本论载入中焦篇；有日久邪杀阴亏而厥者，则从育阴潜阳法，本论载入下焦篇。

【选注】

叶霖：知热厥从手厥阴治极是，但热邪炽盛，三焦相火相

099

煽，热深厥深，此时心神为热邪蒸围，非闭塞也。有形无形，治法大异，恐牛黄丸、紫雪丹，未能奏效，急磨紫金锭服之，薛生白炼雄丹，颇有至理，如法服之亦可挽回危局。

曹炳章：所谓热深厥亦深，无论手厥阴、足厥阴，皆脏腑至深之处，故寒厥之症，十不得一。盖寒气伤阳，始终并未化热，必伤寒延至多日，又系虚寒之体，乃见寒厥。徐氏谓四逆汤一症不全，即不宜服。诚为有见。

【方药】牛黄丸、紫雪丹方（并见前）。

【词解】

①心包：心包络的简称，即心外围的组织器官。心包是心的外膜，附有络脉，是通行气血的道路，合称心包络，一般简称"心包"。它是心的外卫，有保护心脏的作用，能代心受邪。

②舌蹇（jiǎn）：蹇，病证名，又名舌涩。多因脾胃积热，津液灼伤所致。症见舌体卷缩，转动不灵，言语不清。

③肢厥：指四肢清冷不温，有寒厥、热厥之分，本条所指系热厥。因邪热过盛，阳郁于里不能外达的厥证。

【提要】本条经文论述邪入心包的证治。

【释义】温邪热闭心包，心神不清，言语謇涩不灵，这是舌为心苗，心窍闭塞，故舌蹇语涩不清，四肢微厥，手指足趾发凉。这是热厥，由于热邪郁闭于里，阳气不能外达四肢，故手足发凉。热深厥亦深，甚则四肢厥逆，脉反沉伏，情况相当严重，必须芳香开窍，清热解毒，用安宫牛黄丸或紫雪丹治疗。

【按语】本条接上条论述温热邪气内陷手厥阴心包之见证及治法。

【原文十八】温毒咽痛喉肿，耳前耳后肿，颊肿，面正赤，或喉不痛，但外肿，甚则耳聋，俗名大头瘟^①，虾蟆瘟^②者，普济消毒饮去柴胡、升麻主之，初起一二日，再去芩、连，三四日加之佳。

【原注】温毒者，秽浊也。凡地气之秽，未有不因少阳之气而自能上升者，春夏地气发泄，故多有是证；秋冬地气，间有不藏之时，亦或有是证；人身之少阴素虚，不能上济少阳，少阳升腾莫制，亦多成是证；小儿纯阳火多，阴未充长，亦多有是证。咽痛者，《经》谓"一阴一阳结，谓之喉痹"。盖少阴、少阳之脉，皆循喉咙，少阴主君火，少阳主相火，相济为灾也。耳前、耳后、颊前肿者，皆少阳经脉所过之地，颊车不独为阳明经穴也。面赤者，火色也。甚则耳聋者，两少阳之脉，皆入耳中，火有余则清窍闭也。治法总不能出李东垣普济消毒饮之外。其方之妙，妙在以凉膈散为主，而加化清气之马勃、僵蚕、银花，得轻可去实之妙；再加元参、牛蒡、板蓝根，败毒而利肺气，补肾水以上济邪火。去柴胡、升麻者，以升腾飞越太过之病，不当再用升也，说者谓其引经，亦甚愚矣！凡药不能直至本经者，方用引经药作引，此方皆系轻药，总走上焦，开天气，肃肺气，岂须用升、柴直升经气耶？去黄芩、黄连者，芩、连里药也，病初起未至中焦，不得先用里药，故犯中焦也。

【选注】

叶霖：治大头天行，用普济消毒饮甚是，此方有升、柴之升散，亦有芩、连之苦降，开合得宜，不得讥东垣之误也。去升麻、黄连尚可，去柴胡、黄芩则不可。只知泥执三焦，不知有阴阳十二经脉，只知外感之温邪，不知有伏气之温病温毒，乃内伏疫邪，借少阳为出路，舍柴胡何以枢转伏邪，况数证亦难以一方藏事，温热温疫不分，误人匪浅。

【方药】普济消毒饮去升麻柴胡黄芩黄连方：

连翘一两　薄荷三钱　马勃四钱　牛蒡子六钱　芥穗三钱僵蚕五钱　元参一两　银花一两　板蓝根五钱　苦梗一两　甘草五钱

上共为粗末，每服六钱，重者八钱。鲜苇根汤煎，去渣服，约二时一服，重者一时许一服。

【方解】普济消毒饮有疏风清热，泻火解毒之功。柴胡、升麻因嫌其升散太过，故去而不用，病属初起当去芩、连，以免凉遏之弊。方取薄荷、牛蒡子、芥穗、僵蚕轻清宣透，以疏散风邪，逐热达表。桔梗、生甘草清利咽喉。银花、连翘、板蓝根、马勃清热泻火解毒。元参咸寒，滋阴降火。鲜苇根生津止渴。若病至三四日，表证已解，气热炽盛者，加芩、连苦寒直清里热，其效尤佳。

【词解】

①大头瘟：病名，见《医方考》，又名大头风、大头伤寒，多因时行邪毒侵及三阴经络所致。《温疫论》云："大头瘟者，其湿热气蒸伤高颠。必多汗，初憎寒，壮热，体重，头面肿甚，目不能开，上喘，咽喉不利，舌干口燥。"

②虾蟆瘟：病名。指感受温热之邪而致腮项赤肿的病证。

【提要】温毒的证治。

【释义】 温毒是感受温邪秽毒之气而成，多发于春夏阳气开泄的时候，如秋冬气候反常，地气不藏，亦有是证。凡人肾阴虚，不能上济少阳，相火升腾莫制，亦有此证。小儿纯阳火多，阳气未充，也易发此证。初起咽喉肿痛，继则外部亦肿。耳前后、颔、颊、颈部都肿，漫肿及头面，面色红赤，也有咽喉不痛，但头面颈项肿者，表证有恶寒、发热、口干，重证可见耳聋。这是温毒阻于少阴、少阳经所致，俗名大头瘟、虾蟆瘟，亦叫抱头火丹，可以用清热解毒的普济消毒饮治疗。因病在上部，故去升提的柴胡、升麻，初起一二天减苦寒的黄芩、黄连，防止引邪入里，三四天后热邪炽盛，再加芩、连清热。但在临床上不可拘泥，因为升、柴正是直达病所，芩、连苦寒清火，并不会引邪入里，故用本方即可。但升柴、芩连量不宜大。

【按语】 本条论述温毒见症颇详，其治以普济消毒饮为是。如大头瘟头面红肿热痛，热毒炽盛者，以去柴胡、升麻为宜，防其升散、燥烈之弊。如兼便秘者，加大黄"釜底抽薪"，则其效尤佳。若痄腮，两腮肿硬者，可用柴胡、升麻，取其引经及解毒之功。临床化裁，不可拘泥。

【原文十九】 温毒外肿，水仙膏主之，并主一切痈疮（此治温毒第一捷径法门也。——朱评）。

【原注】 按水仙花，得金水之精，隆冬开花，味苦微辛，寒滑无毒。苦能降火败毒，辛能散邪热之结，寒能胜热，滑能利痰。其妙用全在汁之胶黏，能拔毒外出，使毒邪不致深入脏腑伤人也。

【方药】水仙膏方： 水仙花根，不拘多少，剥去老赤皮与根须，入石臼捣如膏，敷肿处，中留一孔出热气，干则易之，以肌肤上生黍米大小黄疮为度。

【方解】水仙花根味苦、微辛，性寒质滑，无毒，苦能降火败毒，辛能疏散邪热之结，寒能胜热，滑能利痰。其妙全在汁之胶黏，能拔毒外出。但敷之以见皮肤小黄疮为度，若过敷之，则易造成痛甚而溃烂。临床上一般为服普济消毒饮，与外治法并用。

【提要】本条经文论述温毒外肿的外敷法。

【释义】温毒，耳前、耳后及面颊等处发现红肿的，可用水仙膏外敷。这个方法，并可用于一般阳性痈疮，因水仙花根有降火败毒散结的作用。

【按语】水仙膏方，因其药毒性大，刺激皮肤，只可用于温毒外肿，若有溃破者禁用。

【原文二十】温毒敷水仙膏后，皮间有小黄疮如黍米者，不可再敷水仙膏，过敷则痛甚而烂，三黄二香散主之。

【原注】三黄取其峻泻诸火，而不烂皮肤，二香透络中余热而定痛。

【方药】**三黄二香散方（苦辛芳香法）：**
　　黄连一两　黄柏一两　生大黄一两　乳香五钱　没药五钱
　　上为极细末，初用细茶汁调敷，干则易之，继则用香油调敷。

【方解】方中以黄连、黄柏、大黄相配，清热泻火、凉血解毒以消肿。乳香、没药活血通络、止痛消肿。外敷此方有消肿止痛之效。凡涂水仙膏后，毒已外透，唯皮肤化脓作痛，肿未尽消的，则以此散敷之，以善其后。

【提要】 本条经文论述温毒外肿疼痛溃烂的外敷法。

【释义】 温毒外敷水仙膏后，局部皮肤可以出现黍米大小的黄疮，这时不可再敷，因过敷则刺激皮肤，引起疼痛溃烂，当改用三黄二香散外敷。因三黄泻火而不烂皮肤，二香透热定痛。

【按语】 三黄二香散性苦寒辛芳，有清火、消肿、活络、定痛的作用。温毒外肿，皮肤化脓疼痛，或溃烂，肿未尽消者，均可以此散敷之，对皮肤无刺激性，消肿止痛效果尤佳。

【原文二十一】 温毒神昏谵语者，先与安宫牛黄丸、紫雪丹之属，继以清宫汤。

【选注】

叶霖：温病至神昏谵语，非芳香凉泄可愈，当参酌议下以存阴。

【方药】 安宫牛黄丸、紫雪丹、清宫汤（方法并见前）。

【提要】 本条经文论述温毒内陷心包的证治。

【释义】 温毒由于邪陷心包，神机堵闭，见神志昏迷、谵语等症。这时如果没有腹满、便秘等中焦实热症状，可先用安宫牛黄丸和紫雪丹之类清心开窍，继用清宫汤清包络之热以醒神。

暑温

【原文二十二】形似伤寒①，但右脉洪大而数②，左脉反小于右，口渴甚，面赤，汗大出者，名曰暑温，在手太阴，白虎汤主之；脉芤甚者③，白虎加人参汤主之。

【原注】此标暑温之大纲也。按温者热之渐，热者温之极也。温盛为热，木生火也。热极湿动，火生土也。上热下湿，人居其中而暑成矣。若纯热不兼湿者，仍归前条温热例，不得混入暑也（着眼。——朱评）。形似伤寒者，谓头痛、身痛、发热恶寒也。水火极不同性，各造其偏之极，反相同也。故《经》谓水极而似火也，火极而似水也。伤寒，伤于水气之寒，故先恶寒而后发热，寒郁人身卫阳之气而为热也，故仲景《伤寒论》中，有已发热或未发之文。若伤暑则先发热，热极而后恶寒，盖火盛必克金，肺性本寒，而复恶寒也。然则伤暑之发热恶寒虽与伤寒相似，其所以然之故实不同也，学者诚能究心于此，思过半矣。脉洪大而数，甚则芤，对伤寒之脉浮紧而言也。独见于右手者，对伤寒之左脉大而言也。右手主上焦气分，且火克金也，暑从上而下，不比伤寒从下而上，左手主下焦血分也，故伤暑之左脉反小于右。口渴甚，面赤者，对伤寒太阳证面不赤，口不渴而言也；火烁津液，故口渴；火甚未有不烦者，面赤者，烦也，烦字从火从页，谓火现于面也。汗大出者，对伤寒汗不出而言也（伤

寒伤暑，或症或脉，此篇辨之详矣。学者亦宜留意，无致临症他歧。——朱评）。首白虎例者，盖白虎乃秋金之气，所以退烦暑，白虎为暑温之正例也，其源出自《金匮》，守先圣之成法也（不知守先圣成法者，不可与读此书。——朱评）。

【选注】

叶霖:《阴阳应象大论》曰，左右者，阴阳之道路也；水火者，阴阳之征兆也。左属血，右属气。寒伤血，热伤气。魏博王安道以热病脉盛右部者，盖热邪伤气也。鞠通宗王氏说，颇有见地，然不合攘为己有，又不明经义，而以上焦下焦辨之谬矣。杜撰暑温两字，尤属不经，既云温者热之渐，热者温之极，热尚未极，何以便进白虎寒凉之剂。既见热盛脉证，当用白虎，何以又名之曰温，殊属矛盾。夫暑为天之阳热，原多挟湿，右脉洪大而数，无弦细芤迟濡象，其不挟湿可知，故宜白虎之辛寒也。

曹炳章：凡温病皆右寸独大。此与温病七八条治法用药皆同。彼则脉大而浮，此则大而洪数。一则先寒而后热，一则先热而后寒。一则寒郁卫阳，故先寒而后热；一则火盛克金，故先热而后寒。

【方药】白虎汤、白虎加人参汤（并见前）。

【词解】

①形似伤寒：伤寒头痛、恶寒、发热身痛，先恶寒后发热，暑温先发热而后恶寒、头痛、身痛，证似相同，但一属于寒，一属于火，经所谓水极似火，火极似水。

②右脉洪大而数：温病都右脉大，但温病脉大而浮，暑温脉大而洪数。伤寒则左脉大。盖左属血、右属气，寒伤血、暑伤

气也。

③脉芤甚者：浮大中空为之芤，芤为气血虚。

【提要】

①阐明暑温初起与伤寒初起脉证不同。

②指出暑温病初起的病变部位和脉象以及治疗方法。

【释义】夏令天暑下降，地热上蒸，人受暑热之邪，由口鼻入，初起头痛、发热、恶寒与伤寒太阳证相似，但暑温右脉洪大而数，左脉反小于右，这是暑热伤气，热在上焦气分的缘故。暑热伤津，故渴甚。火热逼汗外出，故大汗出。热上蒸则面色红赤。这种病叫作暑温，邪在手太阴经。必须用辛凉重剂白虎汤清热保津，如果脉象浮大中空无力，说明津气大伤，要用白虎加人参汤治疗。

【按语】本条"形似伤寒"一句，指出暑温初起之证与太阳伤寒之证有相似之处，但二者切莫混为一谈而误用辛温发散之剂。"右脉洪大而数，左脉反小于右……名曰暑温"指出暑温病初起的病变部位和脉象。暑为热极，初起即侵入气分，故治宜辛凉重剂白虎汤。肺主气，右脉候气的病变，气分热盛，故右脉洪大而数，左脉反小。

【原文二十三】《金匮》谓太阳中暍①，发热恶寒，身重而疼痛，其脉弦细芤迟，小便已，洒然毛耸②，手足逆冷，小有劳，身即热，口开，前板齿燥③。若发其汗，则恶寒甚；加温针，则发热甚；数下则淋甚④。可与东垣清暑益气汤。

【原注】张石顽⑤注，谓太阳中暍，发热恶寒，身重而疼痛，

此因暑而伤风露之邪，手太阳标证也。手太阳小肠属火，上应心包，二经皆能制金烁肺，肺受火刑，所以发热恶寒似足太阳证。其脉或见弦细，或见芤迟，小便已，洒然毛耸，此热伤肺胃之气，阳明本证也（愚按：小便已，洒然毛耸，似乎非阳明证，乃足太阳膀胱证也。盖膀胱主水，火邪太甚而制金，则寒水来为金母复仇也。所谓五行之极，反兼胜己之化）。发汗则恶寒甚者，气虚重夺（当作伤）其津（当作阳）也。温针则发热甚者，重伤经中之液，转助时火，肆虐于外也。数下之则淋甚者，劫其在里之阴，热势乘机内陷也。此段经文，本无方治，东垣特立清暑益气汤，足补仲景之未逮。

愚按：此言太过。仲景当日，必有不可立方之故，或曾立方而后世脱简，皆未可知，岂东垣能立，而仲景反不能立乎？但细按此证，恰可与清暑益气汤。曰可者，仅可而有所未尽之词，尚望遇是证者，临时斟酌尽善。至沈目南《金匮要略注》，谓当用辛凉甘寒，实于此证不合。盖身重疼痛，证兼寒湿也。即目南自注，谓发热恶寒，身重疼痛，其脉弦细芤迟，内暑而兼阴湿之变也。岂有阴湿而用甘寒，柔以济柔之理？既曰阴湿，岂辛凉所能胜任！不待辩而自明。

【选注】

叶霖：小便已洒洒毛耸者，太阳主表，内合膀胱，便已而气馁也。此尤饮鹤《金匮》注，此处小注用愚按，用似乎等字，便抹杀尤氏，为鞠通心得矣。《金匮》此节，为暑证之提纲。言暑多兼湿，其脉弦细芤迟，皆中含湿象也。此示人明暑病之脉证不可汗，不可下，又不可烧针也。下节言不兼湿者，白虎加人参汤。水湿行皮中者，瓜蒂汤。三法鼎峙，暑证已无余蕴，东垣清暑益气汤，原属可用，未免蛇足。

郑雪堂：《金鉴》谓凡此之证，皆中暍妄行汗下、温针致变，以白虎加人参汤主之。章虚谷谓本证未误治之先，总由湿盛热闭，宜五苓散开泄其湿，以利小便，使阳气通则热可透，然后再清。但原文有口开前板齿燥，五苓似嫌太燥，而口开前板齿燥，尚有发热恶寒，身重疼痛，白虎似嫌太凉，今拟用桂苓甘露饮，化湿清热，惟已经误治者，又当别论。

【方药】东垣清暑益气汤（辛甘化阳，酸甘化阴复法）：

黄芪一钱　黄柏一钱　麦冬二钱　青皮一钱　白术一钱五分　升麻三分　当归七分　炙草一钱　神曲一钱　人参一钱　泽泻一钱　五味子八分　陈皮一钱　苍术一钱五分　葛根三分　生姜二片　大枣二枚

水五杯，煮取二杯，渣再煎一杯，分温三服。虚者得宜，实者禁用；汗不出而但热者禁用。

【方解】此方是复方，药计一十六味，连大枣一十七味，有芪、术补中气，生脉散扶正气，有苍术、黄柏化湿热，当归补血，神曲、陈皮健脾胃，青皮理气，升麻、葛根升清阳，生姜、大枣、甘草和中，然药量不大，故亦是名方。

此方必汗后伤津气，脉弦细芤迟者可用，误用能助热。慎之。

叶霖注，王士雄亦有清暑益气汤，见《湿热篇》二十八条，方用西洋参、石斛、麦冬、黄连、竹叶、荷梗、知母、甘草、粳米、西瓜翠衣。此方清暑热而益元气，最佳。因作歌曰：清暑益气首西参，竹叶瓜皮荷梗连；冬斛知连甘草米，孟英立法仿东垣。

【词解】

① 中暍（yē）：暍，热也。中暍，即中暑。

② 洒然毛耸：洒然，寒战，毛耸，汗毛竖立。

③ 前板齿燥：板齿即门齿，由于张口不闭，津虚失润，故门齿干燥。

④ 数下则淋甚：暑热伤津，数下津液更亏，故小便淋涩不爽，津气虚也。

⑤ 张石顽：清代名医，吴县人，著有《张氏医通》。

【提要】

① 论述中暑的主要脉证。

② 指出中暑误治引起的变证。

【释义】《金匮》有太阳中暍，是夏令中伤暑邪，又伤风露，故出现发热怕冷、身重疼痛的症状，脉象弦细或见芤迟，这是暑伤气阴，又因夏月贪凉而伤风冷，故脉见虚象与寒象。小便后，阳气一时下降，表阳虚，故凛寒毛耸，肉皮粟起，手足发凉，轻度劳动，就身上发热，这是津气两亏的缘故。暑伤气，里热故口开不闭，津不上润故门齿干燥。假如用发汗法，汗出后怕冷更重，这是卫气虚。用温针则助热，故发热重。如用下法，则津气愈亏，故小便淋痛。因此，本证既不可汗、下，又不可用温针，要用李东垣的清暑益气汤。

【按语】本条主张用东垣清暑益气汤治疗中暑证，为暑湿伤气而设，若暑热伤津耗气者，还是以王孟英清暑益气汤为佳。

111

【原文二十四】手太阴暑温，如上条证，但汗不出者，新加香薷饮主之。

【原注】证如上条①，指形似伤寒，右脉洪大，左手反小，面赤口渴而言。但以汗不能自出，表实为异，故用香薷饮发暑邪之表也。按香薷辛温芳香，能由肺之经而达其络。鲜扁豆花，凡花皆散，取其芳香而散，且保肺液，以花易豆者，恶其呆滞也。夏日所生之物，多能解暑，惟扁豆花为最，如无花时，用鲜扁豆皮，若再无此，用生扁豆皮。厚朴苦温，能泄实满。厚朴皮也，虽走中焦，究竟肺主皮毛，以皮从皮，不为治上犯中。若黄连、甘草，纯然里药，暑病初起，且不必用，恐引邪深入，故易以连翘、银花，取其辛凉达肺经之表，纯从外走，不必走中也。

温病最忌辛温，暑病不忌者，以暑必兼湿，湿为阴邪，非温不解（分别极明晰。——朱评），故此方香薷、厚朴用辛温，而余则佐以辛凉云。下文湿温论中，不惟不忌辛湿，且用辛热也。

【选注】

叶霖：暑温二字不经，无汗用香薷饮，乃热为寒遏，而病必兼湿，脉若洪大，则气分中热炽可知，方中去扁豆之清暑益气，黄连之清心祛暑，而加连翘、银花谬矣。只知界划三焦，而不知暑由口鼻吸受，邪先入心之义，恃此治暑，多有因循贻误者。

【方药】新加香薷饮方（辛温复辛凉法）：

香薷二钱　银花三钱　鲜扁豆花三钱　厚朴二钱　连翘二钱
水五杯，煮取二杯。先服一杯，得汗止后服；不汗再服；服尽不汗，再作服。

《温病条辨》注释

【方解】香薷芳香辛温，发汗解表，以祛在表之寒湿。银花、连翘、扁豆花轻清宣透，清透内蕴之暑热。厚朴理气燥湿。诸药相配，外解寒湿，内清暑热，是属表里同治之剂。

【词解】

①证如上条：如原文二十三有发热恶寒、头痛身痛、面赤口渴、齿燥等症。

【提要】寒遏暑湿的证治。

【释义】夏令感受暑热，有发热面赤、怕冷、身重疼痛、右脉洪大、口渴等症，但不出汗的，是暑邪在表，表实无汗，是新凉外束，暑湿内郁的缘故，宜用新加香薷饮解表清暑。

【按语】本条是证有暑热内盛之候，"但汗不出者"乃为表有邪闭，使暑热内蕴，不得外发。至于表邪之性质，当视其前后所述证情及其方剂，综合分析，可知其证乃寒湿困表，暑热内蕴。故用新加香薷饮，一以解表祛寒湿，一以清透里热。

【原文二十五】手太阴暑温，服香薷饮，微得汗，不可再服香薷饮重伤其表，暑必伤气，最令表虚，虽有余证，知在何经，以法治之。

【原注】按伤寒非汗不解，最喜发汗，伤风亦非汗不解，最忌发汗，只宜解肌。此麻、桂之异其治，即异其法也（如庖丁解牛，奏刀砉然。——朱评）。温病亦喜汗解，最忌发汗，只许辛凉解肌，辛温又不可用，妙在导邪外出，俾营卫气血调和，自然得汗，不必强责其汗也。若暑温、湿温则又不然，暑非汗不

113

解，可用香薷发之。发汗之后，大汗不止，仍归白虎法。固不比伤寒、伤风之漏汗不止，而必欲桂、附护阳实表，亦不可屡虚其表，致令厥脱也。观古人暑门有生脉散法，其义自见。

【选注】

叶霖：暑为天日之热邪，何得非汗不解？其所以无汗者，热为寒遏也。香薷辛温达表，然必芩、连、杏、朴之苦降以监制，庶无呕逆之变。

【提要】本条经文指出暑温表实证治宜微汗，不可过汗。

【释义】暑为阳邪，非汗不解，然最忌发汗，暑温之无汗是热为寒束，故用香薷饮发汗。得汗后不可再服香薷饮，必致津液亏损，故不可再服。如发汗后大汗不止，可用白虎汤清热，脉虚者用生脉散化阴留阳。因香薷辛温达表，前人比之夏月之麻黄，用香薷必佐芩、连、杏、朴之苦降，以监制其辛散太过，并防呕逆之患。

【按语】服香薷饮宜微发其汗，不可过剂，过汗则令表虚，易引变端。

【原文二十六】手太阴暑温，或已经发汗，或未发汗，而汗不止，烦渴而喘，脉洪大有力者，白虎汤主之；脉洪大而芤者，白虎加人参汤主之；身重者，湿也，白虎加苍术汤主之；汗多脉散大，喘喝欲脱者，生脉散主之。

【原注】此条与上条少异者，只已经发汗一句。

【选注】

曹炳章：辨症全在此二句，但已经烦渴而喘，其势已亟，宜于面赤、脉洪大时先事防之，芤则加人参，身重则加苍术，可悟辨症用药之法。汗多，脉散大，喘喝欲脱者，则急救其液，救液即以固气，此等处宜注意细辨之。

【方药】**白虎加苍术汤方**：即于白虎汤内加苍术三钱。

【方解】本方以白虎辛寒之剂，清泄阳明胃热，达热出表。苍术辛温，燥湿而兼有散湿之功，可祛表里之湿，兼有脘痞身重者。诸药配伍，两解阳明、太阴之邪，一清阳明之热，兼化太阴之湿。

汗多而脉散大，其为阳气发泄太甚，内虚不可留恋可知。生脉散酸甘化阴，守阴所以留阳，阳留汗自止也。以人参为君，所以补肺中元气也。

【方药】**生脉散方（酸甘化阴法）：**

人参三钱　麦冬（不去心）二钱　五味子一钱。

水三杯，煮取八分，二杯，分二次服，渣再煎服。脉不敛，再作服，以脉敛为度。

【方解】方中人参甘温，益气生津固脱。麦冬甘寒，五味子酸温，二药相伍，酸甘化阴以养阴生津。五味子酸能收敛止汗，守阴留阳。三药配伍，使阳气得固，汗不外泄；阴液内守，阳不外脱，共奏益气生津、敛汗固脱之功。

【提要】

①论述暑温热炽阳明的证治。

②阐明白虎汤的加减运用。

③指出暑伤津气、气虚欲脱、暑热夹湿的治法。

【释义】手太阴暑温，或已发汗，或未发汗，而出汗不止的，

115

同时有烦躁口渴、呼吸粗大、脉象洪大而有力的，这是暑热在气分，要用辛凉重剂白虎汤清气热。如脉象洪大而虚的，是暑已伤气，白虎汤加人参清热补气。假如身困重的，是暑邪夹湿，要用白虎加苍术清化湿热。假如汗出过多，脉散大，短气喘喝欲脱者，要用生脉散酸甘化阴，守阴以留阳，阳留汗自止，但必重用人参补气。生脉散宜急用，缓则气阴两脱。

【按语】本条明确指出，不论已经用过发汗药，或未用过发汗药，只要具有"汗不止，烦渴而喘，脉洪大有力"的证候，皆可用白虎汤治疗。白虎汤证具，脉又洪大而芤者，可用白虎加人参汤治疗。暑温夹湿者乃太阴之湿与阳明之热相合，治以白虎加苍术汤，清热兼以祛湿。"喘喝欲脱"，是津气大伤，肺气欲绝之候，宜生脉散益气固脱。

【原文二十七】手太阴暑温，发汗后，暑证悉减，但头微胀，目不了了①，余邪不解者，清络饮主之。邪不解而入中下焦者，以中下法治之。

【原注】既曰余邪，不可用重剂明矣，只以芳香轻药清肺络中余邪足矣。倘病深而入中下焦，又不可以浅药治深病也。

【方药】清络饮方（辛凉芳香法）：

鲜荷叶边二钱　鲜银花二钱　西瓜翠衣二钱　鲜扁豆花一枝 丝瓜皮二钱　鲜竹叶心二钱。

水二杯，煮取一杯，日二服。凡暑伤肺经气分之轻证皆可用之。

【方解】本方乃清透肺经中热，化肺中湿邪之剂。方以鲜荷叶、鲜银花、鲜扁豆花、西瓜翠衣，皆轻清芳香之品，质轻入上焦清透肺中热邪，并有化湿之功。鲜竹叶轻清透热，并导热下行。丝瓜皮入络而清热凉血。六药配伍，药性清凉芳香，有清化肺中湿热之效。

【选注】

叶霖：治暑病余邪，此方轻清可服。

【词解】

①目不了了：了，瞭也，明白。目不了了，病人视物模糊不清的意思。

【提要】 暑温肺络余邪未清的证治。

【释义】 手太阴暑温兼湿，表气郁闭而用新加香薷饮，发汗以后，身热、口渴、脉大均减，但头还觉胀，视物不清楚，这是余热未清，故头胀眼昏，邪仍在上，可以用清络饮，清络中余邪。如果暑邪不解，又不在上焦而传入中下焦的，就不是清络饮所能胜任的，要用治中下焦方法治疗。

【按语】 清络饮治疗暑病余邪未清，头目眩晕，病在上焦者，此方轻清芳化，用之甚佳。

【原文二十八】 手太阴暑温，但咳无痰，咳声清高者，清络饮加甘草、桔梗、甜杏仁、麦冬、知母主之。

【原注】 咳而无痰，不嗽可知，咳声清高，金音清亮，久咳则哑，偏于火而不兼湿也。即用清络饮，清肺络中无形之热，加甘、桔开提，甜杏仁利肺而不伤气，麦冬、知母保肺阴而制火也。

117

叶霖：火灼肺金，咳而无痰，不宜甘、桔之开提，宜加枇杷叶，以清降肺热为稳。

曹炳章：干咳乃火烁金伤。甘、桔升提不宜，宜易鲜竹茹、枇杷叶更妙。

【方药】清络饮加甘桔甜杏仁麦冬知母方：即于清络饮内，加甘草一钱，桔梗二钱，甜杏仁二钱，麦冬三钱，知母三钱。

【方解】清络饮清透肺络中之热，加桔梗、甘草开宣肺气，杏仁利肺气，麦冬、知母保肺阴而清肺火（按：原方中缺知母）。

【提要】火灼肺络的证治。

【释义】暑邪入肺，肺气失于清肃，上逆而咳，不吐痰，这是有火无湿，由于火气盛，故咳声清高，久咳则哑，宜清络饮轻清肺络无形之热，加桔梗、甘草开宣肺气，杏仁利肺气，麦冬、知母保肺阴而降肺火。

【按语】本证乃肺热灼金，有热无湿，故宜用清络饮清肺中暑热加桔梗、甘草、杏仁宣开肺气，麦冬、知母滋阴制火，再加杷叶、竹茹清降肺热更好。

【原文二十九】两太阴暑温，咳而且嗽，咳声重浊，痰多，不甚渴，渴不多饮者，小半夏加茯苓汤再加厚朴、杏仁主之。

【原注】既咳且嗽，痰涎复多，咳声重浊，重浊者，土音也，其兼足太阴湿土可知。不甚渴，渴不多饮，则其中之有水可知，此暑温而兼水饮者也。故以小半夏加茯苓汤，蠲饮和中；再加厚朴、杏仁，利肺泻湿，预夺其喘满之路；水用甘澜①，取其走而

不守也。

此条应入湿温，却列于此处者，以与上条为对待之文，可以互证也。

【方药】 小半夏加茯苓汤再加厚朴杏仁方（辛温淡法）：

半夏八钱　茯苓块六钱　厚朴三钱　生姜五钱　杏仁三钱

甘澜水八杯，煮取三杯，温服，日三。

【方解】 方以半夏、生姜涤痰除饮，茯苓祛湿利水，加厚朴理气除满，杏仁宣肺止咳。用甘澜水，取其走而不守之意。

【选注】

叶霖：因于脾湿酿痰而咳者，此方可服。分量太重，临时斟酌可也。

【词解】

①水用甘澜：取流水置盆中，以杓扬万遍，使其沸珠相逐，乃甘澜水。用其煎药。

【提要】 暑湿夹饮的证治。

【释义】 咳而且嗽，咳声重浊痰多，是湿痰甚也，咳属于肺，痰湿属脾，故名两太阴暑温。不甚渴，渴不多饮，其中有水饮可知，此系暑湿夹水饮之症，与上条之火灼肺金不同。前条以清火，此条宜祛水饮，故用小半夏加茯苓汤，蠲饮和中，再加厚朴、杏仁利肺祛湿除满。用甘澜水者，取其走而不守也。

【按语】 本条咳而且嗽，咳声重，痰多，乃有湿有痰之候，治当祛湿利肺涤痰之法。

【原文三十】 脉虚，夜寐不安，烦渴，舌赤，时有谵语，目常开不闭，或喜闭不开，暑入手厥阴也。手厥阴暑温，清营汤主之；舌白滑者，不可与也。

【原注】 夜寐不安，心神虚而阳不得入于阴也。烦渴舌赤，心用恣而心体亏也。时有谵语，神明欲乱也。目常开不闭，目为火户，火性急，常欲开以泄其火，且阳不下交于阴也；或喜闭不喜开者，阴为亢阳所损，阴损则恶见阳光也。故以清营汤急清营中之热，而保离中之虚也。若舌白滑，不惟热重，湿亦重矣，湿重忌柔润药，当于湿温例中求之，故曰不可与清营汤也。

【选注】

叶霖：邪入心营，此方可用，如舌苔白滑而腻，不可服，乃湿邪遏热也。若舌苔白薄不腻，舌本红嫩，此火盛伤金，白为金之色也，暑瘵[①]证常见此舌，不可不知。

【方药】 清营汤（咸寒苦甘法）：

犀角三钱　生地五钱　元参三钱　竹叶心一钱　麦冬三钱
丹参二钱　黄连一钱五分　银花三钱　连翘（连心用）二钱

水八杯，煮取三杯，日三服。

【方解】 方中犀角咸寒，主清心营之热。黄连苦寒，配犀角以增强清心之功。生地、元参、麦冬、丹参四药相配，甘寒与咸寒并用，滋营阴而清营热，扶正而不留邪。银花、连翘、竹叶性凉而质轻，轻清透泄，宣通气机。本方诸药相配，清营透热，养阴生津，祛邪而不伤正，养阴而不留邪，为治邪热入心营，营阴耗伤证候之主方。

【词解】

① 瘵（zhài）：瘵，病名。见《杂病源流犀烛·暑病源流》。

因感受暑热及多食醇酒辛热之物，火盛伤肺所致。症见咳嗽气喘，咯血衄血，头目不清，烦热口渴，脉浮洪无力。治宜清热保肺。可用清络饮、黄连香薷饮等方加减。

【提要】暑入心营的证治。

【释义】暑入心营，心神被扰，故夜寐不安。烦躁，口渴，舌赤，是心火盛，热灼心营之象。时有谵语，心神乱而无主，目开不闭，目为火户，火性急，常开以泄火热，目喜闭不开，阴为火邪耗损，阴损则怕见阳光，这是暑温侵入心营，营阴被灼。宜用清营汤急清营中之热，而保心阴。假如舌白滑的是心阳虚，湿邪阻遏，不可与清营汤。

【按语】本条属热入营分之证候，所谓"手厥阴暑温"是指温热邪气深入手厥阴心包，心包归属营分，本条所述诸症，皆属热伤营阴见症，故当以清营汤治之。"舌白滑者"是有湿邪之象，当以湿温法治之。清营汤性凉而滋润，有湿者不可与。

【原文三十一】手厥阴①暑温，身热不恶寒，清神不了了②，时时谵语③者，安宫牛黄丸主之，紫雪丹亦主之。

【原注】身热不恶寒，已无手太阴证，神气欲昏，而又时时谵语，不比上条时有谵语，谨防内闭④，故以芳香开窍、苦寒清热为急。

【选注】

曹炳章：暑邪入包络之象。

【方药】安宫牛黄丸、紫雪丹（方义并见前）。

121

【词解】

①手厥阴：指手厥阴心包络。

②清神不了了：即神识不清。

③时时谵语：时常胡言乱语。

④内闭：邪闭心包，心窍心络阻塞，昏睡不语。

【提要】暑入心包的证治。

【释义】暑温侵入手厥阴心包络，身热不恶寒，是已无手太阴经证，神志昏迷不清，时时胡言乱语，这是热阻心窍，窍络欲闭，故用安宫牛黄丸芳香开窍、苦寒清热，紫雪丹也可以用。

【按语】暑热之邪易犯心营，热陷心包而见昏谵。

【原文三十二】暑温寒热①，舌白不渴，吐血者，名曰暑瘵，为难治，清络饮加杏仁、薏仁、滑石汤主之。

【原注】寒热，热伤于表也；舌白不渴，湿伤于里也。皆在气分，而又吐血，是表里气血俱病，岂非暑瘵重证乎？此证纯清则碍虚，纯补则碍邪，故以清络饮清血络中之热，而不犯手②；加杏仁利气，气为血帅故也；薏仁、滑石，利在里之湿，冀邪退气宁而血可止也。

【选注】

叶霖：暑瘵，咯血，舌苔白，非湿伤于里，乃火盛伤金，肺气郁闭，暑邪逆入营中也。岂轻剂可治？宜栀、翘、蒌、贝、通、滑、豉、薏等味，以鲜荷叶汁冲服。若见胸痞口黏，脉濡湿象，始可稍增宣湿之品。

曹炳章：观此可知病入血分，皆宜用清轻药宣之，使全归于气分，为下手最要紧工夫，此亦由内达外之意也。

【方药】**清络饮加杏仁薏仁滑石汤方**：即于清络饮内加杏仁二钱，滑石末三钱，薏仁三钱，服法如前。

【方解】用清络饮清肺络之热，加杏仁以降利肺气，通调水道，使湿有去路。薏仁、滑石性凉而淡渗，有清利湿热之功。本方诸药配合，清热化湿，使湿热得解，肺气通利，则吐血可止。

【词解】

① 寒热：即发热恶寒之意，暑伤表之故。

② 而不犯手：而不犯手厥阴心包也。

【提要】论述暑瘵病的证候与治疗。

【释义】夏令感受暑温，身发寒热，邪在手太阴肺，舌白、不口渴，是夹湿邪，吐血者，是热伤肺络，火克金伤之故。病名为暑瘵，比较难治，此证都由平素阴虚，再感暑温，然必有咳嗽。此证清火则碍虚，补虚则恋邪，表里气血俱病，并有湿邪在里，所以用药较难，用清络饮加杏仁薏仁滑石汤方治疗，清血络之热，利在里之湿，暑湿去而肺络宁，咯血自止。

【按语】暑瘵病的病因有暑热和暑湿之分，本条所述证情乃暑湿之证，故治用清络饮加杏仁薏仁滑石汤，是清透肺络中热，而又有化湿利湿之功。

【原文三十三】小儿暑温，身热，卒然痉厥，名曰暑痫①，清营汤主之，亦可少与紫雪丹。

【原注】小儿之阴，更虚于大人，况暑月乎！一得暑温，不移时有过卫入营者，盖小儿之脏腑薄也（脏腑薄则传变速

123

也。——朱评）。血络受火邪逼迫，火极而内风生，俗名急惊，混与发散消导，死不旋踵，惟以清营汤清营之热而保津液，使液充阳和，自然汗出而解，断断不可发汗也（要紧关头，故叮咛重申。——朱评）。可少与紫雪者，清包络之热而开内窍也。

【选注】

叶霖：暑温已属不经，暑痫亦非是，盖痫证醒时，口吐涎沫，否则痉瘛厥耳。小儿热极风生，卒然痉厥，此方宜减生地，加羚羊角、钩藤。

【词解】

①暑痫：病名。指感受暑邪，热极神昏，卒然痉厥的病证。治宜清热息风为主，不可作癫痫论治。方用清营汤、牛黄丸、紫雪丹等。

【提要】 暑痫的证治。

【释义】 小儿身体娇嫩，脏腑未充，稚阴稚阳，夏月感受暑热病邪，易由卫入营，热极生风，突然抽搐痉厥，不省人事，所以谓之暑痫，即现时所说的急惊风。不可用发散消导，但用清营汤清营透热，自然汗出而解，亦可稍与紫雪丹，清心包以泄热定惊。宜加羚羊角、钩藤。

【按语】 本条论述小儿暑痫的证治。小儿脏腑柔弱，后天未充，易虚易实，外感暑热病邪，极易内传心营，引动肝风，而致卒然痉厥。故治宜清营透热，养阴生津。清营汤稍加紫雪丹，则效果尤佳。

【原文三十四】 大人暑痫，亦同上法。热初入营，肝风内动，手足瘛疭①，可于清营汤中加钩藤、丹皮、羚羊角。

【选注】

叶霖：治法尚平妥。

【方药】清营汤、紫雪丹（方法并见前）。

【词解】

① 瘛疭（zòng）：疭，病证名。出《内经》热病等篇。又称抽搐、搐搦、抽风。瘛，筋脉拘急而缩；疭，筋脉缓疭而伸。手足伸缩交替，抽动不已，称为瘛疭。

【提要】本条提出大人暑痫的治法与小儿暑痫同。

【释义】大人受暑温，由于邪入营分，热盛生风，肝风内动，肝主筋，肝阴虚则筋脉失润，风火交灼，筋脉抽搐，亦名暑痫，可用清营汤加钩藤、丹皮、羚羊角。现代医学的流行性乙型脑炎可参考本型辨证施治。

【按语】本条论述成人暑痫的证治。其病因、病机与小儿暑痫相同，故治法相似。因成人体质已充，不似小儿之易虚易实，其病来之较缓，然一旦病起，病势亦急。治疗时宜清营汤中加钩藤、丹皮、羚羊角以清营透热与凉肝息风同时并举，收效为好。

伏暑

（按：暑温、伏暑，名虽异而病实同，治法须前后互参，故中、下焦篇不另立一门。）

【原文三十五】暑兼湿热①，偏于暑之热者为暑温，多手太阴证而宜清；偏于暑之湿者为湿温，多足太阴证而宜温；湿热平等者两解之。各宜分晓，不可混也。

【原注】此承上起下之文。按暑温、湿温，古来方法最多精妙，不比前条温病毫无尺度，本论原可不必再议，特以《内经》有先夏至为病温、后夏至为病暑之明文，是暑与温，流虽异而源则同，不得言温而遗暑，言暑而遗湿。又以历代名家，悉有蒙混之弊，盖夏日三气杂感，本难条分缕析。惟叶氏心灵手巧，精思过人，案中治法，丝丝入扣，可谓汇众善以为长者，惜时人不能知其一二；然其法散见于案中，章程未定，浅学者读之，有望洋之叹，无怪乎后人之无阶而升也。故本论撮拾其大概，粗定规模，俾学者有路可寻，精妙甚多，不及备录，学者仍当参考名家，细绎叶案，而后可以深造。再按：张洁古云："静而得之为中暑，动而得之为中热；中暑者阴证，中热者阳证。"呜呼！洁古笔下如是不了了，后人奉以为规矩准绳，此医道之所以难言也。试思中暑，竟无动而得之者乎？中热，竟无静而得之者乎？似难以动静二字分暑热。又云"中暑者阴证"，暑字从日，日岂阴物

乎？暑中有火，火岂阴邪乎？暑中有阴耳，湿是也，非纯阴邪也。"中热者阳证"，斯语诚然，要知热中亦兼秽浊，秽浊亦阴类也，是中热非纯无阴也。盖洁古所指之中暑，即本论后文之湿温也；其所指之中热，即本论前条之温热也。张景岳又细分阴暑、阳暑：所谓阴暑者，即暑之偏于湿，而成足太阴之里证也；阳暑者，即暑之偏于热，而成手太阴之表证也。学者非目无全牛，不能批隙中窾。宋元以来之名医，多自以为是，而不求之自然之法象，无怪乎道之常不明，而时人之随手杀人也，可胜慨哉！

汪按：偏湿偏热，伤手伤足，挈领提纲，可谓不易之论，学者从此认清，自不患动手便错矣。又按：洁古所谓动者，指奔走劳役之人，触冒天地之热气而病者也；所谓静者，指富贵安逸之人，纳凉于高堂大厦以避热而中湿者也。然动者亦有时中湿，静者亦有时中热，未可拘执。静者一种内，又有乘凉饮冷，无湿气而但中寒气，应用桂枝、大顺，甚则理中、四逆者，此即夏月伤寒，当一一条分缕析也。至景岳于六气治法，全未入门，无足置论。

【选注】

叶霖：洁古以静而得之为中暑，动而得之为中热，固属不经，然假名辨证，又何不可。所谓中暑者，指乘凉饮冷，伤其阳气，脉必迟濡，治宜理中、四逆者是也。所谓中热者，指奔走劳役，触冒天日之阳热，脉必洪大而数，治宜白虎、竹叶者是也。但暑之为病，不仅乎此。夫邪由口鼻吸受，入包络则先烦闷、后身热，入心则神昏卒倒，入肝则眩晕顽麻，入脾则昏睡不觉，入肺则喘咳痿躄，入肾则消渴，入肠胃则腹痛、恶心、呕泻，入肌肉则烦躁，或如针刺，或有赤肿，入皮肤则肢体潮热、烦渴，是医家皆宜详辨者也，岂止热中有阴，暑中有阳而已。

【词解】

① 湿热：温病中的一种。症见发热，头痛，身重而痛，腹满食少，小便短而黄赤，舌苔黄腻，脉濡数等。

【提要】 本条辨暑湿、暑温、湿温。

【释义】 夏季少阳相火司令，天时炎热，天之暑热下降，地之湿热上升，大气中暑湿交蒸，故暑兼湿热之气，三气杂感，从口鼻而入。偏于暑热，多伤手太阴气分，称为暑温，治疗重于清热。偏湿者多伤足太阴脾经，湿热交阻，称为湿温，湿为阴邪，治法重于温化。假如湿热相等者，既要清热，也要化湿。临证时一定要分辨清楚，不可混淆不分。

【按语】 暑温夹湿与湿温病证相似，暑湿起病急骤，初起以高热、口渴、大汗、心烦、脉洪数等暑热炽盛证候为主，此时虽可兼夹湿邪，但仍以暑热证候为突出。湿温初起，一般表现为湿邪偏盛证，迨至湿渐化热，才演变为湿热俱盛或热偏盛证，故两者自有区别。

【原文三十六】 长夏①受暑，过夏而发者，名曰伏暑。霜未降而发者少轻，霜既降而发者则重，冬日发者尤重，子、午、丑、未之年为多也。

【原注】 长夏盛暑，气壮者不受也；稍弱者，但头晕片刻，或半日而已；次则即病；其不即病而内舍于骨髓，外舍于分肉之间者，气虚者也。盖气虚不能传送暑邪外出，必待秋凉金气相搏

而后出也，金气本所以退烦暑，金欲退之，而暑无所藏，故伏暑病发也。其有气虚甚者，虽金风亦不能击之使出，必待深秋大凉、初冬微寒相逼而出，故尤为重也。子、午、丑、未之年为独多者，子、午君火司天，暑本于火也；丑、未湿土司天，暑得湿则留也。

【选注】

叶霖：伏暑一证，以子、午、丑、未年为多，杜撰。

曹炳章：按此而论，则患伏暑体气无不虚，愈迟发者，气愈虚，治之亦难愈。

【词解】

①长夏：大暑后十八天为长夏，天时最热，地湿亦盛。

【提要】 伏暑发病的早晚与病情轻重有关。

【释义】 长夏季节，土润溽暑，暑气逼人，体气壮实者不发病，体气稍弱者只头晕一阵儿，体气弱者会发生病变，轻则伤暑，重者中暑。临床亦有感而不发者，内伏膜原或骨髓，外舍于分肉中间，都是体气虚弱，不能抗邪外出，必等秋凉之气刺激后才能外出。秋凉是金气主令，凉风本来是消暑热的，暑邪不能再潜伏，故发为伏暑病。但亦有气虚较甚的人，秋气还不能使其即发，必等深秋初冬，天气初冷，才能迫暑邪外发。所以伏暑的发病早晚不等，一般霜降以前发病的少轻，霜降以后发病的较重，冬天发病的更重。根据运气推测，子、午君火司天年份与丑、未湿土司天年份发生伏暑病比较多。

【按语】 伏暑是发于秋冬而临床具有暑湿见症的一种伏气温病。本病起病急骤，病势既重且缠绵难解。因其有暑湿见症，且在发病季节上又有秋冬迟早的不同，所以又有"晚发""伏暑秋发""冬月伏暑"等名称。

【原文三十七】头痛微恶寒，面赤烦渴，舌白，脉濡而数者，虽在冬月，犹为太阴伏暑也。

【原注】头痛恶寒，与伤寒无异；面赤烦渴，则非伤寒矣，然犹似伤寒阳明证；若脉濡而数，则断断非伤寒矣（分明。——朱评）。盖寒脉紧，风脉缓，暑脉弱，濡则弱之象，弱即濡之体也（此作者金针度人处。——朱评）。濡即离中虚，火之象也；紧即坎中满，水之象也。火之性热，水之性寒，象各不同，性则迥异，何世人悉以伏暑作伤寒治，而用足六经羌、葛、柴、芩每每杀人哉！象各不同，性则迥异，故曰虽在冬月，定其非伤寒而为伏暑也。冬月犹为伏暑，秋日可知。伏暑之与伤寒，犹男女之别，一则外实中虚，一则外虚中实，岂可混哉！

【选注】

叶霖：四时皆有伏气，非冬寒夏暑为然，伏暑多挟湿，脉色必滞，口舌必腻，或有微寒，或单发热，热时脘痞气室，渴闷烦冤，每午后则甚，入暮更剧，天明得汗稍缓，至午后又甚，似疟无定时。此邪从内发，非由皮毛口鼻吸受之外感，岂银翘散轻剂可治，又岂丹皮、地、冬、芍滋腻所宜，治法未能妥善。尤可奇者，忽以紧濡二脉配坎离，在鞠通意，借此欺世，不独精医理，而又明易理也。夫紧脉似转索之无常，乃外寒搏结里热也。濡脉如帛衣浮于水中，湿之象也。谓濡即离火，紧即坎水，拉杂附会，无裨实用，徒眩后学，而况内发伏暑，未必在手太阴，更未必尊奉鞠通排定路道，由上而中而下也。

【提要】论述冬月伏暑证候。

【释义】头痛、微恶寒与伤寒太阳证无异，面赤、烦渴与伤寒阳明证同。但伤寒太阳病脉浮紧，中风脉浮缓，阳明病脉洪大。今脉濡而数，即非伤寒，而是伏暑外发，因暑伤气，故脉虚，且微恶寒与恶寒不同，辨证重点在脉濡而数。此证虽在冬月，犹足太阴伏暑，且发于秋季。

伏暑多夹湿，脉色必滞，口舌必腻。或有微寒，或单发热，热时脘痞气塞，烦闷口渴，午后则重，入夜更剧，天明得汗热稍退，至午后热又起，或大便溏如酱，或尿赤而不爽，此伏暑内发，不能误为伤寒，而用辛温发汗。

【按语】冬月伏暑与冬季伤寒，虽同为外感疾病，但病情并不相同。风寒在表者，仅单纯表现为恶寒发热、头痛、无汗等表证，并没有口渴、脘痞、苔腻等暑湿内郁于里等证；本证既有表证，又有里证，此为两者不同之点。

【原文三十八】太阴伏暑，舌白口渴，无汗者，银翘散去牛蒡、元参，加杏仁、滑石主之。

【原注】此邪在气分而表实之证也。

【方药】银翘散去牛蒡子元参加杏仁滑石方：即于银翘散内，去牛蒡子、元参，加杏仁六钱，飞滑石一两。服如银翘散法。胸闷加郁金四钱，香豉四钱；呕而痰多，加半夏六钱，茯苓六钱；小便短，加薏仁八钱，白通草四钱。

【方解】用辛凉平剂银翘散，去牛蒡子之滑泄，以透太阴之邪热，加杏仁利肺气、滑石祛湿邪。

【提要】邪在气分，伏暑表寒之治法。

【释义】太阴伏暑，即前说头痛、微恶寒，面赤口渴、舌苔白不出汗的是邪发于太阴气分，外有秋凉束表，可用辛凉平剂银翘散除去牛蒡子的滑泄、元参的滋润，加杏仁利肺气、滑石祛湿邪。

【按语】银翘散中无元参。因内有湿邪，故应去滑润之品。

【原文三十九】太阴伏暑，舌赤口渴，无汗者，银翘散加生地、丹皮、赤芍、麦冬主之。

【原注】此邪在血分而表实之证也。

【方药】银翘散加生地丹皮赤芍麦冬方：即于银翘散内，加生地六钱，丹皮四钱，赤芍四钱，麦冬六钱。服法如前。

【方解】银翘散乃辛凉平剂，散太阴邪热，加生地、丹皮、赤芍以凉血，麦冬以滋阴，促使内伏血分的邪热外透。

【提要】秋凉引动伏暑，邪在血分的治法。

【释义】太阴伏暑，舌红赤的是邪在血分，口渴无汗的是表实证。新凉外束，伏暑内发，热偏血分，故用辛凉平剂银翘散加生地、赤芍、丹皮凉血，麦冬滋阴，促使伏暑外透。

【按语】此证为伏暑舍于营分初起兼表之候。邪袭于外，可见发热恶寒、头痛少汗等症。暑湿化燥而在营分，可见心烦、舌赤少苔、口干不渴、脉浮细而数，是营阴不足而又兼表之证。银翘散加生地丹皮赤芍麦冬方，有表里同治、解表凉营之效。若阴液不足而致汗不出者，可酌加玉竹、玄参等以增液助汗。

【原文四十】太阴伏暑，舌白口渴，有汗，或大汗不止者，银翘散去牛蒡子、元参、芥穗，加杏仁、石膏、黄芩主之；脉洪大，渴甚，汗多者，仍用白虎法；脉虚大而芤者，仍用人参白虎法。

【原注】此邪在气分而表虚之证也。

【方药】**银翘散去牛蒡子元参芥穗加杏仁石膏黄芩方**：即于银翘散内，去牛蒡子、元参、芥穗，加杏仁六钱，生石膏一两，黄芩五钱。服法如前。

【方解】银翘散乃辛凉平剂，去牛蒡子、芥穗的辛散，以清透表邪，加杏仁利肺，石膏、黄芩清热化湿。

【方药】白虎法、白虎加人参法（俱见前）。

【提要】论述邪在气分、表虚有邪和里虚热盛的治法。

【释义】太阴伏暑，舌苔白，口渴，有汗，或汗出不止的，这是邪在手太阴气分的表虚证，舌白为表邪未解，故仍用辛凉平剂银翘散去牛蒡子、芥穗的辛散，加杏仁利肺，石膏、黄芩清热化湿。假如脉象洪大、口大渴、汗大出，则是白虎汤适应证；脉虚大而芤的，这是热已伤气，不可用银翘散，要用清热益气的白虎加人参汤治疗。

【按语】此证乃伏暑邪在气分而表虚之邪未解之候，故治宜辛凉平剂银翘散去牛蒡子、芥穗之辛散，以清透在表之邪，加杏仁、石膏、黄芩宣开肺气，清热化湿。表解，气热亢炽者，用白

133

虎汤。气热炽盛而伤气阴者，宜用白虎加人参汤。

【原文四十一】太阴伏暑，舌赤，口渴，汗多，加减生脉散主之。

【原注】此邪在血分而表虚之证也。

【方药】**加减生脉散方（酸甘化阴）：**

沙参三钱　麦冬二钱　五味子一钱　丹皮二钱　细生地三钱

水五杯，煮二杯，分温再服。

【方解】本方用沙参、麦冬、五味子酸甘化阴以养阴生津。加丹皮、细生地以凉血益阴。

【提要】邪在血分兼表虚的证治。

【释义】太阴伏暑，口渴汗多，舌红赤，此热盛津伤，表气虚，而已热入血分，故舌红赤。不能单纯凉血，要兼顾津气，用加减生脉散凉血、养阴敛汗。

【按语】上四条是辨伏暑表虚、表实，热邪在气、在血，辨证重点在于有汗、无汗、汗多、汗少，口渴轻重，舌白、舌赤，以及脉象的洪大、虚芤等。由于伏暑外发，外有新凉，邪在手太阴，故都以银翘散加减治疗。夹湿者加祛湿药，如苡仁、滑石；汗多者去表散药，如牛蒡子、芥穗；气分热盛者加石膏；血分热甚加生地、丹皮、赤芍；阴虚者加麦冬、五味子。随证加减，用药灵活。

【原文四十二】伏暑、暑温、湿温，证本一源，前后互参，不可偏执。

【提要】本条指出伏暑、暑温、湿温三证互参。

【释义】伏暑、暑温、湿温，它们的发生原因，都是由于暑邪，但有偏热、偏湿，发病有即病、不即病，病的性质有缓、有急等不同，因在症状上同中有异、异中有同，所以治疗时要三证互参，灵活对待，不可偏执一面，才能应手取效。

湿温 寒湿

【原文四十三】头痛恶寒，身重疼痛，舌白不渴，脉弦细而濡，面色淡黄，胸闷不饥，午后身热，状若阴虚，病难速已，名曰湿温。汗之则神昏耳聋，甚则目瞑不欲言；下之则洞泄；润之则病深不解。长夏、深秋、冬日同法，三仁汤主之。

【原注】头痛恶寒，身重疼痛，有似伤寒，脉弦濡，则非伤寒矣（分明。——朱评）。舌白不渴，面色淡黄，则非伤暑之偏于火者矣。胸闷不饥，湿闭清阳道路也。午后身热，状若阴虚者，湿为阴邪，阴邪自旺于阴分，故与阴虚同一午后身热也（此条人多误认阴虚，当知此理。——朱评）。湿为阴邪，自长夏而来，其来有渐，且其性氤氲黏腻，非若寒邪之一汗而解，温热之一凉则退，故难速已。世医不知其为湿温，见其头痛、恶寒、身重疼痛也，以为伤寒而汗之，汗伤心阳，湿随辛温发表之药蒸腾上逆，内蒙心窍则神昏，上蒙清窍则耳聋、目瞑不言。见其中满不饥，以为停滞而大下之，误下伤阴，而重抑脾阳之升，脾气转陷，湿邪乘势内渍，故洞泄。见其午后身热，以为阴虚而用柔药润之，湿为胶滞阴邪，再加柔润阴药，二阴相合，同气相求，遂有锢结而不可解之势。惟以三仁汤轻开上焦肺气，盖肺主一身之气，气化则湿亦化也（至理。解此二语，则于湿温病思过半矣。——朱评）。湿气弥漫，本无形质，以重浊滋味之药治之，

愈治愈坏。伏暑湿温，吾乡俗名秋呆子。悉以陶氏《六书》法治之，不知从何处学来，医者呆，反名病呆，不亦诬乎！再按：湿温较诸温，病势虽缓而实重，上焦最少，病势不甚显张，中焦病最多，详见中焦篇，以湿为阴邪故也，当于中焦求之。

【选注】

曹炳章：湿温在上焦已难治，若此，若湿温症在中焦更为难治，疑似之症极多。盖中焦脾胃为一脏一腑，胃则喜柔而忌刚，脾则喜刚而忌柔，稍一误治，变症丛杂，每至迁延既久，不可收拾。开首提纲挈领，字字珠玉小注，尤为金针度人。然治病者，必临症既多更能细心体会，方有把握。否则，一遇此症便已手忙脚乱，胸无成见矣，况待其至中焦乎！

叶霖：湿温之因有三。其脉阳濡而弱，阴小而急，此先受暑后中湿，乃暑邪蒸湿者是也。证见两胫冷，腹满，又胸头目痛，苦妄言，治在足太阴，不可发汗，此先伤于湿，因而中暍，湿热相搏者是也。脉濡弱，舌苔白或绛底，呕逆口干，不能汤饮，胸软而满闷，身潮热，汗出稍凉，少顷又热，此春分后秋分前，少阴君火、少阳相火、太阴湿土，三气合行。加以天热下降，地湿上腾，由口鼻吸受，着于脾胃者是也。设误治，其变证非一端可尽，若湿自外来，上焦气分受之，潮热自汗，表之不解，清之不应，宜宣通气分，如豆豉、苓皮、滑石、半夏、猪苓、米仁、苓、蔻之属。若冒雨雾，湿留太阴，肌表发热，自汗，不渴不饮，舌苔灰白黏腻，身虽热不欲去衣被者，宜解肌和表，如桂枝、秦艽、紫苏、苓皮、半夏、陈皮、姜衣之属。上焦湿热，岂三仁汤可以赅治，论证不清，治法多舛，良可叹也。

【方药】三仁汤方：

杏仁五钱　飞滑石六钱　白通草二钱　白蔻仁二钱　竹叶二钱　厚朴二钱　生薏仁六钱　半夏五钱

甘澜水①八碗，煮取三碗，每服一碗，日三服。

【方解】 方以杏仁入上焦，降肺气，以通调水道。蔻仁辛温芳香，以醒胃消滞燥湿。生薏仁甘淡微寒，健脾利湿清热。三仁配伍，通治上、中、下三焦弥漫之湿。配入半夏、厚朴，辛开苦降，开郁燥湿行气。滑石、通草、竹叶，淡渗利湿清热。竹叶又兼轻清宣透，透热出表。甘澜水取其轻扬不致阴滞而益脾胃。诸药配伍，开上、畅中、渗下，共奏宣化湿热之功。

【词解】

①甘澜水：取流水置盆中，以杓扬万遍，使其沸珠相逐，乃取煎药。盖水性咸而体重，劳之则甘而轻，取其不致阴滞，而有益于脾胃也。其性甘平无毒。

【提要】

①湿温病初起的证治和禁忌。

②湿温与伤寒、暑温及阴虚证在脉象上的鉴别。

【释义】 头痛、怕冷、身重疼痛，舌苔白，不口渴，脉象弦细而濡软，面色淡黄，胸中气闷，不觉饥饿，中午后身体发热，症状好像阴虚发热，这种病一时不能很快痊愈，病名叫湿温。假如误用辛温发汗，会出现神志昏迷、耳聋，严重者闭着眼不睁开，不愿讲话；假如用苦寒泻下的药就会洞泄不止；假如采用滋润养阴的药治疗就会加深病势，并不能解除症状。这种病不论是在夏天、秋天、冬天，一律以三仁汤来治疗，不要用汗法、下法和养阴法乱治。

头痛恶寒，身重疼痛，很像太阳伤寒，但伤寒脉浮紧，此脉弦细而濡，这不是伤寒。舌白不渴，面色淡黄，也不是暑邪的偏于火热。胸中气闷，不觉饥饿，不是食滞，食滞则嗳气痞胀。这是湿邪阻闭，阳气不得舒展，清阳之道路不通。午后身热，很像阴虚发热，但阴虚发热面必赤，此则淡黄，这是因湿为阴邪，旺于阴分，午后阳气渐衰，故身热，与阴虚发热相同，而阴虚发热，脉必细数，此则弦细濡，非阴虚可知。湿为氤氲之邪，其性黏腻，受于长夏雨湿较甚之时，它的侵犯是慢慢而来的，所以不能如寒邪那样一汗而解，也不能像温热病那样一清即退，故而病情缠绵难愈。假如不明白这个道理，见到头痛、身疼、怕冷，以为伤寒而用辛温发汗，汗多伤心阳，而湿邪随辛温之药乘势上腾，内蒙心窍则神志昏迷，上蒙清窍发生耳聋、目瞑、不讲话；如误认为中满不饥是食积停滞，而用攻下法，就会误下伤阴，更抑脾阳下陷，湿邪乘势下渍，以致洞泄不止；如误认为午后发热是阴虚，而用养阴滋润的方法，湿为阴邪，加上柔润的阴药，二阴相合，同气相求，遂致病势锢结不可解。所以这汗、下、润都不可用，只能用三仁汤轻开上焦肺气，气机宣化则湿亦能化。湿邪弥漫，本没有什么形质，如果用重浊滋味的药治疗，只会越治越重，应当宣通气分，芳化淡渗，如藿香、佩兰、豆豉、茯苓、滑石、通草、半夏、陈皮、猪苓、苡仁、蔻仁等。如属冒雨着湿，湿留太阴，恶寒发热，自汗不渴，舌苔灰白黏腻，身虽热不欲去衣被的，宜解肌和表，如紫苏、秦艽、苍术、苓皮、半夏、陈皮、姜衣等。

【按语】本条论述湿温病的主症及其治疗禁忌。"头痛恶寒，身重疼痛，舌白不渴"之症虽似太阳伤寒，然其"脉弦细而濡，面色淡黄，胸闷不饥，午后身热"，则与伤寒大异。此乃湿热为患，若误为太阳伤寒，用辛温发汗之剂，则必助热动湿，使湿热上蒙清窍而致"神昏耳聋，甚则目瞑不欲言"。"胸闷不饥"有似食滞内停，若误用攻下之品，则易损伤脾阳，而致"洞泄"。湿热病"午后身热"有似阴虚发热，然二者病机不同，治亦各异，若误用阴柔滋补之剂，则滋腻助湿，反使湿邪胶着"病深不解"。

【原文四十四】湿温邪入心包，神昏肢逆①，清宫汤去莲心、麦冬，加银花、赤小豆皮，煎送至宝丹，或紫雪丹亦可。

【原注】湿温着于经络，多身痛身热之候，医者误以为伤寒而汗之，遂成是证。仲景谓湿家忌发汗，发汗则病痉。湿热相搏，循经入络，故以清宫汤清包中之热邪，加银花、赤豆以清湿中之热，而又能直入手厥阴也。至宝丹去秽浊复神明，若无至宝，即以紫雪代之。

【选注】

叶霖：湿温邪入心包，此方宜去元参、银花，可加丹皮、郁金、石菖蒲以开之，若因火痰内闭，更加牛黄、天竺黄、川贝、竹沥之属，以清火豁痰。设谵语神昏狂乱，舌见红心点点者，非加黄连、金汁不解。如舌绛碎生黄白点者，欲生疳也，宜苦寒重剂，更当从伤寒狐惑证治中求之。

曹炳章：何以必去莲心、麦冬，何以必加银花、赤小豆皮，阅书者必于此等处细心体会，见识学问，方有长进。去莲心、麦冬之故，注中未言，不知莲心苦寒能清心热者，以其能引肾水上潮于心也。然而心附于肺叶，其部位在脾胃之上，既引肾水上潮于心，不将与中焦之湿有碍乎？麦冬甘寒润肺，其性最柔，然虽系上焦之药，能保其柔腻之性，绝不阑入中焦乎？前人用药之慎如此。

【方药】清宫汤去莲心麦冬加银花赤小豆皮方：

犀角一钱　连翘心三钱　元参心二钱　竹叶心二钱　银花二钱　赤小豆皮三钱

至宝丹、紫雪丹方（并见前）。

【方解】清宫汤乃清心开窍之剂。因其证系湿热转化而来，湿浊虽从热化，而尚有余邪，故于清宫汤中去莲心之苦寒、麦冬之滋润。加银花取其芳香透泄，宣化湿浊，并清湿中之热。赤小豆皮祛湿浊，于湿中泄热。诸药相伍，共奏清心热，兼化湿浊之功。神昏者可送服至宝丹，寒凉芳香，开窍辟秽。或以紫雪丹代之。

【词解】

①肢逆：四肢厥逆。

【提要】湿温误汗，邪入心包的证治。

【释义】湿温着于经络，多身热疼痛，如误认为伤寒，而用辛温发汗，以致汗出伤津，邪入心包，扰乱神明，神志昏迷，此时湿邪蒙闭，湿遏热伏，阳气不达四肢，所以四肢厥逆，当用清宫汤除去莲心之苦寒、麦冬之柔润，加银花辟秽浊以解毒，赤小豆皮清湿热。神志昏蒙，必须芳香开窍，可用至宝丹，如无至宝丹，紫雪丹亦可用。

张仲景说："湿家忌发汗，发汗则病痉。"湿热相搏，循经入络，清宫汤当去元参、麦冬之润，加菖蒲、郁金以开闭。若因痰热内闭，宜川贝、天竺黄、胆星、竹沥、姜汁之属，以清火豁痰。如谵语神昏狂乱，可用神犀丹、黄连、金汁。

【按语】此条论述湿热病热陷心包之证。湿从温化，酿成痰热，内陷心包，而致神昏肢厥，治当清心豁痰、芳香开窍之法。

【原文四十五】湿温喉阻咽痛，银翘马勃散主之。

【原注】肺主气，湿温者，肺气不化，郁极而一阴一阳（谓心与胆也）之火俱结也。盖金病不能平木，木反挟心火来刑肺金。喉即肺系，其闭在气分者即阻，闭在血分者即痛也，故以轻药开之。

【选注】

叶霖：此从《临证指南》治周姓案窃来，方名是鞠通捏造者。

【方药】银翘马勃散方（辛凉微苦法）：

连翘一两　牛蒡子六钱　银花五钱　射干三钱　马勃二钱

上杵为散，服如银翘散法。不痛但阻甚者，加滑石六钱，桔梗五钱，苇根五钱。

【方解】方中以银花、连翘、牛蒡清热解毒，射干、马勃清利咽喉之阻闭。喉部亦可吹冰硼散。

【提要】湿热阻肺，心肝之火上升的证治。

【释义】肺主气化，湿温阻遏肺气，金病不能平木，肝木夹心胆之火上刑肺金，火气上升，喉为肺系，阻于咽喉，以致咽喉疼痛，闭在气分则喉部阻塞，闭在血分则咽痛。本证是因湿热引起的咽痛喉阻，故用轻清开宣的银翘马勃散。

【按语】 此条乃湿温阻遏肺气，病机重心在气分，故以银翘马勃散，宣开肺气以解毒，则咽痛喉阻自消矣。

【原文四十六】 太阴湿温，气分痹郁而哕①者（俗名为呃），宣痹汤主之。

【原注】 上焦清阳膹郁，亦能致哕，治法故以轻宣肺痹为主（痹证治法，备载《金匮》，学者细详之。本论专详温病，不及备论。疟痢仿此。——朱评）。

【选注】

曹炳章：此条宣肺气之痹结。

叶霖：此从叶案呃门窃来之方，捏造其名为宣痹汤云。

【方药】宣痹汤（苦辛通法）：

枇杷叶二钱　郁金一钱五分　射干一钱　白通草一钱　香豆豉一钱五分

水五杯，煮取二杯，分二次服。

【方解】 方中以枇杷叶和胃降逆以止哕，郁金行气和血以解郁，射干苦寒以清热解毒，白通草、香豆豉轻宣肺气。使气机得开则痹阻除而呃逆自止。

【词解】

①哕：证名。呃逆。《丹溪心法·呕吐》言干呕则谓哕，《医经溯洄集》则谓哕为干呕之剧者。

【提要】 湿阻气机，上为呃逆的证治。

卷一

上焦篇

【释义】手太阴湿温，湿浊阻郁，气机不得宣畅，胸中之气痹塞不通，郁而为呃逆的，这是上焦清阳之气膹郁，故呃逆有声。应该轻宣肺气，气机得开则痹阻除而呃逆止也，以宣痹汤为主。

【按语】此乃肺气痹阻，胃气不和所致，故宜宣痹汤，苦辛通降，气机得开，则痹阻自除。

【原文四十七】太阴湿温喘促①者，千金苇茎汤加杏仁、滑石主之。

【原注】《金匮》谓喘在上焦，其息促。太阴湿蒸为痰，喘息不宁，故以苇茎汤轻宣肺气，加杏仁、滑石利窍而逐热饮。若寒饮喘咳者，治属饮家，不在此例（着眼。——朱评）。

【方药】千金苇茎汤加杏仁滑石汤（辛淡法）：

苇茎五钱　薏苡仁五钱　桃仁二钱　冬瓜仁二钱　滑石三钱杏仁三钱

水八杯，煮取三杯，分三次服。

【方解】方中主以苇茎清肺泄热，辅以冬瓜仁清热化痰，苡仁清热利湿，桃仁活血祛瘀为佐使药。四药相互，性味平淡，有清热化痰之功。再加杏仁、滑石，其宣肺化痰、清热利湿作用更佳。

【词解】

①喘促：古称上气、喘息，一般通称气喘，指以呼吸急促为特征的一种病症。

【提要】湿阻肺气，气逆作喘的治法。

【释义】太阴湿温，脾湿生痰，上阻于肺，肺气不利而呼吸发生喘促的，《金匮》所谓"喘在上焦其息促"是指肺气为痰阻滞，故呼吸喘促，可以用千金苇茎汤轻宣肺气，加杏仁、滑石利肺清热。

【按语】本证气逆作喘，乃痰热壅肺，肺气上逆所致，故以千金苇茎汤加杏仁、滑石，宣肺清热化痰。临床多用于肺痈咯吐脓痰，其味腥臭者。

【原文四十八】《金匮》①谓太阳中暍，身热疼痛而脉微弱，此以夏月伤冷水，水行皮中所致也。一物瓜蒂汤主之。

【原注】此热少湿多，阳郁致病之方法也。瓜蒂涌吐其邪，暑湿俱解，而清阳复辟矣。

【方药】一物瓜蒂汤方：

瓜蒂二十个

上捣碎，以逆流水八杯，煮取三杯，先服一杯，不吐再服，吐停后服。虚者加参芦三钱。

【方解】瓜蒂散为涌吐法的主要方剂，瓜蒂味苦而性涌泄。此证乃水湿阻遏阳邪，取其涌吐发汗，水从汗解，暑亦从汗解，热退而身痛自除。

【选注】

叶霖：《金匮》瓜蒂汤，瓜蒂二七，个别本二十个者，简误也。

【词解】

① 《金匮》：即《金匮要略方论》，简称《金匮要略》。3卷。

145

东汉张仲景撰于 3 世纪初，作者原撰《伤寒杂病论》。经晋王叔和整理后，其古传本之一名《金匮玉函要略方》，共 3 卷。后北宋校正医书局根据当时所存的蠹简文字重予编校，取其中以杂病为主的内容，仍厘订为 3 卷，改为《金匮要略方论》。全书共 25 篇，方剂 262 首，所述病证以内科杂病为主，兼有部分外科、妇产科等病证。

【提要】 暑邪为寒水阻遏，身热疼痛的证治。

【释义】 夏令感受暑热，又以冷水淋浴，以致水寒侵入汗孔，寒停留于皮肤之间，清阳被寒水抑遏，与暑热相搏，以致发热、无汗、身疼痛、脉象微细的，此是水湿阻遏阳邪，可用瓜蒂散涌吐发汗，使水从汗解，暑亦从汗解，热退而身痛自除。

【按语】 用一味瓜蒂，取其涌吐发汗之意。但瓜蒂苦寒有毒，多吐亦伤中气，须用之得当，否则损伤脾胃，戕伐正气。

【原文四十九】 寒湿①伤阳，形寒脉缓②，舌淡或白滑，不渴，经络拘束，桂枝姜附汤主之。

【原注】 载寒湿，所以互证湿温也。按寒湿伤表阳、中经络之证，《金匮》论之甚详，兹不备录。独采叶案一条，以见湿寒、湿温不可混也。形寒脉缓，舌白不渴，而经络拘束，全系寒证，故以姜、附温中，白术燥湿，桂枝通行表阳也。

【选注】

叶霖：寒湿相搏之病甚多，此为病温者言，采用一条，以证寒温之异亦可。然从叶香岩治王姓案剿窃来者，何以又杜撰方名，究属何意？

曹炳章：此纯乎寒湿之症，与《金匮》治法无异，列于此亦以见湿病亦有全不化热者，然书以温病名，故于此等症均从略。

【方药】桂枝姜附汤（苦辛热法）：

桂枝六钱　干姜三钱　白术（生）三钱　熟附子三钱

水五杯，煮取二杯，渣再煮一杯服。

【方解】方以姜、附温中散寒，白术健脾燥湿，桂枝通表阳以化气，四药配伍，苦辛通阳以散寒湿。

【词解】

①寒湿：病邪。致病则阻滞阳气的运行，血流不畅，发生肌肤疼痛、关节挛痹等症。

②脉缓：脉象之一。一息四至，来去怠缓。若脉来和缓均匀，为平脉；若脉来弛缓松懈为病脉，多见于湿证或脾胃虚弱。

【提要】寒湿伤阳的证治。

【释义】寒湿侵袭，寒与湿俱为阴邪，表阳被伤，故形寒；湿阻经络，故拘束不利；内无热，故不渴；脉缓为湿，舌淡白滑为寒湿。故以姜、附温中，白术燥湿，桂枝辛解表寒，此乃寒湿之治法。

【按语】本条乃寒湿为病，不属温病，载此所以与湿热相对比。

147

温疟

【原文五十】骨节疼烦，时呕，其脉如平，但热不寒，名曰温疟，白虎加桂枝汤主之。

【原注】阴气先伤，阳气独发，故但热不寒，令人消烁肌肉，与伏暑相似，亦温病之类也（是故入本论。——朱评）。彼此实足以相混，故附于此，可以参观而并见。治以白虎加桂枝汤者，以白虎保肺清金，峻泻阳明独胜之热，使不消烁肌肉；单以桂枝一味，领邪外出，作向导之官，得热因热用之妙（谁人能言，谁人能解此言。——朱评）。《经》云"奇治之不治，则偶治之；偶治之不治，则求其属以衰之"是也。又谓之复方。

【选注】

曹炳章：骨节疼则温邪系风所化，更有未化者，故方中尚加桂枝。

叶霖：《内经》言温疟有二，虽皆先热后寒，一谓先伤风热，后感寒邪，一谓冬感风寒，热邪被风寒折伏于肾，皆有阴阳寒热往来病情，此则全录《金匮》，亦属邪热内藏肾中，至春夏始发为伏气外出之证。阳盛已极，阴微不能与争，故但热不寒也，然伏气乃邪由内发，而亦列之上焦篇，何所取义？虽录《金匮》注，然仍是窃叶氏治胡姓案中语也。

【方药】白虎加桂枝汤方（辛凉苦甘复辛温法）：

知母六钱　生石膏一两六钱　粳米一合　桂枝木三钱　炙甘草二钱

水八碗，煮取三碗。先服一碗，得汗为度，不知再服，知后仍服一剂，中病即已。

【方解】温疟之病机，乃热邪壅盛于里，耗伤津液。故当清热生津，兼以透发，使邪热有外达之机。方中以白虎汤清热生津，达热出表。更加桂枝之辛散，以解肌透热。桂枝亦有通行血脉之功，故骨节烦痛者用之尤佳。

【提要】温疟骨节疼烦、时呕的证治。

【释义】温疟，是冬天感受风寒，当时未发，邪伏于骨髓之间，至春夏被温热之气触动，伏热外发。此时阳热亢盛，阴弱不能相争，故但热不寒，所谓阴气先伤，阳气独发，令人消烁肌肉，故骨节烦疼，上逆作呕。因病非新感，故脉象无显著变化。用白虎汤清阳明之热，桂枝引邪外出，是热因热用的反佐法。

【按语】温疟的热型，一般以先热后寒、定时发作为主证，但亦有但热不寒者，并有骨节烦疼、呕恶等见证。本条所述"其脉如平"一句，并非指温疟之脉如正常人，而是与一般疟疾脉弦相对而言，温疟脉不弦，二者以此区别，故曰如平。

【原文五十一】但热不寒，或微寒多热，舌干口渴，此乃阴气先伤，阳气独发，名瘅疟①，五汁饮主之。

【原注】仲景于瘅疟条下，谓以饮食消息之，并未出方。调如是重病，而不用药，特出饮食二字，重胃气可知。阳明于脏象

为阳土，于气运为燥金，病系阴伤阳独，法当救阴何疑。重胃气，法当救胃阴何疑。制阳土燥金之偏胜，配孤阳之独亢，非甘寒柔润而何！此喻氏甘寒之论，其超卓无比伦也。叶氏宗之，后世学者，咸当宗之矣。

【选注】

叶霖：《内经》瘅疟亦有二因。一为伏热藏于骨髓之中，而肾阴之气先绝，阳气独发也；一为肺素有热，热邪藏于血脉之中，其气内通于心，而外舍于分肉之间，故消烁肌肉也。此则全录《金匮》，而以喻西昌梨汁、庶浆生津止渴之说，立五汁饮为方，似亦有理，但热实气盛，阴液先伤，亦不可全恃救阴而不泄热。赵氏以白虎汤加入育阴之品，最为两得，学者当知所从治也。

【方药】五汁饮（方见前）。

[加减法] 此甘寒救胃阴之方也。欲清表热，则加竹叶、连翘；欲泻阳明独胜之热，而保肺之化源，则加知母；欲救阴血，则加生地、元参；欲宣肺气，则加杏仁；欲行三焦开邪出路，则加滑石。

【词解】

① 瘅（dàn）疟：瘅，古病名。瘅疟与温疟同类，但程度不同。先热后寒，热重寒微的，名温疟；但热不寒的，称瘅疟。

【提要】 论述瘅疟的证治。

【释义】 瘅疟的病因和温疟相同，也是冬伤风寒，邪伏于肾，至春夏为温热之气所触发，由于伏热已久，阴气已伤，阳气独发，故但热不寒，也有稍微寒冷，立即高热的。由于阴伤，故舌质干，口中发渴，这是胃中津液已亏，水亏不能制火，病人形体也很消瘦，必须用养阴生津、甘寒柔润的五汁饮救津液。

【按语】痎疟在《症因脉治》中又称为"肾经疟"。治用补肾益阴法，方如六味地黄汤加柴胡、白芍、独活、细辛等。本条所述病情为舌干、口渴，这是胃中津液亏损之证，故用五汁饮养阴生津。

【原文五十二】舌白渴饮，咳嗽频仍，寒从背起，伏暑所致，名曰肺疟①，杏仁汤主之。

【原注】肺疟，疟之至浅者。肺疟虽云易解，稍缓则深，最忌用治疟印板俗例之小柴胡汤（吃紧。——朱评），盖肺去少阳半表半里之界尚远，不得引邪深入也。故以杏仁汤轻宣肺气，无使邪聚则愈（仆尝以此方治人，一二剂辄效阅此，心怦怦有动也。——朱评）。

【选注】

叶霖：疟者，风寒之气不常也，邪入脏腑膜原之间，干于脏腑，则为五脏六腑之疟；涉于三阴三阳，则为六经之疟。经言肺疟令人心寒，寒甚热，热间善惊，如有所见者是也，此则暑伏于肺，寒伤太阳之经气耳，故宜此方。叶香岩谓为肺疟也可，然究非《内经》所谓之肺疟也。

【方药】杏仁汤（苦辛寒法）：

杏仁三钱　黄芩一钱五分　连翘一钱五分　滑石三钱　桑叶一钱五分　茯苓块三钱　白蔻皮八分　梨皮二钱

水三杯，煮取二杯，日再服。

【方解】方中以杏仁、桑叶轻宣肺气，黄芩、连翘清肺热以

151

解毒，滑石、茯苓、白蔻皮健脾利湿，梨皮润肺生津。诸药配合，共奏轻宣肺气、清热祛湿之功。

【词解】

① 肺疟：《素问·刺疟》说，肺疟者，令人心寒，寒甚热，热间善惊，如有所见者，刺手太阴阳明。按此证宜桂枝加芍药汤。

【提要】 论述肺疟的证治。

【释义】 病人舌苔白，口渴想喝水，经常咳嗽，背心部发冷，这是伏暑感凉而发，病名肺疟，是疟疾门比较轻浅的一种，用杏仁汤轻宣肺气、清热祛湿。不必用小柴胡汤治，因为肺离少阳半表半里较远，不可引邪深入，深则难治，但亦不可拖延，稍一缓治邪会聚到里面，就不容易解除了。

【按语】 肺疟为疟疾的一种类型，虽有寒热，但以舌白渴饮、咳嗽为主症，乃肺气不宣，邪势轻浅之证，故治当轻宣肺气、清热化湿，方用杏仁汤治疗。

【原文五十三】 热多昏狂，谵语烦渴，舌赤中黄，脉弱而数，名曰心疟①，加减银翘散主之；兼秽，舌浊口气重者，安宫牛黄丸主之。

【原注】 心疟者，心不受邪，受邪则死，疟邪始受在肺，逆传心包络。其受之浅者，以加减银翘散清肺与膈中之热，领邪出卫；其受之重者，邪闭心包之窍，则有闭脱之危，故以牛黄丸清宫城而安君主也。

【选注】

叶霖：经言心疟者，令人烦心甚，欲得清水，反寒多，不甚热。盖心为火脏，故烦甚，欲得水以自救；热极生寒，故反寒多；寒久则真火气衰，故不甚热也。此则暑邪入心包，有似乎疟耳，若果心疟，当从事于卢氏桂枝黄芩汤，或栀子香豉淡竹叶汤矣。此条从叶案窃来，方名是捏造者。

【方药】加减银翘散方（辛凉兼芳香法）：

连翘十分　银花八分　元参五分　犀角五分　麦冬五分（不去心）　竹叶三分

共为粗末，每服五钱，煎成去渣，点荷叶汁二三茶匙，日三服。

【方解】方以银花、连翘清热解毒，犀角、麦冬、竹叶清心泄热，元参滋养营阴，诸药配合，能清泄心肺之热，透热外出。若舌上有秽浊苔，口气重者，乃内闭心包之征，急送服安宫牛黄丸以清心开窍。

【方药】安宫牛黄丸（方见前）。

【词解】

①心疟：《素问·刺疟》：心疟者，令人烦心甚，欲得清水，反寒多，不甚热，刺手少阴，按此证先烦后渴，脉浮紧而大，翕翕发热，宜桂枝黄芩汤。

【提要】论述心疟的证治。

【释义】疟疾发作时高热，神志昏迷，发狂说胡话，烦躁口渴，舌质红赤，中心有黄苔，脉象弱而无力，有数象，这是肺经伏邪，逆传心包所致，叫作心疟。邪入心包较轻的，可以用加减银翘散清肺与胸膈之热，领邪外出卫分。受邪重的，邪闭心包，窍络阻塞，舌上有秽浊苔，口中气味重，就会有内闭外脱的危险，急用安宫牛黄丸，芳香化浊、清心开窍以安神志。

【按语】疟邪热甚犯心而出现神志症状者，谓之心疟。"热多昏狂，谵语烦渴"，是心包热盛之象。"脉弱而数"，乃心包热盛而心气受伤。故治当以加减银翘散清上焦之热。若"兼秽，舌浊口气重"是痰湿秽浊之征。"舌赤"主心营热盛。舌苔黄浊是痰浊内踞。观其临床表现乃属痰热内闭心包，故以安宫牛黄丸清心豁痰，以开窍络。

秋燥

【原文五十四】秋感燥气①，右脉数大，伤手太阴气分者，桑杏汤主之。

【原注】前人有云：六气之中，惟燥不为病，似不尽然。盖以《内经》少秋感于燥一条，故有此议耳。如阳明司天之年，岂无燥金之病乎？大抵春秋二令，气候较夏冬之偏寒偏热为平和，其由于冬夏之伏气为病者多，其由于本气自病者少，其由于伏气而病者重，本气自病者轻耳。其由于本气自病之燥证，初起必在肺卫（着眼——朱评），故以桑杏汤清气分之燥也。

【选注】

曹炳章：右脉数大，右寸尤甚，不独秋燥为然，即风温亦如是，此亦识病之要诀，但风温初起右寸必浮耳。

【方药】桑杏汤（辛凉法）：

桑叶一钱　杏仁一钱五分　沙参二钱　象贝一钱　香豉一钱
栀皮一钱　梨皮一钱

水二杯，煮取一杯，顿服之，重用再作服（轻药不得重用，重用必过病所。再一次煮成三杯，其二三次之气味必变，药之气味俱轻故也）。

【方解】方中桑叶、香豉轻宣透热，以解温燥在表之邪。杏仁苦润，降肺气以止咳。象贝性寒，宣肺止咳化痰。栀皮质轻而入上焦以泄肺热。沙参、梨皮生津润肺。诸药配伍，共奏宣解表邪、清肺润燥之功。

【词解】

①燥气：病因，六淫之一。外感燥气，易伤津液。临床表现为目赤、口鼻干燥、唇焦、干咳、胁痛等。其偏热者为温燥，偏寒者为凉燥。

【提要】温燥初起的证治。

【释义】秋季五行属金，继夏天暑令之后，长夏湿土之后，此时天气上升，地气下降，西风肃杀之气渐增，烦暑湿热全除，空气凉爽干燥，这就是燥气主令。人若体质阴津不足，不能适应燥气的侵犯，就会发生燥病。但燥气病有温燥与凉燥，如久旱无雨，秋阳以曝，感之者就为温燥；如秋风萧瑟，气候寒凉，感之者即为凉燥。秋燥之气，由口鼻皮毛而入，首先伤及肺卫，故右脉数大，而右寸为甚，病变中心在手太阴气分，可以用桑杏汤清润气分。

【按语】秋燥有温燥、凉燥之分。初秋之际其气尚温，此时感之，多为温燥；深秋时节，西风肃杀，天气清凉，此时感之，多为凉燥。温燥为病，属温病范围；凉燥近似伤寒，不属温病。

【原文五十五】感燥而咳者，桑菊饮主之。

【原注】亦救肺卫之轻剂也。

【选注】曹炳章：感燥而咳，病势本轻，然迁延误治，必成重症，此症较肺痿尤易误事。

【方药】桑菊饮方（见前）。

【提要】燥气伤肺而咳的治法。

【释义】感秋燥之气而咳的，是燥气初犯肺卫的轻证，虽说轻证，也不可忽视，用桑菊饮轻清肺卫，不可迁延，久之则病深生变。

【按语】外感燥热之邪，初起以干咳少痰为主，是肺气不宣之征，若燥甚者，可于原方中加沙参清润之。

【原文五十六】燥伤肺胃阴分，或热或咳者，沙参麦冬汤主之。

【原注】此条较上二条，则病深一层矣，故以甘寒救其津液。

【选注】叶霖：此下沙参麦冬汤及翘荷汤，其方亦从叶氏窃来者，惟畏地骨皮未耳耳。

【方药】沙参麦冬汤（甘寒法）：

沙参三钱　玉竹二钱　生甘草一钱　冬桑叶一钱五分　麦冬三钱　生扁豆一钱五分　花粉一钱五分。

水五杯，煮取二杯，日再服。久热久咳者，加地骨皮三钱。

【方解】方中沙参、麦冬、玉竹、花粉甘寒生津，滋养肺胃。生扁豆、甘草扶胃气以助生津之源。桑叶轻清宣透，以宣散肺热，热退津生而咳自止。若久热不退，久咳不止者，可加地骨皮以清虚热。

【提要】燥伤肺阴，津气受伤的证治。

【释义】秋燥之气，伤及肺胃阴分，津气受伤，病者身热而咳，咽干口燥的，病情较上二条重，要用清热润燥、甘寒救津法，用沙参麦冬汤治疗。

【按语】本条乃燥伤肺胃津液，用沙参麦冬汤甘寒法，退热生津。然验之临床，各种气分证后，邪气已解，肺胃津伤，均可用之。

【原文五十七】燥气化火，清窍不利者，翘荷汤主之。

【原注】清窍不利，如耳鸣目赤，龈胀咽痛之类。翘荷汤者，亦清上焦气分之燥热也。

【选注】

曹炳章：燥气上干清窍见头目之病，此时虽用养液之药尚觉隔膜一层，故用药则先轻宣凉散兼导之下降。

【方药】翘荷汤（辛凉法）：

薄荷一钱五分　连翘一钱五分　生甘草一钱　黑栀皮一钱五分　桔梗二钱　绿豆皮二钱

水二杯，煮取一杯，顿服之。日服二剂，甚者日三。

［加减法］耳鸣者，加羚羊角、苦丁茶；目赤者，加鲜菊叶、苦丁茶、夏枯草；咽痛者，加牛蒡子、黄芩。

【方解】方中薄荷、连翘轻清宣透解毒，黑栀皮清热泻火，绿豆皮清热解毒，桔梗、甘草清热利咽止痛，此乃辛凉清火之轻剂，为治气分燥热上犯清窍之主方。若见耳鸣，乃足少阳胆经之经气不利，故加羚羊角、苦丁茶以清肝胆之热；目赤乃燥犯足厥阴肝经，故加鲜菊叶、苦丁茶、夏枯草以清散肝热；咽痛乃肺胃燥热上犯，故加牛蒡子、黄芩清肺胃，利咽喉。

【提要】燥气化火，上犯清窍的治疗。

【释义】燥气化热生火，火性炎上，上犯清空，以致清窍不利、口鼻干、目赤、耳鸣、咽痛、龈胀，亦可见头晕痛，宜用辛凉轻宣、清利头目诸窍的翘荷汤。

【按语】本证乃温燥邪气侵袭肺胃气分，化火上干清窍之候。所谓"清窍不利"是指耳鸣目赤、龈痛咽痛等症。

【原文五十八】诸气膹郁，诸痿喘呕之因于燥者，喻氏清燥救肺汤主之。

【原注】喻氏云：诸气膹郁之属于肺①者，属于肺之燥也，而古今治气郁之方，用辛香行气，绝无一方治肺之燥者。诸痿喘呕之属于上②者，亦属于肺之燥也，而古今治法以痿呕属阳明，以喘属肺，是则呕与痿属之中下，而惟喘属上矣，所以千百方中亦无一方及于肺之燥也。即喘之属于肺者，非表即下，非行气即泻气，间有一二用润剂者，又不得其肯綮③。总之，《内经》六气，脱误秋伤于燥一气，指长夏之湿为秋之燥。后人不敢更端其说，置此一气于不理，即或明知理燥，而用药夹杂，如弋获飞虫④，茫无定法示人也。今拟此方，命名清燥救肺汤，大约以胃气为主，胃土为肺金之母也。其天门冬虽能保肺，然味苦而气滞，恐反伤胃阻痰，故不用也；其知母能滋肾水、清肺金，亦以苦而不用；至于苦寒降火正治之药，尤在所忌。盖肺金自至于燥，所存阴气不过一线耳，倘更以苦寒下其气，伤其胃，其人尚有生理乎？诚仿此增损，以救肺燥变生诸证，如沃焦救焚，不厌其频，庶克有济耳。

【选注】

叶霖：燥之为病，内伤外感宜分，喻西昌论风热过胜偏元之燥邪，颇有心得，但以《素问》秋伤于湿，易作秋伤于燥，不达经旨，殊属悖妄，故鞠通亦有《内经》少秋感于燥一条之谬说也。夫《生气通天论》《阴阳应象大论》中，所谓秋伤于湿者，以长夏湿土郁蒸之余气，渐积身中，随秋令收敛而伏藏于肺胃之间，直待秋深燥令大行，燥与湿雨不相容而为病。经言秋伤于湿，冬生咳嗽者，此义也。西昌欲以湿易燥者，亦此义也，故此证有肺燥胃湿，两难分解之势。但秋令感伤气分，值夏月发泄之后，其体必虚，若以辛温发散，多有喘急告危之候，当以辛凉甘润为方，则燥气自平，误投苦燥，亦增他变。所用数方，虽窃自叶案，却从喻氏清燥救肺汤中脱化而出，层次不紊，尚可为法，若见呈湿象，又须参以甘淡渗湿之品为是，至若内伤燥气，由精血下夺而成，或偏饵燥剂所致。病从下焦阴分先起，宜纯阴静药，柔养肝肾为宜。下病失治，槁及乎上，为三消⑤噎膈⑥之根；上病失治，槁及乎下，乃痿厥秘结之始。若论燥金胜气为病，则沈目南⑦之论是也，而鞠通数方，亦可酌用。惟论治固当明司天在泉之气运，其偏燥偏湿之机，须察夏秋淫雨亢晴为断，不可妄执运气，借以鸣高，而无裨实用也。

【方药】 清燥救肺汤方（辛凉甘润法）：

石膏二钱五分　甘草一钱　霜桑叶三钱　人参七分　杏仁（泥）七分　胡麻仁（炒研）一钱　阿胶八分　麦冬（不去心）二钱　枇杷叶（去净毛，炙）六分

水一碗，煮六分，频频二三次温服。痰多加贝母、瓜蒌；血枯加生大黄；热甚加犀角、羚羊角，或加牛黄。

【方解】 方中桑叶、杏仁、枇杷叶宣肺止咳，石膏、甘草、麦冬清火生津，人参补益气阴，阿胶、麻仁滋阴润燥，合之共奏清肺润燥之功。若痰多者，加贝母、瓜蒌以化痰；血枯者加生地黄养阴血以润燥；热甚者加犀角、羚羊角以泄热或加牛黄以清热解毒。

【词解】

①诸气膹郁之属于肺：见《内经》病机十九条，这里指燥气

伤肺，肺燥气逆不降。

②诸痿喘呕之属于上：见《内经》病机十九条，这里指燥气伤肺，津伤失润，而致喘呕。

③肯綮（qìng）：筋肉结合处。其意机要。

④弋（yì）获飞虫：弋，射箭也，以弓矢射飞鸟。

⑤三消：病证名。上消、中消、下消的合称。泛指以多饮、多食、多尿症状为特点的病证。

⑥噎膈：病名。又名噎塞、膈噎。症见饥欲得食，但噎塞于咽与胸膈之间，或未曾入胃即有痰涎夹食还出。

⑦沈目南：清代医家，名明宗，字目南，号秋湄。檇季（今浙江嘉兴西南）人。少时曾学禅宗，兼学医，研究仲景之学，编注有《伤寒六经辨证治法》和《张仲景先生金匮要略》二十四卷。

【提要】燥伤津血，胸闷喘痿的证治。

【释义】凡是胸中膹满，气机郁闷不畅，以致呼吸胸胁作痛；凡是脚膝痿软无力，不能行走，气喘，呕吐之因于燥伤津血，经脉筋骨失于滋养的，属于上焦肺燥引起的，可以用喻嘉言的清燥救肺汤甘寒濡润，滋阴养血的方法来治疗。

【按语】《素问·至真要大论》云："诸气膹郁，皆属于肺……诸痿喘呕，皆属于上。"其指出多种喘息气急、气滞胸闷的证候及痿证喘呕，多与上焦肺的关系甚为密切。吴氏论述肺燥可以导致气逆不降，喘息气急，也可以因燥气伤肺，经脉失润，导致痿证、喘呕。这一类肺燥证候，可用喻氏清燥救肺汤治疗，临床有很大的实用价值。

卷一 上焦篇

161

补秋燥胜气论

按前所序之秋燥方论，乃燥之复气也，标气也。盖燥属金而克木，木之子，少阳相火也，火气来复，故现燥热干燥之证。又《灵枢》谓：丙丁为手之两阳合明，辰巳为足之两阳合明①，阳明本燥，标阳也。前人谓燥气化火，《经》谓燥金之下，火气承之，皆谓是也。按古方书，无秋燥之病。近代以来，惟喻氏始补燥气论，其方用甘润微寒；叶氏亦有燥气化火之论，其方用辛凉甘润；乃《素问》所谓燥化于天，热反胜之，治以辛凉，佐以苦甘法也。瑭袭前人之旧，故但叙燥证复气如前。书已告成，窃思与《素问》燥淫所胜不合，故杂说篇中，特著燥论一条，详言正化②、对化③、胜气④、复气⑤以补之。其于燥病胜气之现于三焦者，究未出方论，乃不全之书，心终不安。嗣得沈目南先生《医征》温热病论，内有秋燥一篇，议论通达正大，兹采而录之于后，间有偏胜不圆之处，又详辨之，并特补燥证胜气治法如下。

再按胜复之理，与正化对化，从本从标之道，近代以来，多不深求，注释之家，亦不甚考。如仲景《伤寒论》中之麻、桂、姜、附，治寒之胜气也，治寒之正化也，治寒之本病也。白虎、承气，治寒之复气也，治寒之对化也，治寒之标病也。余气俱可从此类推。（太阳本寒标热，对化为火，盖水胜必克火。故《经》载太阳司天，心病为多。末总结之曰：病本于心，心火受病必克金。白虎，所以救金也。金受病，则坚刚牢固，滞塞不通，复气为土，土胜壅塞，反来克本身之真水，承气所以泄金与土救水也。再，《经》谓：寒淫所胜，以咸泻之。从来注释家，不过随文释文，其所以用方之故，究未达出。本论不能遍注《伤寒》，偶举一端，以例其余，明者得此门径，熟玩《内经》，自可迎刃而解；能解伤寒，其于本论，自无难解者矣。由是推之，六气皆然耳）。

汪按：此论平正通达，发前人所未发，但其立方用药，仍不免袭前人窠臼，辛温表散与寒凉杂用，故存此论，而不用其方。

沈目南：《燥病论》曰，《天元纪大论》云天以六为节，地以五为制。盖六乃风寒暑湿燥火为节，五即木火土金水为制。然天气主外，而一气司六十日有奇；地运主内，而一运主七十二日有奇。故五运六气合行而终一岁，乃天然不易之道也。《内经》失去长夏伤于湿，秋伤于燥，所以燥证湮没，至今不明。先哲虽有言之，皆是内伤津血干枯之证，非谓外感清凉时气之燥。然燥气起于秋分以后，小雪以前，阳明燥金凉气司令。《经》云：阳明之胜，清发于中，左胠胁痛，溏泄，内为嗌塞，外发癫疝。大凉肃杀，华英改容，毛虫乃殃。胸中不便，嗌塞而咳。据此经文，燥令必有凉气感人，肝木受邪而为燥也。惟近代喻嘉言昂然表出，可为后世苍生之幸。奈以诸气膹郁，诸痿喘呕，咳不止而出白血死，谓之燥病，此乃伤于内者而言，诚与外感燥证不相及也。更自制清燥救肺汤，皆以滋阴清凉之品，施于火热刑金，肺气受热者宜之。若治燥病，则以凉投凉，必反增病剧。殊不知燥病属凉，谓之次寒，病与感寒同类。《经》以寒淫所胜，治以甘

163

热，此但燥淫所胜，平以苦温，乃外用苦温辛温解表，与冬月寒令而用麻、桂、姜、附，其法不同，其和中攻里则一，故不立方。盖《内经》六气，但分阴阳主治，以风热火三气属阳同治，但药有辛凉、苦寒、咸寒之异；湿燥寒三气属阴同治，但药有苦热、苦温、甘热之不同。仲景所以立伤寒、温病二论为大纲也。盖《性理大全》谓燥属次寒，奈后贤悉谓属热，大相径庭。如盛夏暑热熏蒸，则人身汗出濈濈，肌肉潮润而不燥也；冬月寒凝肃杀，而人身干槁燥冽。故深秋燥令气行，人体肺金应之，肌肤亦燥，乃火令无权，故燥属凉，前人谓热，非矣。

按： 先生此论，可谓独具只眼，不为流俗所汩没者。其责喻氏补燥论用甘寒滋阴之品，殊失燥淫所胜，平以苦温之法，亦甚有理。但谓诸气膹郁，诸痿喘呕，咳不止，出白血，尽属内伤，则于理欠圆。盖因内伤而致此证者固多，由外感余邪在络，转化转热而致此证者，亦复不少。瑭前于风温咳嗽条下，驳杏苏散，补桑菊饮，方论内极言咳久留邪致损之故，与此证同一理也。谓清燥救肺汤治燥之复气，断非治燥之胜气，喻氏自无从致辨；若谓竟与燥不相及，未免各就一边谈理。盖喻氏之清燥救肺汤，即《伤寒论》中后半截之复脉汤也。伤寒必兼母气之燥，故初用辛温甘热，继用辛凉苦寒，终用甘润，因其气化之所至而然也。至谓仲景立伤寒、温病二大纲，如《素问》所云，寒暑六入，暑统风火，寒统燥湿，一切外感，皆包于内，其说尤不尽然，盖尊信仲景太过而失之矣。若然，则仲景之书，当名六气论，或外感论矣，何以独名《伤寒论》哉！盖仲景当日著书，原为伤寒而设，并未遍著外感，其论温、论暑、论湿，偶一及之也。即先生亦补《医征》温热病论，若系全书，何容又补哉！瑭非好辨，恐后学眉目不清，尊信前辈太过，反将一切外感，总混入《伤寒论》中，此近代以来之大弊，祸未消灭，尚敢如此立论哉！

汪瑟庵：谓善读仲景之书，不独可以治伤寒，并可以治六气，则是；谓仲景之书，已包六气在内，则非。

【词解】

①丙丁为手之两阳合明，辰巳为足之两阳合明：以十天干配日，丙主左手之阳明，丁主右手之阳明；辰主左足之阳明，巳主右足之阳明。

②正化：热化、寒化、雨化、风化之一定者也。《素问·六元正纪大论》明其正化。

③对化：燥为次寒，秋令之气也，对化则为燥热、燥火。

④胜气：运气学说术语。指偏胜之气。如上半年发生某种超常的气候，或五运中某运偏胜，均称胜气。

⑤复气：运气学说术语。指报复之气。如上半年发生某种胜气，下半年即有与之相反的气候发生；或五运某运偏胜，即有另一运以报复之，称为复气。

【原文一】秋燥之气，轻则为燥，重则为寒，化气为湿，复气为火。

【原注】揭燥气之大纲，兼叙其子母之气、胜复之气，而燥气自明。重则为寒者，寒水为燥金之子也；化气为湿者，土生金，湿土其母气也。《至真要大论》曰：阳明、厥阴，不从标本，从乎中也。又曰：从本者，化生于本；从标本者，有标本之化；

从中者，以中气为化也。按：阳明之上，燥气治之，中见太阴。故本论初未著燥金本气方论，而于疟、痢等证，附见于寒湿条下。叶氏医案谓：伏暑内发，新凉外加，多见于伏暑类中；仲景《金匮》多见于腹痛、疟、痢门中。

【选注】

曹炳章：重则为寒，此指病势已亟变症而言。若初起则无此虑。

【提要】 燥气之提纲。

【释义】 此为燥气大纲，秋是秋令阳明燥金司令的气化，此时天气已凉，空气干燥，但是它是继长夏湿土之气而来的，所以湿是燥的母气。金生水，水性寒，太阳寒水之气又是燥金的子气，所以轻则为燥，重则为寒。《至真要大论》说："阳明厥阴，不从标本，从乎中也。"又说："从本者，化生于本，从标者，有标本之化，从中者，以中气为化也。"从此可知，阳明之上，燥气治之，中见太阴，太阴为湿土，故秋燥之气其化气为湿，能自己调整滋润，假如不能从中化，则燥为金气，金克木，木受金克，木之子为火，火必起来报复，火能克金，则就是复气为火的道理。这虽然是运气学说，但燥气在病理上也是相同的。

【原文二】 燥伤本脏①，头微痛，恶寒，咳嗽稀痰，鼻塞，嗌塞②，脉弦，无汗，杏苏散主之。

【原注】 本脏者，肺胃也。《经》有"嗌塞而咳"之明文，故上焦之病自此始。燥伤皮毛，故头微痛、恶寒也，微痛者，不似伤寒之痛甚也。阳明之脉，上行头角，故头亦痛也。咳嗽稀痰

者，肺恶寒，古人谓燥为小寒也；肺为燥气所搏，不能通调水道，故寒饮停而咳也。鼻塞者，鼻为肺窍。嗌塞者，嗌为肺系也。脉弦者，寒兼饮也。无汗者，凉搏皮毛也。按：杏苏散，减小青龙一等。此条当与下焦篇所补之痰饮数条参看。再，杏苏散乃时人统治四时伤风咳嗽通用之方，本论前于风温门中已驳之矣；若伤燥凉之咳，治以苦温，佐以甘辛，正为合拍。若受重寒夹饮之咳，则有青龙；若伤春风，与燥已化火无痰之证，则仍从桑菊饮、桑杏汤例。

【选注】

曹炳章：燥气本微凉时懔悍之气，故秋燥之候每见于仲秋、季秋，此气最能伤金，古人谓燥为小寒，亦非无见。但此气最能伤液，故每成热症，世之人每拟之，不知《伤寒论》所列白虎、竹叶、承气诸方虽伤寒亦能化热，何况于燥气。世之医道不明皆此等处未能悉心体会前贤妙论妙法，阅之均如雾里看花，故下手毫无把握。

【方药】杏苏散方：

苏叶　半夏　茯苓　前胡　苦桔梗　枳壳　甘草　生姜　大枣（去核）　橘皮　杏仁

[加减法] 无汗，脉弦甚或紧，加羌活，微透汗。汗后咳不止，去苏叶、羌活，加苏梗。兼泄泻腹满者，加苍术、厚朴。头痛兼眉棱骨痛者，加白芷。热甚加黄芩，泄泻腹满者不用。

[方论] 此苦温甘辛法也。外感燥凉，故以苏叶、前胡辛温之轻者达表；无汗，脉紧，故加羌活，辛温重者，微发其汗。甘、桔从上开，枳、杏、前、苓从下降，则嗌塞鼻塞宣通而咳可

167

止。橘、半、茯苓，逐饮而补肺胃之阳。以白芷易原方之白术者，白术，中焦脾药也，白芷，肺胃本经之药也，且能温肌肉而达皮毛。姜、枣为调和营卫之用。若表凉退而里邪未除，咳不止者，则去走表之苏叶，加降里之苏梗。泄泻、腹满，金气太实之里证也，故去黄芩之苦寒，加术、朴之苦辛温也。

【词解】

①本脏：阳明燥金，肺胃也。或肺与大肠。

②嗌（yì）塞：嗌，食管上口咽腔为嗌。嗌塞，即咽喉阻塞。

【提要】 凉燥伤肺卫的证治。

【释义】 秋燥之邪伤及肺胃，肺气不得宣畅，则咳嗽，咯吐稀白痰，鼻塞不通，咽嗌不利；燥气伤及皮毛，有头微痛、恶寒的表证；脉象弦，弦为寒饮，是肺有饮邪，又感凉燥之故；表实则无汗。治凉燥以苦温散寒，佐以甘辛宣肺，杏苏散最为合适。

【原文三】 伤燥，如伤寒太阳证，有汗，不咳，不呕，不痛者，桂枝汤小和之。

【原注】 如伤寒太阳证者，指头痛、身痛、恶风寒而言也。有汗不得再发其汗，亦如伤寒例，但燥较寒为轻，故少与桂枝小和之也。

【方药】 桂枝汤方（见前）。

【提要】 凉燥伤卫的证治。

【释义】 桂枝汤治太阳风寒证，燥气本属次寒，燥伤皮毛，有头痛、微恶风寒，有汗不解，不咳、不呕、不痛的，此为外燥伤皮毛未及于肺。有汗不可再汗，故用桂枝汤小和营卫。

【按语】此二条为凉燥初起，邪袭肺卫之候。凉燥性质偏于寒，所以初起恶寒重而发热较轻，其似伤寒，但咽干唇燥，为燥伤津气的特征，也是与一般风寒的辨别关键。凉燥伤肺卫者治宜宣肺达表、化痰润燥，可用杏苏散。凉燥伤于皮毛者，用桂枝汤小和之。

【原文四】燥金司令，头痛，身寒热，胸胁痛，甚则疝瘕痛者，桂枝柴胡各半汤加吴萸楝子茴香木香汤主之。

【原注】此金胜克木也。木病与金病并见，表里齐病，故以柴胡达少阳之气，即所以达肝木之气，合桂枝而外出太阳，加芳香定痛，苦温通降也。湿燥寒同为阴邪，故仍从足经例。

【方药】桂枝柴胡各半汤加吴萸楝子茴香木香汤方（治以苦温，佐以甘辛法）：

桂枝　吴茱萸　黄芩　柴胡　人参　广木香　生姜　白芍　大枣（去核）　川楝子　小茴香　半夏　炙甘草

【方解】方中以桂枝散太阳表邪，白芍敛阴和营，姜、枣调和营卫，柴胡疏少阳之气以达肝气，参、夏扶正和胃，加吴萸、茴香、川楝、木香温散厥阴结聚。

【提要】燥伤肺肝的证治。

【释义】燥金司令，金胜克木，肝与肺俱病，表里同病。头痛、身寒热，表有邪也；胸胁痛，肺气郁滞，肝气不舒，疝瘕痛为厥阴经病。故用柴胡疏少阳之盛以利肝气，合桂枝以散太阳表邪，加吴萸、茴香、川楝子、木香，芳香温散厥阴疝瘕结聚。

【原文五】燥淫传入中焦，脉短而涩，无表证，无下证，胸痛，腹胁胀痛，或呕，或泄，苦温甘辛以和之。

【原注】燥虽传入中焦，既无表里证，不得误汗、误下，但以苦温甘辛和之足矣。脉短而涩者，长为木，短为金，滑为润，涩为燥也。胸痛者，肝脉络胸也。腹痛者，金气克木，木病克土也。胁痛者，肝木之本位也。呕者，亦金克木病也。泄者，阳明之上，燥气治之，中见太阴也。或者，不定之辞；有痛而兼呕与泄者，有不呕而但泄者，有不泄而但呕者，有不兼呕与泄而但痛者。病情有定，病势无定，故但出法而不立方，学者随证化裁可也。药用苦温甘辛者，《经》谓燥淫所胜，治以苦温，佐以甘辛，以苦下之。盖苦温从火化以克金，甘辛从阳化以胜阴也。以苦下之者，金性坚刚，介然成块，病深坚结，非下不可。下文即言下之证。

【提要】燥伤中焦，肝胃受病的证治。

【释义】燥气在肺卫不解，以致进一步传入中焦，脉短而涩，脉长为木，短为金，滑为润，涩为燥，此时外无表证可汗，里无实证可下，病人胸痛，腹胁胀痛，这是燥金克木，肝气郁滞，故胸胁痛；肝病克土，脾气阻滞，故腹胀痛；气上逆则呕，下攻则泄，然呕泄不一定同见，可以单见或不见，其病机是金病克木，木病克土。既无可汗之表证，故不可发，亦无可下之里证，故不可下，应当用《内经》燥淫所胜，治以苦温，佐以甘辛的治法，以调和肝脾、疏泄肺金。

【**原文六**】阳明燥证，里实而坚，未从热化，下之以苦温；已从热化，下之以苦寒。

【**原注**】燥证阳明里实而坚满，《经》统言以苦下之，以苦泄之。今人用下法，多以苦寒。不知此证当别已化未化，用温下寒下两法，随证施治，方为的确。未从热化之脉，必仍短涩，涩即兼紧也；面必青黄。苦温下法，如《金匮》大黄附子细辛汤，新方天台乌药散（见下焦寒湿门）加巴豆霜之类。已从热化之脉，必数而坚，面必赤，舌必黄，再以他证参之。苦寒下法，如三承气之类，而小承气无芒硝，轻用大黄或酒炒，重用枳、朴，则微兼温矣。

附治验：丙辰年，瑭治一山阴幕友①车姓，年五十五岁，须发已白大半。脐左坚大如盘，隐隐微痛，不大便数十日。先延外科治之，外科以大承气下之三四次，终不通。延余诊视，按之坚冷如石，面色青黄，脉短涩而迟。先尚能食，屡下之后，糜粥不进，不大便已四十九日。余曰：此癥也，金气之所结也。以肝木抑郁，又感秋金燥气，小邪中里，久而结成，愈久愈坚，非下不可，然寒下非其治也。以天台乌药散二钱，加巴豆霜一分，姜汤和服。设三伏②以待之；如不通，第二次加巴豆霜分半；再不通，第三次加巴豆霜二分。服至三次后，始下黑亮球四十九枚，坚莫能破。继以苦温甘辛之法调理，渐次能食。又十五日不大便，余如前法下，至第二次而通，下黑亮球十五枚，虽亦坚结，然破之能碎，但燥极耳。外以香油熬川椒熨其坚处，内服苦温芳香通络，月余化尽。于此证，方知燥金之气伤人如此，而温下寒下之法，断不容紊也。

171

乙丑年，治通廷尉③，久疝不愈。时年六十八岁，先是通廷尉外任时，每发疝，医者必用人参，故留邪在络，久不得愈。至乙丑季夏，受凉复发，坚结肛门，坐卧不得，胀痛不可忍，汗如雨下，七日不大便。余曰：疝本寒邪，凡坚结牢固，皆属金象，况现在势甚危急，非温下不可。亦用天台乌药散一钱，巴豆霜分许，下至三次始通，通后痛渐定。调以倭硫黄丸④，兼用《金匮》蜘蛛散⑤，渐次化净。以上治验二条，俱系下焦证，以出阳明坚结下法，连类而及。

【选注】

曹炳章：下法为治病中冲坚破敌之策，万不可少，世之浅见者，每不敢用，养病贻患，莫此为甚，然用之亦甚难。有宜温下者，有宜寒下者，又有秽浊湿热入包络充塞，宜寒下中兼用芳香者。予于数年前治一症，湿温失下，兼杂食积，迁延既久，弥留枕席，承气汤服至三剂，共服生大黄两余，毫无动静，至第四日用生大黄四钱合清心牛黄丸一粒，共研细末，用生凉水和灌之，阅时许得大解坚黑球数十枚，并杂黑水升许而愈。

【方药】大黄附子细辛汤（《金匮》方）：

大黄三两　炮附子三枚　细辛二两

水煎，分三次服。

【方解】本方温经散寒、通便止痛，治阴寒积聚，腹痛坚满，胁下偏痛。方中附子辛温以温里散寒，大黄荡除积结，细辛温经宣通、散寒止痛。大黄性味虽属苦寒，但配伍附子、细辛之辛散大热之品，则制其寒性而存其走泄之性。三味协力，共成温散寒凝、苦辛通降之剂。

【方药】天台马药散（见下焦篇、寒湿门）。

【词解】

①山阴幕友：山阴，浙江绍兴。幕友，协助官府处理文牍的人，即师爷。

②三伏：一伏为一时合两小时，三伏为六小时。

③廷尉：清州县佐贰官。

④倭硫黄丸：硫黄之产于日本琉球吕宋等处者。倭硫黄一两，为细末，用米糕为丸，如梧桐子大，每服五十至六十丸，荆芥煎汤送下。

⑤《金匮》蜘蛛散：治阴狐疝气方，蜘蛛十四枚（熬焦），桂枝半两，为散。

【提要】阳明燥证的治法。

【释义】秋燥之邪传入中焦，里实腹坚满胀痛，大便秘结不通，当用下法，如燥未化热，寒结于里，用苦温下之，如大黄附子细辛汤、天台乌药散；如已经化热，热结于里的，可以用苦寒下法如大小承气汤。

未从热化，脉必短涩，面必青黄；已从热化，脉必数而坚，面必红赤，舌苔必黄。再以他证参之，自可分辨。

【按语】本条与上条均论述燥伤中焦的证治，上条为燥伤中焦，肝胃受病，以胁痛，或呕，或泄为特点，治以苦温甘辛以和之，方以天台乌药散化裁。本条则为燥结阳明，病机重心在胃肠，以里实腹坚满胀痛、便秘为特点。治当首辨寒结与热结，寒结于里，当苦温下之；热结于里，可苦寒攻下。临证须详加察辨，随机立法，方可应手取效。

【原文七】 燥气延入下焦，搏于血分，而成癥①者，无论男妇，化癥回生丹主之。

【原注】 大邪中表之燥证，感而即发者，诚如目南先生所云，与伤寒同法，学者衡其轻重可耳。前所补数条，除减伤寒法等差二条，胸胁腹痛一条，与伤寒微有不同，余俱兼疝瘕者，以《经》有燥淫所胜，男子癩疝，女子少腹痛之明文。疝瘕②已多见寒湿门中，疟证、泄泻、呕吐已多见于寒湿、湿温门中。此特补小邪中里，深入下焦血分，坚结不散之痼疾③。若不知络病宜缓通治法，或妄用急攻，必犯瘕散为蛊之戒。此蛊乃血蛊④也，在妇人更多，为极重难治之证，学者不可不预防之也。化癥回生丹法，系燥淫于内，治以苦温，佐以甘辛，以苦下之也。方以《金匮》鳖甲煎丸与回生丹脱化而出，此方以参、桂、椒、姜通补阳气，白芍、熟地守补阴液，益母膏通补阴气而消水气，鳖甲胶通补肝气而消癥瘕，余俱芳香入络而化浊。且以食血之虫，飞者走络中气分，走者走络中血分，可谓无微不入，无坚不破。又以醋熬大黄三次，约入病所，不伤他脏，久病坚结不散者，非此不可。或者病其药味太多，不知用药之道，少用独用，则力大而急；多用众用，则功分而缓。古人缓化之方皆然，所谓有制之师不畏多，无制之师少亦乱也。此方合醋与蜜共三十六味，得四九之数，金气生成之数也。

【选注】

曹炳章：此等药宜预备，临渴掘井，无济于事，亦犹三年之艾也。然必病至于此而始治，是谁之咎。

【方药】化癥回生丹方：

人参六两　安南桂二两　两头尖二两　麝香二两　片子姜黄二两　公丁香三两　川椒炭二两　虻虫二两　京三棱二两　蒲黄炭一两　藏红花二两　苏木三两　桃仁三两　苏子霜二两　五灵脂二两　降真香二两　干漆二两　当归尾四两　没药二两　白芍四两　杏仁三两　香附米二两　吴茱萸二两　元胡索二两　水蛭二两　阿魏二两　小茴香炭三两　川芎二两　乳香二两　良姜二两　艾炭二两　益母膏八两　熟地黄四两　鳖甲胶一斤　大黄八两（共为细末，以高米醋一斤半，熬浓，晒干为末，再加醋熬，如是三次，晒干，末之。）

共为细末，以鳖甲、益母、大黄三胶和匀，再加炼蜜为丸，重一钱五分，蜡皮封护。用时温开水和，空心服，癥甚之证，黄酒下。

治癥结不散不痛。

治癥发痛甚。

治血痹。

治妇女干血痨证之属实者。

治疟母左胁痛而寒热者。

治妇女经前作痛，古谓之痛经者。

治妇女将欲行经而寒热者。

治妇女将欲行经，误食生冷腹痛者。

治妇女经闭。

治妇女经来紫黑，甚至成块者。

治腰痛之因于跌扑死血者。

治产后瘀血，少腹痛，拒按者。

治跌扑昏晕欲死者。

治金疮、棒疮之有瘀滞者。

【方解】本方是以《金匮》鳖甲丸与回生丹化裁而成，方中参、桂、椒、姜通补阳气，白芍、熟地守补阴液，益母膏通补阴气而消水气，鳖甲膏通补肝气而消癥瘕，余俱芳香入络而化浊气，兼之有食血之虫，飞的走络中气分，走的走络中血分，无微不至，无坚不破，又以醋制大黄三次，直至病灶不伤他脏。久病坚结不散的，非此不可。药味虽多，但属于有制之师，不畏多也。

【词解】

①癥：指腹腔内痞块，按之坚硬不移，痛有定处者为癥。

②疝瘕：病名，因风寒与腹内气血相结而致。其症腹皮隆起，推之可移，腹痛牵引腰背，治宜茴香丸。

③痼疾：见《金匮要略·脏腑经络先后病脉证》。指久治不愈，比较顽固的疾病。

④血蛊（gǔ）：病名，见《丹溪心法》。指蓄血臌，即血臌。症见腹部膨大，见青紫筋脉，身或手足有红缕赤痕，大便色黑，小便短赤，或见衄血、吐血，脉芤涩。

【提要】燥入下焦，血结为癥的证治。

【释义】秋燥之邪，有伤于表的，有伤于里的。伤于表的温燥用辛凉清解，凉燥用辛温表解。如燥气伤里，或燥病久延传于下焦，深入血分，与血搏结而成癥块，坚结不散，而成痼疾，不可急攻，攻之则癥散为蛊，而成血蛊，不可治。当用化癥回生丹缓缓消化之。

【原文八】燥气久伏下焦，不与血搏，老年八脉空虚，不可与化癥回生丹，复亨丹主之。

【原注】金性沉著，久而不散，自非温通络脉不可。既不与血搏成坚硬之块，发时痛胀有形，痛止无形，自不得伤无过之营血，而用化癥矣。复亨大义，谓剥极而复，复则能亨也。其方以温养温燥兼用，盖温燥之方，可暂不可久，况久病虽曰阳虚，阴亦不能独足，至老年八脉空虚，更当豫护其阴。故以石硫黄补下焦真阳，而不伤阴之品为君，佐以鹿茸、枸杞、人参、茯苓、苁蓉补正，而但以归、茴、椒、桂、丁香、草薢，通冲任与肝肾之邪也。按《解产难》中，已有通补奇经丸方，此方可以不录。但彼方专以通补八脉①为主，此则温养温燥合法；且与上条为对待之方，故并载之。按《难经》②：任之为病，男子为七疝，女子为瘕聚。七疝者，朱丹溪③谓：寒疝、水疝、筋疝，血疝、气疝、狐疝、癫疝，为七疝。《袖珍》谓一厥、二盘、三寒、四癥、五附、六脉、七气为七疝。瘕者血病，即妇人之疝也。后世谓：蛇瘕、脂瘕、青瘕、黄瘕、燥瘕、狐瘕、血瘕、鳖瘕，为八瘕。盖

177

任为天癸生气，故多有形之积。大抵有形之实证宜前方，无形之虚证宜此方也。

按：燥金遗病，如疝、痃之类，多见下焦篇寒湿、湿温门中。再载在方书，应收入燥门者尚多，以限于篇幅，不及备录，已示门径，学者隅反可也。

【方药】复亨丹方（苦温甘辛法）：

倭硫黄十分（按倭硫黄者，石硫黄也，水土硫黄断不可用）鹿茸（酒炙）八分　枸杞子六分　人参四分　云茯苓八分　淡苁蓉八分　安南桂四分　全当归（酒浸）六分　小茴香六分（酒浸，与当归同炒黑）川椒炭三分　草薢六分　炙龟板四分

益母膏和为丸，小梧桐子大。每服二钱，日再服；冬日渐加至三钱，开水下。

按前人燥不为病之说，非将寒燥混入一门，即混入湿门矣。盖以燥为寒之始，与寒相似，故混入寒门。又以阳明之上，燥气治之，中见太阴；而阳明从中，以中气为化，故又易混入湿门也。但学医之士，必须眉目清楚，复《内经》之旧，而后中有定见，方不越乎规矩也。

霹雳散方：主治中燥吐泻腹痛，甚则四肢厥逆，转筋，腿痛，肢麻，起卧不安，烦躁不宁，甚则六脉全无，阴毒发斑，疝瘕等证，并一切凝寒固冷积聚。寒轻者，不可多服，寒重者，不可少服，以愈为度。非实在纯受湿、燥、寒三气阴邪者，不可服。

桂枝六两　公丁香四两　草果二两　川椒（炒）五两　小茴

香（炒）四两　薤白四两　良姜三两　吴茱萸四两　五灵脂二两　降香五两　乌药三两　干姜三两　石菖蒲二两　防己三两　槟榔二两　荜澄茄五两　附子三两　细辛二两　青木香四两　薏仁五两　雄黄五钱

上药共为细末，开水和服，大人每服三钱，病重者五钱；小人减半。再病甚重着，连服数次，以痛止厥回，或泻止筋不转为度。

[方论] 按《内经》有五疫之称，五行偏胜之极，皆可致疫。虽疠气之至，多见火证；而燥金寒湿之疫，亦复时有。盖风、火、暑三者为阳邪，与秽浊异气相参，则为温疠；湿、燥、寒三者为阴邪，与秽浊异气相参，则为寒疠。现在见证，多有肢麻转筋，手足厥逆，吐泻腹痛，胁肋疼痛，甚至反恶热而大渴思凉者。《经》谓雾伤于上，湿伤于下。此证乃燥金寒湿之气（《经》谓阳明之上，中见太阴；又谓阳明从中治也），直犯筋经，由大络、别络，内伤三阴脏真，所以转筋，入腹即死也。即吐且泻者，阴阳逆乱也。诸痛者，燥金湿土之气所搏也。其渴思凉饮者，少阴篇谓自利而渴者，属少阴虚，故饮水求救也。其头面赤者，阴邪上逼，阳不能降，所谓戴阳也。其周身恶热喜凉者，阴邪盘踞于内，阳气无附欲散也。阴病反见阳证，所谓水极似火，其受阴邪尤重也。诸阳证毕现，然必当脐痛甚拒按者，方为阳中见纯阴，乃为真阴之证，此处断不可误。故立方荟萃温三阴经刚燥苦热之品，急温脏真，保住阳气。又重用芳香，急驱秽浊。一面由脏真而别络大络，外出筋经经络以达皮毛；一面由脏络腑络

以通六腑，外达九窍。俾秽浊阴邪，一齐立解。大抵皆扶阳抑阴，所谓离照当空，群阴退避也。再此证自唐宋以后，医者皆不识系燥气所干，凡见前证，俗名白瘔。近时竟有著瘔证书者，捉风捕影，杂乱无章，害人不浅。即以瘔论，未有不干天地之气，而漫然成瘔者。究竟所感何气，不能确切指出，故立方毫无准的。其误皆在前人谓燥不为病，又有燥气化火之说。瑭亦为其所误，故初刻书时，再三疑虑，辨难见于杂说篇中，而正文只有化气之火证，无胜气之寒证。其燥不为病之误，误在《阴阳应象大论》篇中，脱秋伤于燥一条；长夏伤于湿，又错秋伤于湿，以为竟无燥证矣。不知《天元纪》《气交变》《五运行》《五常政》《六微旨》诸篇，平列六气，燥气之为病，与诸气同，何尝燥不为病哉！《经》云：风为百病之长。按：风属木，主仁。《大易》曰：元者善之长也，得生生之机，开生化之源，尚且为病多端，况金为杀厉之气。欧阳氏曰：商者伤也，主义主收，主刑主杀。其伤人也，最速而暴，竟有不终日而死者。瑭目击神伤，故再三致意云。

【词解】

① 八脉：即奇经八脉，指十二经脉以外的任脉、督脉、冲脉、带脉、阴跷脉、阳跷脉、阴维脉、阳维脉等八条经脉。

② 《难经》：医书。原名《黄帝八十一难经》。3 卷（或分为 5 卷）。原题秦越人撰。成书约在东汉以前（一说在秦汉之际）。本书以假设问题，解释疑难的方式编纂而成。论述以基础理论为主，也分析了一些病证。

③ 朱丹溪：1281—1358 年，著名医学家，金元四大家之一。名震亨，字彦修，金华人。世居丹溪，故又称丹溪翁。著有《格致余论》《局方发挥》等书。

【提要】 燥气久伏下焦、老人的治法。

【释义】 燥气传入下焦，日久伏而不散，亦不与血搏结成块，发作时胀痛有形，痛止后亦无形迹，这是疝瘕一类疾病。治疗这种病，不能用化癥回生丹活血化瘀，攻坚破癥，尤其是老年人奇经八脉气血已经空虚，下元已亏，就更当护阴补阳，可以用复亨丹治疗。其中石硫黄补下焦真阳，佐以鹿茸、枸杞、人参、茯苓、苁蓉补正，以当归、茴香、肉桂、丁香、草薢通冲任与肝肾，以温养下焦真元。下元充则无形之疝瘕自消而不发矣。

【按语】 原文第七、八条均为论燥入下焦的证治，燥入下焦，有与血结为癥者，治当用化癥回生丹缓缓消化之；有不与血结为瘕者，当用复亨丹护阴补阳，充其下元，疝瘕自消矣。

温病条辨

风温 温热 温疫 温毒 冬温

【原文一】面目俱赤，语声重浊，呼吸俱粗，大便闭，小便涩，舌苔老黄，甚则黑有芒刺①，但恶热，不恶寒，日晡②益甚者，传至中焦，阳明温病也。脉浮洪燥甚者，白虎汤主之；脉沉数有力，甚则脉体反小而实者，大承气汤主之。暑温、湿温、温疟，不在此例。

【原注】阳明之脉荣于面，《伤寒论》谓阳明病面缘缘正赤，火盛必克金，故目白睛亦赤也。语声重浊，金受火刑而音不清也。呼吸俱粗，谓鼻息来去俱粗，其粗也平等，方是实证；若来粗去不粗，去粗来不粗，或竟不粗，则非阳明实证，当细辨之，粗则喘之渐也。（叶霖按：论阳明当下证，亦颇精确。辨呼吸来去。其粗平等，尤觉仔细，然须腹满耕痛③，方可用承气也。）

大便闭，阳明实也。小便涩，火腑不通，而阴气不化也。口燥渴，火烁津也。舌苔老黄，肺受胃浊，气不化津也（按《灵枢》论诸脏温病，独肺温病有舌苔之明文，余则无有。可见舌苔乃胃中浊气，熏蒸肺脏，肺气不化而然）。甚则黑者，黑，水色也，火极而似水也，又水胜火，大凡五行之极盛，必兼胜己之形。芒刺，苔久不化，热极而起坚硬之刺也；倘刺软者，非实证也。不恶寒，但恶热者，传至中焦，已无肺证。阳明者，两阳合明也。温邪之热，与阳明之热相搏，故但恶热也。或用白虎，或

185

用承气者，证同而脉异也。浮洪躁甚，邪气近表，脉浮者不可下，凡逐邪者，随其所在，就近而逐之，脉浮则出表为顺，故以白虎之金飚④以退烦热。若沉小有力，病纯在里，则非下夺不可矣，故主以大承气。按吴又可《温疫论》中云：舌苔边白但见中微黄者，即加大黄，甚不可从。虽云伤寒重在误下，温病重在误汗，即误下不似伤寒之逆之甚，究竟承气非可轻尝之品，故云舌苔老黄，甚则黑有芒刺，脉体沉实的系燥结痞满，方可用之。（王孟英按：自注云："肺病逆传则为心包，上焦失治，则传中焦，始上焦，终下焦。"嘻！是鞠通排定路径，必欲温热病遵其道而行也，有是理乎，彼犯肺之邪，若不外解，原以下传于胃为顺，故往往上焦未罢，已及中焦，惟其不能下行为顺，是以内陷膻中为逆传。章虚谷亦昧此义，乃云火本克金，而肺邪反传于包络，故曰逆。夫从所胜来者为微邪⑤，胡可反以为逆？岂二公皆未读《难经》耶？其不始于上焦者，更无论矣。叶霖按：外感风温温热，阳明实证，宜用承气大下者甚少。设挟湿尤不当重下，温疫则非下不可。盖蕴郁疫邪，必须釜底抽薪⑥，故吴氏达原饮，后多用下法也。鞠通于温热温疫模糊莫辨，反讥又可之非，谬矣。）

或问：子言温病以手经主治，力辟用足经药之非，今亦云阳明证者何？阳明特非足经乎？曰：阳明如市，胃为十二经之海，土者万物之所归也，诸病未有不过此者。前人云伤寒传足不传手，误也。一人不能分为两截，总之伤寒由毛窍而溪⑦。溪，肉之分理之小者；由溪而谷⑧，谷，肉之分理之大者；由谷而孙络⑨，孙络，络之至细者；由孙络而大络，由大络而经。此经即太阳经也。始太阳，终厥阴，伤寒以足经为主，未始不关手经也

（通论。——朱评）。温病由口鼻而入，鼻气通于肺，口气通于胃。肺病逆传则为心包；上焦病不治，则传中焦，胃与脾也；中焦病不治，即传下焦，肝与肾也。始上焦，终下焦。温病以手经为主，未始不关足经也。但初受之时，断不可以辛温发其阳耳（一了百了。——朱评）。盖伤寒伤人身之阳，故喜辛温、甘温、苦热，以救其阳。温病伤人身之阴，故喜辛凉、甘寒、甘咸，以救其阴（着眼。——朱评）。彼此对勘，自可了然于心目中矣。

【方药】白虎汤（方见上焦篇）。

大承气汤方：

大黄六钱　芒硝三钱　厚朴三钱　枳实三钱

水八杯，先煮枳、朴，后纳大黄、芒硝，煮取三杯。先服一杯，约二时许，得利止后服。不知，再服一杯。再不知，再服。

［方论］此苦辛通降咸以入阴法。承气者，承胃气也。盖胃之为腑，体阳而用阴。若在无病时，本系自然下降，今为邪气蟠踞于中，阻其下降之气，胃虽自欲下降而不能，非药力助之不可，故承气汤通胃结，救胃阴，仍系承胃腑本来下降之气（的解。——朱评），非有一毫私智[10]穿凿[11]于其间也，故汤名承气。学者若真能透彻此义，则施用承气，自无弊窦[12]。大黄荡涤热结，芒硝入阴软坚，枳实开幽门之不通，厚朴泻中宫之实满（厚朴分量不似《伤寒论》中重用者，治温与治寒不同，畏其燥也）。曰大承气者，合四药而观之，可谓无坚不破，无微不入，故曰大也。非真正实热蔽痼，气血俱结者，不可用也。若去入阴之芒硝，则云小矣；去枳、朴之攻气结，加甘草以和中，则云调胃矣。

【选注】

叶霖：外感风寒、风热之邪，由皮毛伤，缠布周身孙络之营卫。其孙络中之气血，行遍一身，并入络脉而至心，递[13]出于肺，伏邪内发，由经脉之营卫，出诸气街而达，缠布周身孙络，以出毛窍。经言溪谷，是气血出入所由之径也。足太阳周绕一身，而手太阴亦主皮毛，麻黄汤为太阳表剂，而皆泻肺之药也，其义可知。然热邪伤气，肺主气，故先伤乎肺也。逆传入心包，顺传入胃府，自然之理。外感由毛窍而孙络，而溪谷，而络脉，而脏腑。伏气由脏腑而经脉，而溪谷，而孙络，而皮毛。鞠通不明营卫血气循行之道，亦不知伏气内发之因，故孙络、溪谷颠倒若是耳。

方名承气者。取亢则害，承乃制之义也，大承气以芒硝上承心主包络之热气，枳、朴去胃腑之留滞，而用大黄荡涤其腐秽，所以救将绝之阴，泻亢甚之阳也。小承气不用芒硝，而亦名承气者，是承制胃府太过之气，所以通泄小肠，而上承胃气者也。若调胃承气，乃调和胃气，而承上君火之热者也，以未成糟粕，故无用枳、朴之去留滞。此三承气之义也。

曹炳章：其实方名承气者，即由《内经》"亢则害，承乃制"六字悟出。此论之佳，亦由六字悟出。

【词解】

① 芒刺：原意为草木、果壳上的小刺，舌起芒刺，是舌面丝状乳头转化为蕈状乳头，充血肿胀而成。舌起芒刺，为里热炽盛。

② 日晡：申时，下午三时至五时。

③ 耕痛：腹胀痛有固定之处。

④ 金飚：秋风谓之金气，白虎如清凉的西风，飚为自下而上的扶摇风。白虎汤辛凉重剂，能清热透邪。

⑤ 微邪：从所胜来者为微邪。五行相生相克，火能克金，温邪从肺传心，是从所胜之脏传来，《内经》谓之微邪。

⑥ 釜底抽薪：薪即柴，抽去灶下柴火，则锅中沸止，古人言："扬汤止沸，不如去薪。"此指承气汤攻下泄热。

⑦ 溪：肉之分理之小者。

⑧ 谷：肉之分理之大者。

⑨ 孙络：经络之最小者。

⑩ 私智：一人之智，比较片面。

⑪ 穿凿：开通之意。强行更造。

⑫ 弊窦：有害的破洞。

⑬ 递：更易也，亦传达之意。

【提要】

（1）阳明温病的提纲。

（2）阳明温病的症状、类型、治法、方剂及范围。

【释义】凡是风温、温热、温疫、温毒、冬温等病，病人面色潮红，眼白发红，讲话声音重浊，呼吸粗大，大便秘结，小便涩滞不畅，舌苔深黄色，甚则舌苔焦黑起芒刺。病人但觉怕热，不怕冷，一到下午三时至五时，热势更加严重。这些症状说明病邪已传入中焦，属阳明病。如果脉象浮洪，躁动明显，为气分热甚，可用白虎汤清解。如脉象沉数有力，或脉体反小，实而有力，为热结已深，可用大承气汤攻下热结。暑温、湿温、温疟，

卷二 中焦篇

邪传中焦，有偏属太阴者，故治法不在这个范围。

【按语】本条论述阳明温病的主要证候，论证较为具体，可作为临床指导。但从脉象上区分无形邪热与有形热结，似嫌不足。因肠部热结，除了但恶热不恶寒，日晡益甚，大便秘，小便涩，舌苔老黄之外，尚有腹满拒按、硬痛等症状。暑温、湿温、温疟三病，传至中焦，虽有偏于太阴证者，然阳明温病亦不少，只能说用清下法必须慎重，"不在此例"，似乎太过。

王孟英肯定了三焦辨证的传变规律，叶霖认为承气汤证应加"腹满更痛"一证，甚为正确。但下法多用于温疫，少用于温热的观点，仅供参考。其论述伏气温病的病理机制及传变顺序，补充了鞠通的不足。

【原文二】阳明温病，脉浮而促者，减味竹叶石膏汤主之。

【原注】脉促，谓数而时止。如趋者过急，忽一蹶然^①，其势甚急，故以辛凉透表重剂，逐邪外出则愈。

【选注】

曹炳章：脉浮而促乃热为表邪遏抑之象。

【方药】减味竹叶石膏汤方（辛凉合甘寒法）：

竹叶五钱　石膏八钱　麦冬六钱　甘草三钱

水八杯，煮取三杯，一时^②服一杯，约三时令尽。

【词解】

① 蹶然：失足颠仆，这里形容疾数的脉象突然停顿。

② 一时：即两小时。

【提要】阳明温病热盛阴伤的脉象与治法。

【释义】阳明温病，脉象见浮，而且数中一止，这是因为热入中焦，阴气受伤，热欲外达而表郁不开，故脉见浮促，用减味竹叶石膏汤之辛凉甘寒、清热滋阴法治疗。

【按语】此阳明温病指胃热炽盛，表气不开，为无形邪热，热未入腑，无燥屎内结现象，故表现脉浮而促。以脉测证，病人应有高热稽留不退，烦躁，口渴，面红目赤，小便黄等热盛阴伤的症状。故用辛凉清解、甘寒养阴的减味竹叶石膏汤治疗。本证用此方似乎药轻病重，然连续服药的方法应予重视。

【原文三】阳明温病，诸证悉有而微①，脉不浮者，小承气汤微和之。

【原注】以阳明温病发端②者，指首条所列阳明证而言也，后凡言阳明温病者仿此。诸证悉有，以非下不可，微则未至十分亢害，但以小承气通和胃气则愈，无庸芒硝之软坚也。

【词解】

① 微：轻微之意，不是"微脉"。

② 发端：起头，即一起即是提纲所述诸证。"以阳明温病发端者"初起即见阳明温病。

【提要】本条阐述阳明腑实证、轻证的治疗方法。

【释义】阳明温病如见到第一条所述阳明腑实诸证，但症状比较轻微。脉不浮而沉数或沉实，这是由于阳明有形实积，腑气失却通畅所致。用小承气汤行气通下，轻泻阳明腑实，不可与峻下猛攻之剂。

【按语】阳明腑实轻证的临床表现可见胸腹痞满，潮热谵语，大便硬，脉沉数或沉实。脉不浮是强调纯属里热实证，并非大实大满，故用小承气汤微和胃气、轻下腑热。

【原文四】 阳明温病，汗多谵语，舌苔老黄①而干者，宜小承气汤。

【原注】 汗多，津液散而大便结，苔见干黄，谵语因结粪而然，故宜承气。

【词解】

① 老黄：深黄色。

【提要】 阳明温病津液耗伤的证治。

【释义】 温病发展到中焦阶段，邪热与燥屎相结，形成阳明腑实证，汗出较多，神识不清，胡言乱语，舌苔呈深黄色，并且干燥少津，可用小承气汤治疗。

【按语】 本条所述汗出较多、谵语、舌苔老黄而干，是病在中焦阶段，阳明里实热盛，燥结较甚，耗伤津液，当急下存阴。

本条所论谵语与热入心包的谵语不同。前者是有形热结，热毒上扰神明，谵语表现为时有时无，神识时清时昧，用攻下法治疗，燥屎一下，热邪得清，谵语自除。后者是无形邪热内陷心包，谵语表现延续不断，神识不清，用清心开窍法治疗可获疗效。二者应严格区别。

【原文五】 阳明温病，无汗，小便不利，谵语者，先与牛黄丸；不大便，再与调胃承气汤。

【原注】 无汗而小便不利，则大便未定成硬，谵语之不因燥屎可知。不因燥屎而谵语者，犹系心包络证也，故先与牛黄丸，

以开内窍。服牛黄丸，内窍开，大便当下，盖牛黄丸亦有下大便之功能。其仍然不下者，无汗则外不通；大小便俱闭则内不通，邪之深结于阴可知。故取芒硝之咸寒，大黄、甘草之甘苦寒，不取枳、朴之辛燥也。伤寒之谵语，舍燥屎无他证，一则寒邪不兼秽浊，二则由太阳而阳明；温病谵语，有因燥屎，有因邪陷心包，一则温多兼秽，二则自上焦心肺而来（着眼。——朱评），学者常须察识，不可歧路亡羊[1]也。

【选注】

叶霖：谵语一证，有虚实之分，非可仅恃承气。经曰：邪气盛则实，精气夺则虚。实则谵语，虚则郑声者是也。伤寒谵语，水涸屎燥者固多，然有火劫取汗而谵语者，有亡阳而谵语者，有下利清谷、不渴而谵语者，有下血而谵语者，岂皆承气可治。而以伤寒谵语，舍燥屎无他证，一语赅之，是《伤寒论》尚未全读耳。外感风温，自上焦而来，多传心包，温疫初由内发，多聚胃府，此则概言温多兼秽，自上焦心肺而来，风温、温疫不分，其不歧途亡羊者几希。

曹炳章：病尽归于阳明，则施用承气自无弊窦，观各条自知。特此条无大实证，故但用调胃承气耳。至于温下、寒下症各不同，亦犹温病、伤寒治各不同。此本两大法门。

温病谵语有燥屎及邪入心络之分，无汗，小便不利，液未外渗，虑其邪入包络，故先用牛黄丸开窍，且亦有下便能力，若不下则非邪入络，故用调胃承气汤，益见用药之慎。

【词解】

① 歧路亡羊：歧路即岔道。《列子·说符》记载一人问：嘻！亡一羊何追者之众？邻人曰：多歧路。原意为丢一只羊，岔

道很多，不知道向哪里追。此处喻指辨证要准确，不可有误。

【提要】心包热盛兼燥屎内结的证治。

【释义】病在中焦，无汗出，小便不通利，胡言乱语，可先服安宫牛黄丸，服后若不见大便通行，应继服调胃承气汤。

【按语】本条先用安宫牛黄丸治疗，阳明腑实，大便不通，再用轻下法，可见心包热盛，燥结轻微，临床若见热入心包而谵语，同时大便几日不下，可用调胃承气汤送服安宫牛黄丸。

【原文六】阳明温病，面目俱赤，肢厥①，甚则通体皆厥，不瘛疭，但神昏，不大便七八日以外，小便赤，脉沉伏，或并脉亦厥，胸腹满坚，甚则拒按，喜凉饮者，大承气汤主之。

【原注】此一条须细辨其的是火极似水，热极而厥之证，方可用之，全在目赤、小便赤、腹满坚、喜凉饮定之（细微之辨，学者其审之。——朱评）。

【选注】

叶霖：在温疫为内发伏邪，肢厥体厥，乃阳郁热极，气道壅闭之危候，自宣大承气急下存阴。若风温证，乃热邪内蕴，与三焦相火相煽，走窜心包，逼乱神明，而闭塞络脉致厥，宣泄热通络，内外之因不同，不可混治。

曹炳章：所谓热深厥亦深，又胸腹拒按而喜凉饮，故用大承气，此数条能观其浅深次第，何患医理不明。

【方药】大承气汤（方法并见前）。

【词解】

①肢厥：四肢末端冷凉。

【提要】阳明腑实证"热厥"的证治。

【释义】热性病发展到中焦阶段，表现面红目赤，四肢厥冷，甚至全身厥冷，不抽搐，只见神志昏迷，大便不通足有七八天之多，小便深黄色，脉沉伏或者重按也摸不到，胸腹部硬满、胀痛，甚至拒按，口渴喜冷饮。具备上述证候，是邪热郁闭于里的"热厥"证，可以用大承气汤攻下结热，郁结通则厥回神清。

【按语】神昏，面目俱赤，七八日不大便，小便赤，胸腹满坚，脉沉伏，或脉厥为阳明腑实，热结于里，热扰阳明，肢厥甚至通体皆厥，为热闭于内，阳热不能外达，阴阳气不相顺接，虽热盛，但未动风，故无瘛疭。腹部拒按、喜冷饮是阳气郁闭于里，表里不通，热深厥甚，故用大承气汤急下郁结，腑气通，郁闭开，则热退厥回，神志自清。

曹炳章注解中将大承气误为小承气，故正之。

【原文七】阳明温病，纯利稀水无粪者，谓之热结旁流，调胃承气汤主之。

【原注】热结旁流，非气之不通，不用枳、补，独取芒硝入阴以解热结，反以甘草缓芒硝急趋之性，使之留中解结，不然，结不下而水独行，徒使药性伤人也。吴又可用大承气汤者非是。

【选注】

叶霖：温疫以胃家实之协热利，用大承气下结粪，而利自止，午后潮热而利者，为伏邪传里，不能稽留，宜小承气汤以撤余邪。若外感温邪传里，而口渴下利者，宜苦寒燥湿，或稍兼凉润，非调胃承气可以赅治也。

曹炳章：热结旁流非全不通者可比，故用调胃承气。

【提要】阳明温病热结旁流的证治。

195

【释义】温病发展到中焦，形成阳明腑实证，而又表现纯泻稀水，无燥粪，这是热结旁流，用调胃承气汤治疗。

【按语】热结旁流是热与燥屎内结所致，应与其他原因引起的下利区别，热结旁流的特点除具有阳明腑实的证候之外，其泻下之物必臭秽难闻，用攻下泻热的方法治疗可以获效。

【原文八】阳明温病，实热壅塞为哕①者，下之。连声哕者，中焦；声断续，时微时甚者，属下焦。

【原注】《金匮》谓哕而腹满，视其前后，知何部不利，利之即愈。阳明实热之哕，下之里气得通则止，但其兼证之轻重，难以预料，故但云下之而不定方，以俟临证者自为采取耳。再按：中焦实证之哕，哕必连声紧促者，胃气大实，逼迫肺气不得下降，两相攻击而然。若或断或续，乃下焦冲虚之哕，其哕之来路也远，故其声断续也，治属下焦。

【选注】

曹炳章：哕而腹满，其病虽在中焦，已至胃之下脘，且及肠腹，渐渐入下焦之界，况有腹满一证，确实可凭，方可下之。《金匮》之说，原系不误，若有实热壅塞胃中，虽属中焦，其实邪由上焦而来，亦有因肺燥胃寒，两相冲激，亦能致哕，其病亦在胃之上脘，治以徐氏法为妥。此书上焦篇有气分痹郁而哕，治法亦与徐氏若合符节。庸俗者流，一遇此症，即不敢下，又不以宣痹之法治之，迁延时日，则邪陷心包，故附论于此。

曹炳章：此病头绪极多，故但言其理而不出方，宜参看徐氏医案。

【词解】

① 哕：呃逆。

【提要】 阳明温病"哕"证的病机与治法。

【释义】 温病发展到中焦，胃热炽盛，肺气壅滞，胃气上逆，出现呃逆，应用清下降逆的方法治疗，使气机下行。但呃逆的临床表现与病机有所不同：呃逆连声的属中焦，胃中实热上冲；呃逆时有时无，时轻时重，属下焦，肾气虚不能纳气，下焦路远，故呃声断续不继，治法要温补肾气为主。

【按语】 呃逆属实证，表现呃声洪亮，口臭烦渴，喜冷饮，大便秘，小便赤，舌苔黄，脉滑数，可用小承气汤加柿蒂治疗。呃逆属虚证，表现呃声低沉无力，时有时无，手足逆冷，面白腰酸，困倦乏力，舌淡苔白，脉沉微，可用温肾镇纳法治疗。

【原文九】 阳明温病，下利谵语，阳明脉实，或滑疾者，小承气汤主之；脉不实者，牛黄丸主之，紫雪丹亦主之。

【原注】 下利谵语，柯氏谓肠虚胃实，故取大黄之濡胃，无庸芒硝之润肠。本论有脉实、脉滑疾、脉不实之辨，恐心包络之谵语而误以承气下之也，仍主芳香开窍法。

【选注】

叶霖：在伤寒阳明谵语下利，为脾液不收，而气陷于下，多不治。在温疫舌黄谵语而自利，可与小承气或小陷胸酌用。若按其心下至少腹有硬痛处，则与大承气以下之。在外感温热传里，热邪由肺胃下注大肠，下利谵语，胸痞脉数者，宜黄芩、黄连、银花、广皮、半夏、花粉之属，或兼凉润，沙参、麦冬亦可参用。若邪逼心包而谵语者，未必又兼下利，究竟温疫莫辨，内外不清，故治法多误也。

曹炳章：脉滑实而疾，即有下利症，不过仅利稀水，燥结之大便未出也，故用小承气；若脉不滑实，则谵语在心包，故治以芳香。此处最宜辨别。

【方药】小承气汤方（苦辛通法重剂）：

大黄五钱　厚朴二钱　枳实一钱

水八杯煮取三杯，先服一杯，得宿粪，止后服，不知再服。

调胃承气汤（热淫于内，治以咸寒，佐以甘苦法）：

大黄三钱　芒硝五钱　生甘草二钱

牛黄丸（方论并见上焦篇）

紫雪丹（方论并见上焦篇）

【方解】 小承气汤方即大承气汤减去芒硝，并减少用药剂量。减去软坚润燥的芒硝，减轻大黄、厚朴、枳实峻下药物的剂量，意在病轻药轻，防止药性燥烈伤阴。

调胃承气汤是大承气汤去枳实、厚朴加甘草而成，大黄苦寒，芒硝咸寒，甘草味甘，正符合《内经》"热淫于内，治以咸寒，佐以甘苦"的治疗原则，气滞不甚故不用枳、朴的破气散结，取甘草甘缓和中，是"留中解结"之意。

【提要】 阳明腑实与热闭心包证治的区别。

【释义】 温病发展到中焦阶段，如果表现下利谵语，右侧脉实而有力或者滑疾，是阳明腑实证，虽有下利，属热结旁流，可用小承气汤攻下热结；若脉不实而数疾，则是热闭心包证，不可用承气攻下，要用清心开窍的安宫牛黄丸或紫雪丹治疗。

【按语】此条中"下利"当是指热结旁流而言，热闭心包证出现"脉不实"为脉无洪滑之象，是无形邪热蒙蔽心包，非有形热结阻于肠道。

【原文十】

温病三焦俱急，大热大渴，舌燥，脉不浮而躁甚，舌色金黄，痰涎壅甚，不可单行承气者，承气合小陷胸汤主之。

【原注】三焦俱急，谓上焦未清，已入中焦阳明，大热大渴，脉躁[①]苔焦[②]，阳土[③]燥烈，煎熬肾水，不下则阴液立见消亡，下则引上焦余邪陷入，恐成结胸之证，故以小陷胸合承气汤，涤三焦之邪，一齐俱出。此因病急，故方亦急也。然非审定是证，不可用是方也。

【选注】

叶霖：伤寒之邪在表，误下则邪陷而为结胸。温热伏气之邪在里，若逆传于心包而误汗，则内闭以外脱，若顺传于胃府而误汗，则盘踞而结胸，是内外之因不同，故汗下之误各异也。设外感温邪，见大热大渴，目赤舌绛，气粗烦躁，甚至神昏谵语，下痢黄水者，乃风热之毒，深入阳明营分，宜犀角、连翘、元参、川贝、赤芍、丹皮、鲜生地、人中黄之属，病虽危候，间有生理，此云不下则阴液立见消亡，下则引上焦余邪陷入，恐成结胸之证，是指伤寒言耶？温疫言耶？风温言耶？抑伏气之温热言耶？认证不清，妄立方法，殊属非是。

曹炳章：此有痰涎在胸膈，燥结在胃腑之症，仅用承气已过病所，故合陷胸用之。

【方药】承气合小陷胸汤方（苦辛寒法）：

生大黄五钱　厚朴二钱　枳实二钱　半夏三钱　栝蒌三钱
黄连二钱

水八杯，煮取三杯，先服一杯，不下，再服一杯，得快利，
止后服，不便再服。

【方解】

承气是指小承气汤，方中生大黄、厚朴、枳实，清阳明之
热；半夏、瓜蒌、黄连为小陷胸汤，泻中焦之实，治肺热失宣，
痰涎壅滞，清肃失职。二方合用，中上二焦兼治，清上泻下，使
下焦阴液得以保存。

【词解】

①脉躁：脉躁动有力。

②苔焦：舌苔干燥无津。

③阳土：指胃腑，脾胃属土，同居中焦，脾为阴土，胃为
阳土。

【提要】阳明腑实合并小结胸的证治。

【释义】温病热邪炽盛，邪热迫肺，上焦热盛未解，传至中
焦，阳明热盛，下及肾阴，三焦俱急，病情严重。病人表现高
热，口渴较甚，舌面干燥无津，脉不浮而躁动、有力，舌苔黄色
鲜明，痰涎量多，壅阻肺道。单独使用承气汤泻中焦之热，又恐
邪陷胸中，故必须合用小陷胸汤清热化痰、利肺，上中二焦热
清，则不致灼伤下焦阴液。

【按语】此条对肺热壅盛叙证较详，而中焦实热证缺如，根
据"三焦俱急""脉躁动""苔黄燥"，用承气合小陷胸汤治疗，

临床还应见痰黄黏稠，胸腹痞满，大便硬或几日不下。

吴氏自注中，认为此证不下，消乏下焦津液，单纯用下法则引上焦余邪内陷，承气、小陷胸合用，意在上、中二焦合治，其证属气分，无营血之变。叶霖认为温病误汗，伤寒误下，不能混为一谈，用清营凉血、清热解毒药物治疗逆传心包，甚为正确，进一步提高了对温病的认识。

【原文十一】阳明温病，无上焦证，数日不大便，当下之；若其人阴素虚，不可行承气者，增液汤主之。服增液汤已，周十二时①观之，若大便不下者，合调胃承气汤微和之。

【原注】此方所以代吴又可承气养荣汤法也。妙在寓泻于补，以补药之体，作泻药之用，既可攻实，又可防虚。余治体虚之温病，与前医误伤津液、不大便、半虚半实之证，专以此法救之，无不应手而效（润剂即能通便，此法最稳最妙。——朱评）。

【选注】

征以园：二十年来，予以此法救温病体虚之当下者，取效屡矣，颇以为独得之奇，而不知鞠通之有是方也，所见略同。

叶霖：温邪以存津液为第一要者。若阳明病虽不大便，而脉不沉实，腹不硬痛，审系胃府液干之秘，此方颇精当。

【方药】增液汤方（咸寒苦甘法）：

元参一两　麦冬（连心）八钱　细生地八钱

水八杯，煮取三杯，口干则与饮，令尽，不便，再作服。

［方论］温病之不大便，不出热结液干二者之外。其偏于阳邪炽甚，热结之实证，则从承气法矣；其偏于阴亏液涸之半虚半

201

实证，则不可混施承气，故以此法代之。独取元参为君者，元参味苦咸微寒，壮水制火，通二便，启肾水上潮于天，其能治液干，固不待言，《本经》称其主治腹中寒热积聚，其并能解热结可知。麦冬主治心腹结气，伤中伤饱，胃络脉绝，羸瘦②短气，亦系能补、能润、能通之品，故以为之佐。生地亦主寒热积聚，逐血痹，用细者，取其补而不腻，兼能走络也。三者合用，作增水行舟之计，故汤名增液，但非重用不为功。

本论于阳明下证，峙立③三法：热结液干之大实证，则用大承气；偏于热结而液不干者，旁流是也，则用调胃承气；偏于液干多而热结少者，则用增液，所以迴护④其虚，务存津液之心法也。

按吴又可纯恃承气以为攻病之具，用之得当则效，用之不当，其弊有三：一则邪在心包、阳明两处，不先开心包，徒攻阳明，下后仍然昏惑谵语，亦将如之何哉？吾知其必不救矣。二则体亏液涸之人，下后作战汗，或随战汗而脱，或不蒸汗徒战而脱。三者下后虽能战汗，以阴气大伤，转成上嗽下泄，夜热早凉之怯证，补阳不可，救阴不可，有延至数月而死者，有延至岁余而死者，其死均也。在又可当日，温疫盛行之际，非寻常温病可比，又初创温病治法，自有矫枉过正不暇详审之处，断不可概施于今日也。本论分别可与不可与，可补不可补之处，以俟明眼裁定，而又为此按语于后，奉商天下之欲救是证者。至若张氏、喻氏，有以甘温辛热立法者，湿温有可用之处，然须兼以苦泄淡渗，盖治外邪，宜通不宜守也，若风温、温热、温疫、温毒，断不可从。

【词解】

①周十二时：一时为二小时，十二时为一昼夜。

②羸瘦：身体瘦弱。

③峙立：储务、具备，亦屹立不倒意。

④迴护：原意为辩护，此指祛邪而又照顾到已虚之阴液。

【提要】 素体阴虚患阳明腑实证的治法。

【释义】 病在中焦阳明胃腑，不兼有上焦证候，几天不大便，当用下法治疗。如果患者素体阴虚，就不能用承气汤攻下，更伤阴液，必须用滋阴生津、润肠通便的增液汤。服用增液汤以后，经过一昼夜的观察，如果大便仍不下，可用增液汤合调胃承气汤调理胃肠，护阴攻下，祛邪而不伤正。

【按语】 患者平素阴虚体质，热结于肠胃，非大热大实之证，不用承气汤峻下猛攻，予增液汤清热润下，若热结甚，药力小，大便不下，再加调胃承气汤，此治法谨慎，稳妥。此条与本篇十七条"增液承气汤"证治大同小异，但比后者叙证较详，论治较细，可前后互参。

【原文十二】 阳明温病，下后汗出，当复其阴，益胃汤主之。

【原注】 温病本伤阴之病，下后邪解汗出，汗亦津液之化，阴液受伤，不待言矣，故云当复其阴。此阴指胃阴而言，盖十二经皆禀气于胃，胃阴复而气降得食，则十二经之阴皆可复矣。欲复其阴，非甘凉不可，汤名益胃者，胃体阳而用阴，取益胃用之义也。下后急议复阴者，恐将来液亏燥起，而成干咳身热之怯证①也。

【选注】

曹炳章：此下后病已去，调养胃阴之方，救胃即所以救肺，合观上条自知。

叶霖：病退，胃阴未复，此方亦精当。

【方药】益胃汤方（甘凉法）：

沙参三钱　麦冬五钱　冰糖一钱　细生地五钱　玉竹（炒香）一钱五分

水五杯，煮取二杯，分二次服，渣再煮一杯服。

【方解】方中沙参、麦冬、玉竹益胃养阴，生地、冰糖甘寒生津养阴润燥，轻泄余热。

【词解】

①怯证：气血虚衰的虚劳病。

【提要】温病后期胃阴不足的治法。

【释义】温病在中焦阶段，阳明腑实证用下法治疗，下后又见汗出，体内阴液一旦受到耗损，胃阴虚则不能纳谷，应当补益胃阴，胃阴复则周身阴液渐渐恢复。

【按语】此条为温病瘥后调理的治疗方法之一，遣方用药恰当，即使对本书屡加指责的叶霖也给予了充分肯定。用药方法突破一日二服的常规，改为日三服，使耗损的胃阴频频得到补益，药物在体内维持一定的浓度，能更好地发挥作用，此方法是值得借鉴的。

【原文十三】下后无汗，脉浮者，银翘汤主之；脉浮洪者，白虎汤主之；脉洪而芤者，白虎加人参汤主之。

【原注】此下后邪气还表之证也。温病之邪，上行极而下，下行极而上，下后里气得通，欲作汗而未能，以脉浮验之，知不在里而在表，逐邪者随其性而宣泄之，就其近而引导之，故主以银翘汤、增液为作汗之具，仍以银花、连翘解毒而轻宣表气，盖亦辛凉合甘寒轻剂法也。若浮而且洪，热气炽甚，津液立见消亡，则非白虎不可。若洪而且芤，金受火克①，元气不支，则非加人参不可矣。

【选注】

叶霖：吴又可温疫治法恐于外感风温非宜。

【方药】银翘汤方（辛凉合甘寒法）：

银花五钱　连翘三钱　竹叶二钱　生甘草一钱　麦冬四钱

细生地四钱

白虎汤、白虎加人参汤（方论并见前）。

【方解】银花、连翘、竹叶辛凉清热、轻宣表气，是方中君药，驱除在表之邪；麦冬、生地、甘草甘寒清热生津以资助汗源。

【词解】

①金受火克：肺属金，主清肃，温热灼肺则气阴虚，脉洪而芤，正气不支，为金受火克。

【提要】温病下后脉浮、脉浮洪、脉洪而芤的治法。

【释义】温病用下法治疗后，里气通则邪退，表得汗而解。如下后无汗，脉浮是邪欲外达而不得出，可用银翘汤辛凉清解、甘寒增液法治疗；脉浮洪是气热炽盛，用辛凉重剂白虎汤清热；脉洪而芤是邪热伤正，用白虎加人参汤治疗。

【按语】温病阳明腑实，下后复得微汗，为表里皆和，是临床常见现象。下后无汗脉浮，是邪欲外达而不可得，当属阴亏所致，用银翘汤养阴凉解；下后脉浮洪，为气分热未清，故用辛凉重剂白虎汤；脉洪而芤，为气分热盛，津气不足，用白虎加人参汤清热益气。三方治法，条理井然，学者宜熟谙之。

【原文十四】下后无汗，脉不浮而数，清燥汤主之。

【原注】无汗而脉数，邪之未解可知，但不浮，无领邪外出之路，即下之后，又无连下之理，故以清燥法，增水敌火，使不致为灾。一半日后相机易法，即吴又可下后间服缓剂之法也。但又可清燥汤中用陈皮之燥，柴胡之升，当归之辛窜，津液何堪①！以燥清燥，有是理乎？此条乃用其法而不用其方。

【选注】

叶霖：此又可柴胡清燥汤法。然脉虽数，舌上生津，不思饮水，为里邪去，郁阳暴伸之象，此方可用。若下后邪未尽，舌复生刺，热渴未除，何妨再下。此温疫也，其外感风温，宜清者多，宜下者少，此但云即下之后，又无连下之理，为温疫言耶？为风温言耶？

曹炳章：脉不浮而数，邪热之不在表可知，下后又不能再下，故以清燥法治之。

【方药】清燥汤方（甘凉法）：

麦冬五钱　知母二钱　人中黄一钱五分　细生地五钱　元参三钱

水八杯，煮取三杯，分三次服。

［加减法］咳嗽胶痰，加沙参三钱，桑叶一钱五分，梨汁半酒杯，牡蛎三钱，牛蒡子三钱。

按吴又可咳嗽胶痰之证，而用苏子、橘红、当归，病因于燥而用燥药，非也，在湿温门中不禁。

【方解】 方中生地、麦冬、元参为增液汤，有滋阴养液的作用，加知母甘寒清热生津，人中黄清热解毒。咳嗽胶痰为肺热炽盛，煎熬津液，故痰黏不爽，沙参、桑叶、梨汁、牛蒡子清肺火、养肺阴、轻宣肺气，牡蛎软坚散结。肺热得清，胶痰得化，诸症自除。

【词解】

①津液何堪：堪，支持胜任之意，即以燥治燥，体内津液怎么能不受损伤呢?

【提要】 阳明温病下后阴伤而邪热未尽的证治。

【释义】 温病用下法治疗后，体表无汗，脉不浮而数，是津虚燥热，邪无外达之机，可用清热养阴的清燥汤。

【按语】 此证为里热阴伤，故忌用陈皮、柴胡、苏子、橘红、当归之类辛燥药物。清燥汤可用于温病后期，大热已除，余热未清，阴液损伤的证候。肺热不宣，咳嗽痰黄、黏稠，胸闷，胸痛，可遵"加减法"治疗。

【原文十五】 下后数日，热不退，或退不尽，口燥咽干，舌苔干黑，或金黄色，脉沉而有力者，护胃承气汤微和之；脉沉而弱者，增液汤主之。

【原注】 温病下后，邪气已净，必然脉静身凉，邪气不净，

有延至数日邪气复聚于胃，须再通其里者，甚至屡下而后净者，诚有如吴又可所云。但正气日虚一日，阴津日耗一日，须加意防护其阴，不可稍有卤莽，是在任其责者，临时斟酌尽善耳。吴又可于邪气复聚之证，但主以小承气，本论于此处分别立法。

【选注】

叶霖：此条仍是又可温疫法。

曹炳章：此下三条皆症之险者，观论中治法可见温病苟能防护其阴，虽险症尚可愈，况症之未险者乎？

【方药】护胃承气汤方（苦甘法）：

生大黄三钱　　元参三钱　　细生地三钱　　丹皮二钱　　知母二钱
麦冬（连心）三钱

水五杯，煮取二杯，先服一杯，得结粪，止后服，不便，再服。

增液汤（方见前）。

【方解】 方中元参、生地、麦冬为增液汤，养阴生津，丹皮、知母清热凉血、育阴，大黄攻下热结。

【提要】 温病下后阴伤，热结未除，或邪气复聚的证治。

【释义】 温病使用下法，几天以后，发热不退，或者热势虽减而未退尽，病人表现口燥咽干，舌苔干燥色黑，或者呈老黄色，脉沉而有力，这是胃热未除，余邪未净，阴液已伤。用通下泄热、养阴的护胃承气汤治疗。如果脉沉而弱，是阴液损伤严重而热结轻微，用养阴润下的增液汤治疗。

【按语】 本证虽经攻下，但燥结未除，可多次攻下，体现温病下法的特点。攻下药和养阴药同时应用，属扶正攻下，祛邪不伤正，养阴不留邪，恰用于已经攻下但热邪不除的证候。

【原文十六】阳明温病，下后二三日，下证复现，脉不甚沉，或沉而无力，止[①]可与增液，不可与承气。

【原注】此恐犯数下之禁也。

【选注】

汪瑟庵：邪不传不化，传表传里，因势导之。温热之证，有解表之后，邪复聚表，攻里之后，邪复聚里，或解表之后，邪入于里，攻里之后，邪还于表，甚至温疫邪炽，有下至数十次而后愈者。诚如吴氏所云，总要看其邪正虚实，以定清热养阴之进退。大抵滋阴不厌频繁，攻下切须慎重。盖下后虚邪，与未下实邪不同，攻下稍缓，断无大害，元气一败，无可挽回也。邪少正虚，但与滋阴，便可涤邪，增液益胃之属酌用。邪虚两停，滋阴之中，略作涤邪，护胃承气主之，即邪炽正未虚者，亦以增液为主。燥结甚者，间服增液承气，约小其制[②]，方合下后治法。

曹炳章：所谓元气者，即养液顾阴。

【词解】

①止：只能，只可。

②约小其制：应用时必须减轻药量，小于原方的剂量。

【提要】温病下后，下证复现而阴伤的证治与禁忌。

【释义】温病在中焦阶段，服攻下药二三日后，仍然出现可下之证，如十一条"无上焦证，数日不大便，其人阴素虚"。十五条"热不退或退不尽，口燥咽干，舌苔干黑或金黄色"。但脉不特别沉，或者沉而无力。这是下后阴伤热结，邪少虚多，只可服用增液汤养阴清热，不能用承气汤峻下猛攻。

【按语】此条强调温病下后，阴伤而燥结不甚，以养阴润下为宜，不能滥用通下法，可参考本篇十一、十五、十七条。

【原文十七】阳明温病，下之不通，其证有五：应下失下，正虚不能运药，不运药者死，新加黄龙汤主之。喘促不宁，痰涎壅滞，右寸实大①，肺气不降者，宣白承气汤主之。左尺牢坚②，小便赤痛，时烦渴甚，导赤承气汤主之。邪闭心包，神昏舌短，内窍不通，饮不解渴者，牛黄承气汤主之。津液不足，无水舟停③者，间服增液，再不下者，增液承气汤主之。

【原注】《经》谓下不通者死，盖下而至于不通，其为危险可知，不忍因其危险难治而遂弃之。兹按温病中下之不通者共有五因：其因正虚不运药者，正气既虚，邪气复实，勉拟黄龙法④，以人参补正，以大黄逐邪，以冬、地增液，邪退正存一线，即可以大队补阴而生，此邪正合治法也。其因肺气不降，而里证又实者，必喘促、寸实，则以杏仁、石膏宣肺气之痹，以大黄逐肠胃之结，此脏腑合治法也。其因火腑不通，左尺必现牢坚之脉（左尺，小肠脉也，俗候于左寸者非，细考《内经》自知。），小肠热盛，下注膀胱，小便必涓滴赤且痛也，则以导赤去淡通之阳药，加连、柏之苦通火腑，大黄、芒硝承胃气而通大肠，此二肠同治法也。其因邪闭心包，内窍不通者，前第五条已有先与牛黄丸，再与承气之法。此条系已下而不通，舌短神昏，闭已甚矣，饮不解渴，消亦甚矣，较前条仅仅谵语，则更急而又急，立刻有闭脱之虞，阳明大实不通，有消亡肾液之虞，其势不可少缓须臾⑤，

则以牛黄丸开手少阴之闭，以承气急泻阳明，救足少阴之消，此两少阴合治法也。再此条亦系三焦俱急，当与前第九条用承气、陷胸合法者参看。其因阳明太热，津液枯燥，水不足以行舟，而结粪不下者，非增液不可。服增液两剂，法当自下，其或脏燥太甚之人，竟有不下者，则以增液合调胃承气汤，缓缓与服，约二时服半杯沃之，此一腑中气血合治法也。

【选注】

叶霖：脉为血脉，乃胃腑精液所化，以上朝于肺。盖五脏六腑，皆禀气于胃也。《素问·脉要精微论》所谓内外左右上下，言胸膈腹中，五脏及胃而不及大小肠、胆、膀胱。亦以胃气为脉之原，而别内外左右上下之分部也。《灵枢》所谓寸主上焦，以候胸中；关主中焦，以候膈中；尺主下焦，以候腹中者。以三焦之气，别上、中、下也。是两经并未定以大小肠候之两尺。但胃为脉之根，肺为脉之干，根干相通。气口寸、关、尺为肺经之穴，越人独取寸口以候五脏六腑之气耳。非脏腑即在此寸、关、尺也。《灵枢》以小肠之脉络于心，大肠之脉络于肺，故于两寸取之，又何不可？十难曰：假令心脉急甚者，肝邪干心也。心脉微急者，胆邪干小肠也，是越人亦尝于两寸取大小肠矣。《脉经》曰：左手关前寸口阳绝者，无小肠脉也。阳实者，小肠实也，右手关前寸口阳绝者，无大肠脉也。阳实者，大肠实也，是叔和亦尝于两寸取大小肠矣。何谓俗候，于左寸者非耶，拾人唾余，是真俗见也。要知《难经》《脉经》之论，是从其络以候气也。或以小肠配于左尺，大肠配于右尺，乃上下分属之义，即《内经》之论其位者也。更有以大肠配于左尺，取金水相从之义也；小肠

211

配于右尺，取火归火位之义也。然当以病证相参，如大便秘结，右尺宜实，今右尺反虚，左尺反实者，金水同病也。如小便热淋，左尺宜数，今左尺如常，右尺反数者，相火炽盛也。或两尺如常，而脉应两寸者，便知心移热于小肠，肺移热于大肠也。一家之说，不可拘泥。安得讥前贤为俗子？妄之甚矣。

【方药】新加黄龙汤（苦甘咸法）：

细生地五钱　生甘草二钱　人参一钱五（另煎）　生大黄三钱　芒硝一钱　元参五钱　麦冬（连心）五钱　当归一钱五分　海参（洗）二条　姜汁六匙

水八杯，煮取三杯。先用一杯，冲参汁五分，姜汁二匙，顿服之，如腹中有响声，或转矢气者，为欲便也；候一、二时不便，再如前法服一杯；候二十四刻，不便，再服第三杯；如服一杯，即得便，止后服，酌服益胃汤一剂（益胃汤方见前），余参或可加入。

［方论］此处方于无可处之地，勉尽人力，不肯稍有遗憾之法也。旧方用大承气加参、地、当归，须知正气久耗，而大便不下者，阴阳俱惫，尤重阴液消亡，不得再用枳、朴伤气而耗液，故改用调胃承气。取甘草之缓急，合人参补正，微点姜汁，宣通胃气，代枳、朴之用，合人参最宣胃气；加麦、地、元参，保津液之难保，而又去血结之积聚，姜汁为宣气分之用，当归为宣血中气分之用，再加海参者，海参咸能化坚，甘能补正，按海参之液，数倍于其身，其能补液可知，且蠕动之物，能走络中血分，病久者必入络，故以之为使也。

宣白承气汤（苦辛淡法）：

生石膏五钱　生大黄三钱　杏仁粉二钱　栝蒌皮一钱五分

水五杯，煮取二杯，先服一杯，不知再服。

导赤承气汤：

赤芍三钱　细生地五钱　生大黄三钱　黄连二钱　黄柏二钱

芒硝一钱

水五杯，煮取二杯，先服一杯，不下再服。

牛黄承气汤： 即用前安宫牛黄丸二丸，化开，调生大黄末三钱，先服一半，不知再服。

增液承气汤： 即于增液汤内，加大黄三钱，芒硝一钱五分。

水八杯，煮取三杯，先服一杯，不知再服。

【方解】

新加黄龙汤：《伤寒六书》黄龙汤的药物组成是大黄、芒硝、枳实、厚朴、人参、当归、甘草。吴瑭去枳实、厚朴，加生地、元参、麦冬、海参、姜汁。方中生地、元参、麦冬为增液汤，滋阴润燥。大黄、芒硝、甘草为调胃承气汤，攻下燥结。人参补气，当归养血，海参咸寒滋阴，姜汁既除海参腥气，又宣通气机。此方攻补兼施，扶正攻下，组方周全，面面俱到。临床应用亦可减海参、姜汁。

宣白承气汤：肺与白色相应，"宣白"即宣肺。方中生石膏清宣肺热，栝蒌皮利气宽胸化痰，杏仁止嗽平喘、润便，生大黄泻下热结。全方共奏宣上通下，开肺通腑之功。

导赤承气汤：方中黄连、黄柏上清心火，下泄小肠之热，赤芍、生地凉血活血止痛，大黄、芒硝攻下燥结，除大肠之热。本

213

方既通大便，又利小便，两解大小肠之邪，心与小肠属火，与赤色相应，导赤散中生地、竹叶、甘草、木通四药，本方取其义而未全用其药，散名导赤承气汤。

牛黄承气汤：方中安宫牛黄丸清心包之热，大黄攻下燥结、清心开窍与通腑泻热并进，较第五条先服牛黄丸，再服调胃承气汤，方法简捷、速效。

增液承气汤：即增液汤加大黄、芒硝。方中生地、元参、麦冬养阴润燥，大黄、芒硝攻下燥屎，有滋阴攻下，增水行舟之功，使肠燥津亏得复，腑气得通，燥屎得下。

【词解】

①右寸实大：右脉寸部主肺，实大脉为肺热炽盛。

②左尺牢坚：牢，脉似沉似伏，重按实而弦长。坚，坚硬。左尺候下焦，牢坚脉主寒证，里热内结，热极似寒，故左尺牢坚为热结在里，小肠热盛，下注膀胱。

③无水舟停：河中无水，船舶不能行驶。喻肠燥便秘。

④勉拟黄龙法：慎重考虑，极力模仿《伤寒六书》黄龙汤扶正祛邪的方法。

⑤须臾：少时，一会，片刻。

【提要】 阳明温病下后热结不除的五种类型及其治疗。

【释义】 温病在中焦阶段，阳明腑实，施用攻下法后，大便仍然不通畅，有五种证型，分别用不同的方法治疗。

（1）应该用下法治疗的阳明温病，却没有及时正确地施用下法，邪热久羁，损耗正气，导致正虚不能发挥药物的攻下作用。这种病情十分危险，只有用扶正攻下的黄龙汤才能救治。

（2）阳明腑实证未除，病人呼吸气粗，痰多不易咳出，右侧寸部脉实大，这是肺气失于肃降，导致腑气不通。肺与大肠相表里，肺热炽盛，大肠传导失职。宜用宣通肺气，泄热通便的宣白承气汤治疗。

（3）阳明腑实证未除，病人还表现有左侧尺部脉牢坚，小便色深黄，尿时有刺痛感，有时烦躁、口渴得厉害，这是心火移热于小肠。用导赤承气汤清心火，泄小肠热，又攻大肠燥结。

（4）阳明腑实证未除，热邪又内闭心包，出现神昏，舌体卷缩，口渴引饮，这是燥结壅滞，热毒扰于神明。用牛黄承气汤开心窍，醒神志，泻下燥结，荡涤积滞。

（5）阳明燥结不去，耗液烁津，津液不足，导致大便不通畅，这与无水不能行船的道理相同，可先服增液汤滋养津液，增水行舟。若仍不排泄大便，就该用滋养阴液，荡涤积滞的增液承气汤治疗。

【按语】《温病条辨》中的很多方剂是在《伤寒论》方剂基础上加减化裁而成的。本条所载 5 个承气汤即是其中一部分，此类方剂较伤寒之方更为完善，五承气汤比《伤寒论》三承气汤更能适应临床，尤其是温病发展过程中，病情较重，变化较多，必须采取多种方法进行治疗。本条攻下结合扶正的新加黄龙汤、增液承气汤，攻下兼清小肠之热的导赤承气汤，以及宣肺泄热并通腑的宣白承气汤，清心开窍兼泄阳明的牛黄承气汤。这些方法补充了《伤寒论》攻下法的不足，说明温病学家使用下法比较完备、灵活。

卷二 中焦篇

【原文十八】下后虚烦不眠，心中懊憹，甚至反复颠倒①，栀子豉汤主之；若少气者②，加甘草；若呕者，加姜汁。

【原注】邪气半至阳明，半犹在膈，下法能除阳明之邪，不能除膈间之邪，故证现懊憹虚烦。栀子豉汤，涌越其在上之邪也。少气加甘草者，误下固能伤阴，此则以误下而伤胸中阳气，甘能益气，故加之。呕加姜汁者，胃中未至甚热燥结，误下伤胃中阳气，木来乘之，故呕，加姜汁，和肝而降胃气也，胃气降，则不呕矣。

【方药】栀子豉汤方（见上焦篇）。

栀子豉加甘草汤： 即于栀子豉汤内，加甘草二钱，煎法如前。

栀子豉加姜汁方： 即于栀子豉汤内，加姜汁五匙。

【方解】

栀子豉加甘草汤：方中栀子苦寒，清热除烦；豆豉气味轻薄，清宣余热。二药相伍，苦泻辛开，清热除烦；甘草和胃补中，甘温益气。

栀子豉加姜汁方：栀子豉汤清宣郁热，姜汁和胃降逆止呕。

【词解】

①反复颠倒：坐卧不安。

②少气：中气不足，表现气短，气不接续。

【提要】热在胸膈的证候类型及其治疗。

【释义】温病用下法治疗后，出现心烦，不得安眠，自觉心中懊憹，甚至坐卧不安，这是下后腑热虽去，膈上郁热未除。用栀子豉汤清宣郁热，如果中虚气少者，加甘草补中益气；如果中虚气逆呕吐者，加姜汁和胃降逆止呕。

【按语】本条引《伤寒论》76条"发汗吐下后，虚烦不得眠，若剧者，必反复颠倒，心中懊憹，栀子豉汤主之"，将其运用到温病发展过程中，并有所发挥。

下后何以虚烦不眠，心中懊憹，原注为阳明之热虽除，膈上之热未祛，故用栀子豉汤涌越其在上之邪。此说符合《内经》"其在上者，引而越之"之机。然临床用栀子豉汤并不涌吐，而虚烦懊憹得解，因栀子苦寒清在上之热，豆豉有宣透之功，胸中之热得以清透，则虚烦懊憹自除，寐自能安，此费伯雄治不寐之秘。否则既曰涌吐，何以有"若呕者加姜汁"？加姜汁有辛散和胃止呕之力，可见栀子豉汤并非涌吐法甚明。

【原文十九】阳明温病，干呕口苦而渴，尚未可下者，黄连黄芩汤主之。不渴而舌滑者属湿温。

【原注】温热，燥病也，其呕由于邪热夹秽，扰乱中宫而然，故以黄连、黄芩彻其热，以芳香蒸变化其浊①也。

【方药】黄连黄芩汤方（苦寒微辛法）：

黄连二钱　黄芩二钱　郁金一钱五分　香豆豉二钱

水五杯，煮取二杯，分二次服。

【方解】黄连、黄芩清泄胃热，郁金凉血清心除热，豆豉清热、宣通气机。

【词解】

①芳香蒸变化其浊：芳香走窜，化秽浊之气。

【提要】阳明温病热郁中焦的证治及其鉴别诊断。

【释义】阳明温病，干呕恶心而未吐食物，口渴，这是无形邪热郁结在胃，胃气上逆，还没有出现腹满硬痛、便秘、苔黄燥等可下之证。用黄连黄芩汤治疗，若口不渴，舌面滑润多津是湿温病，与此证不同。

【按语】本条以口渴情况与舌苔润燥鉴别温热与湿热两类不同性质的疾病，可作临床指导。温热性质疾病，口渴，舌红苔黄；湿热性质疾病，口不渴，或口渴饮亦不多，或口渴喜热饮，舌苔滑润多津，或舌苔厚腻。若湿温化热化燥，则与温热性质疾病表现相同。

【原文二十】阳明温病，舌黄燥，肉色绛，不渴者，邪在血分，清营汤主之。若滑者，不可与也，当于湿温中求之。

【原注】温病传里，理当渴甚，今反不渴者，以邪气深入血分，格阴于外，上潮于口，故反不渴也。曾过气分，故苔黄而燥。邪居血分，故舌之肉色绛也。若舌苔白滑、灰滑、淡黄而滑，不渴者，乃湿气蒸腾之象，不得用清营，柔以济柔也。

【选注】

叶霖：舌绛苔黄，燥而不渴，虽不滑，须防挟湿，更恐气分之邪未尽。

汪瑟庵：此条以舌绛为主（舌绛，不渴，夜甚，乃入营的候）。再按：绛而中心黄苔，当气血两清；纯绛鲜红，急涤包络；中心绛干，两清心胃；尖独干绛，专泻火腑；舌绛而光，当濡胃阴；绛而枯萎，急用胶黄；干绛无色，宜投复脉（此二说俱下焦）。以上俱仍合脉证参详。若舌绛兼有白苔，或黄白相兼，是邪仍在气分；绛而有滑苔者，则为湿热熏蒸，误用血药滋腻，邪必难解，不可不慎也，详见上下二焦。

【方药】清营汤方（见上焦篇）。

【提要】温病邪入营血分证治与湿温证的鉴别。

【释义】温病舌苔色黄干燥无津，舌质深红，口不渴，是邪入营血分，用清营凉血养阴的清营汤治疗。如果舌质深红，口不渴，舌面滑润，不能用清营汤，应当按湿温病辨证论治。

【按语】温病发展到营血分阶段，除舌质深红、口不渴二证，还应有高热、神志昏迷、斑疹显露的表现，舌苔黄燥为气分之邪未尽。清营凉血的同时，还应清气分邪热，叶霖与汪瑟庵都明确地认识到"恐气分之邪未尽""是邪仍在气分""当气血两清"。

【原文二十一】阳明斑者，化斑汤主之。

【原注】方义并见上焦篇。

【提要】阳明温病发斑的治疗。

【释义】温病发展到阳明气分阶段而发斑的疾病，用化斑汤治疗。

【按语】阳明热盛属气分阶段的病理变化，"斑"是热入血分，迫血妄行，血溢肌肤的"阳斑"，故本证属毒热炽盛，气血两燔。临床表现为壮热，口渴，烦躁，斑点外露，舌质深绛，苔黄燥。化斑汤中有白虎汤以辛寒大清气分热邪，犀角、元参凉血散血、清热解毒，为治疗毒燔气血，血热发斑的代表方剂。

【原文二十二】阳明温病，下后疹续出者，银翘散去豆豉加细生地大青叶元参丹皮汤主之。

【原注】按大青叶味苦性寒，能清解心胃热毒，透发斑疹，能透营分伏热，泄心热。

方义并见上焦篇。

【提要】阳明温病下后发疹的治疗。

【释义】阳明温病用下法治疗后，又发出红疹，这是营分之热从气分外达于表。用银翘散去豆豉加细生地大青叶元参丹皮汤治疗。

【按语】本证为卫分证未罢，而营分热势已盛，用银翘散清透卫分热邪，以生地、丹皮、大青叶、元参凉营分之热毒。1964年南京中医学院《温病学讲义》改为"银翘散去荆芥豆豉加细生地丹皮大青叶元参方"，减辛温的芥穗，恐更伤不足之营阴，颇有道理。1982年第六期《新医学》薛芳的"银翘散去豆豉加细生地大青叶元参丹皮汤"新解用此方加减化裁治疗急性扁桃体炎、猩红热、流行性脑脊髓膜炎、肾小球肾炎、局灶性肾小球肾炎等病，获较满意疗效。

【原文二十三】斑疹，用升提则衄，或厥[①]，或呛咳，或昏痉[②]，用壅补则瞀乱[③]。

【原注】此治斑疹之禁也，斑疹之邪在血络，只喜轻宣凉解。若用柴胡、升麻辛温之品，直升少阳，使热血上循清道则衄；过升则下竭，下竭者必上厥；肺为华盖，受热毒之熏蒸则呛咳；心位正阳，受升提之摧迫则昏痉。至若壅补，使邪无出路，络道比经道最细，诸疮痛痒，皆属于心，既不得外出，其势必返而归之

于心，不瞀乱得乎？

【选注】

叶霖：斑多属血分，疹多属气分，斑点大从肌肉而出，故热在胃。疹点小，从血络而出，故热在心包。然既从血络而出，本属血分，但邪由气而闭其血，故多属气分也。治斑宜凉血为重，治疹宜清气为先。若斑疹互见，必当两清血气矣。

【词解】

① 厥：厥有手足逆冷和神志昏迷两种含义，此条文指两上肢末端逆冷。

② 昏痉：神志昏迷，抽搐。

③ 瞀乱：瞀是目不明或烦闷。此处指心中闷乱。

【提要】斑疹误用升提后出现的症状。

【释义】温病热毒炽盛，出现斑疹，错误使用升提的方法，就会使血热上冲，出现牙龈出血，鼻出血。又有阳升太过，阴阳失调，出现两上肢末端逆冷，有的上逆于肺，出现气逆干咳；有的窜犯心包，出现神昏痉厥。若误用壅补的方法，温邪郁闭于里，就会出现闷瞀烦乱的症状。

【按语】斑疹为热毒深入营血的重要指征，应治以清肺透疹、凉血化斑，禁用升提和壅补，是很切合临床实际的。升提多为辛温之药，温邪本为阳邪，阳升之药更助其热势，使邪热夹血上行，更会加重病情，壅补之药非但不去邪，反而壅滞恋邪，邪无出路，内逼心包，故升提和壅补为禁忌之法。

叶霖将斑疹区别论治的观点，可谓至明，是临床治疗斑疹的原则。

卷二　中焦篇

221

【原文二十四】 斑疹阳明证悉具，外出不快，内壅^①特甚者，调胃承气汤微和之，得通则已，不可令大泄，大泄则内陷。

【原注】 此斑疹下法，微有不同也。斑疹虽宜宣泄，但不可太过，令其内陷。斑疹虽忌升提，亦畏内陷。方用调胃承气者，避枳、朴之温燥，取芒硝之入阴，甘草败毒缓中也。

【选注】

叶霖：斑疹色淡红而白者，宜松肌透表；斑色赤者，宜透营解毒，此气血之分也。有因痰因食，内壅甚，外出不快而宜宣泄者，百中一二，是升散不可例禁，攻伐尤须慎重也。

【方药】 调胃承气汤（方见前）。

【词解】

① 内壅：里气壅滞，气机不畅，大便不通。

【提要】 温病发斑疹而热实内壅的治疗宜忌。

【释义】 温病发展变化过程中，出现斑疹，同时阳明腑实证的证候全部存在，脏腑气机壅滞严重，致使邪热不能尽快外达。这样的病证，用调胃承气汤轻下，调理气机，得腑气通畅则停药，不能使其大泻。大泻则正气受伤，邪热内陷，出现神昏谵语的危险证候。

【按语】 温病出现斑疹同时腑实内结，使用通下法釜底抽薪，临床应用效果甚佳。例如："流脑"热入营血，斑疹显露，以通下法治愈者，屡见不鲜，若腑气得通，燥屎得下，继以清热解毒，凉血法治之。

叶霖慎用通下的观点也颇有参考价值。

【原文二十五】阳明温毒发痘者，如斑疹法，随其所在而攻之。

【原注】温毒发痘，如小儿痘疮，或多或少，紫黑色，皆秽浊太甚，疗治失宜而然也。虽不多见，间亦有之。随其所在而攻，谓脉浮则用银翘散加生地、元参，渴加花粉，毒重加金汁、人中黄，小便短加芩、连之类；脉沉内壅者，酌轻重下之。

【提要】阳明温病出现痘疮的治疗原则。

【释义】感受温热毒邪，发展到阳明气分阶段，出现痘疮，治法和斑疹一样，根据疾病所在的部位进行治疗。

【按语】若出现痘疮而兼见脉浮等卫分表证，应清热解毒、宣泄肺卫，用银翘散去豆豉加生地、元参、金汁、人中黄。若兼小便短赤等心火亢盛的证候，应用清心泻火的方法，用银翘散去豆豉，加生地、元参、黄芩、黄连；若兼见脉沉等里热壅实证候，斟酌病情，用承气法治疗；若热毒深入血分，可根据病情轻重，选用化斑汤、清瘟败毒饮等药物治疗。

【原文二十六】阳明温毒，杨梅疮[①]者，以上法随其所偏而调之，重加败毒，兼与利湿。

【原注】此条当入湿温，因上条温痘连类而及，故编于此，可以互证也。杨梅疮者，形似杨梅，轻则红紫，重则紫黑，多现于背部、面部，亦因感受秽浊而然。如上法者，如上条治温痘之法。毒甚故重加败毒。此证毒附湿而为灾，故兼与利湿，如草薢、土茯苓之类。

【词解】

① 杨梅疮：形似杨梅，轻则红紫，重则紫黑，多见于背部、面部，为感受秽浊，夹湿蒸淫而成。

【提要】 杨梅疮与斑疹、痘疮的不同治法。

【释义】 阳明温毒证，出现杨梅疮，和上条治痘法一样，根据病邪的偏盛偏衰而调治。病情严重者，应以清热解毒法，同时兼用利水渗湿法，如萆薢、土茯苓之类的药物。

【按语】 杨梅疮不属温病范围，虽和斑、疹、痘一样，从肌肤而发，但病因病理和疾病性质完全不同，举杨梅疮以鉴别。

【原文二十七】 阳明温病，不甚渴，腹不满，无汗，小便不利，心中懊侬①者，必发黄。黄者，栀子柏皮汤主之。

【原注】 受邪太重，邪热与胃阳相搏，不得发越，无汗不能自通，热必发黄矣。

【选注】

叶霖：《伤寒》阳明篇，发黄湿热郁于气分者，茵陈蒿汤；湿热不郁于里，而反越于外者，栀子柏皮汤；热蓄于内，迫其湿气蒸于外者，麻黄连翘赤小豆汤。若夫温热时疫之黄，发有三十六证，其方法载在《圣济总录》中，可按法施治也。因与阴阳诸黄疸不同，亦较伤寒发黄有异。粗工多不识，无怪鞠通知有伤寒发黄治法，而不知温热发黄治法也。

【方药】栀子柏皮汤方：

栀子五钱　生甘草二钱　黄柏五钱

水五杯，煮取二杯，分二次服。

[方论] 此湿淫于内，以苦燥之，热淫于内，佐以甘苦法也。栀子清肌表，解五黄②，又治内烦。黄柏泻膀胱，疗肌肤间热。甘草协和内外。三者其色皆黄，以黄退黄，同气相求也。按又可但有茵陈大黄汤，而无栀子柏皮汤，温热发黄，岂皆可下者哉！

【方解】 栀子清三焦之火，燥湿而泄热；黄柏清下焦湿热；甘草调理表里，三药组合有清利湿热的功效。

【词解】

① 懊憹：心中烦闷，由于湿热郁蒸所致。

② 五黄：指《金匮要略》黄疸、谷疸、酒疸、女劳疸和黑疸。

【提要】 黄疸的证候及治疗。

【释义】 温病发展到阳明气分阶段，口渴不甚，腹部不胀满，无汗，小便不利，心中烦乱不舒。这是由于湿热病邪郁阻中焦，多发黄疸，若出现黄疸，可以用栀子柏皮汤治疗。

【按语】 吴氏将《伤寒论》第 204 条与第 262 条合为一条叙述，又加述"不甚渴，腹不满"，目的在于指出此证无腑实内结，与《温疫论》茵陈大黄汤所治"黄疸"病证不同。此为湿热郁阻中焦而发黄，并无燥屎内结，只需清热利湿即可获效。

叶霖提醒医者，除《伤寒论》论述黄疸的证治之外，《圣济总录》中尚有多种温热时疫的发黄，应博览为佳。

【原文二十八】 阳明温病，无汗，或但头汗出，身无汗，渴欲饮水，腹满舌燥黄，小便不利者，必发黄，茵陈蒿汤主之。

【原注】此与上条异者，在口渴、腹满耳。上条口不甚渴，腹不满，胃不甚实，故不可下；此则胃家已实而黄不得退，热不得越，无出表之理，故从事于下趋大小便也。

【方药】茵陈蒿汤：

茵陈蒿六钱　栀子三钱　生大黄三钱

水八杯，先煮茵陈减水之半，再入二味，煮成三杯，分三次服，以小便利为度。

［方论］此纯苦急趋之方也。发黄外闭也，腹满内闭也，内外皆闭，其势不可缓，苦性最急，故以纯苦急趋下焦也。黄因热结，泻热者必泻小肠，小肠丙火①，非苦不通。胜火者莫如水，茵陈得水之精；开郁莫如发陈，茵陈生发最速，高出众草，主治热结黄疸，故以之为君。栀子通水源而利三焦，大黄除实热而减腹满，故以之为佐也。

【方解】茵陈苦寒清热，疏肝利胆，利湿退黄，栀子苦寒泄热除烦，清泄三焦，通调水道，大黄导热下行，荡涤湿热壅滞，推陈致新。三药组合成方，清化湿热，消除黄疸，大便通畅，小便自利。

【词解】

①小肠丙火：按天干和五行排列五脏六腑，小肠与心属火，小肠为丙火属阳，心为丁火属阴。

【提要】湿热郁结，腑实发黄的证治。

【释义】温病在气分阶段，无汗，或者只有头部出汗，而躯干部无汗，口渴欲饮水，腹部胀满，舌苔干燥色黄，小便不利，此属湿热内结，必发生黄疸，用茵陈蒿汤治疗。

【按语】本条记述了湿热郁结发黄疸的证候，以口渴、腹满、舌燥黄为辨证要点，并以此同上条栀子柏皮汤证作鉴别。急性黄疸型传染性肝炎、胆囊炎、胆石症、钩端螺旋体病引起的黄疸，属湿热性质的，都可以用茵陈蒿汤加减治疗。《温疫论》重用大黄，取名"茵陈汤"。

【原文二十九】阳明温病，无汗，实证未剧，不可下，小便不利者，甘苦合化，冬地三黄汤主之。

【原注】大凡小便不通，有责之膀胱不开者，有责之上游结热者，有责之肺气不化者。温热之小便不通，无膀胱不开证，皆上游①热结，与肺气不化而然也。小肠火腑，故以三黄苦药通之；热结则液干，故以甘寒润之；金受火刑，化气维艰，故倍用麦冬以化之。

【选注】

叶霖：小便不利而渴者，热在上焦，法当淡渗。小便不利而不渴者，热在下焦，法当苦寒。若屡经汗下，小便不利者，阴竭也，法当育阴，则渗利苦燥又非所宜矣。审证处方，不可误也。

【方药】冬地三黄汤方（甘苦合化阴气法）：

麦冬八钱　黄连一钱　苇根汁半酒杯（冲）　元参四钱　黄柏一钱　银花露半酒杯（冲）　细生地四钱　黄芩一钱　生甘草三钱

水八杯，煮取三杯，分三次服，以小便得利为度。

【方解】黄芩、黄连、黄柏苦寒清热，泄三焦火热之邪；生地、麦冬、元参甘寒清热，滋补阴液；银花露芳香清凉，甘草味甘缓急，和三黄相配甘苦合化，上焦心肺之热得以清宣肃降，小肠热结得以下泻，源流俱畅，水道通调，内热下行，小便自利。

【词解】

① 上游：指小肠而言（据朱彬注）。

【提要】 温病无形之热的治禁和小肠热结的治法。

【释义】 温病发展到气分阶段，无汗，里实证不显著，不可用攻下法治疗。若小便不利，是小肠热盛，泌别失职，膀胱气化失司，宜以甘苦合化的冬地三黄汤治疗。

【按语】 小便不利是温病发展过程中的症状之一，与内科杂病所论不同。此条所谈小便不利，表现为小便短赤，涓滴不爽，甚则滞涩不通。通利小便，邪有出路。清泄内热，方为治本。标本同治，冬地三黄汤临床用之有效。吴瑭和叶霖在注释中分析了小便不利的各种原因，并例举治法，可供参考。

【原文三十】 温病小便不利者，淡渗不可与也，忌五苓①、八正辈②。

【原注】 此用淡渗之禁也。热病有余于火，不足于水，惟以滋水泻火为急务，岂可再以淡渗动阳而烁津乎？奈何吴又可于小便条下，特立猪苓汤，乃去仲景原方之阿胶，反加木通、车前，渗而又渗乎！其治小便血分之桃仁汤中，仍用滑石，不识何解！

【选注】

叶霖：此言阴竭之小便不利，故不可淡渗。若属热结，自当清利，非凡温病小便不利，皆不可淡渗也。

【词解】

① 五苓：指五苓散。

② 八正辈：八正散之类的方剂。

【提要】 温病小便不利的治疗禁忌。

【释义】 温病过程中出现小便不利的症状，不能用淡渗通利的方法，忌用五苓散、八正散之类的方剂。

【按语】 本条所谈小便不利，是由于热邪久羁，伤耗津液，化源欲绝所致，与热结小肠、膀胱湿热、湿温病等表现的小便不利病理机制截然不同。本证应以清热滋阴，资助化源，补充水液之法治之，切忌淡渗利水，更伤阴液。

吴又可以猪苓汤、桃仁汤治疗小便不利，为热结于膀胱，血分热盛的实证，与本证不同，所以叶霖认为"非凡温病小便不利，皆不可淡渗也。"

【原文三十一】 温病燥热，欲解燥者，先滋其干，不可纯用苦寒也，服之反燥甚。

【原注】 此用苦寒之禁也。温病有余于火，不用淡渗犹易明，并苦寒亦设禁条，则未易明也。举世皆以苦能降火，寒能泻热，坦然用之而无疑，不知苦先入心，其化以燥，服之不应，愈化愈燥。宋人以目为火户，设立三黄汤，久服竟至于瞽，非化燥之明征乎？吾见温病而恣用苦寒，津液干涸而不救者甚多，盖化气比本气更烈。故前条冬地三黄汤，甘寒十之八九，苦寒仅十之一二耳。至茵陈蒿汤之纯苦，止有一用，或者再用，亦无屡用之理。吴又可屡诋用黄连之非，而又恣用大黄，惜乎其未通甘寒一

法也。

【选注】

叶霖：冬不藏精之温病，苦燥宜禁，自是确论。即虽非精亏热炽，而苦寒服之不应，亦不当屡用致讥，延陵之恣用大黄谬矣。湿热互结之疫证急下，即所以存阴，不可与水亏热盛之温病同日语也。温、瘟不分，每多误事。

曹炳章：以苦味久积能化燥故，人但知芩、连等之寒，而不知其能化燥，鞠通真是通儒。

朱武曹：申苦寒禁尤吃紧。

曹炳章：所谓不可纯用者，必须多用甘寒，间用苦寒，庶不致化燥为患。

【提要】 温病燥热不可纯用苦寒之禁。

【释义】 温病很可能出现燥热证。治疗燥热证，首先要养阴生津，重用甘寒滋润药品，以滋液润燥，间用一些苦寒清火药，切不可纯用苦寒清火。因苦寒化燥，阴津必至涸竭，故治温病燥热，必须以甘寒为主，间以苦寒，甘苦合化，方能起润燥清火作用。如单用苦寒，必至偾事。

【按语】 燥热证不可纯用苦寒，不是忌用苦寒，必须以甘寒生津药辅佐苦寒药治疗燥热，如上条冬地三黄汤法。叶霖、吴瑭对吴又可屡用大黄苦寒攻下的看法，既确认甘寒之法治疗阴亏燥热，又与急下存阴法作区别，论点比较全面。曹朱之说亦颇正确。

【原文三十二】 阳明温病，下后热退，不可即食，食者必复。

周十二时后，缓缓与食，先取清者，勿令饱，饱则必复，复必重也。

【原注】此下后暴食之禁也。下后虽然热退，余焰尚存，盖无形质之邪，每借有形质者以为依附。必须坚壁清野①，勿令即食。一日后，稍可食清而又清之物，若稍重浊，犹必复也。勿者，禁止之词；必者，断然之词也。

【选注】

曹炳章：得食助之，则余邪复聚，吾见温病将愈，因此复病者多矣。慎之！

【词解】

①坚壁清野：坚壁，是巩固防御工事，如城墙、堡垒等；清野，是清理野外粮食物资，加以隐蔽收藏，敌人远来，一无所获，久则粮尽而去，我乘势攻之，自无不克。这里指病邪退后不宜即食，以防余邪得食反复。

【提要】阳明温病下后不可即食。

【释义】温病发展到阳明气分阶段，用攻下法后，热势减退，但不可立即进食，须待热退一昼夜之后，少许给予饮食，以清稀易消化食物为佳，不要吃得过多，饱食伤胃，病易复发，复发必使病势更重。

【按语】病后饮食不当，引起疾病反复者称为"食复"。临床温病下后热退病人，可吃流质、半流质易消化食物，不可吃得过饱，以免反复，反复则病更严重。不仅温病如此，内伤杂病也是一样。病后必须少食、慢食，渐加，不可多食、暴食，既灾荒饥馑之年，暴食而死者亦不少闻。

【原文三十三】阳明温病，下后脉静，身不热，舌上津回，十数日不大便，可与益胃、增液辈，断不可再与承气也。下后舌苔未尽退，口微渴，面微赤，脉微数，身微热，日浅①者，亦与增液辈；日深②舌微干者，属下焦复脉法也（方见下焦）。勿轻与承气，轻与者肺燥而咳，脾滑而泄，热反不除，渴反甚也，百日死。

【原注】此数下亡阴之大戒也，下后不大便十数日，甚至二十日，乃肠胃津液受伤之故，不可强责其便，但与复阴，自能便也。此条脉静身凉，人犹易解，至脉虽不躁而未静，身虽不壮热而未凉，俗医必谓邪气不尽，必当再下，在又可法中，亦必再下。不知大毒治病，十衰其六，但与存阴退热，断不误事（下后邪气复聚，大热大渴，面正赤，脉躁甚，不在此例）。若轻与苦燥，频伤胃阴，肺之母气受伤，阳明化燥，肺无秉气，反为燥逼，焉得不咳。燥咳久者，必身热而渴也。若脾气为快利所伤，必致滑泄，滑泄则阴伤，而热渴愈加矣。迁延三月，天道小变之期③，其势不能再延，故曰百日死也。

【选注】

叶霖：温热存阴，最为紧要，误下则成虚损，然亦不定期以三月也。

曹炳章：脾滑而泄，乃脾阳为快利所伤，因而下溜，此阴气竭而阳亦随之将绝也。

【词解】

①日浅：得病日期不长。

② 日深：得病时日已久。

③ 天道小变之期：指气候稍有变化的时候，如风雨晦明、暴寒暴热。

【提要】温病热减阴亏证候的治疗。

【释义】温病发展到阳明气分阶段，用下法通腑之后，脉已平静缓和，身热已退，舌上津液回复，十几日不大便，这是津液不足的缘故。只可用益胃汤、增液汤一类方药生津养液，断乎不可再用承气汤攻下。如果前用承气攻下，药后舌苔没有全退，并且轻度口渴，面色微红，脉象略数，全身轻度发热，若患病日期不多，也可用增液汤一类方法治疗；如病期较长，属于下焦阴伤，要用复脉汤一类方剂治疗。以上几种证情，不可轻用承气攻下，误用则肺燥失润而干咳，燥咳不已则身反热、口反渴，误伤脾，脾虚下陷而滑脱不禁，迁延日久，在气候稍微变化的时候，病人虚竭而死。

【按语】本条说明温病发展过程中，由于气分热炽，津液不足，十几天不大便，不可误认为阳明燥结而滥用承气攻下。热病伤津，攻下津液更伤，或曾用下法，今已脉静身凉，舌上津回，以此知腑热已去，虽十余日不便，若再攻之，必致阴液枯涸，形成虚损，上为干咳，下为滑脱，日久不复。但"百日死"过于机械，叶霖所评甚是。

【原文三十四】阳明温病，渴甚者，雪梨浆沃之。

【方药】雪梨浆（方见上焦篇十二条下）。

【提要】阳明温病，津伤渴甚的治法。

【释义】温病发展到阳明气分阶段，由于热烁津伤，口渴甚，可用雪梨浆频频饮服，雪梨浆甘凉清热生津，解渴润燥，治燥渴甚好。

【按语】雪梨浆性味甘凉，有清热生津益胃之功，温病后期可作善后调理，然阳明热炽阴伤者，非雪梨浆所能治。

【原文三十五】阳明温病，下后微热，舌苔不退者，薄荷末拭之。

以新布蘸新汲凉水，再蘸薄荷细末，频擦舌上。

【提要】温病后期，余热未退的治疗。

【释义】阳明温病，用下法治疗后，仍有轻微发热，舌苔不退，这是余热未净的缘故，可以用新布蘸新汲的凉水，再蘸少许薄荷细末，频频擦拭舌面，舌苔就全部退尽了。

【按语】温病下后，舌苔不化，当属余热未净，用新布凉水薄荷擦拭，亦辛凉轻解之法。

【原文三十六】阳明温病，斑疹、温痘①、温疮②、温毒③、发黄④、神昏谵语者，安宫牛黄丸主之。

【原注】心居膈上，胃居膈下，虽有膜膈，其浊气太甚，则亦可上干包络，且病自上焦而来，故必以芳香逐秽开窍为要也。

【选注】

叶霖：方不妥当，宜慎。

【方药】安宫牛黄丸（方见上焦篇十六条下）。

【词解】

① 斑疹、温痘：斑，不高出于皮面，斑色有红、紫、黑的不同，斑点大，气血热炽所致；疹，点小高出皮面。斑属阳明，疹属太阴。温痘，即天花，痘毒引起，烈性传染病。

② 温疮：疔疮、皮肤疮痒、流注之类。

③ 温毒：感染时令风热之毒，有大头瘟、烂喉痧、痄腮等疾病。

④ 发黄：温热郁蒸，胆液外泄，皮肤发黄。

【提要】 温病斑疹、痘、疮、温毒、黄疸、热毒内犯心包的证治。

【释义】 阳明温病，气分热甚，无论外发斑疹、痘疮、温疮、温毒等病，在热犯心包，神昏谵语，都可用清心开窍、辟秽解毒的安宫牛黄丸治疗。当然单凭牛黄丸还不全面，必须根据不同症状，选用各种方剂治之。如化斑汤、加减银翘散、清瘟败毒饮、普济消毒饮、茵陈蒿汤等方。

【按语】 温病热甚，热入心包，见神昏谵语，均可用安宫牛黄丸开窍清心，叶霖所说方不妥当者，盖以单用一方，尚不足凭，必须配以汤剂，否则气分秽热不除，浊邪犹将上犯，心主虽清于一时，必将重见蒙蔽也。

【原文三十七】 风温、温热、温疫、温毒、冬温之在中焦，阳明病居多；湿温之在中焦，太阴病居多；暑温则各半也。

【原注】 此诸温不同之大关键也。温热等皆因于火，以火从火，阳明阳土，以阳从阳，故阳明病居多。湿温则以湿从湿，太

阴阴土，以阴从阴，则太阴病居多。暑兼湿热，故各半也。

【选注】

朱武曹：总纲扼要。

【提要】各种温病传至中焦的不同属性。

【释义】风温、温热、温疫、温毒、冬温邪传中焦之时，以其本质都为阳邪，阳邪则入阳明，故见阳明热炽症状。湿温病在中焦，湿为阴邪，阴邪则入太阴。暑温病有夹湿不夹湿的不同，故或在阳明，或在太阴，盖病邪或从燥化，或从湿化也。正如薛生白所说："中气实则在阳明，中气虚则在太阴。"本条总论诸温性质，对临证大有帮助。

暑温 伏暑

【原文三十八】脉洪滑，面赤、身热、头晕，不恶寒，但恶热，舌上黄滑苔，渴欲饮凉，饮不解渴，得水则呕，按之胸下痛，小便短，大便闭者，阳明暑温，水结在胸也。小陷胸汤加枳实主之。

【原注】脉洪，面赤，不恶寒，病已不在上焦矣。暑兼湿热，热甚则渴，引水求救；湿郁中焦，水不下行，反来上逆，则呕；胃气不降，则大便闭。故以黄连、栝蒌清在里之热痰；半夏除水痰而强胃；加枳实者，取其苦辛通降①，开幽门②而引水下行也。

【选注】

叶霖：在伤寒水结胸，宜大陷胸汤，此节论小结胸，论大结胸，论暑论温，似是而非，全无主脑。

曹炳章：此症用小陷胸汤加枳实，扼要处全在得水则呕，胸下痛数句，若但见脉洪滑、面赤身热，及饮不解渴等语，则是白虎证。

朱武曹：此条别于温热，全在舌滑、胸痛、呕水。

【方药】小陷胸加枳实汤方（苦辛寒法）：

黄连二钱　栝蒌三钱　枳实二钱　半夏五钱

急流水③五杯，煮取二杯，分二次服。

【方解】此治小结胸证，证属暑温大渴饮凉，水结心下，故

237

胸下痛，得水则呕。本方黄连苦寒清热，瓜蒌滑利涤痰，半夏辛温散结、降逆和胃，枳实攻逐痰水，治水热停结心下，有泄热开结逐水之功。

【词解】

①苦辛通降：苦寒直折，有降下作用，辛味能散能通，苦辛合用，有辛通苦降之功。

②幽门：胃之下口，接连小肠处为幽门。

③急流水：流速很快的水，取其走而不停之意。

【提要】 暑温水结心下证治。

【释义】 患者脉洪滑，面色红赤，身热头晕，但恶热不恶寒，口大渴，喜饮凉水，饮不解渴，舌苔黄滑，纯系暑温阳明热盛证，继而得水则呕，按之胸下痛，小便短少，大便秘。这是暑温邪在中焦，阳明气分热甚，饮水自救，水热结于心下，故上逆作呕，心下痛。病名为水结在胸，可用小陷胸汤加枳实苦辛通降，开幽门，引水下行。

【按语】 本条本是暑温热在阳明的白虎汤证，由于渴饮凉水过多，水停心下，发生得水则呕、胸下痛等症，叶霖以此节论小结胸，论大结胸，论暑温？全无主脑，似乎妄加指责。此证本暑温饮水过多而成，用小陷胸汤加枳实，所以治小结胸也；文中虽有大便闭，小便短，然无有胸脘脐腹硬满拒按症状，非大结胸证无疑矣；且主题是暑温，又何疑焉？

浙江中医学院（现浙江中医药大学）编《温病条辨白话解》认为此条非一般阳明温病，而是中焦阳明暑温兼水结在胸之证，南京中医药大学的《温病学讲义》将本条引于风温病热入气分证

《温病条辨》注释

治，病位在胸膈，称"痰热结胸"证。二说均可参考。

【原文三十九】阳明暑温，脉滑数，不食不饥不便，浊痰凝聚，心下痞者，半夏泻心汤去人参、干姜、大枣、甘草，加枳实、杏仁主之。

【原注】不饥不便，而有浊痰，心下痞满，湿热互结而阻中焦气分。故以半夏、枳实开气分之湿结；黄连、黄芩开气分之热结；杏仁开肺与大肠之气痹；暑中热甚，故去干姜；非伤寒误下之虚痞，故去人参、甘草、大枣，且畏其助湿作满也。

【选注】
曹炳章：去人参、干姜等者，以暑邪故。观此而不能加减古方者真呆汉也。

治湿必开肺气，此天气开则湿化之理。不观夫天地乎，阴云蔽复，则地之湿气不收，及天气开朗，一转瞬间而大地干燥矣。

【方药】半夏泻心汤去干姜甘草加枳实杏仁方（苦辛寒法）：

半夏一两　黄连二钱　黄芩三钱　枳实二钱　杏仁三钱

水八杯，煮取三杯，分三次服。虚者复纳人参二钱，大枣三枚。

【方解】半夏泻心汤是《伤寒论》治脾胃不和、寒热错杂所致的呕利痞证。本条为暑温夹湿，属温热病，故减去人参、干姜、甘草、大枣辛温甘补之品，加黄芩、黄连苦寒燥湿、清解暑热，杏仁、半夏开肺与大肠之气，化痰除湿，以枳实消痞散结，下气通腑。

【释义】暑温在阳明气分阶段，脉象滑数，不欲饮食，不觉饥饿，亦不大便，由于浊痰凝结停阻心下，脘部痞满不舒，可以用半夏泻心汤减人参、干姜、大枣、甘草甘温助热之品，加枳实、杏仁辛开苦降，开结除满。

【按语】脉象滑数，滑则为痰，数则为热，痰聚于心下，故心下痞满，胃中气滞，故不食不饥，胃气不降则腑气不行，故不大便也。本方亦化痰清热和降之法。既非伤寒误下之痞，故不必用人参、干姜、大枣、甘草也。

【原文四十】阳明暑温，湿气已化，热结独存，口燥咽干，渴欲饮水，面目俱赤，舌燥黄，脉沉实者，小承气汤各等分下之。

【原注】暑兼湿热，其有体瘦质燥之人，感受热重湿轻之证，湿先从热化尽，只余热结中焦，具诸下证，方可下之。

【选注】

叶霖：热邪闭结胃肠宜下者，即所谓阳明之邪，仍假阳明为出路。然必细察湿邪已尽，不可孟浪也。汪注辨证亦颇明畅，宜参。

汪瑟庵：湿热入胃腑，方可下。虽云化热，究从湿来，故枳、朴、大黄等分用也。大抵温病诊舌为要，痞满之证，见黄燥，方可议下；黄而不燥，仍用宣泄，以驱之入胃；或苦温助之化燥，见黄，方可用苦泄（泻心陷胸之属），黄白相兼，或灰白色，仍用开提（三香、杏、蔻、枳、桔之属），以达之于肺，不可误也。又叶天士论伤寒热邪劫烁，下之宜猛，温病多湿邪内搏，下之宜轻；伤寒大便溏，为邪尽不可下，湿温病大便溏，为邪未尽，便硬方为无湿，不可攻也。此皆要论，不可不知。

曹炳章：此但热结而无旁流，故用小承气，较调胃承气为稍峻。此等处必前后合观，方知其妙。此等处不独不知医理者疑之，即稍知医理者亦疑之，孰知良工心苦；况助之化燥后必用寒药，不知者必以为前后方自相矛盾也，岂不冤哉。大便溏仍用下药，以祛湿邪，此事非真知己，谁敢信之？即见及此，亦只能袖手旁观。倘一出方则谤议风起矣，将奈何？

【方药】小承气汤（方义并见前，此处不必以大黄为君，三物各等分可也）。

【提要】暑温阳明腑实轻证的辨治。

【释义】暑温夹湿，邪在阳明，气分热炽，湿邪已化，热结于腑，口燥咽干，喜饮凉水，面红目赤，舌苔黄燥，脉象沉实者，必须用小承气攻下热结，但三药必须轻用，大黄、厚朴、枳实各等量，以轻下为是。如湿未化燥，则不可滥用。

【按语】小承气汤为寒下剂，治阳明热结，其攻下之力虽不如大承气之峻烈，然较调胃承气力峻，本方用法之妙，在于不以大黄为君。三药等分，治暑温湿气已化，热结于腑，作轻下、缓下、通腑、泄热之用，适中病情，无太过不及之弊。

【原文四十一】暑温蔓延①三焦，舌滑微黄，邪在气分者，三石汤主之。邪气久留，舌绛苔少，热搏血分者，加味清宫汤主之。神识不清，热闭内窍者，先与紫雪丹，再与清宫汤。

【原注】蔓延三焦，则邪不在一经一脏矣，故以急清三焦为主。然虽云三焦，以手太阴一经为要领。盖肺主一身之气，气化

则暑湿俱化，且肺脏受生于阳明，肺之藏象属金、色白，阳明之气运亦属金、色白，故肺经之药多兼走阳明，阳明之药，多兼走肺也。再肺经通调水道，下达膀胱，肺痹开则膀胱亦开，是虽以肺为要领，而胃与膀胱皆在治中，则三焦俱备矣。是邪在气分，而主以三石汤之奥义也。若邪气久羁，必归血络，心主血脉，故加味清宫汤主之。内窍欲闭，则热邪盛矣，紫雪丹开内窍而清热最速者也。

【选注】

叶霖：此剽窃叶氏治杨姓案，而杜撰方名。

朱武曹：气血二字扼要，着眼。

曹炳章：蔓延三焦，病势夹杂极矣。观其立方，罗列清疏，所谓会者不忙。

肺痹开则膀胱亦开，即气化则湿化之义。盖湿不运行，不能从小便出也。

无真陈金汁即去之亦可，不必使病者服之作呕也。即有暑邪热毒，用荷叶露，或重用鲜荷叶亦可。盖荷叶清香，亦能解毒。所谓运用在乎一心，不然虽翻烂本草经无益也。

【方药】三石汤方：

飞滑石三钱　生石膏五钱　寒水石三钱　杏仁三钱　竹茹（炒）二钱　银花三钱（花露更妙）　金汁一酒杯（冲）　白通草二钱

水五杯，煮成二杯，分二次温服。

［方论］此微苦辛寒兼芳香法也。盖肺病治法，微苦则降，过苦反过病所，辛凉所以清热，芳香所以败毒而化浊也。按三

石、紫雪丹中之君药，取其得庚金之气②，清热退暑利窍，兼走肺胃者也；杏仁、通草，为宣气分之用，且通草直达膀胱，杏仁直达大肠，竹茹以竹之脉络，而通人之脉络；金汁、银花，败暑中之热毒。

【按语】三石汤清利三焦湿热，宣畅气机，方中杏仁开宣上焦肺气，气化则湿化；石膏清阳明气分之热，竹茹清经络之热、化湿浊；滑石、寒水石、通草清利下焦湿热；银花、金汁涤暑解毒。

【方药】加味清宫汤方：即于前清宫汤内，加知母三钱，银花二钱，竹沥五茶匙冲入。

［方论］此苦辛寒法也，清宫汤前已论之矣。加此三味者，知母泻阳明独胜之热，而保肺清金；银花败毒而清络；竹沥除胸中大热、止烦闷消渴。合清宫汤，为暑延三焦血分之治也。

【词解】

①蔓延：蔓，是蔓草，生长迅速，枝条节节生根，能广泛延伸遍地。这里指病邪传布三焦。

②庚金之气：大肠与肺为表里，属金，与天干相配，大肠为庚金，肺为辛金。金位西方，气寒凉，三石俱辛凉之气，故称"庚金之气"。

【提要】暑温蔓延三焦，热在气营的证治。

【释义】暑温夹湿蔓延上、中、下三焦，症见舌苔滑润微黄，身热有汗，是邪在气分，可用三石汤辛寒清气分邪热；若邪热久留下去必将热搏营血，舌绛苔少，可用加味清宫汤治疗，气营两清；如见神昏不清，热入心包，内窍欲闭，必须先用紫雪丹，清

243

营开窍，再与清宫汤清心包之热。

【按语】 本条所述为暑温夹湿的治疗，病初在气分，暑热炽盛，湿邪未化，舌苔滑微黄，故用三石汤治疗。邪热久羁不解，湿邪化燥，热盛伤阴，侵入心营，波及血分，用清宫汤。以犀角为主药，清心营凉血，加知母、银花等，配合元参、麦冬等甘寒清热养阴。若热闭心包，神昏不清，先以紫雪丹开窍醒神，再用清宫汤泄心包之热。气分、血分性质不同，治法亦异，临床治法，必须因证而变，方能临阵不乱。

【原文四十二】 暑温伏暑①，三焦均受，舌灰白，胸痞闷，潮热，呕恶，烦渴，自利，汗出溺短者，杏仁滑石汤主之。

【原注】 舌白胸痞，自利呕恶，湿为之也；潮热②烦渴，汗出溺短，热为之也。热处湿中，湿蕴生热，湿热交混，非偏寒偏热可治，故以杏仁、滑石、通草，先宣肺气，由肺而达膀胱以利湿；厚朴苦温而泻湿满；芩、连清里而止湿热之利；郁金芳香走窍而开闭结；橘、半强胃而宣湿化痰以止呕恶，俾③三焦混处之邪，各得分解矣。

【选注】

朱武曹：上二条湿轻热重，此条湿热两停。

叶霖：凡秋后伏暑，每因新症触发，初起予用七叶芦根汤，宣肺达表，使内邪外溃，先使发汗，疹疟外解；再用缓下清剂，如五仁导滞汤，尽清胃肠积热、脾肾湿热，屡效。

七叶芦根汤：

藿香叶一钱半　佩兰叶二钱　薄荷叶一钱　冬桑叶二钱　大

青叶三钱　鲜竹叶三十片

先用青箬叶一两，活水芦笋二两，煎汤代水。

五仁导滞汤：

光杏仁三钱　栝蒌仁四钱　青砂仁一分　郁李仁三钱　松子仁三十粒　枳实导滞丸四钱，拌滑石四钱，先用鲜冬瓜皮、子各二两，丝瓜络带子五钱，煎汤代水。

霖按徐批云，"此症总有蕴热在内，立此等方，贻误后人不少。叶老偶一为之，后人则一概用此法矣"。

曹炳章：此数条皆以宣肺气为主，不但著书者理本一贯，亦治湿者扼要之法，余则因症加减，所谓盂圆则水圆，盂方则水方。

【方药】杏仁滑石汤（苦辛寒法）：

杏仁三钱　滑石三钱　黄芩二钱　橘红一钱半　黄连一钱　郁金二钱　通草一钱　厚朴二钱　半夏三钱

水八杯，煮取三杯，分三次服。

【词解】

①伏暑：夏令感受暑湿之邪，留伏体内，至秋凉而发的伏气温病。

②潮热：形容热势热形，有如潮汛，发作有一定时间。有虚实之分，实证见于阳明腑实，或湿热内蕴；虚证见于阴虚、血虚。本证系湿热内蕴所致的潮热，一般在下午三至五时发热。

③俾（bǐ）：《尔雅·释诂》"俾，使也"。

【提要】湿热蕴留三焦的证治。

【释义】暑温夹湿或秋后伏暑，都属于湿热相混侵袭人体的疾病，三焦都能受病，证候有舌苔灰白，胸脘痞闷不畅，午后潮热，恶心作呕，心烦口渴，大便溏薄或泻利，汗出热不退，小溲短少。这些症状，是湿热交阻三焦所致，上焦肺气不畅，则胸闷；中焦胃气不和，则上逆呕恶；湿热阻于下焦，大肠传化失常则溏泄自利，湿热阻于膀胱则小溲短少黄浊；湿热交蒸，则汗出。可用杏仁滑石汤清化三焦湿热。

【按语】从杏仁滑石汤看吴氏对湿热蕴伏三焦所订的治疗原则，是比较全面的。湿热在上焦则胸痞闷，在中焦则呕恶，在下焦则自利。蕴蒸不化则潮热烦渴，本方通利三焦湿热，切中病情。开上焦之气，有芳香宣化的杏仁、郁金；理中焦湿热有厚朴、半夏、橘红；利下焦湿热有滑石、通草；更有清热化湿的黄芩、黄连。辛开苦降，苦寒清热，治湿热交蒸，三焦俱病，可作借鉴。

寒湿

【原文四十三】湿之入中焦，有寒湿，有热湿，有自表传来，有水谷内蕴，有内外相合。其中伤也，有伤脾阳，有伤脾阴，有伤胃阳，有伤胃阴，有两伤脾胃，伤脾胃之阳者，十常八九；伤脾胃之阴者，十居一二。彼此混淆，治不中窾①，遗患无穷。临证细推，不可泛论。

【原注】此统言中焦湿证之总纲也。寒湿者，湿与寒水之气相搏也。盖湿水同类，其在天之阳时为雨露，阴时为霜雪，在江河为水，在土中为湿，体本一源，易于相合，最损人之阳气；热湿者，在天时长夏之际，盛热蒸动，湿气流行也。在人身湿郁本身阳气，久而生热也，兼损人之阴液。自表传来，一由经络而脏腑，一由肺而脾胃。水谷内蕴，肺虚不能化气，脾虚不能散津，或形寒饮冷，或酒客中虚，内外相合，客邪既从表入，而伏邪又从内发也。伤脾阳，在中则不运痞满；传下则洞泄腹痛；伤胃阳，则呕逆不食，膈胀胸痛；两伤脾胃，既有脾证，又有胃证也。其伤脾胃之阴若何？湿久生热，热必伤阴，古称湿火者是也。伤胃阴则口渴不饥，伤脾阴则舌先灰滑，后反黄燥，大便坚结。湿为阴邪，其伤人之阳也，得理之正，故多而常见。其伤人之阴也，乃势之变，故罕而少见。治湿者必须审在何经何脏，兼寒兼热，气分血分，而出辛凉、辛温、甘温、苦温、淡渗、苦渗

之治，庶所投必效。若脾病治胃，胃病治脾，兼下焦者单治中焦，或笼统混治，脾胃不分，阴阳寒热不辨，将见肿胀、黄疸、洞泄、衄血、便血，诸证蜂起矣。惟在临证者细心推求，下手有准的耳。盖土为杂气，兼证甚多，最难分析，岂可泛论湿气而已哉。

【选注】

叶霖：湿为六气之一，土属五行之中，应乎脾胃，湿乃土之所生，从地气上升，由天气下降，盛于夏，藏于冬，聚于东南，敛于西北。然土无成位，湿无专证，化热化寒，化表化里，化虚化实，要在临证详辨，土在五行，何以称之杂气，殊属不通。

汪瑟庵：温热、湿温，为本书两大纲，温热从口鼻吸受，并无寒证，最忌辛温表散，但当认定门径②，勿与伤寒混杂，再能按三焦投药，辨清气血营卫，不失先后缓急之序，便不致误。湿温为三气杂感，浊阴弥漫，有寒有热，传变不一，全要细察兼证，辨明经络脏腑，气血阴阳，湿热二气，偏多偏少，方可论治。故论湿温方法，较温热为多，读者以此意求之，无余蕴③矣。再按热证清之则愈，湿证宣之则愈，重者往往宣之未愈，待其化热而后清，清而后愈，一为阳病，一为阴病，至鲁至道④，难易较然。

曹炳章：由经络而脏腑，由肺而脾胃，治法迥不相同，见症亦异。湿伤经络，必见身体困重等症。

脾虚不能散津，即五苓散症，所谓津液不布是也。此症亦可见渴。

伤脾阴则大便坚结可知，前言滑泻无度，必为伤脾阳，前后参观，其理自明。读者此等处须着目。

【词解】

① 中窾（kuǎn）：窾，空也。《淮南子·说山训》："见窾木浮而知为舟。"此指药能中病。

② 门径：进门的路径。

③ 无余蕴：没有余邪留藏。

④ 至鲁至道：最纯朴、最明白的道理。这里指湿为阴邪，温为阳邪，寒热之性不同，证候表现一看便明。

【提要】湿在中焦的病因病理及鉴别诊断。

【释义】湿为六气之一，五行属土，水气上蒸为湿，长夏湿气最盛，侵犯人体，入于中焦脾胃，有寒湿、热湿之分。湿邪为病，有从肌表传来；有从饮食水湿内蕴；有既有外湿，又有内湿，内外合邪的。湿在中焦，有伤脾阳的，有伤脾阴的；有伤胃阳的，有伤胃阴的；也有两伤脾胃的。然而伤脾胃之阳的占十分之八九，伤脾胃之阴的只占十分之一二。由于脾胃同处中焦，所见症状大致相似，彼此之间容易混淆，如果诊断稍差，治疗不能切中病情，就会遗留不少后患，所以临证时必需仔细分析推测，不可笼统草率从事。

【按语】本条总论中焦湿证，湿本水气，或出于雨露霜雪，或出于土润溽暑，或出于饮食水谷。湿为阴邪，最易损人阳气，然因气候之晴暖阴寒，又有偏热偏寒之异，其伤人或由肌表侵袭，从经络入里，或饮食生冷，蕴留中焦，亦有内外合邪。亦有始为寒湿，郁而成湿热者，再以人之脏腑阴阳盛衰不同，故有寒化、热化之异。脾胃同处中焦，为仓廪之官，职司消化，脾主运化，胃主纳谷，脾主升，胃主降，脾主散布津液，胃主腐化降浊，湿阻则运化升降之机受阻，为痞满不饥，撑胀、哕嗳、疼痛、呕逆诸症，下则泄泻、尿少浑浊。湿为阴邪最易伤阳，故伤阳者症居八九，伤阴者十之一二。辨寒热阴阳，以脉舌为证，从舌质之红赤浅淡，苔之厚薄黏腻，色之灰白黄黑，脉之濡滑大小，体之寒热，尿之黄白，便之稀溏燥实，口之干渴清淡，四诊参合，然后论证。阴阳寒热即分，选方施治自定，临证详参，固不可予为泛论也。

【原文四十四】足太阴寒湿，痞结胸满，不饥不食，半苓汤主之。

【原注】此书以温病名，并列寒湿者，以湿温紧与寒湿相对，言寒湿而湿温更易明析。

痞结胸满，仲景列于太阴篇中，乃湿郁脾阳，足太阴之气，不为鼓动运行。脏病而累及腑，痞结于中，故亦不能食也。故以半夏、茯苓培阳土①以吸阴土②之湿，厚朴苦温以泻湿满，黄连苦以渗湿，重用通草以利水道，使邪有出路也。

【选注】

叶霖：太阴湿满，舌苔多白厚黏腻，或中见灰黑而滑，其满在心下胃脘，较阳明实满不同，治宜苦温开之，如苍术、厚朴、二陈之属。若热湿阳邪挟痰固结痞满，按之而痛，始可仿半夏泻心小陷胸法治之。此抄叶案而云太阴寒湿，痞结胸满，断非寒凉可愈。通草用之八九钱，未免太多。

曹炳章：病名寒湿，而方中用川连，正以取其苦燥也，不知者则以其寒而弃之。

【方药】半苓汤方（此苦辛淡渗法也）：

半夏五钱　茯苓块五钱　川连一钱　厚朴三钱　通草八钱
（煎汤煮前药）

水十二杯，煮通草成八杯，再入余药，煮成三杯，分三
次服。

【词解】

①阳土：胃为阳土，喜湿恶燥，属阳明。

②阴土：脾为阴土，喜燥恶湿，为太阴。

【提要】寒湿内停，脾阳不足的证治。

【释义】寒湿之邪伤及足太阴脾，寒湿中阻，脾阳不运，症
见胸脘满闷、痞结不舒，中焦之气不畅，不知饥饿，不欲饮食，
可用苦辛淡渗的半苓汤进行治疗。

【按语】本条为太阴寒湿，方用半苓汤苦辛淡渗，煎法巧妙，
通草用至八钱，殊属太多，然以之煎汤代水，取其淡渗之力强，
引湿下入膀胱；厚朴、半夏辛温化湿，除满降气；茯苓利湿；黄
连苦化燥湿，健胃消痞，只用一钱，无寒害也。叶霖责之不妥，
治宜温开，用苍术、厚朴、二陈之属，治寒湿困脾，亦属正治，
可于临床参酌用之，不宜偏执一法也。

【原文四十五】足太阴寒湿，腹胀，小便不利，大便溏而不
爽，若欲滞下者，四苓加厚朴秦皮汤主之，五苓散亦主之。

【原注】《经》谓太阴所至，发为膜胀①，又谓厥阴气至为膜
胀，盖木克土也。太阴之气不运，以致膀胱之气不化，故小便不

利。四苓辛淡渗湿，使膀胱开而出邪，以厚朴泻胀，以秦皮洗肝②也。其或肝气不热，则不用秦皮，仍用五苓中之桂枝以和肝，通利三焦而行太阳之阳气，故五苓散主之。

【选注】

叶霖：此窃叶氏治周姓案，捏造其方名，但叶案只云湿伤脾阳腹膨，小溲不利，故先用此方，继进五苓、二术。鞠通忽添入大便溏而不爽，若欲滞下者，噫，痢疾初病，岂宜五苓之渗利，徒见其好自用也。

曹炳章：膀胱之气不化，阳气为寒湿所伤而不运也。用秦皮有可议，不若用桂枝之为妥，或加白芍以辅桂枝之和肝，并治肝热之克土。

【方药】四苓加厚朴秦皮汤（苦温淡法）：

茅术三钱　厚朴三钱　茯苓块五钱　猪苓四钱　秦皮二钱
泽泻四钱

水八杯，煮成八分三杯，分三次服。

【方解】茅术燥湿峻剂，辛温燥烈，治寒湿力足，有健脾之功；厚朴辛温，化湿消胀；茯苓、猪苓、泽泻，淡渗利湿，使湿下行由小溲排出；秦皮苦寒清利肝胆而燥湿，防湿郁肝胆也。且秦皮用于祛湿，与辛温之茅术同用，无伤阳之弊也。

【方药】五苓散（甘温淡法）：

猪苓一两　赤术一两　茯苓二两　泽泻一两六钱　桂枝五钱
共为细末，百沸汤和服三钱，日三服。

【词解】

①膜（chēn）胀：膜，《广韵》说，肉胀也。邪气胀肉曰膜。

《素问·阴阳应象大论》说："浊气在上，则生膜胀。"《灵枢·邪气脏腑病形》说："胃病者，腹膜胀。"

②洗肝：清除肝热，舒和肝气。

【提要】寒湿停留中焦脾脏气化被阻的证治。

【释义】寒湿内停，中焦气机被阻，脾脏运化失职，出现脘腹胀满，小便不利，大便溏泄不爽，好像下痢的感觉，这是湿滞气阻所致，可以用祛湿健脾消胀的四苓加厚朴秦皮汤治疗，也可用五苓散。

【按语】《临证指南》周姓医案：湿伤脾阳，腹膨，小溲不利，以四苓加厚朴秦皮汤治疗。又，五苓散。又，二术膏。本条所论寒湿气滞是叶氏再诊所用方剂，以桂枝辛温改易秦皮之苦寒，并减去厚朴，意在与四苓加厚朴秦皮汤所治不同。吴氏于条文中并列二方，笼统论述，似失之疏漏。

【原文四十六】足太阴寒湿，四肢乍冷①，自利，目黄，舌白滑甚则灰，神倦不语，邪阻脾窍，舌蹇语重②，四苓加木瓜草果厚朴汤主之。

【原注】脾主四肢，脾阳郁，故四肢乍冷。湿渍脾而脾气下溜，故自利。目白睛属肺，足太阴寒则手太阴不能独治，两太阴同气也。且脾主地气，肺主天气，地气上蒸，天气不化，故目睛黄也。白滑与灰，寒湿苔也。湿困中焦，则中气虚寒，中气虚寒，则阳光不治，主正阳者心也，心藏神，故神昏。心主言，心阳虚故不语。脾窍在舌，湿邪阻窍，则舌蹇而语声迟重。湿以下行为顺，故以四苓散驱湿下行，加木瓜以平木，治其所不胜也，

厚朴以温中行滞，草果温太阴独胜之寒，芳香而达窍，补火以生土，驱浊而生清也。

【选注】

曹炳章：纯乎太阴寒湿之症，故方中川朴，佐以草果，以劫脾经之寒湿。

叶霖：《临证指南》治范姓四案，始终未愈。鞠通抄袭其案，捏造方名，而于剪裁，亦未妥当。徐洄溪曰：此等多由风痰盘踞上焦所致，概以清湿之法治之，恐有未当。岂以贝母、郁金、菖蒲，易一半夏，便可获效哉。

【方药】四苓加木瓜厚朴草果方（苦热兼酸淡法）：

生於白术三钱　　猪苓一钱五分　　泽泻一钱五分　　赤苓块五钱
木瓜一钱　　厚朴一钱　　草果八分　　半夏三钱

水八杯，煮取八分三杯，分三次服。阳素虚者，加附子二钱。

【方解】白术、茯苓、泽泻、猪苓，为四苓散健脾淡渗，导湿下行；草果、厚朴温中燥湿，理气行滞，醒脾达窍；半夏和胃降逆，化痰祛浊。组合成温运脾湿，化气行水的方剂。

【词解】

①四肢乍冷：手足时或发凉。

②舌蹇语重：舌伸缩不灵活，语音重浊不清。

【提要】寒湿困脾，阴黄证治。

【释义】寒湿郁阻中焦，脾阳受困，脾主四肢，脾阳不布，故四肢乍冷。脾气下陷，故大便溏薄。湿蒸于上，故白睛发黄。舌苔白滑灰滑，是寒湿确证。精神倦怠，懒于言语，寒湿困脾，心阳虚之故。寒湿阻于脾窍，口舌不利，故舌謇涩，语重浊不清。湿以下行为顺，故以四苓淡渗，驱湿下行，木瓜疏和肝脾，化湿活络，草果厚朴温脾理气逐湿散寒。

【按语】此证寒湿为患，脾阳受困，故四肢凉冷，神倦懒语，大便稀溏，舌謇语重，舌苔白滑或灰，确证寒湿内停。目睛发黄，为黄疸重要指征，结合体征，当属"阴黄"范围。主方以温化寒湿为主，然生白术不如焦白术，用焦苍术更佳，即干姜亦可用。方末云："阳素虚者，加附子二钱。"治法周到，徐洄溪以舌謇语重，为风痰盘踞上焦所致，可作参考。

【原文四十七】足太阴寒湿，舌灰滑，中焦滞痞，草果茵陈汤主之；面目俱黄，四肢常厥者，茵陈四逆汤主之。

【原注】湿滞痞结，非温通而兼开窍不可，故以草果为君。茵陈因陈生新，生发阳气之机最速，故以之为佐。广皮、大腹、厚朴，共成泻痞之功。猪苓、泽泻，以导湿外出也。若再加面黄肢逆，则非前汤所能济，故以四逆回厥，茵陈宣湿退黄也。

【选注】

曹炳章：此是寒厥，故立方仿伤寒。

【方药】草果茵陈汤方（苦辛温法）：

草果一钱　茵陈三钱　茯苓皮三钱　厚朴二钱　广皮一钱五分　猪苓二钱　大腹皮二钱　泽泻一钱五分

水五杯，煮取二杯，分二次服。

【方解】方中草果辛温香燥，有芳开温化寒湿之功为君，茵陈推陈出新、通阳宣化，广皮、厚朴、大腹皮消痞除满化湿，猪苓、泽泻导湿下行，治湿困脾阳，脘腹痞滞，甚当。

【方药】茵陈四逆汤方（苦辛甘热复微寒法）：

附子三钱（炮）　干姜五钱　炙甘草二钱　茵陈六钱

水五杯，煮取二杯，温服一杯，厥回止后服。仍厥，再服尽剂，厥不回，再作服。

【方解】四逆汤为回阳救逆名方。加茵陈化湿退黄，治阴黄肢厥，脉微欲绝之重症甚是。

【提要】脾肾阳虚，寒湿阻滞，发生黄疸之证治。

【释义】足太阴脾阳不运，寒湿内停，舌苔色灰滑润，中脘痞满不畅，用温脾化湿、理气消痞的草果茵陈汤治疗。如患者面目俱黄，手足经常厥冷，脉沉细，是肾阳气欲绝，非草果茵陈汤所能治，必须用茵陈四逆汤回阳救逆，温化寒湿以退黄。

【原文四十八】足太阴寒湿，舌白滑，甚则灰，脉迟，不食，不寐，大便窒塞，浊阴凝聚，阳伤腹痛，痛甚则肢逆，椒附白通汤主之。

【原注】此足太阴寒湿，兼足少阴、厥阴证也。白滑灰滑，皆寒湿苔也；脉迟者，阳为寒湿所困，来去俱迟也。不食，胃阳痹①也；不寐，中焦湿聚，阻遏阳气，不得下交于阴也；大便窒塞②，脾与大肠之阳，不能下达也；阳为湿困，返逊位于浊阴，故浊阴得以蟠踞中焦而为痛也。凡痛皆邪正相争之象，虽曰阳困，究竟阳未绝灭，两不相下，故相争而痛也（后凡言痛者仿此）。椒附白通汤，齐通三焦之阳，而急驱浊阴也。

【选注】

曹炳章：此条之厥，较上条为甚，故用椒附白通汤以通阳，更反佐猪胆汁。

朱武曹：真人论痛，有如此之明快者乎。

寒湿系阴证，中阳素弱者，病此尤多，虽极暑犹宜姜、附，不可畏而不用。

【方药】椒附白通汤方：

生附子（炒黑）三钱　川椒（炒黑）二钱　淡干姜二钱　葱白三茎　猪胆汁半烧酒杯（去渣后调入）

水五杯，煮成二杯，分二次凉服。

[方论]此苦辛热法复方也。苦与辛合，能降能通，非热不足以胜重寒而回阳。附子益太阳之标阳[③]，补命门之真火，助少阳之火热。盖人之命火，与太阳之阳、少阳之阳旺，行水自速。三焦通利，湿不得停，焉能聚而为痛。故用附子以为君，火旺则土强；干姜温中逐湿痹，太阴经之本药，川椒燥湿除胀消食，治心腹冷痛，故以二物为臣；葱白由内而达外，中空通阳最速，亦主腹痛，故以为之使。浊阴凝聚不散，有格阳之势，故反佐以猪胆汁。猪，水畜，属肾，以阴求阴也。胆乃甲木[④]，从少阳，少阳主开泄，生发之机最速。此用仲景白通汤与许学士椒附汤，合而裁制者也。

【方解】方中附子辛热回阳，补命门之火，干姜温脾驱散寒湿，川椒燥湿除胀止痛，葱白辛温通阳，寒得温则散，湿得温则燥，然大剂辛热之药，恐为阴寒格拒，故反佐猪胆汁之苦寒，引之直入以破之。

【词解】

① 胃阳痹：中焦为寒湿所遏，胃中阳气郁而不伸，不能受纳水谷。

② 大便窒塞：中焦寒湿阻滞，胃气不降，大便排出不畅。

③ 太阳之标阳：相对少阴之本阳而言，少阴上为君火，下为命火，属本阳，标阳卫外，本阳温里。

④ 胆乃甲木：肝与胆五行属木，胆为甲木，肝为乙木。此以天干分属推论。

【提要】 寒湿凝聚，阳困不伸，腹痛肢厥的证治。

【释义】 寒湿困阻中焦，累及下焦，脾肾阳困不伸，证见舌苔白滑，甚则灰滑，脉迟细，不欲饮食，不得安眠，大便闭塞不通，腹痛，四肢厥冷，这是由于阴寒湿浊凝聚，阳气受阻所致。可用椒附白通汤温阳散寒，逐阴止痛。

【按语】 本条所论寒湿凝聚中焦，脾胃阳气不运，同时累及下焦，肾阳亦虚。

（1）舌苔白滑或灰，脉迟，不食，为寒湿内阻中焦，损伤脾阳确据。

（2）大便窒塞，下焦阳气不运，故腑气不通。

（3）腹痛，无胀满，多指少腹痛，非燥实痛，乃阴寒内盛，脾肾之阳不运所致。

（4）痛甚则肢逆，四肢属脾，为诸阳之末，脾肾阳气被寒湿所阻，不能外达四肢，故四肢逆冷。

（5）附子壮肾阳、补命火，干姜温中散寒，二药为四逆汤主药，得葱白之通阳，川椒之辛散，猪胆汁之苦降，破阴散寒，回阳救逆。以药测证，可知阴寒湿浊中阻，脾肾阳虚所致。

（6）椒附白通汤是仲景白通汤与许叔微椒附汤复合而成。具有苦辛通降、回阳救逆之功。附子辛热，补命门之火，能振奋全身阳气。三阳之气旺，三焦水道通畅，湿邪自化，干姜温中散寒，川椒驱寒止痛，葱白通阳散寒，俱大辛大热之品，恐与阴邪格拒，故以猪胆汁反佐，二方相合，相得益彰，确具温阳救逆、散寒祛湿止痛之效。

【原文四十九】阳明寒湿，舌白腐①，肛坠痛，便不爽，不喜食，附子理中汤去甘草加广皮厚朴汤主之。

【原注】九窍②不和，皆属胃病。胃受寒湿所伤，故肛门坠痛，而便不爽；阳明失阖，故不喜食。理中之人参补阳明之正，苍术补太阴而渗湿，姜、附运坤阳③以劫寒，盖脾阳转而后湿行，湿行而后胃阳复。去甘草畏其满中也。加厚朴、广皮，取其行气。合而言之，辛甘为阳，辛苦能通之义也。

【选注】

曹炳章：所谓不喜食者，盖中焦本无停滞，非不能食也，故用人参，此处亦宜留意。

叶霖：叶氏治王姓案，鞠通剽窃，杜撰方名。

【方药】附子理中汤去甘草加厚朴广皮汤方（辛甘兼苦法）：

生茅术三钱　人参一钱五分　炮干姜一钱五分　厚朴二钱
广皮一钱五分　生附子（炮黑）一钱五分

水五杯，煮取八分二杯，分二次服。

征以园：仲景理中汤，原方中用术，今易以苍术者，苍术燥湿而兼解郁，不似白术之呆滞也。丹溪制越鞠丸，方以苍术治湿郁，以上见证，皆郁证也，故用苍术。（古书只有术名，而无苍白之分，至《唐本草》始分赤白，后世又谓赤术为苍术矣）。

【方解】方中生茅术燥湿散寒，合人参健脾补正，炮姜、附子温中振阳祛寒，厚朴、广皮化浊除满、下气消胀。

【词解】

①舌白腐：舌苔色白松浮如豆腐，堆于舌面，为寒湿壅盛、胃阳不振之征象。

②九窍：眼、耳、口、鼻、前后二阴。

③坤阳：脾属土，八卦属坤，坤阳即脾阳。

【提要】寒湿壅于中焦的证治。

【释义】寒湿壅盛，阻于中焦，胃阳受伤，脾运不健，不喜饮食，大便不爽，肛门下坠作痛，此寒湿阻滞，气失运转所致，舌苔白腐，治以温中散寒、燥湿理气之附子理中汤去甘草之缓和助湿，加广皮、厚朴化浊理气。

【按语】曹氏说不喜食非不能食，以中焦本无停滞，甚是。理中汤原方是白术，今易茅山苍术，茅术燥湿之力甚强，一二剂即化去腐苔。白术有呆滞之弊，故不宜用，湿盛不宜用甘，以甘能助湿也。肛门坠痛，或由脾气下陷，或由湿滞气阻。大便不爽，当属湿滞气阻所致，故以厚朴、广皮芳香化浊、燥湿理气。

【原文五十】寒湿伤脾胃两阳，寒热，不饥，吞酸①，形寒，或脘中痞闷，或酒客②湿聚，苓姜术桂汤主之。

【原注】此兼运脾胃，宣通阳气之轻剂也。

【方药】苓姜术桂汤方（苦辛温法）：

茯苓块五钱　生姜三钱　炒白术三钱　桂枝三钱

水五杯，煮取八分二杯，分温再服。

【词解】

① 吞酸：胃中酸水上泛。

② 酒客：日常嗜酒的人。

【提要】 寒湿伤脾胃阳气的辨治。

【释义】 寒湿伤及脾胃阳气，出现恶寒发热，不觉饥饿，泛酸怕冷，或胃脘部痞闷不舒。或因嗜酒湿邪内盛而成，或饮食生冷而致。治宜温中化湿，用苓姜术桂汤治疗。

【按语】 脾胃阳虚，寒湿内停，可见形寒怕冷，然发生寒热殊不可能。其他如脘痞不饥，泛酸诸证，确系脾胃阳虚，中有寒湿。《临证指南》莫姓案载"夏月寒热不饥是因时令潮渗气蒸，内应脾胃。"此系外湿侵犯脾胃，故发寒热，方用桂枝、生姜，即是此意。方中加半夏、川朴更佳。

【原文五十一】 湿伤脾胃两阳，既吐且利，寒热身痛，或不寒热，但腹中痛，名曰霍乱。寒多不欲饮水者，理中汤主之；热多欲饮水者，五苓散主之。吐利汗出，发热恶寒，四肢拘急，手足厥冷，四逆汤主之。吐利止而身痛不休者，宜桂枝汤小和之。

【原注】 按霍乱一证，长夏最多，本于阳虚寒湿凝聚，关系非轻，伤人于顷刻之间。奈时医不读《金匮》，不识病源，不问轻重，一概主以藿香正气散，轻者原有可愈之理，重者死不旋踵①。更可笑者，正气散中加黄连、麦冬，大用西瓜治渴欲饮水

之霍乱，病者岂堪命乎②！瑭见之屡矣，故将采《金匮》原文，备录于此。胃阳不伤不吐，脾阳不伤不泻，邪正不争不痛，营卫不乖不寒热。以不饮水之故，知其为寒多，主以理中汤"（原文系理中丸，方后自注云：然丸不及汤，盖丸缓而汤速也。且恐丸药不精，故直改从汤）温中散寒。人参、甘草，胃之守药③；白术、甘草，脾之守药；干姜能通能守，上下两泄者，故脾胃两守之，且守中有通，通中有守，以守药作通用，以通药作守用。若热欲饮水之证，饮不解渴，而吐泄不止，则主以五苓，邪热须从小便去；膀胱为小肠之下游，小肠，火腑也，五苓通前阴，所以守后阴也。太阳不开，则阳明不阖，开太阳正所以守阳明也。此二汤皆有一举两得之妙，吐利则脾胃之阳虚，汗出则太阳之阳亦虚；发热者浮阳在外也，恶寒者实寒在中也；四肢拘急，脾阳不荣四末；手足厥冷，中土湿而厥阴肝木来乘病者。四逆汤善救逆，故名四逆汤。人参、甘草守中阳，干姜、附子通中阳，人参、附子护外阳，干姜、甘草护中阳，中外之阳复回，则群阴退避而厥回矣。吐利止而身痛不休者，中阳复而表阳不和也，故以桂枝汤温经络而微和之。

【选注】

叶霖：《伤寒论》曰：霍乱头痛发热，身疼痛，热多欲饮水者，五苓散主之。寒多不饮水者，理中丸主之。此一章示人霍乱为湿土之病，而有寒热之因，非寒热之辨，寒热之治，即仅乎此也。又曰：吐利止而身痛不休者，当消息和解其外，宜桂枝汤小和之。吐利汗出，发热恶寒，四肢拘急，手足厥冷者，四逆汤主之。此一言湿从表化而宜和表，一言湿从里化宜助阳以生阴也。

观此四节，于寒热表里虚实之间，虽不能尽其义，要亦可识其梗概矣。鞠通谓系采录《金匮》原文，《金匮》却无霍乱证治。时医固未读《金匮》，而鞠通又何尝读过《金匮》，不然何以捏造出诸《金匮》耶？夫霍乱寒热之辨，当宗之《素问·气交变大论》④曰："岁土不及，民病飧泄霍乱。"《至真要大论》④曰："诸病水液，澄澈清冷，皆属于寒。"此偏寒之霍乱也。《六元正纪大论》④曰："土郁之发，为呕吐霍乱。"又曰："不远热则热至，热至则身热吐下霍乱。"《至真要大论》曰："诸热瞀瘛，诸逆冲上，诸躁狂越，皆属于火。"又曰："诸转反戾，水液浑浊，诸呕吐酸，暴注下迫，皆属于热。"此偏热之霍乱也。是辨之之法，全在吐出澄澈而不酸浊，泻出清谷而不臭秽为寒；吐出酸浊，泻出臭秽，小溲浑赤为热，不仅口渴饮水已也。其肢冷脉沉伏之假寒真热证，面赤、脉浮数之假热真寒证，亦当于酸浊清澈辨之。更有烦渴躁扰，口干恣饮，舌本不冷者，乃气液告竭之候，重在救阴，又不可不知也。然霍乱乃湿土为病，属寒者固多，属热者亦常见，但须刻刻顾其脾胃耳。因寒宜理中、四逆，故姜、附不嫌其热；因热宜白虎、天水，则膏、滑不畏其寒⑤；若救阴，当于大剂参、术中佐以牡蛎、白芍；转筋，宜在扶胃持脾间参用蜘蛛散⑥以抑风木。审因察证，活法运乎一心，不可泥执鞠通之说而偾事也。尤可笑者，首加湿伤脾胃两阳六字，为阳虚寒湿凝聚提纲，此六字是出诸《金匮》耶？《伤寒》耶？抑杜撰以欺世耶？还质之鞠通。

朱武曹：此条有阴阳二证，以欲饮不欲饮辨之。欲饮水而不能者，仍阴证。

263

【方药】理中汤方（甘热微苦法，此方分量以及后加减法，悉照《金匮》原文，用者临时斟酌）：

人参　甘草　白术　干姜各三两

水八杯，煮取三杯，温服一杯，日三服。

［加减法］若脐上筑者[⑦]，肾气动也，去术加桂四两；吐多者，去术加生姜三两；下多者，还用术。悸者，加茯苓二两；渴欲饮水者，加术，足前成四两半。腹中痛者，加人参，足前成四两半；寒者，加干姜，足前成四两半；腹满者去术，加附子一枚。服汤后，如食顷，饮热粥一升许，微自汗，勿发揭衣被。

五苓散方（见前）。

［加减法］腹满者加厚朴、广皮各一两；渴甚面赤，脉大紧而急，搧扇不知凉，饮冰不知冷，腹痛甚，时时躁烦者，格阳[⑧]也，加干姜一两五钱（此条非仲景原文，余治验也），百沸汤[⑨]和，每服五钱，日三服。

【选注】

汪瑟庵：湿温、湿疟、寒湿、中寒等证，皆有阴盛格阳。若春温、风温、暑热、温疫、温毒，非犯逆则绝无此证。虽或病前病中，兼犯房劳遗泄，亦断无阴证，而阳盛格阴者，则往往有之。俗医传派不清，临事狐疑，失之毫厘，人命立绝。此条与温热门中，中下焦阳厥数条参看，庶乎临证了然，厥功巨矣。

四逆汤方（辛甘热法，分量临时斟酌）：

炙甘草二两　干姜一两半　生附子一枚（去皮）　人参一两

水五茶碗，煮取二碗，分二次服。

按：原方无人参，此独加人参者，前条寒多不饮水，较厥逆尚轻，仲景已用人参，此条诸阳欲脱，中虚更急，不用人参，何以固内。柯韵伯《伤寒注》云："仲景凡治虚证，以里为重。协热下利，脉微弱者，便用人参；汗后身痛，脉沉迟者，便加人参。"此脉迟而利清谷，且不烦不咳，中气大虚，元气已脱，但温不补，何以救逆乎？观茯苓四逆之烦躁，且以人参，况通脉四逆，岂得无参，是必有脱落耳。备录于此存参。

【词解】

①死不旋踵：立即死亡，不等转身动脚。

②岂堪命乎：难道能活命吗？

③守药：即固本守补之药，非攻邪之药。

④气交变大论、至真要大论、六元正纪大论：《素问》篇名。

⑤膏、滑不畏其寒：不畏石膏、滑石二药性寒。

⑥蜘蛛散：《金匮》方，治阴狐疝气。

⑦脐上筑者：筑筑跳动，脐上动气。

⑧格阳：阴寒内盛，格拒阳气于外。

⑨百沸汤：即滚开水。

【提要】 霍乱证的阴阳辨治。

【释义】 湿浊之邪损伤脾胃阳气，脾胃升降失常，出现上吐下泻，发热恶寒，身体疼痛，或不作寒热，腹中绞痛，这种病名叫霍乱。寒邪多的不想喝水，是寒湿引起，脾胃阳虚，可用温中散寒的理中汤治疗；热邪多口渴喜喝水的，是湿热引起，而且饮不解渴，吐泻不止，可用五苓散引湿热从膀胱下泄。如上吐下泻，汗出，发热恶寒，手足经脉拘急，厥冷，是津液因吐泻大伤，阳气欲脱，必用四逆汤回阳救逆，加人参以扶正。假如吐泻已止，身体疼不止的，是中焦阳气已复，而肌表之阳未和，可用桂枝汤温经络调和营卫即痛止。

【按语】本条所列数方，皆偏治寒湿伤中之吐泻，本病每见于夏月饮食生冷，贪凉露卧，寒湿中伤所致之吐泻腹痛，列方偏于温热，对理中汤、四逆汤、桂枝汤、五苓散之运用，十分灵活，盖善于运用古方也。

叶霖责鞠通何尝读过《金匮》，实亦因鞠通责时医不读《金匮》之故，可为后学妄言之戒。

【原文五十二】霍乱兼转筋者，五苓散加防己、桂枝、薏仁主之，寒甚脉紧者，再加附子。

【原注】肝藏血主筋，筋为寒湿搏急而转，故于五苓和霍乱之中，加桂枝温筋，防己急驱下焦血分之寒湿，薏仁主湿痹脚气，扶土抑木①，治筋急拘挛。寒甚脉紧，则非纯阳之附子不可。

【选注】

曹炳章：以上数条，纯乎《伤寒论》之治法。

叶霖：方不妥当，只知治湿，不知治肝定风。

【方药】五苓散加防己桂枝薏仁方：

即于前五苓散内，加防己一两，桂枝一两半，足前成二两，薏仁二两。寒甚者，加附子大者一枚。杵为细末，每服五钱，百沸汤和，日三，剧者日三夜一，得卧则勿再令服。

【词解】

①扶土抑木：扶土，即健脾补中；抑木，即平肝舒筋缓急。

【提要】霍乱转筋的证治。

【释义】患霍乱吐泻，而有筋脉拘挛转筋的，是因寒湿困阻中阳，吐泻过甚，阳气津液不能通达四末，四肢筋脉不得阳气温煦而致拘挛。可用五苓散通阳利湿，加防己、桂枝温筋解痉，苡仁祛湿缓急。若寒邪较甚脉紧的，再加大附子一枚温脾肾以散寒。温化寒湿，转筋自止。

【按语】本条治寒霍乱转筋频繁者，以五苓散为主方，加重桂枝分量，甚者加附子，亦以温阳为主，与前条同，防己、苡仁祛湿通络，方中加木瓜、吴萸更佳。

【原文五十三】卒中寒湿，内挟秽浊，眩冒欲绝，腹中绞痛，脉沉紧而迟，甚则伏，欲吐不得吐，欲利不得利，甚则转筋，四肢欲厥，俗名发痧，又名干霍乱，转筋者，俗名转筋火。古方书不载（不载者，不载上三条之俗名耳。若是证，当于《金匮》腹满、腹痛、心痛、寒疝诸条参看自得），蜀椒救中汤主之，九痛丸亦可服；语乱者，先服至宝丹，再与汤药。

【原注】按此证夏日湿蒸之时最多，故因霍乱而类记于此。中阳本虚，内停寒湿，又为蒸腾秽浊之气所干，由口鼻而直行中道，以致腹中阳气受逼，所以相争而为绞痛；胃阳不转，虽欲吐而不得；脾阳困闭，虽欲利而不能；其或经络亦受寒湿，则筋如转索，而后者向前矣；中阳虚而肝木来乘则厥。俗名发痧者何？盖以此证病来迅速，或不及延医，或医亦不识，相传以钱或用磁碗口，蘸姜汤或麻油，刮其关节，刮则其血皆分，住则复合，数数分合，动则生阳，关节通而气得转，往往有随手而愈者，刮处必现血点，红紫如沙，故名痧也。但刮后须十二时不饮水，方

不再发。不然则留邪在络，稍受寒发怒，则举发矣。以其欲吐不吐，欲利不利而腹痛，故又名干霍乱。其转筋名转筋火者，以常发于夏月，夏月火令，又病迅速如火也，其实乃伏阴与湿相搏之故。以大建中之蜀椒，急驱阴浊下行；干姜温中；去人参、胶饴者，畏其满而守也；加厚朴以泻湿中浊气；槟榔以散结气，直达下焦；广皮通行十二经之气，改名救中汤，急驱浊阴，所以救中焦之真阳也。九痛丸一面扶正，一面驱邪，其驱邪之功最速，故亦可服。再按前吐泻之霍乱，有阴阳二证，干霍乱则纯有阴而无阳，所谓天地不通，闭塞而成冬，有若否卦①之义。若语言乱者，邪干心包，故先以至宝丹，驱包络之邪也。

【选注】

曹炳章：欲吐不吐，欲利不利，甚则转筋，名干霍乱。王士雄霍乱论谓由风木，而非寒湿，若稍沾温药，即足致命。若此条所云：脉沉紧而迟，则为寒无疑，否则仍当与霍乱论参考为妥。

致绞痛之由，并不得吐利之由，转筋之由，致厥之由，皆辨析无遗。

朱武曹：尝见一人患此病，饮米汤立毙。

王士雄：书名《温病条辨》，而所列霍乱，皆是寒证。故余少年时，辄不自揣，而有霍乱论之作也。沈辛老云，鞠通书虽本叶氏，有前人未见及而补之者，如秋燥增入正化，痉瘛别为两条，谈理抑何精细！有前人已见及而忘之者。如霍乱证，自具暑痉门，岫云未经摘出，而伊遂不知有热，疝气条当分暴久治，香岩先生业已道明，而伊又惟知有寒。盖心思之用，固各有至不至，虽两间亦缺陷世界②，而况人乎。又曰：鞠通所言之疝，多系暴证，而久者又系宿瘕病，故可一以温下取效，若疝虽有历久不痉，然聚则有形，散则无形，初非真有物焉，如瘕积腹中也。又云：干霍乱以生莨杵汁，下咽即生，远胜盐汤探吐也。暑疡初起，用丝瓜杵汁涂，或荷花瓣贴之皆妙，不必水仙根也。

叶霖：执此一方治干霍乱转筋，未有不偾事者，拉杂《金匮》腹满、腹痛、心痛、寒疝诸条，谓有自得，不识病源，妄立方法，何苦操刃。古无痧字，方书不载，故医于痧证，略而不精，《金匮》所谓阳毒、阴毒者，或即是证。国初有郭右陶《痧胀玉衡》③，又有王养吾《痧书》云传自林君药樵者，其方法雷同，不知谁为抄袭也。其痧证之辨，先吐泻后心腹绞痛，从秽气而发者多；先心腹绞痛，后吐泻，从暑气而发者多；心胸昏闷、痰涎胶结，从湿邪伏热者多；遍身肿胀，疼痛难忍，四肢不举，舌强不言，从寒郁火毒者多。痧证之因，六淫秽浊之邪，由毛窍入者中孙络，由口鼻入者伤络脉，盖人身奉心化赤之血，由总脉管循脊筋下至太冲、血海，散走十二经脉，由经脉出诸气街，合阳明悍气入孙络，以缠布周身，至孙络尾渐并渐粗，而入络脉。络脉者有阴阳二支，阳络浮于表，阴络沉于里，皆与十二经脉交相逆顺而行，至总回管入心递肺，呼出悍气，吸入生气，如环之无端。夫阳明为水谷之海，人之饮食，五味杂投，奚能无毒，故从呼吸以出其毒。若为六淫秽浊所中，在孙络者宜括，在阳络者宜刺，入心则死。其入里胀塞肠胃，壅阻经络，未犯乎心，宜凭证治。然证名药治，治法多端，当于《痧胀玉衡》中求之，不可强作解人也。

卷二 中焦篇

269

【方药】救中汤方（苦辛通法）：

蜀椒（炒出汗）三钱　淡干姜四钱　厚朴三钱　槟榔二钱
广皮二钱

水五杯，煮取二杯，分二次服。兼转筋者，加桂枝三钱，防
己五钱，薏仁三钱；厥者加附子二钱。

九痛丸方（治九种心痛，苦辛甘热法）：

附子三两　生狼牙一两　人参一两　干姜一两　吴茱萸一两
巴豆（去皮心熬碾如膏）一两

蜜丸梧子大，酒下，强人初服三丸，日三服。弱者二丸。

兼治卒中恶，腹胀痛，口不能言。又治连年积冷，流注，
心胸痛，并冷冲上气，落马、坠车、血病等证皆主之。忌口如
常法。

［方论］《内经》有五脏胃腑心痛，并痰虫食积，即为九痛
也。心痛之因，非风即寒，故以干姜、附子，驱寒壮阳，吴茱萸
能降肝脏浊阴下行，生狼牙善驱浮风，以巴豆驱逐痰虫陈滞之
积，人参养正驱邪，因其药品气血皆入，补泻攻伐皆备，故治中
恶腹胀痛等证。

附录：《外台》走马汤

治中恶、心痛、腹胀、大便不通，苦辛热法。沈目南注云：
中恶之证，俗谓绞肠乌痧。即秽臭恶毒之气，直从口鼻入于心
胸肠胃脏腑，壅塞正气不行，故心痛腹胀，大便不通，是为实
证。非似六淫侵入，而有表里清浊之分，故用巴豆极热大毒峻猛
之剂，急攻其邪，佐杏仁以利肺与大肠之气，使邪从后阴一扫尽
除，则病得愈。若缓须臾，正气不通，营卫阴阳机息则死，是取

通则不痛之义也。

巴豆（去心皮，熬）二枚　杏仁二枚

上二味，以绵缠槌令碎，热汤二合，捻取白汁饮之。当下老少强弱量之。通治飞尸鬼击病。

按《医方集解》④中治霍乱用阴阳水⑤一法，有协和阴阳，使不相争之义。又治干霍乱，用盐汤探吐一法，盖闭塞至极之证，除针灸之外，莫如吐法通阳最速。夫呕，厥阴气也；寒痛，太阳寒水气也。否，冬象也。冬令太阳寒水，得厥阴气至，风能上升，则一阳开泄，万象皆有生机矣。至针法治病最速，取祸亦不缓。当于《甲乙经》⑥中求之。非善针者，不可令针也。

汪瑟庵：《玉龙经》干霍乱取委中，今世俗多用热水急拍腿弯，红筋高起即刺之，出血愈。又按此证亦有不由触秽受寒，但因郁怒而发者，其宜急攻下气，与触秽受寒同。

征以园：沙证，向无方论，人多忽之。然其病起于仓卒，或不识其证，或不得其治，戕人甚速。总因其人浊阴素重，清阳不振，偶感浊阴之气，由口鼻直行中道，邪正交争，营卫逆乱。近世治之者，率有三法，不知起自何人，一则刮之，前按所云是也；一则焠之，以大灯草或纸捻蘸麻油，照看其头面额角及胸前腹上肩膊等处，凡皮肤间隐隐有红点发出，或如蚊迹，或累累坟起，疏密不同，层次难定，一经照出，轻轻灼而焠之，爆响有声，则病者似觉轻松，痛减。一则刺之，其法以针按穴刺出血，凡十处，名曰放痧。此皆针灸遗意，但不见古书，故不悉载。又有试法，与以生黄豆嚼之，不腥者痧，觉有豆腥气者非痧。与试疔同。患此者，俗忌生姜、麻油之类，余历验多年，知其言亦不

271

谬。曾见有少女服生姜而毙，有少男服干姜一夜而死，余具随觉随解之耳。前二方中俱有干姜，似与俗说相悖，然干姜与槟榔、巴豆并用，正使邪有出路，既有出路，则干姜不为患矣。但后之人不用此方则已，用此方而妄减其制，必反误事。不可不知。至若羌活、麻黄，则在所大禁，余尚有二方，附记于后，以备裁采。

立生丹（治伤暑霍乱、沙证、疟、痢、泄泻、心痛、胃痛、腹痛、吞吐酸水，及一切阴寒之证、结胸、小儿寒痉）：

母丁香一两二钱　沉香四钱　茅苍术一两二钱　明雄黄一两二钱

上为细末，用蟾酥八钱，铜锅内加火酒一杯，化开入前药末，丸绿豆大，每服二九，小儿一九，温水送下。又下死胎如神，凡被蝎蜂蜇者，调涂立效，惟孕妇忌之。

此方妙在刚燥药中，加芳香透络。蟾乃土之精，上应月魄，物之浊而灵者，其酥入络，以毒攻毒，而方又有所监制，故应手而取效耳。

独胜散（治绞肠痧痛急，指甲唇俱青，危在顷刻）：

马粪（年久弥佳）

不拘分两，瓦上焙干为末，老酒冲服二三钱，不知，再作服。

（霖按：《肘后方》[⑦]载马粪湿者，绞汁灌服，救中恶腹痛卒死，如无马粪，以牛粪代之。此独胜散治绞肠痧，即《肘后法》也。以马粪焙末，酒冲服，尤觉简便，无则以骡粪代之，亦马牛之类欤。）

此方妙在以浊攻浊，马性刚善走，在卦为乾⑧，粪乃浊阴所结，其象圆，其性通，故能摩荡浊阴之邪，仍出下窍。忆昔年济南方讱庵莅任九江，临行，一女子忽患痧证，就地滚嚷，声嘶欲绝，讱庵云：偶因择日不谨，误犯红痧，或应此乎？余急授此方，求马粪不得，即用骡粪，并非陈者，亦随手奏功。

【词解】

① 否卦：六十四卦之一，天地否，为闭塞不通。

② 虽两间亦缺陷世界：这里指阴霍乱与阳霍乱能全部辨清，亦不可能保证完美无缺。

③ 痧胀玉衡：痧证专书，清·郭志邃作于1675年。作者以痧证发病多、传变快、预后不佳，采集前人治痧经验，论述多种痧症治法。

④ 医方集解：清·汪昂撰，成于1682年，选录方剂六七百首，分类为二十一门，对方剂配伍、药性主治均加阐释。

⑤ 阴阳水：用井水、河水各半，合为阴阳水。

⑥ 甲乙经：即《针灸甲乙经》，晋·皇甫谧编撰，将《素问》《针经》和《明堂孔穴针灸治要》三书合编而成。

⑦ 肘后方：即《肘后备急方》，晋·葛洪撰，录自用效方、验方成书，后经梁·陶弘景增补名《补阙肘后百一方》。

⑧ 乾卦：八卦之一，乾为天。

【提要】 干霍乱、绞肠痧的证治与急救。

【释义】 由于突然受寒湿秽浊之气的侵袭，出现头眩、昏冒欲死，腹中疼痛如绞，脉象沉紧而迟，严重的病人脉伏不见，病人想吐不得吐，想泻又泻不下，手足转筋抽痛，四肢末端逐渐厥冷。这种病多发于夏天，一般叫作"发痧"，又叫"干霍乱"。出现转筋的，叫"转筋火"。这种病在古代医书上没有记载，实际是伏阴与寒湿秽浊之气相搏结而发生的，可以用蜀椒救中汤急驱浊阴之邪，使中焦真阳振作起来；也可以用九痛丸扶正祛邪。如邪气侵犯心包，发生神昏谵语，必须先用至宝丹芳香开窍，驱逐心包浊邪，再服汤药。

【按语】干霍乱证较霍乱吐泻更剧，每发于夏令，腹中绞痛，欲吐不得吐，欲泻不得泻，四肢转筋，甚则昏厥，多由食饮不洁，秽浊之气干扰所致。临床以"诸葛行军散""太乙玉枢丹"灌服，外用"刮""摘""针"委中、尺泽放血，抢救在于一时，不可延误。至于《外台》"走马汤"、"独胜散"方，可作参考。

湿温（疟、痢、疸、痹附）

【原文五十四】湿热上焦未清，里虚内陷，神识如蒙，舌滑脉缓，人参泻心汤加白芍主之。

【原注】湿在上焦，若中阳不虚者，必始终在上焦，断不内陷，或因中阳本虚，或因误伤于药，其势必致内陷。湿之中人也，首如裹，目如蒙，热能令人昏，故神识如蒙，此与热邪直入包络谵语神昏有间。里虚故用人参以护里阳，白芍以护真阴；湿陷于里，故用干姜、枳实之辛通；湿中兼热，故用黄芩、黄连之苦降。此邪已内陷，其势不能还表，法用通降，从里治也。

【选注】

叶霖：此篇湿温，全抄叶氏湿门医案十余条，并未剪裁，惟捏撰方名而已。不知先哲所传之案，乃得心应手者，并将所以治愈之理，或先治不效，后易法始效，敷畅厥义，以告来兹；若始终不效而偾事者则不录。故东垣案中多以温补，丹溪案中多以养阴，张子和偏用三法，易思兰全事解郁。各有专长，其获效之案，皆治其所长之证。然当时就诊者，未必各就其长，此可谓偾事不录之明征。《临证指南》一书，本非香岩先生手笔，乃门诊底簿，为诸门人分类刊刻，其获效偾事，不得而知，安能便为不磨之矜式哉。况在湿门，统言湿病，非专指湿温言。故治湿温之法，多有未备，今从陈平伯湿温篇节录其义。夫热湿之邪，由口鼻吸入，属阳明、太阴者多，虽始由雨露皮毛而入者，终亦归于脾胃，盖胃为阳土，脾为阴土，同气相召也。但热胜多在阳明，湿胜多在太阴，病在二经之表者，多兼少阳三焦；病在二经之里者，每兼厥阴风木，以少阳厥阴同司相火也。阳明、太阴湿热内郁，郁甚则少火皆成壮火，而表里上下，充斥肆逆，故初见恶寒，后但热不寒，汗出胸痞，舌白或黄，口渴不引饮，甚则有耳聋干呕，发痉发厥之恶候，其始恶寒者，阳为湿遏之恶寒，非若寒伤于表之恶寒甚也。后但热不寒者，则湿郁成热，故反恶热矣。热在湿中，蒸湿则汗出；湿蔽清阳则胸痞、耳聋；湿邪内盛则舌白；湿热交蒸则舌黄；热甚则液不升而口渴，湿甚则饮内留而不引饮；上蒙清窍则目昏头如裹，内扰胃肝则干呕而痉厥也。其所谓表者，乃太阴、阳明之表，太阴之表四肢也，阳明也；阳明之表肌肉也，胸中也。故胸痞为湿温常有之证，四肢倦怠，肌肉烦疼，亦多并见。惟冒雨雾而病者，先伤上焦气分，故兼见手太阴经也。但非风热之邪，汗之即解，当宣通气分之湿，湿走热自解矣。然湿伤手太阴者十之一二，伤足太阴阳明者十之八九。缘阳明为水谷之海，太阴为湿土之脏，故多阳明、太阴受病也。要之湿温之病，不独与伤寒不同，且与温病、风温大异。温病是冬不藏精之伏气，乃少阴、太阳同病。风温为外感之热邪，先犯手太阴。湿温乃足阳明、太阴同病，盖太阴内伤，湿饮停聚，暑热之邪再至，内外相引，故病湿温，抑或内伏暑热，外伤水湿，亦成斯证。若加饥饱劳倦，标本同病者，其证尤重。然总不外脾胃二经之脏腑相连，湿土同气也。其内伤外感，孰重孰轻，孰虚孰实，要在临证之工，权衡至当，岂剿窃此叶案数条，便谓道在斯乎，陋矣。

曹炳章：此条言邪之不能还表者。

【方药】人参泻心汤方（苦辛寒兼甘法）：

人参二钱　干姜二钱　黄连一钱五分　黄芩一钱五分　枳实一钱　生白芍二钱

水五杯，煮取二杯，分二次服。渣，再煮一杯服。

【方解】人参、白芍扶正、益气护阴，干姜辛通散邪，枳实行气消痞，黄连、黄芩清热燥湿降下。

【提要】上焦湿热内陷，心神昏蒙的证治。

【释义】湿热之邪，在上焦未得清化，因中阳不足，或寒药伤中，以致湿热之邪乘虚内陷，表现神识昏蒙，时清时昧，舌苔黄滑，脉象濡数，此系湿热之邪内陷，不能达表，上蒙心包所致，与热入心包不同，当用苦辛通降、清化湿热，可用人参泻心汤治疗。

【按语】本条对湿热邪在上焦，乘虚内陷，蒙蔽心神的证候认识深刻，并与热入心包的神昏谵语作鉴别，对湿温病理阐述清楚，对后人启发很大。用人参泻心汤辛通苦化，极是，惟人参、白芍恐有助湿恋邪之弊，必须慎用。叶霖所论湿温病机，更是细致正确。学者如参薛生白《湿热条辨》、陈平伯《外感温病篇》治法，则更为全面。

【原文五十五】湿热受自口鼻，由募原①直走中道，不饥不食，机窍不灵，三香汤主之。

【原注】此邪从上焦来，还使上焦去法也。

277

【方药】三香汤方（微苦微辛微寒兼芳香法）：

栝蒌皮三钱　桔梗三钱　黑山栀二钱　枳壳二钱　郁金二钱
香豉二钱　降香末三钱

水五杯，煮取二杯，分二次温服。

［方论］按此证由上焦而来，其机尚浅，故用蒌皮、桔梗、枳壳，微苦微辛开上；山栀轻浮微苦清热；香豉、郁金、降香化中上之秽浊而开郁。上条以下焦为邪之出路，故用重；此条以上焦为邪之出路，故用轻。以下三焦均受者，则用分消。彼此互参，可以知叶氏之因证处方，心灵手巧处矣！惜散见于案中，而人多不察。兹特为拈出，以概其余。

【词解】

①募原：即膜原，邪在半表半里的部位。《温疫论》："其邪去表不远，附近胃腑。正当经胃交关之处，故称半表半里。"王冰曰："膜为膈间之膜，原为膈肓之原。"丹波元简："盖膈幕之系，附著脊之第七椎，即是膜原。"

【提要】 湿热之邪侵犯中焦的证治。

【释义】 湿热之邪自口鼻吸入，蕴蒸不解，从膜原直入中焦脾胃，脾胃为湿热所困，运化功能被阻滞，以致不觉饥饿，不思饮食。脾主四肢，脾困则四肢关节不健，倦怠无力，九窍不利。由于邪从上焦传来，还须从上焦排除，可用三香汤宣化开达。

【按语】 湿热之邪由口鼻而入，自上焦进入中焦，因其病机尚浅，故只用微苦微辛的蒌皮、桔梗、枳壳开上，山栀轻清气热，香豉、郁金、降香芳香化浊，上焦湿热外达，脾胃之困自解，则知饥能食，机窍自利也。

【原文五十六】吸受秽湿①，三焦分布，热蒸头胀，身痛呕逆，小便不通，神识昏迷，舌白，渴不多饮，先宜芳香通神利窍，安宫牛黄丸；继用淡渗分消浊湿，茯苓皮汤。

【原注】按此证表里经络脏腑三焦，俱为湿热所困，最畏内闭外脱②，故急以牛黄丸宣窍清热而护神明，但牛黄丸不能利湿分消，故继以茯苓皮汤。

【选注】

曹炳章：此条言邪既不能还表，又不能遽从里去，三焦分布，兼症既多，变症亦不定，全在临症者时时消息，此不过示人以门径。

【方药】安宫牛黄丸（方法见前）。

茯苓皮汤（淡渗兼微辛微凉法）：

茯苓皮五钱　生薏仁五钱　猪苓三钱　大腹皮三钱　白通草三钱　淡竹叶二钱

水八杯，煮取三杯，分三次服。

【词解】

①秽湿：污秽潮湿之物，腐烂蒸发之气。

②内闭外脱：邪入心包，闭塞不通，神志昏迷，为之内闭。汗出脉散，气息不续，为之外脱。为疾病危险症候，易致死亡。

【提要】湿热秽浊弥布三焦的证治。

【释义】湿热秽浊之邪从口鼻吸入，弥漫三焦，充斥表里，症状有发热、头胀、全身疼痛、呕吐、小便不利、神志昏迷、舌苔白腻，热盛口渴，不喜多饮水，有内闭心包、邪盛正脱的危险。可以先用芳香开窍的安宫牛黄丸清心开窍，接着用分消三焦、淡渗利湿的茯苓皮汤治疗。

【按语】湿热秽浊之邪弥漫三焦，出现神志昏迷，与热闭心包神昏不同，故不必用安宫牛黄丸，只宜淡渗分利，理气宣化，湿开热透，神志自然清醒。如防内闭，宜用至宝丹、苏合香丸、玉枢丹之属，单用淡渗利湿的茯苓皮汤似嫌不足。曹氏所云全在临症者时时消息之语十分重要。

【原文五十七】阳明湿温，气壅为哕者，新制橘皮竹茹汤主之。

【原注】按《金匮》橘皮竹茹汤，乃胃虚受邪之治。今治温热壅遏胃气致哕，不宜用参甘峻补，故改用柿蒂。按柿成于秋，得阳明燥金之主气，且其形多方，他果未之有也，故治肺胃之病有独胜（注：肺之藏象属金，胃之气运属金）。柿蒂乃柿之归束处，凡花皆散，凡子皆降，凡降先收，从生而散而收而降，皆一蒂为之也，治逆呃之能事毕矣（注：再按草木一身，芦与蒂为升降之门户，载生气上升者芦也，受阴精归藏者蒂也。格物者不可不于此会心焉。）。

【选注】

曹炳章：气壅为哕，此症极多，前论治肺之痹结，此治胃之壅遏，两相对待。

朱武曹：前辈有言，解药性不尽，得此知察理之精，求之五色五味之外。凡辨药须实就物理体会，方有妙悟。不可泥定本草，本论拈出处，可以隅反。

【方药】新制橘皮竹茹汤（苦辛通降法）：

橘皮三钱　竹茹三钱　柿蒂七枚　姜汁三茶匙（冲）

水五杯，煮取二杯，分二次温服。不知，再作服。有痰火者，加竹沥、栝蒌霜；有瘀血者，加桃仁。

【方解】新制橘皮竹茹汤，即《金匮》橘皮竹茹汤去人参、甘草、大枣之壅补，加柿蒂而成。方中橘皮、竹茹、姜汁化痰湿、降逆气，柿蒂止呃逆。

【提要】湿温呃逆的证治。

【释义】湿热之邪郁阻阳明，中焦气机不畅，胃气壅塞不得下降，上逆而为呃逆，可用苦辛通降的新制橘皮竹茹汤治疗。

【按语】呃逆为临床常见之症，有寒、热、虚、实之分。《金匮》用橘皮竹茹汤，治虚呃也。本条之新制橘皮竹茹汤，治湿滞气阻之实呃也。

【原文五十八】三焦湿郁，升降失司，脘连腹胀，大便不爽，一加减正气散主之。

【原注】再按此条与上第五十六条同为三焦受邪，彼以分消开窍为急务，此以升降中焦为定法，各因见证之不同也。

【选注】

朱武曹：升降失司，治中焦之确论。能由此而会通之，妙谛环生矣。

以下诸条，有其因症变法之妙，可得用古方法。

曹炳章：前言神识昏迷，故以开窍为急务，此条无之，故以升降中焦为定法。

具此手段，可谓点石成金。

前言由经络而脏腑，此言其治法、用药法。

【方药】一加减正气散方：

藿香梗二钱　厚朴二钱　杏仁二钱　茯苓皮二钱　广皮一钱
神曲一钱五分　麦芽一钱五分　绵茵陈二钱　大腹皮一钱

水五杯，煮二杯，再服。

［方论］正气散，本苦辛温兼甘法，今加减之，乃苦辛微寒
法也。去原方之紫苏、白芷，无须发表也；去甘、桔，此证以
中焦为扼要，不必提上焦也。只以藿香化浊，厚朴、广皮、茯
苓、大腹泻湿满，加杏仁利肺与大肠之气，神曲、麦芽升降脾胃
之气，茵陈宣湿郁而动生发之气，藿香但用梗，取其走中不走外
也，茯苓但用皮，以诸皮皆凉，泻湿热独胜也。

【方解】一加减正气散中藿香梗芳香化湿、行气逐秽，杏仁
宣肺通调水道，茯苓皮、茵陈甘淡利湿，厚朴、大腹皮、广皮调
畅气机，神曲、麦芽消食行滞，诸药组合成藿香正气散加减第一
方，治湿邪留滞三焦尚未化热的病症。

【提要】湿邪留滞三焦，中焦升降失司的证治。

【释义】湿邪留滞三焦，兼夹食滞，中焦之气升降失司，出
现脘腹胀满、便溏不爽，可用一加减正气散治疗。

【按语】湿邪留滞三焦，兼有食滞，故脘腹胀满，大便溏而
不爽，然验之临床，尚可见纳呆呕恶，嗳气吞酸，小便不利，舌
苔白腻等症。

【原文五十九】湿郁三焦，脘闷，便溏，身痛，舌白，脉象

模糊，二加减正气散主之。

【原注】上条中焦病重，故以升降中焦为要。此条脘痞便溏，中焦证也，身痛舌白，脉象模糊，则经络证矣。故加防己，急走经络中湿郁；以便溏不比大便不爽，故加通草、薏仁利小便所以实大便也；大豆黄卷从湿热蒸变而成，能化蕴酿之湿热，而蒸变脾胃之气也。

【方药】二加减正气散（苦辛淡法）：

藿香梗三钱　广皮二钱　厚朴二钱　茯苓皮三钱　木防己三钱　大豆黄卷二钱　川通草一钱五分　薏苡仁三钱

水八杯，煮取三杯，三次服。

【方解】二加减正气散中的藿香梗、广皮、厚朴芳香化湿、理气行滞；茯苓皮、通草、薏苡仁淡渗利湿，木防己祛经络之湿，大豆黄卷宣解肌表之湿。本方化表里三焦之湿郁，祛经络之邪。

【提要】湿郁三焦的证治。

【释义】湿邪郁滞三焦，内困脾胃，症见脘部满闷，大便溏薄；湿邪外阻经络，全身沉痛，舌苔白腻，口淡不渴，脉濡。可用芳香宣化，祛湿通络的二加减正气散治疗。

【按语】本条所言身痛，是湿阻经络所致。其痛当觉沉重，舌白为苔白腻，湿郁尚未化热，方为藿香正气散去半夏、白芷、生姜、苏梗等温化寒湿之品，加防己、通草、薏苡仁、大豆黄卷甘淡祛湿。立方用药，随症加减，可为后人用药师法。

【原文六十】秽湿①着里，舌黄脘闷，气机不宣，久则酿热，三加减正气散主之。

【原注】 前两法，一以升降为主，一以急宣经隧②为主，此则以舌黄之故，预知其内已伏热，久必化热，而身亦热矣。故加杏仁利肺气，气化则湿热俱化，滑石辛淡而凉，清湿中之热，合藿香所以宣气机之不宣也。

【选注】

曹炳章：利肺气即所以治湿，书中屡屡言之，皆金针度人处，奈阅者茫不加察焉，著书者其若之何哉！

【方药】 三加减正气散方（苦辛寒法）：

藿香三钱（连梗叶）　茯苓皮三钱　厚朴二钱　广皮一钱五分　杏仁三钱　滑石五钱

水五杯，煮取二杯，再服。

【方解】 方中藿香芳香辟秽浊之湿邪，厚朴、广皮理气化湿解郁，杏仁利肺气，滑石清利湿热。气化则湿化，三焦通畅，湿浊下行，热从小便泄出。

【词解】

① 秽湿：臭秽污浊之湿。

② 经隧：经脉通道，交叉如隧道。

【提要】 湿郁化热的证治。

【释义】 湿邪秽浊之气由口鼻吸入，留着于里，阻遏中焦气机，症见舌苔黄腻，脘部满闷，湿邪久郁则酿热，可用芳香化湿，苦辛通降清利湿热的三加减正气散治疗。

【按语】 本条与上二条性质不同，前二条湿未化热，本条舌苔黄，湿已化热，临床当有小便黄、口苦、脉濡数等症。方中虽有滑石清热，殊嫌不足，应加入黄芩、黄连为是。

【原文六十一】秽湿着里，邪阻气分，舌白滑，脉右缓，四加减正气散主之。

【原注】以右脉见缓之故，知气分之湿阻。故加草果、楂肉、神曲，急运坤阳，使足太阴之地气不上蒸手太阴之天气也。

【方药】四加减正气散方（苦辛温法）：

藿香梗三钱　厚朴二钱　茯苓三钱　广皮一钱五分　草果一钱　楂肉（炒）五钱　神曲二钱

水五杯，煮取二杯，渣再煮一杯，三次服。

【方解】方中藿香梗、厚朴、广皮、草果芳香苦温、理气燥湿，茯苓甘淡健脾利湿，楂肉、神曲消滞化食，共成为温化寒湿、理气健脾之剂。

【提要】寒湿郁阻，脾失健运的证治。

【释义】秽湿之邪郁阻中焦，脾阳受困，失于健运，气失宣畅，舌苔白滑，脉象右缓，右脉主气，知湿阻气分，方用苦辛通降、健脾理气化湿的四藿香正气散治疗。

【按语】本条为感受寒湿之邪，兼夹食滞，中焦气阻，临床可见脘腹胀满、纳呆食少等症。苔白滑为寒湿无疑，脉右缓，肺脾俱属右，足太阴湿阻，郁久必上蒸于手太阴也。

【原文六十二】秽湿着里，脘闷便泄，五加减正气散主之。

【原注】秽湿而致脘闷，故用正气散之香开，便泄而知脾胃俱伤，故加大腹运脾气，谷芽升胃气也。以上二条，应入前寒

湿类中，以同为加减正气散法，欲观者知化裁古方之妙，故列于此。

【方药】五加减正气散（苦辛温法）：

藿香梗二钱 广皮一钱五分 茯苓块三钱 厚朴二钱 大腹皮一钱五分 谷芽一钱 苍术二钱

水五杯，煮取二杯，日再服。

按： 今人以藿香正气散统治四时感冒，试问四时止一气行令乎？抑各司一气，且有兼气乎？况受病之身躯脏腑，又各有不等乎？历观前五法，均用正气散，而加法各有不同。亦可知用药非丝丝入扣，不能中病。彼泛论四时不正之气，与统治一切诸病之方，皆未望见轩岐之堂室者也，乌可云医乎！

【方解】 方中藿香梗、广皮、厚朴、大腹皮苦温燥湿、理气行滞，苍术、茯苓健脾化湿，谷芽升提胃气，本方具有健脾燥湿、理气化湿的功能。

【提要】 脾虚失运，寒湿内停的证治。

【释义】 外感寒湿，留滞中焦，脾运受困，气滞不运，症见脘腹满闷、大便泄泻。此系寒湿内停，中阳不足，脾胃失于健运所致，可用苦辛通降、温化寒湿的五加减正气散治疗。

【按语】 本条与上条皆属秽湿着里之证，列于湿温门中，其目的在于与湿温作对比，作鉴别诊断。本条较上条症状重，既有寒湿不化，气机阻滞的一面，又有脾阳不振，运化失司的一面，治疗以苦辛通降、健脾化湿为主。

【原文六十三】 脉缓身痛，舌淡黄而滑，渴不多饮，或竟不渴，汗出热解，继而复热，内不能运水谷之湿，外复感时令之湿，发表攻里，两不可施，误认伤寒，必转坏证。徒清热则湿不退，徒祛湿则热愈炽。黄芩滑石汤主之。

【原注】脉缓身痛，有似中风，但不浮，舌滑，不渴饮，则非中风矣。若系中风，汗出则身痛解，而热不作矣。今继而复热者，乃湿热相蒸之汗，湿属阴邪，其气留连，不能因汗而退，故继而复热。内不能运水谷之湿，脾胃困于湿也。外复受时令之湿，经络亦困于湿矣。倘以伤寒发表攻里之法施之，发表则诛伐无过①之表，阳伤而成痉；攻里则脾胃之阳伤，而成洞泄寒中，故必转坏证也。湿热两伤，不可偏治，故以黄芩、滑石、茯苓皮清湿中之热，蔻仁、猪苓宣湿邪之正，再加腹皮、通草，共成宣气利小便之功。气化则湿化，小便利则火腑通而热自清矣。

【选注】

曹炳章：汗出热解，继而复热，此湿温中常见之症，亦庸医所最无主见者。

发表攻里，两不可施，则治法必宜治中，可知治中则不外宣气化湿。如兼热者多则凉多温少，如兼寒者多则温多凉少，用药在乎活法。

朱武曹：作者于湿病反复详尽，多前人所未及。较之温热，尤为枕中鸿宝②也。

【方药】黄芩滑石汤方（苦辛寒法）：

黄芩三钱　滑石三钱　茯苓皮三钱　大腹皮二钱　白蔻仁一钱　通草一钱　猪苓三钱

水六杯，煮取二杯，渣再煮一杯，分温三服。

【词解】

①诛伐无过：诛，讨也，杀也。伐，亦伐罪之意，杀也。诛伐，为讨伐有罪过之邦，为民除害，如妄加讨伐，杀无过之人，则大错。

②枕中鸿宝：《汉书》刘向传："上复兴神仙方术之事，两淮南有《枕中鸿宝》秘书。"又晋·葛洪撰《枕中鸿宝》一书，叙述神仙道术之事。

【提要】 湿温的病因病理、证候、治疗。

【释义】 湿温证有脉缓，身体疼痛，舌苔淡黄滑润，虽口渴不欲多饮水，有的始终不觉口渴，汗出以后热势减退，但接着仍发热，这是由于湿热交蒸出汗，湿为阴邪，不似风寒引起发热可以一汗而解，热处湿中，黏滞难解，故汗出热退又复发热。此病发生原因，内因脾失健运，水湿停留，外因感受长夏湿热之邪，内外合邪，而成湿温。发表攻里之治法，都不可用，因湿邪黏滞，非汗能解，误汗则津伤变为痉病，误用攻下，则脾阳受伤而成洞泄。治湿温只可用清热化湿方法，单清热则湿不化，单祛湿则热更盛。故清热祛湿必须并施，可用黄芩滑石汤治疗。

【按语】 本条为湿温纲领，它论述了湿温的脉因证治。

（1）描述了湿温症状，如脉缓身痛，舌苔黄滑，渴不多饮，或竟不渴，汗出热解，继而复热。

（2）阐述湿温的病因病理，内不能运水谷之湿，外又感时令之湿，内外合邪，湿热交蒸。

（3）制订出湿温的治疗原则，误认伤寒，必成坏证，徒清热则湿不退，徒祛湿则热愈炽。

（4）创立了化湿清热的黄芩滑石汤。

【原文六十四】阳明湿温，呕而不渴者，小半夏加茯苓汤主之。呕甚而痞者，半夏泻心汤去人参、干姜、大枣、甘草，加枳实、生姜主之。

【原注】呕而不渴者，饮多热少也。故主以小半夏加茯苓，逐其饮而呕自止。呕而兼痞，热邪内陷，与饮相搏，有固结不通之患，故以半夏泻心去参、姜、甘、枣之补中，加枳实、生姜之宣胃也。

【选注】

曹炳章：呕而不渴，则用半夏加茯苓，呕甚而痞，则用泻心去人参，是真能读《伤寒论》者。人言《伤寒论》与温病毫不相涉，吾言《伤寒论》与温病交相为济。热邪呕痞则如此。

征以园：湿之为病，其来也渐，其去也迟，譬若小人之易进而难退也。湿温之痞，与湿寒异，湿寒之痞，兼有食积，湿温之痞，热陷邪留，故呕而兼痞也。水气上逆则呕，水停膈间则痞，上干于头则眩，中凌于心则悸。方且本文，字字俱有斟酌，难为粗心者道。

【方药】小半夏加茯苓汤：

半夏六钱　茯苓六钱　生姜四钱

水五杯，煮取二杯，分二次服。

半夏泻心汤去人参干姜甘草大枣加枳实生姜方：

半夏六钱　黄连二钱　黄芩三钱　枳实三钱　生姜三钱

水八杯，煮取三杯，分三次服。虚者复纳人参、大枣。

【方解】

小半夏加茯苓汤：半夏和胃降逆止呕、燥湿化痰，生姜和胃止呕，茯苓逐水利湿。治饮留心下，呕而痞者。

半夏泻心汤：《伤寒论》治误下呕而肠鸣心下痞的方剂。本条取半夏降逆止呕，黄芩、黄连燥湿清热苦降，去干姜之辛热，人参、甘草、大枣之壅补，加枳实消痞，生姜止呕。

【提要】 湿温夹停饮致呕、痞的证治。

【释义】 湿温邪在中焦，症见呕吐而口不渴的是饮邪内停，可用小半夏加茯苓汤和胃逐饮止呕。若呕吐严重，脘腹痞闷的，是湿热之邪与水饮固结在里，气机不得宣通，可用半夏泻心汤去人参、干姜、大枣、甘草的甘温壅补，加枳实、生姜清化湿热，消痞止呕。

【按语】 本条是湿温病夹水饮的一个类型，但内科其他疾病发展过程中，有呕吐脘痞的，也可参照应用加减半夏泻心汤，在临床比较常用。

【原文六十五】 湿聚热蒸，蕴于经络，寒战热炽，骨骱烦疼，舌色灰滞，面目萎黄，病名湿痹，宣痹汤主之。

【原注】《经》谓风、寒、湿三者合而为痹。《金匮》谓：经热则痹。盖《金匮》诚补《内经》之不足。痹之因于寒者固多，痹之兼乎热者亦复不少。合参二经原文，细验于临证之时，自有权衡①。本论因载湿温，而类及热痹，见湿温门中，原有痹证，不及备载痹证之全，学者欲求全豹②当于《内经》《金匮》、喻氏、叶氏以及宋元诸名家，合而参之自得。大抵不越寒热两条，虚

实异治。寒痹势重而治反易，热痹势缓而治反难。实者单病躯壳易治，虚者兼病脏腑夹痰饮腹满等证，则难治也，犹之伤寒两感也。此条以舌灰目黄，知其为湿中生热；寒战热炽，知其在经络；骨骱疼痛，知其为痹证。若泛用治湿之药，而不知循经入络，则罔效矣。故以防己急走经络之湿，杏仁开肺气之先，连翘清气分之湿热，赤豆清血分之湿热，滑石利窍而清热中之湿，山栀肃肺而泻湿中之热，薏苡淡渗而去挛痹，半夏辛平而主寒热，蚕沙化浊道中清气，痛甚加片子姜黄、海桐皮者，所以宣络而止痛也。

【选注】

曹炳章：痹者，气郁之谓也，知此字之解，则知治病之法。若用药则不过随病变迁，别无他法，但人身之气，流行于经络中为多，实者脏腑不受邪，单病经络，故易治。至于兼病脏腑，则深浅皆受病矣，故难治。

【方药】宣痹汤方（苦辛通法）：

防己五钱　杏仁五钱　滑石五钱　连翘三钱　山栀三钱　薏苡五钱　半夏（醋炒）三钱　晚蚕沙三钱　赤小豆皮三钱（赤小豆乃五谷中之赤小豆，味酸肉赤，凉水浸取皮用，非药肆中之赤小豆。药肆中之赤小豆乃广中野豆，赤皮蒂黑肉黄，不入药者也）

水八杯，煮取三杯，分温三服。痛甚加片子姜黄二钱，海桐皮三钱。

【词解】

① 权衡：权为秤锤，衡为秤杆，权衡为衡量也。

② 全豹：豹为野兽，皮毛呈斑状，必须看全身斑点，不能单凭一斑。一斑是不全面的。

【提要】湿痹的病因证治。

【释义】湿热之邪停聚，蕴郁于经络中，患者出现寒战高烧，骨节疼痛烦重，舌苔灰暗黏滞，面目颜色萎黄，此病叫作湿痹，是湿热阻滞经络所引起，可用宣痹汤清化经络湿热。

【按语】《内经》谓风、寒、湿三气杂至，合而成痹。风气胜者为行痹，其痛上下行动，或左或右；寒气胜者为痛痹，其症痛势偏剧；湿气胜者为着痹，其痹肢体重着，肌肤顽麻，肢节疼痛阴雨则发。本条系湿痹，偏于热者，故有恶寒高热，骨骱烦疼，病既属于湿热，当以清化湿热为主。方中防己祛经络之湿，杏仁宣肺气，滑石、连翘、山栀清热利湿，薏苡化湿除痹，半夏燥湿，晚蚕沙祛湿浊，赤豆皮清湿热以解毒。痛甚加姜黄、海桐皮，所以祛湿止痛也。

【原文六十六】湿郁经脉，身热身痛，汗多自利，胸腹白疹①，内外合邪，纯辛走表，纯苦清热，皆在所忌，辛凉淡法，薏苡竹叶散主之。

【原注】上条但痹在经脉，此则脏腑亦有邪矣，故又立一法。汗多则表阳开，身痛则表邪郁，表阳开而不解表邪，其为风湿无疑。盖汗之解者寒邪也，风为阳邪，尚不能以汗解，况湿为重浊之阴邪，故虽有汗不解也。学者于有汗不解之证，当识其非风则湿，或为风湿相搏也。自利者小便必短，白疹者风湿郁于孙络毛窍，此湿停热郁之证。故主以辛凉解肌表之热，辛淡渗在里之

湿，俾表邪从气化而散，里邪从小便而驱，双解表里之妙法也。
与下条互勘自明。

【选注】

曹炳章：此条即申言前由经络而此脏腑之义，若由肺而脾
胃，则自上焦至中焦之病皆是，不胜枚举。

纯辛走表则犯汗多之禁，且风温相搏，非解表所能愈，纯苦
清热则药过于入里，况见症有身热、胸腹白疹之表病，故均在
所忌。

出汗不解表，非风则湿，皆指迷之针。

【方药】薏苡竹叶散方（辛凉淡法，亦轻以去实法）：

薏苡五钱　竹叶三钱　飞滑石五钱　白蔻仁一钱五分　连翘
三钱　茯苓块五钱　白通草一钱五分。

共为细末，每服五钱，日三服。

【词解】

①白疹：发于皮肤的白色小水泡，一名白痦，为湿热外发
之象。

【提要】湿温外发白痦的病因病理、症状与治法。

【释义】湿热之邪郁于经脉，症见发热身痛，汗出较多，大
便泄泻，胸腹部发晶痦如珍珠的白色疹子，是为"白痦"。白痦
是湿热蕴郁，外出皮肤的标志，治疗上不能用单纯辛散解表的
药，及单纯苦寒清热的药，单纯辛散汗出伤津，单纯清热湿不能
化，应用辛凉解肌，淡渗利湿的薏苡竹叶散治疗。

【按语】湿温之邪蕴郁气分，必发白痦，为湿热外达之路。
未发之前，有胸闷、发热、微烦、肢节酸楚，得汗后则先见于颈

项、胸部，热退、胸闷除，继而热又起，胸又闷，因白㾦并非一次即能湿热尽透，治法宜轻清宣化，不可用辛温发汗，汗多必伤津，不可用纯寒清热，过寒则湿不能化。叶天士《温热论》薛生白《湿热条辨》论之甚详，《丁甘仁先生医案》治湿温案均有独到之处。学者宜参之。

【原文六十七】 风暑寒湿，杂感混淆，气不主宣，咳嗽头胀，不饥舌白，肢体若废，杏仁薏苡汤主之。

【原注】 杂感混淆，病非一端，乃以气不主宣四字为扼要。故以宣气之药为君，既兼雨湿中寒邪，自当变辛凉为辛温。此条应入寒湿类中，列于此者，以其为上条之对待也。

【选注】

曹炳章：痹证总以宣气为主，郁则痹，宣则通也。以此条加减，及上数条参之，思过半矣。

【方药】杏仁薏苡汤（苦辛温法）：

杏仁三钱　薏苡三钱　桂枝五分　生姜七分　厚朴一钱　半夏一钱五分　防己一钱五分　白蒺藜二钱

水五杯，煮取三杯，渣再煮一杯，分温三服。

【方解】 杏仁薏苡汤中杏仁开宣肺气，肺气通降气化则湿化，薏苡仁、防己利湿而通经络，厚朴、半夏苦温燥湿，行中焦之气，桂枝温通阳气，祛风通络，生姜温散寒湿，白蒺藜祛风。诸药相合，有苦辛通降、温经燥湿之功。治风暑寒湿杂证甚佳。

【提要】 关于风暑寒湿杂感证的用药法。

【释义】 风暑寒湿之邪交相侵入人体，邪非一种，病较复杂，症见咳嗽、头胀，胸闷不饥，舌苔白腻，四肢酸沉，全身痿软乏力，这是邪气阻滞气机，气机不得宣畅，治宜宣畅肺气，温化寒湿，疏风通络，可用杏仁薏苡汤治疗。

【按语】夏令天暑地湿，易受暑湿之邪，又因当风纳凉，以致风寒暑湿一时俱感，故出现咳嗽、头胀、脘闷不饥、肢体酸重无力，临床所见甚多。须辨所感何邪为重，分别主次用药，方克有济。本条所列诸证，示人以寒湿阻滞为主，故用药以宣展气机、温化寒湿为主，虽列于湿温篇中，亦所以相对比也。

【原文六十八】暑湿痹者，加减木防己汤主之。

【原注】此治痹之祖方也。风胜则引①，引者（吊痛掣痛之类，或上或下，四肢游走作痛，经谓行痹是也），加桂枝、桑叶。湿胜则肿，肿者（土曰敦阜）加滑石、萆薢、苍术。寒胜则痛，痛者加防己、桂枝、姜黄、海桐皮。面赤口涎自出者（《灵枢》谓胃热则廉泉开），重加石膏、知母。绝无汗者，加羌活、苍术；汗多者，加黄芪、炙甘草；兼痰饮者，加半夏、厚朴、广皮。因不能备载全文，故以祖方加减如此，聊示门径而已。

【选注】曹炳章：又是宣气法，更观方后加减，可知因症用药之妙。

【方药】加减木防己汤（辛温辛凉复法）：

防己六钱　桂枝三钱　石膏六钱　杏仁四钱　滑石四钱　白通草二钱　薏仁三钱

水八杯，煮取三杯，分温三服。见小效即退者，加重服，日三夜一。

汪瑟庵按：痹证有周、行、着之分②，其原有风寒湿热之异。奈古方多以寒湿论治，且多杂用风药，不知湿家忌汗，圣训昭然，寒湿固有，热湿尤多。误用辛温，其害立见，再外感初伤气分，惟贵宣通，误认虚证，投柔腻补药，其祸尤酷。学者细考本文，可得治热痹之梗概矣。

【方解】方中防己祛经络之湿，杏仁开宣肺气，透达外邪，滑石、通草、薏苡仁淡渗利湿，桂枝通经活血，疏风邪，石膏清热，合而用之，治湿热痹证。

【词解】

①引：循行也，谓痹证游走不定，或上或下，或左或右。

②痹有周、行、着之分：周痹，周身疼痛，沉重麻木，项背拘急；行痹，痛无定处，游走不定。着痹，痛处不移，疼痛重着，酸楚或肿胀。

【提要】通治痹证之方及加减运用。

【释义】夏令感受暑湿而病痹证的，可以用加减木防己汤治疗。如风气胜四肢疼痛，上下游移不定，可重用桂枝、桑叶祛风；如湿气胜四肢关节肿胀沉重，可重用滑石、草薢祛湿；如寒气胜关节疼痛剧烈的，可重用防己、桂枝、姜黄、海桐皮；如热胜面色红赤，阳明热盛的可重用石膏、知母清热，无汗加羌活、苍术，汗出过多加炙黄芪、甘草，兼痰饮的加半夏、厚朴、广皮、茯苓，必须辨证施治，因症用药，不可执方不变，贻误病家。

【按语】本条所论暑湿痹与热痹性质相同，治疗以祖方木防己汤加减，热胜重用石膏、知母，这与治痹常用辛热祛风湿药有所不同，可见治痹必辨寒证、热证，用药亦须随症施方，若胶执不变，必不能取效。

【原文六十九】 湿热不解，久酿成疸，古有成法，不及备载，聊列数则，以备规矩①。（下疟、痢等证仿此。）

【原注】 本论之作，原补前人之未备，已有成法可循者，安能尽录。因横列四时杂感，不能不列湿温，连类而及，又不能不列黄疸、疟、痢，不过略标法则而已。按湿温门中，其证最多，其方最伙。盖土居中位，秽浊所归，四方皆至，悉可兼证。故错综参伍，无穷极也。即以黄疸一证而言，《金匮》有辨证三十五条，出治一十二方。先审黄之必发不发，在于小便之利与不利；疸之易治难治，在于口之渴与不渴；再察瘀热入胃之因，或因外并，或因内发，或因食谷，或因酗酒，或因劳色，有随经蓄血，入水黄汗；上盛者一身尽热，下郁者小便为难；又有表虚里虚，热除作哕，火劫致黄。知病有不一之因，故治有不紊之法：于是脉弦胁痛，少阳未罢，仍主以和；渴饮水浆，阳明化躁，急当泻热；湿在上，以辛散，以风胜；湿在下，以苦泄，以淡渗；如狂蓄血，势所必攻；汗后溺白，自宜投补；酒客多蕴热，先用清中，加之分利，后必顾其脾阳；女劳有秽浊，始以解毒，继以滑窍，终当峻补真阴；表虚者实卫，里虚者建中；入水火劫，以及治逆变证，各立方论，以为后学津梁②。至寒湿在里之治，阳明篇中，惟见一则，不出方论，指人以寒湿中求之。盖脾本畏木而喜风燥，制水而恶寒湿。今阴黄一证，寒湿相搏，譬如卑监之土③，须暴风日之阳，纯阴之病，疗以辛热无疑。方虽不出，法

已显然。奈丹溪云：不必分五疸，总是如盦酱④相似。以为得治黄之扼要，殊不知以之治阳黄，犹嫌其混，以之治阴黄，恶乎可哉！喻嘉言于阴黄一证，竟谓仲景方论亡失，恍若无所循从。惟罗谦甫具有卓识，力辨阴阳，遵仲景寒湿之旨，出茵陈四逆汤之治。瑭于阴黄一证，究心有年，悉用罗氏法而化裁之，无不应手取效。间有始即寒湿，从太阳寒水之化，继因其人阳气尚未十分衰败，得燥热药数帖，阳明转燥金之化而为阳证者，即从阳黄例治之。

【选注】

叶霖：论黄疸证治全从《临证指南》蒋式玉论中窃来。并不将阴黄阳黄，在腑在脏，形证病因辨明，而自诩究心有年，用罗天益化裁之，无不应手取效。欺世盗名。莫为此极。

曹炳章：诸证皆略载一二，此书已自言之。欲考其全，有他书在，故鄙论亦不多赘。

黄疸皆湿热郁极之症，能治湿温，一以贯之矣。此亦颇有分别，虽略言之，自具门径，阅者循途而赴可也。

【词解】

① 规矩：木工具，圆者用规，方者用矩，依规矩，则成方圆，不依规矩，难成方圆。

② 津梁：津为渡口，有船过渡，梁为桥梁，过河必从渡口或桥梁上才能过河。比喻能起引导、过渡作用的事物或方法。

③ 卑监之土：天尊地卑，故土曰卑监，土盛曰敦阜，不及曰卑监，土的气化不及，称为卑监。卑监之岁，湿邪为患。卑者、下也。

《温病条辨》注释

④ 盦（ān）酱：即制酱法，把黄豆煮熟，与熟面块并发酵，生霉以后，并置缸中，加盐水日晒夜露，即成酱。此指黄疸由湿热郁久而成。

【提要】综述前人治疸理论。

【释义】湿热内蕴，留连不解，日久能酿成黄疸。前人治疸，已有很多经验，不能一一介绍，这里选择几种治法，作为治疸的规矩。

【按语】《金匮》第十五篇论黄疸病脉证并治法范围相当广泛，凡各种疾病导致全身发黄的都包括了进去，如酒疸、谷疸、女劳疸、黄家、黑疸、萎黄等等，但重点却以湿热发黄为主。

《金匮》治疸方剂虽有十七张，其中有下法、吐法、化瘀法、润燥法、补气法、利湿法多种，另外还有治各兼症的方剂。对后世治疸有指导意义。

后世论疸，皆有独到之处，如丹溪盦酱之说，论湿热也，喻氏论疸，亦本仲景，所谓阴黄一证，亦因经热成疸之缘，或寒凉太过，或中阳不足，转成阴黄者也。岂仲景方论亡失。古今方书，汗牛充栋，其完美而缺者皆是也。总在诊病者细辨方得。可动辄妄责古人乎？

【原文七十】夏秋疸病，湿热气蒸，外干时令①，内蕴水谷，必以宣通气分为要，失治则肿胀。由黄疸而肿胀者，苦辛淡法，二金汤主之。

【原注】此揭疸病之由，与治疸之法，失治之变，又因变制方之法也。

卷二 中焦篇

299

叶霖：窃《临证指南》治蒋姓案，而捏造其方名。

【方药】二金汤方（苦辛淡法）：

鸡内金五钱　海金沙五钱　厚朴三钱　大腹皮三钱　猪苓三钱　白通草二钱。

水八杯，煮取三杯，分三次温服。

【方解】 方中鸡内金甘平消食积，厚朴苦辛行气燥湿，大腹皮味辛以行气导滞，合成消食导滞、行气燥湿之功；海金沙甘寒清热利湿，猪苓甘淡利水渗湿，通草甘淡清热利水，合成清热利湿之功。诸药合之以行气导滞，清热利湿，使湿热得除，诸证消失。

【词解】

①外干时令：在外感受时令之邪。干通感。

【提要】 此文主要论述湿热黄疸的病因、病机、治疗原则及失治后的变证。

【释义】 夏秋季节的黄疸病，每因湿热之气交蒸而引起。由于在外感受时令湿热之邪，在内水谷不化，蕴而生湿，内湿外湿相搏结而致黄疸，治疗应以宣通气滞为主。若失于治疗，湿热郁滞于中焦脾胃，便可发生肿胀。故由黄疸而引起肿胀的病人，应用苦辛淡法的二金汤为主进行治疗。

【按语】 二金汤治疗湿热黄疸失治而肿胀者。湿热黄疸，治应宣通即宣畅气机，通利湿热，使湿热之邪有路可出。若治不得当，气机郁滞，湿热之邪不得宣通，必无去路，溢于肌肤则生肿胀。二金汤方行气导滞，清利湿热，恰中病情。但临证时应辨证施治灵活运用，若黄疸鲜明者可加茵陈、栀子等以清热利湿除黄；若黄疸灰暗者可加茯苓、泽泻以利湿除黄。

【原文七十一】诸黄疸小便短者，茵陈五苓散主之。

【原注】沈氏目南云：此黄疸气分实证通治之方也。胃为水谷之海，营卫之源。风入胃家气分，风湿相蒸，是为阳黄；湿热流于膀胱，气郁不化，则小便不利，当用五苓散宣通表里之邪，茵陈开郁而清湿热。

【方药】茵陈五苓散（五苓散方见前，五苓散系苦辛温法，今茵陈倍五苓，乃苦辛微寒法）：

茵陈末十分　五苓散五分

共为细末，和匀，每服三钱，日三服。

《金匮》方不及备载，当于本书研究，独采此方者，以其为实证通治之方，备外风内湿一则也。

【方解】茵陈味苦微寒，清热利湿退黄。五苓散化气行水，诸药合之共奏清热利湿通利三焦下行膀胱之效，使湿热之邪随小便而出，黄疸自退。

【提要】本文主要论述了黄疸（阳黄）的治疗。

【释义】湿热黄疸小便不利者，以茵陈五苓散治疗。

【按语】茵陈五苓散，为五苓散加茵陈而成，多用于黄疸湿重于热者，运用本方可取得满意疗效。近年来不少医家用以治疗"传染性肝炎""肾炎性水肿"等均取得了很好效果。

【原文七十二】黄疸脉沉，中痞①恶心，便结溺赤②，病属三

卷二　中焦篇

焦里证，杏仁石膏汤主之。

【原注】前条两解表里，此条统治三焦，有一纵一横之义。杏仁、石膏开上焦，姜、半开中焦，枳实则由中驱下矣，山栀通行三焦，黄柏直清下焦。凡通宣三焦之方，皆扼重上焦，以上焦为病之始入，且为气化之先，虽统宣三焦之方，而汤则名杏仁石膏也。

【选注】

叶霖：叶氏治张姓案，而捏造方名。

【方药】杏仁石膏汤（苦辛寒法）：

杏仁五钱　石膏八钱　半夏五钱　山栀三钱　黄柏三钱　枳实汁每次三茶匙（冲）　姜汁每次三茶匙（冲）。

水八杯，煮取三杯，分三次温服。

【方解】由于上焦主一身之气化，又为病邪初入之所，故用杏仁、石膏以解上焦之郁，用姜汁、半夏以除中焦之痞，用枳实从中焦直驱于下以开下焦之闭，山栀通行三焦之郁热，黄柏直清下焦之湿热，诸药合之，虽无用一味退黄之药，但可使三焦气化通利，湿热清除，黄疸诸证自疗。大凡统治三焦之方，多以治上焦为重，此因上焦为病邪初入之处，又主一身之气化之故，所以取杏仁石膏汤为名，道理就在于此。

【词解】

①中痞：胸腹痞满不舒。

②溺赤：小便短赤。

【提要】本文主要论述了黄疸，湿热充斥三焦的证治。

【释义】黄疸病，症见脉沉，胸腹满闷不舒，恶心欲吐，大便闭结，小便短赤者，病在三焦属里证，治以杏仁石膏汤。

【原文七十三】素积劳倦，再感湿温，误用发表，身面俱黄，不饥溺赤。连翘赤豆饮煎送保和丸。

【原注】前第七十条，由黄而变他病，此则由他病而变黄，亦遥相对待。证系两感，故方用连翘赤豆饮以解其外，保和丸以和其中，俾①湿温、劳倦、治逆，一齐解散矣。保和丸苦温而运脾阳，行在里之湿；陈皮、连翘由中达外，其行湿固然矣。兼治劳倦者何？《经》云：劳者温之。盖人身之动作行为，皆赖阳气为之主张，积劳伤阳。劳倦者，因劳而倦也。倦者，四肢倦怠也，脾主四肢，脾阳伤，则四肢倦而无力也。再肺属金而主气，气者阳也；脾属土而生金，阳气虽分内外，其实特一气之转输耳。劳虽自外而来，外阳既伤，则中阳不能独运。中阳不运，是人之赖食湿以生者，反为食湿所困，脾即困于食湿，安能不失牝马之贞，而上承乾健乎②！古人善治劳者，前则有仲景，后则有东垣，皆从此处得手。奈之何后世医者，但云劳病，辄用补阴，非惑于丹溪一家之说哉！本论原为外感而设，并不及内伤，兹特因两感而略言之。

【选注】

曹炳章：由素积劳倦，则非女劳可知。自当如此治法。

古时人皆朴实，故劳症指劳力倦怠而言，所谓四肢倦怠，脾阳伤也。至后世则骄奢淫逸女色无度，故劳症半属阴亏火旺，不可以此论。况仲景已有女劳之言，何尝专恃运脾阳一法，但阴亏则阳亦不附，不可徒恃补阴。所谓孤阴不生，独阳不长也。善治病者，宜知此理。

东垣有是处，丹溪亦有是处，但细观二人全书，觉丹溪之是处较东垣为多，其非处较东垣为少耳。吾据数百年前之人，何所左右袒，但其书。具在不忍使耳。食者之无辨别，故特论之。

叶霖：从叶氏治黄姓案窃来，杜撰方名，因劳倦二字，谓是两感，纵论丹溪补阴之非，以他人门面，作自己牌坊，而妄议前贤，徒为识者笑耳。

【方药】连翘赤豆饮方（苦辛微寒法）：

连翘二钱　山栀一钱　通草一钱　赤豆二钱　花粉一钱　香豆豉一钱

煎送保和丸三钱。

保和丸方（苦辛温平法）：

山楂、神曲、茯苓、陈皮、萝子、连翘、半夏。

【方解】连翘苦微寒以清热解毒，香豆豉辛甘微苦寒以解表除烦，栀子苦寒清热利湿，通草甘淡清热利水，赤小豆甘酸平以利尿消肿解毒，花粉苦微甘寒清热生津以佐栀子之苦燥，使湿去津不伤，合成为苦辛微寒法，以解外湿。保和丸和胃消食，健运脾阳，以除内湿。诸药合之使内外之湿得除，诸症自疗。

【词解】

①俾：使。

②安能不失牝马之贞，而上承乾健乎：《易经》坤卦，失牝马之贞，意为土失运化之利，不能上承乾运，使湿邪蕴而不化。

【提要】论述了外感、内伤误治而成黄疸的证治。

【释义】由于平素劳累过度，劳则伤脾，故四肢倦怠，复感湿邪，又误用发表之法，使阳随汗泄，致脾阳愈虚。脾阳不振，健运无权，水谷不化而生湿浊，内外相合，湿热蒸腾，郁于肌肤则见身目俱黄；湿热阻于中焦则不知饥饿；湿热下注膀胱则小便黄赤。故用连翘赤豆饮以解外湿，以保和丸运脾阳而除内湿。内外湿去诸证自疗。

【原文七十四】湿甚为热，疟邪痞结心下，舌白口渴，烦躁自利，初身痛，继则心下亦痛，泻心汤主之。

【原注】此疟邪结心下气分之方也。

【选注】

曹炳章：著一痞字已可用泻心汤，况初则身痛，乃湿邪在经络，躯壳，继则心下痛，乃湿邪由表入里结于心下，更宜用泻心汤。世之庸医见病疟则以治疟方治之，殆未足以语此。

【方药】泻心汤（方法见前）。

【提要】本文论述了湿郁化热为疟，结于心下的证治。

【释义】湿邪郁久化热，而成疟疾。疟邪结于心下气机不畅，故见心下痞满，舌苔白；湿热疟邪上扰心神则见烦躁；阻于中焦脾胃，津液不得上承，故见口渴；水谷不化，下注大肠故见大便泄泻。疟疾初起湿邪在表，经气不通故见身痛，继则湿邪化热传里，结于心下故见胃脘部疼痛，治宜泻心汤。

【原文七十五】疮家湿疟，忌用发散，苍术白虎汤加草果主之。

【原注】《金匮》谓疮家忌汗，发汗则病痓[1]。盖以疮者血脉

间病，心主血脉，血脉必虚而热，然后成疮；既成疮以后，疮脓又系血液所化，汗为心液，由血脉而达毛窍，再发汗以伤其心液，不痉何待！故以白虎辛凉重剂，清阳明之热湿，由肺卫而出；加苍术、草果，温散脾中重滞之寒湿，亦由肺卫而出；阳明阳土，清以石膏、知母之辛凉；太阴阴土，温以苍术、草果之苦温；适合其脏腑之宜，矫其一偏之性而已。

【方药】苍术白虎汤加草果方（辛凉复苦温法）：即前白虎汤内加苍术、草果。

【方解】白虎汤辛凉以清阳明之热势；苍术草果苦温以散脾中之寒湿。诸药合之，阳明阳土得清，太阴阴土得温，使脏腑相互协调，诸证得以消除。

【词解】

① 病痉：病，动词，患、得。《说文》："痉，筋急也。"病痉，出自《内经》，以项背强急、口噤、四肢抽搐、角弓反张为主症。

【提要】本文主要论述了疮家患疟后的禁忌及治疗。

【释义】素患疮疡，疟邪乘虚而入所致疟者，治疗禁忌发散。疮疡日久必伤耗血液，再用汗法，已亏之血更伤，筋脉失去濡养，必成痉病。故疮家忌汗，宜用苍术白虎汤加草果治疗。

【按语】该文论述疮家患疟禁汗之理，至今仍不失其临床意义。由于久病疮家，津液素亏，妄用发散治疟，可使气津更伤，变生痉病。故疮家患疟忌汗。

【原文七十六】背寒，胸中痞结，疟来日晏①，邪渐入阴，草果知母汤主之。

【原注】此素积烦劳，未病先虚，故伏邪不肯解散，正阳馁弱，邪热固结。是以草果温太阴独胜之寒，知母泻阳明独盛之热，厚朴佐草果泻中焦之湿蕴，合姜、半而开痞结，花粉佐知母而生津退热；脾胃兼病，最畏木克，乌梅、黄芩清热而和肝。疟来日晏，邪欲入阴，其所以升之使出者，全赖草果（俗以乌梅、五味等酸敛，是知其一，莫知其他也。酸味秉厥阴之气，居五味之首，与辛味合用，开发阳气最速观小青龙汤自知）。

【方药】草果知母汤方（苦辛寒兼酸法）：

草果一钱五分　知母二钱　半夏三钱　厚朴二钱　黄芩一钱五分　乌梅一钱五分　花粉一钱五分　姜汁五匙（冲）

水五杯，煮取二杯，分二次温服。

按：此方即吴又可达原饮，去槟榔，加半夏、乌梅、姜汁。治中焦热结阳陷之证，最为合拍；吴氏乃以治不兼湿邪之温疫初起，其谬甚矣。

【选注】

叶霖按：疟证十余条，录之临证指南者十之八九，方论中谓吴又可《温疫论》，是不兼湿之疫，不知何所见而云然。

再按：前贤制方，与集书者选方，不过示学者知法度，为学者立模范而已，未能预测后来之病证，其变幻若何？其兼证若何？其年岁又若何？所谓大匠诲人，能与人规矩，不能使人巧；至于奇巧绝伦之处，不能传，亦不可传，可遇而不可求，可暂而不可常者也。学者当心领神会，先务识其所以然之故，而后增减古方之药品分量，宜重宜轻，宜多宜寡，自有准的，所谓神而明之，存乎其人！

【方解】草果味辛温，温太阴之寒，知母苦甘寒泻阳明之热，厚朴佐草果以行中焦之湿，花粉佐知母以生津退热。姜汁辛甘温以开中焦痞结，乌梅、黄芩清热和肝，以杜肝木克土。诸药合之，苦辛寒兼酸法，使阳气开发，邪自解散。

【词解】

①晏：迟。如上午疟发迟至午后发，午后迟至黄昏发。

【提要】本文论述了疟疾入里的证治。

【释义】由于平素体质虚弱或因劳累过度，正气日衰，疟邪乘虚而入，遂成疟病。由于正气虚衰不能抗邪，疟邪渐入里至阴分，故见背部发冷，胸中满闷，发作时间变迟。治疗宜草果知母汤。

【原文七十七】疟伤胃阳，气逆不降，热劫胃液，不饥不饱，不食不便，渴不欲饮，味变酸浊，加减人参泻心汤主之。

【原注】此虽阳气受伤，阴汁被劫，恰偏于阳伤为多。故救阳立胃基之药四，存阴泻邪热之药二，喻氏所谓变胃而不受胃变之法也。

【选注】

曹炳章：此之不便，由于气不降，故用川连之苦降，后条之不便，由于液燥，故用麦冬麻仁之润。

【方药】加减人参泻心汤（苦辛温复咸寒法）：

人参二钱　黄连一钱五分　枳实一钱　干姜一钱五分　生姜二钱　牡蛎二钱

水五杯，煮取二杯，分二次温服。

按： 大辛大温，与大苦大寒合方，乃厥阴经之定例。盖别脏之与腑，皆分而为二，或上下，或左右，不过经络贯通，臆膜相连耳；惟肝之与胆，合而为一，胆即居于肝之内，肝动则胆亦动，胆动而肝即随。肝宜温，胆宜凉，仲景乌梅圆、泻心汤，立万世法程矣。于小柴胡，先露其端。此证疟邪扰胃，致令胃气上逆，而亦用此辛温寒苦合法者何？盖胃之为腑，体阳而用阴，本系下降，无上升之理。其呕吐哕痞，有时上逆，升者胃气，所以使胃气上升者，非胃气也，肝与胆也。故古人以呕为肝病，今人则以为胃病已耳。

【选注】

汪瑟庵：古人云：肝为刚脏，能受柔药；胃为柔脏，能受刚药。故胃阳伤者可与刚中之柔。不可与柔中之刚。又云：治肝不效，每以胃药收功。盖土衰木必乘之，扶阳明所以制厥阴也。

再考厥阴为阴阳交际之处，贞下起元，内藏相火，故用寒必复热，用热必复寒，仲景茱萸四逆、当归四逆，不用纯阳；乌梅、泻心，阴阳并用为此也（先贤于内伤肾肝阴中之阳者，用羊肉、鹿茸等血肉之品，不用姜附；及温肾必助凉肝，皆此义）。至胃为中土，伤阳则卑监，当用刚远柔；伤阴则为燥亢，当用柔远刚；阳衰者少佐宣畅，权衡在手，斯临证无差矣。

【方解】 人参味甘苦平以大补元气，补脾益肺生津；干姜辛热，回阳温中，温肺化痰，生姜辛微温，温中止呕。二姜配人参以扶胃阳。枳实苦辛微酸温，以行气消痰，散结消痞；牡蛎咸微寒，软坚散结，收敛固涩。黄连味苦寒，以清胃热。诸药合之攻补兼施，使邪去正存，胃之阴阳俱复。

【提要】本文论述了疟伤胃阳的证治。

【释义】由于疟邪内侵于胃，伤及胃阳，气机不降而上逆，加之邪热烁劫胃液，而胃阴不足，胃之阴阳俱伤，故见不知饥饿，不思饮食，数日不便，口虽渴不欲饮，口中吞酸不适。此乃土虚木壅，寒热错杂之证。治宜扶胃阳，滋胃阴兼清邪热。方用加减人参泻心汤治疗。

【原文七十八】疟伤胃阴，不饥不饱，不便，潮热，得食则烦热愈加，津液不复者。麦冬麻仁汤主之。

【原注】暑湿伤气，疟邪伤阴，故见证如是。此条与上条不饥不饱不便相同。上条以气逆味酸不食辨阳伤，此条以潮热得食则烦热愈加，定阴伤也。阴伤既定，复胃阴者莫若甘寒，复酸味者，酸甘化阴也。两条胃病，皆有不便者何？九窍不和，皆属胃病也。

【方药】麦冬麻仁汤方（酸甘化阴法）：

麦冬（连心）五钱　火麻仁四钱　生白芍四钱　何首乌三钱
乌梅肉二钱　知母二钱

水八杯，煮取三杯，分三次温服。

【方解】方中麦冬味甘微苦微寒，以养阴益胃；火麻仁甘平润肠通便、养阴补虚；首乌苦涩微酸微寒养血和阴；乌梅酸涩平以涩肠生津，配麦冬、麻仁以酸甘化阴；知母苦甘寒滋阴清热，使热除而阴不伤。诸药合之使胃阴得复，余热得除，诸证消失。

【提要】本文论述了疟伤胃阴的证治。

【释义】由于疟邪内侵于胃，伤耗胃阴。胃阴不足不能腐熟水谷，故见不知饥饱，糟粕不能下传大肠，故不大便。胃阴不足，阴虚则热故见日晡发热，得食则烦热更甚。本条与前条均为疟邪伤胃，但前者是阴阳俱伤，本条仅是胃阴不足，故治疗要以恢复胃阴为主。方用麦冬麻仁汤以酸甘化阴。

【原文七十九】太阴脾疟，寒起四末①，不渴多呕，热聚心胸，黄连白芍汤主之；烦躁甚者，可另服牛黄丸一丸。

【原注】脾主四肢，寒起四末而不渴，故知其为脾疟也。热聚心胸而多呕，中土病而肝木来乘，故方以两和肝胃为主。此偏于热甚，故清热之品重，而以芍药收脾阴也。

【方药】黄连白芍汤方（苦辛寒法）：

黄连二钱　黄芩二钱　半夏三钱　枳实一钱五分　白芍三钱
姜汁五匙（冲）

水八杯，煮取三杯，分三次温服。

【方解】方中以黄连、黄芩苦寒清热；半夏降逆止呕；枳实开胸理气以治其本。白芍平抑肝阳，以防肝木乘土；姜汁温脾阳以治其标。

【词解】

① 四末：四肢。

【提要】本文论述脾疟的证治及兼证的治疗。

【释义】脾主四肢，故疟结于太阴阳气被郁，不能达于四末，而见四肢寒冷，脾湿不化则口不渴；阳郁化热，胃失和降，故见多呕。可用黄连白芍汤治疗。若兼见烦躁不安者，为邪热上扰神明，可加服牛黄丸。

【原文八十】 太阴脾疟，脉濡寒热，疟来日迟，腹微满，四肢不暖，露姜饮主之。

【原注】 此偏于太阴虚寒，故以甘温补正。其退邪之妙，全在用露，清肃能清邪热，甘润不伤正阴，又得气化之妙谛。

【方药】露姜饮方（甘温复甘凉法）：

人参一钱　生姜一钱。

水两杯半，煮成一杯，露一宿，重汤温服。

【方解】 方中人参甘温补益脾土，配生姜辛温以助其补正之功，加露以清肃而祛邪热，使甘润不碍阴，又得气化之妙。

【提要】 本文论述了太阴脾疟的证治。

【释义】 平素太阴脾土虚弱，疟邪乘虚而入。脾土虚弱则化源不足，故见脉象细软，疟居于脾，故见寒热往来。但因脾土虚寒，所以发作时间逐渐推迟。脾土虚弱运化无权，故见腹胀；不能主于四肢，而见四肢不暖。宜用露姜饮治之。

【原文八十一】 太阴脾疟，脉弦而缓，寒战，甚则呕吐噫气，腹鸣溏泄，苦辛寒法，不中与也；苦辛温法，加味露姜饮主之。

【原注】 上条纯是太阴虚寒，此条邪气更甚。脉兼弦则土中有木矣，故加温燥泄木退邪。

【选注】

曹炳章：呕必胃气上逆，所以致逆者，以其为肝木所乘。

【方药】加味露姜饮方（苦辛温法）：

人参一钱　半夏二钱　草果一钱　生姜二钱　广皮一钱　青皮（醋炒）一钱

水二杯半，煮成一杯，滴荷叶露三匙，温服，渣再煮一杯服。

【方解】方中人参、生姜、草果温脾补虚，以治其本；半夏降逆止呕；陈皮、青皮疏肝理气，以治其标。诸药合之以温补太阴，疏泄木邪。

【提要】本文论述了太阴脾疟重证的治疗。

【释义】疟邪居于太阴脾土，复加肝木趁虚乘之。土虚则木壅，故见脉弦缓、寒战；肝脾不和，故见呕吐噫气、肠鸣、大便溏泻。由于脾土虚寒，肝木来乘，此时仍用苦辛寒的方法来两和肝脾，已不能中证，须用苦辛温的方法以加味露姜饮进行治疗。使太阴脾土得补，肝木之邪得疏。

【原文八十二】中焦疟，寒热久不止，气虚留邪，补中益气汤主之。

【原注】留邪以气虚之故，自以升阳益气立法。

【选注】

曹炳章：此系东垣之方，若气虚留邪及阳虚下陷等症宜服。

【方药】补中益气汤方：

炙黄芪一钱五分　人参一钱　炙甘草一钱　白术（炒）一钱
广皮五分　当归五分　升麻（炙）三分　柴胡（炙）三分　生姜三片　大枣（去核）二枚

水五杯，煮取二杯，渣再煮一杯，分温三服。

【方解】方中黄芪为主，补中益气，辅以党参、炙甘草、白术益气健脾，合主药以益气补中；佐陈皮理气和胃，当归以养血，更用少量升麻、柴胡以助主药升阳益气。诸药合用，使中气充足，正气得复，则疟邪得除，诸症消失。

【提要】本文主要论述了中焦疟的证治。

【释义】疟邪侵于中焦，故见寒热往来，又因气虚不能驱邪外出，疟邪留于体内，故见寒热日久不止，治宜扶正祛邪，法当升阳益气，方用补中益气汤。

【原文八十三】脉左弦，暮热早凉，汗解渴饮，少阳疟偏于热重者，青蒿鳖甲汤主之。

【原注】少阳切近三阴，立法以一面领邪外出，一面防邪内入为要领。小柴胡汤以柴胡领邪，以人参、大枣、甘草护正；以柴胡清表热，以黄芩、甘草苦甘清里热；半夏、生姜两和肝胃，蠲内饮，宣胃阳，降胃阴，疏肝；用生姜、大枣调和营卫。使表者不争，里者内安，清者清，补者补，升者升，降者降，平者平，故曰和也（小柴胡配合之妙——曹炳章）。青蒿鳖甲汤，用小柴胡法而小变之，却不用小柴胡之药者，小柴胡原为伤寒立方，疟缘于暑湿，其受邪之源，本自不同，故必变通其药味，以同在少阳一经，故不能离其法。青蒿鳖甲汤以青蒿领邪，青蒿较柴胡力软，且芳香逐秽、开络之功，则较柴胡有独胜。寒邪伤阳，柴胡汤中之人参、甘草、生姜，皆护阳者也。暑热伤阴，故改用鳖甲护阴，鳖甲乃蠕动之物，且能入阴络搜邪。柴胡汤以胁

痛、干呕为饮邪所致，故以姜、半通阳降阴而清饮邪；青蒿鳖甲汤以邪热伤阴，则用知母、花粉以清热邪而止渴，丹皮清少阳血分，桑叶清少阳络中气分。宗古法而变古方者，以邪之偏寒偏热不同也。此叶氏之读古书，善用古力，岂他人之死于句下者，所可同日语哉！

【选注】

曹炳章：两两比较，益足以明治病用药之方法。

饮邪护阴清热止渴，并分清气血，如其尚有兼症，或有偏重之处，亦大可师小柴胡，因证加减也。

【方药】青蒿鳖甲汤方（苦辛咸寒法）：

青蒿三钱　知母二钱　桑叶二钱　鳖甲五钱　丹皮二钱　花粉二钱

水五杯，煮取二杯，疟来前，分二次温服。

【方解】方中青蒿芳香，清热透络，导邪外出；鳖甲咸寒滋阴，直入阴分，以退虚热，共为主药；花粉、知母清热生津止渴，助鳖甲以退虚热；桑叶清少阳络中气分，丹皮清少阳血分，以助青蒿清热透络，共为佐使之药。

【提要】本文论述少阳疟偏于热重者的证治。

【释义】疟邪居于少阳，故见脉左弦，疟之邪热伤阴，故见傍晚开始发热，翌日早晨阳气来复，汗出而热退，故见早凉。汗出伤津所以口渴而喜饮。此属于热偏重的少阳疟疾，治宜青蒿鳖甲汤。

【原文八十四】少阳疟如伤寒证者，小柴胡汤主之。渴甚者去半夏，加栝楼根；脉弦迟者，小柴胡加干姜陈皮汤主之。

【原注】少阳疟如伤寒少阳证，乃偏于寒重而热轻，故仍从小柴胡法。若内躁渴甚，则去半夏之燥，加栝楼根生津止渴。脉弦迟，则寒更重矣，《金匮》谓脉弦迟者当温之，故于小柴胡汤内，加干姜、陈皮温中，且能由中达外，使中阳得伸，逐邪外出也。

【选注】

王孟英：少阳疟如伤寒证者，小柴胡汤主之。此与温热何与而乃阑入乎？辛老云："叶氏知暑淫时疟，与风寒正疟迥别。融会圣言，惟从清解，所见甚超，而洄溪反以不用柴胡屡肆诋訾，食古不化，徐公且然，况其下乎？噫！"辛老长余九岁，与余交最深，品学兼优，真古君子也，尝为余校温热经纬。而家贫无子，今墓草宿矣。遗稿未梓，偶于拙草中，检得数条，附录于此。亦可以见其读书具眼，立言忠厚也。

【方药】小柴胡汤方（苦辛甘温法）：

柴胡三钱　黄芩一钱五分　半夏二钱　人参一钱　炙甘草一钱五分　生姜三片　大枣（去核）二枚

水五杯，煮取二杯，分二次温服。加减如《伤寒论》中法，渴甚者去半夏，加栝楼根三钱。

小柴胡加干姜陈皮汤方（苦辛温法）：

即于小柴胡汤内，加干姜二钱，陈皮二钱。

水八杯，煮取三杯，分三次温服。

【方解】方中柴胡为主药，清解少阳之邪，并疏畅气机之郁滞，黄芩为辅以清少阳之邪热，二药合用则和解少阳，清除邪热。配人参、半夏、生姜、大枣意在补中扶正和胃降逆；甘草为使，既能调和诸药，又可相助扶正。诸药合用，共奏和解少阳、补中扶正、和胃降逆之功。

若兼见口渴者，可去半夏之温燥，加栝楼根之滋润，以生津止渴。

若兼见脉弦迟者，说明里寒较盛，《金匮》云："脉弦迟者，当温之。"故在小柴胡汤基础上加干姜、陈皮之温中，使中阳得温而伸，由中达外，逐邪外出。

【提要】本文论述少阳疟主证与兼证的治疗。

【释义】对于少阳疟有类伤寒少阳证者，可用小柴胡汤进行治疗。兼口渴者可用小柴胡汤去半夏之燥，加栝楼根以生津，使口渴得除。若兼有脉象弦迟者，此乃寒重之故，可用小柴胡加干姜陈皮汤进行治疗，使脾胃阳气得以恢复，而逐邪外出。

【原文八十五】舌白脘闷，寒起四末，渴喜热饮，湿蕴之故，名曰湿疟。厚朴草果汤主之。

【原注】此热少湿多之证。舌白脘闷，皆湿为之也；寒起四末，湿郁脾阳，脾主四肢，故寒起于此；渴，热也，当喜凉饮，而反喜热饮者，湿为阴邪，弥漫于中，喜热以开之也。故方法以苦辛通降，纯用温开，而不必苦寒也。

【选注】

曹炳章：此条虽名为疟，其实即以治寒湿之法治之。

叶霖：此窃叶氏治湿疟案，捏造方名。而方中半夏加五分，广皮去五分，如此剪裁，于病者获益耶，抑欺世以避剽窃之名耶。

【方药】厚朴草果汤方（苦辛温法）：

厚朴一钱五分　杏仁一钱五分　草果一钱　半夏二钱　茯苓块三钱　广皮一钱

水五杯，煮取二杯，分二次温服。

按： 中焦之疟，脾胃正当其冲。偏于热者胃受之，法则偏于救胃；偏于湿者脾受之，法则偏于救脾。胃，阳腑也，救胃必用甘寒苦寒；脾，阴脏也，救脾必用甘温苦辛。两平者，两救之。本论列疟证，寥寥数则，略备大纲，不能遍载。然于此数条反复对勘，彼此互印，再从上焦篇究来路，下焦篇阅归路，其规矩准绳，亦可知其大略矣。

【方解】 方中厚朴苦辛温以行气燥湿，草果辛温以温中燥湿，除痰截疟；陈皮、茯苓以健脾燥湿；半夏辛温燥湿化痰，消痞散结；杏仁苦微温，宣肺通便以使湿邪从下而出。

【提要】 本文论述了湿疟的证治。

【释义】 患者症见苔白、胸脘满闷，乃因湿邪困脾所致。脾主四肢，湿困脾阳，不能达于四末，故冷凉先从四肢开始，脾不化津故见口渴，湿为阴邪，阻滞中焦，故口渴喜饮热水。此种疟疾系湿邪蕴结所致，称之为湿疟。治宜厚朴草果汤以温开湿结。

【按语】 吴鞠通对疟疾一证进行了详尽的论述，根据疟邪侵入机体有在经、在腑、在脏之别，性质上有虚实寒热之异，故治法不同。如疟居少阳经者，其有寒热轻重之别，热重者用青蒿鳖甲汤，寒重者用小柴胡汤或小柴胡加干姜陈皮汤进行治疗；疟居胃腑者，有伤阴、伤阳之不同，疟伤阳者可用人参泻心汤，伤阴者可用麦冬麻仁汤；疟居脾脏者，有虚实寒热之异，实证偏湿者，可用厚朴草果汤或苍术白虎汤，偏热者用黄连白芍汤治疗；虚证可据邪正的盛衰而分别应用露姜饮，或加味露姜饮，或补中益气汤进行治疗。

由此可知，吴氏治疗疟疾证，辨证详细灵活，用药精当确切，不受前人学术观点的束缚，值得当代医者学习。虽然上述选方用药中，某些因疗效欠佳而不常用，但厚朴草果汤、苍术白虎汤等方药，至今仍不失其临床实用意义。

【原文八十六】湿温内蕴，夹杂饮食停滞，气不得运，血不得行，遂成滞下，俗名痢疾，古称重证，以其深入脏腑也。初起腹痛胀者易治；日久不痛并不胀者难治。脉小弱者易治；脉实大数者难治。老年久衰、实大小弱并难治；脉调和者易治。日数十行者易治；一二行或有或无者难治。面色便色鲜明者易治；秽暗者难治。噤口痢属实者尚可治；属虚者难治。先滞（俗所谓痢疾）后利（俗谓之泄泻）者易治；先利后滞者难治。先滞后疟者易治；先疟后滞者难治。本年新受者易治；上年伏暑，酒客积热，老年阳虚积湿者难治。季胁少腹无动气疝瘕者易治；有者难治。

【原注】此痢疾之大纲。虽罗列难治易治十数条，总不出邪机向外者易治，深入脏络者难治也。谚云：饿不死的伤寒，膜①不死的痢疾。时人解云：凡病伤寒者，当禁其食，令病者饿，则不至与外邪相搏而死也。痢疾日下数十行，下者既多，肠胃空虚，必令病者多食，则不至肠胃尽空而死也。不知此二语，乃古

之贤医金针度②人处，后人不审病情，不识句读，以致妄解耳。按《内经》热病禁食，在少愈之际，不在受病之初。仲景《伤寒论》中，现有食粥却病之条，但不可食重浊肥腻耳。痢疾暑湿夹杂饮食内伤，邪非一端，肠胃均受其殃；古人每云淡薄滋味，如何可以恣食，与邪气团成一片，病久不解耶！吾见痢疾不戒口腹而死者，不可胜数。盖此二语，饿字膜字，皆自为一句，谓患伤寒之人，尚知饿而思食，是不死之证；其死者，医杀之也。盖伤寒暴发之病，自外而来，若伤卫而未及于营，病人知饿，病机尚浅，医者助胃气，捍③外侮则愈，故云不死，若不饿则重矣。仲景谓："风病能食，寒病不能食"是也。痢疾久伏之邪，由内下注，若脏气有余，不肯容留邪气，彼此互争则膜，邪机向外，医者顺水推舟则愈，故云不死。若脏气已虚，纯逊④邪气，则不膜而寇深矣。

【选注】

叶霖：论痢疾之难易，似尚晓畅。其痢证脉大难治，脉小易治，人皆知之。但经所论奇恒利者，阳并于阴，薄为肠澼，其脉缓小沉涩。血温身热者死，热见七日者死。盖因阳气偏剧，阴气受伤，是以脉小沉涩。此证急宜大承气汤，泻阳养阴，缓则遂成不救。若不知奇恒之因。见脉气和缓，而用平和之剂，多见偾事。

汪瑟庵：疟、痢二证，若不能薄味，药虽对证亦不能效，其愈后坚壁清野之法，与伤寒温病相同。但疟疾至正气大衰之时，胃虚不能胜邪，俗人仍令禁食，亦大谬也。丹溪《格致余论》俗言无饱死痢一条，可参看。

【词解】

①䐜：胀起。

②度：通"渡"，引申为"传授"。

③捍：防御。

④逊：逊色。退避也。

【提要】本文论述了痢疾的病因病机、证治分型及预后的关系。为治疗痢疾的大纲。

【释义】湿热内蕴，又夹杂饮食停滞，使脾胃运化功能失调，脾气不升，胃气不降，气机不畅，而成"滞下"病。一般称之为"痢疾"。由于病邪已深入至脏腑，所以自古以来人们均认为该病是重证。病变初起仅见腹部胀痛者，此乃邪盛正实，相争不下，故易治疗；若已病久，虽无腹痛、胀满，但正气已衰，不能与邪相争，故较难治愈。滞下脉小而弱者，说明病邪轻，易治；反之脉实大而数者，说明病邪较重，难治。若为老年或久病体虚者，不论脉实大还是小弱，均系正不胜邪，均为难治。若脉和缓，证明气血协调，较易治疗。若大便日行十次者，说明正邪相当，正尚能驱邪从下而出，故较易治；反之，大便日行一两次，或者欲便而无脓血排出者，正气衰惫，故较难治。若见面色、便色鲜明者，说明正气尚存，邪入较浅，故易治疗；若见面色晦暗，大便恶秽者，说明邪已深入，正气已虚，故难治疗。噤口痢属于实证者，因正能抗邪，尚可治疗；属于虚证者，因正气已虚不能驱邪外出，故较难治疗。先患痢疾而后出现泄泻者，说明病情由重变轻，故易治；若是先见泄泻而后变为痢疾者，说明病情由轻变重，故较难治。由痢疾转为疟疾者，为邪由里达外之故，较易治；若由疟疾转为痢疾者，说明邪从表已入里，故难治。若是当年新感病邪而发病者，因正气尚存，邪气尚浅，故易治；若上年伏暑，或酒家素体湿热较盛，或年老阳虚，湿邪内结者，为痼疾加卒病，故难治，若两胁、少腹无明显跳动，或素无疝气，癥块者，因其无上述并发症故较易治；反之有并发症者则难治。总而言之：邪向里深入脏腑，正衰邪盛者，病重，难治；而邪气向外，正盛邪轻者，病轻，易治。

【按语】 本文对痢疾的命名及治疗难易作了详尽的论述，总结了十数条难易治疗经验，对后世临床治疗痢疾有很大启发，至今仍能有效地指导临床。

【原文八十七】 自利不爽，欲作滞下，腹中拘急，小便短者，四苓合芩芍汤主之。

【原注】 既自利（俗谓泄泻）矣，理当快利，而不爽者何？盖湿中藏热，气为湿热郁伤，而不得畅遂其本性，故滞。脏腑之中，全赖此一气之转输，气既滞矣，焉有不欲作滞下之理乎！曰欲作，作而未遂也；拘急，不爽之象，积滞之情状也；小便短者，湿注大肠，阑门（小肠之末，大肠之始）不分水，膀胱不渗湿也。故以四苓散分阑门，通膀胱，开支河，使邪不直注大肠；合芩芍法宣气分，清积滞，预夺其滞下之路也。此乃初起之方，久痢阴伤，不可分利，故方后云：久痢不再用之。

按： 浙人倪涵初，作疟痢三方，于痢疾条下，先立禁汗、禁分利、禁大下、禁温补之法。是诚见世之妄医者，误汗、误下、误分利、误温补，以致沉疴不起，痛心疾首而有是作也。然一概禁之，未免因噎②废食，且其三方，亦何能包括痢门诸证，是安于小成，而不深究大体也。瑭勤求古训，静与心谋，以为可汗则汗，可下则下，可清则清，可补则补，一视其证之所现，而不可先有成见也。至于误之一字，医者时刻留心，犹恐思虑不及，学术不到，岂可谬于见闻而不加察哉！

【选注】

叶霖：小肠大肠接处阑门①，无窍可通，何能分水而入膀胱？且四苓为治泄泻之方。用以治痢大谬。盖痢为湿热胶滞之邪，最伤津液，分利其水，则津液愈伤。而病在肠胃，强泻膀胱，是谓诛伐无过。况津液已伤，难禁再泄，膀胱与肾为表里，则肾气易虚，每见重利小便，致成传肾不治恶候，斯皆鞠通作俑之罪也。

痢疾三方，乃明聂久吾《奇效医述》所载，当时盛行于江淮间，但痢证之因多端，岂清热导滞，便可概治。此一家之言也，倪涵初剽窃，配以痢疾三方，攘为己出。鞠通毋乃欠考。

曹炳章：滞下症有因暑者，有因湿者，有因表邪下陷者，有因暑湿而兼积滞者，有在气分者，有在血分者，有脾胃之气下溜者，此条则言湿热之滞下。

【方药】四苓合芩芍汤方（苦辛寒法）：

苍术二钱　猪苓二钱　茯苓二钱　泽泻二钱　白芍二钱　黄芩二钱　广皮一钱五分　厚朴二钱　木香一钱

水五杯，煮取二杯，分二次温服。久痢不再用之。

【方解】方中苍术燥湿健脾；猪苓、茯苓淡渗利湿；泽泻利水渗湿；合成可分阑门，通膀胱，利小便，使湿邪不直注大肠，从小便而出。白芍调气和血，缓急止痛；黄芩清热解毒，合之可宣气分、清积滞，以防滞下的发生。广皮、厚朴、木香导滞调气。诸药合之，使大肠气机通畅，小便通利，湿邪外出，诸证消失。

【词解】

① 阑门：阑尾（小肠之末，大肠之始处）。

② 噎：咽部梗阻感。

【提要】本文论述了湿热泄泻初转为痢的证治。

【释义】泄泻出现大便不爽的现象，系湿中夹热，湿热郁滞气机，气血运行不畅，此病有转为痢疾的可能，此时由于湿热积滞于内，故见腹部拘急不适，由于湿注大肠，分消失调故见小便短少，治宜四苓合芩芍汤。

【按语】本证的形成，由于湿郁久化热，阻碍气机，故表现为自利，但因气机不畅而见自利不爽，正是滞下的先驱症状，故以四苓分利湿热，芩芍清热解毒和血，以夺滞下之路。本方仅用于痢疾初起，而无阴伤者，凡素体阴伤或久痢伤阴者，均不可用本方治疗。否则四苓伤阴耗液于病不利。

【原文八十八】暑湿风寒杂感，寒热迭作，表证正盛，里证复急，腹不和而滞下者，活人败毒散主之。

【原注】此证乃内伤水谷之酿湿，外受时令之风湿，中气本自不足之人，又气为湿伤，内外俱急。立方之法，以人参为君，坐镇中州，为督战之帅，以二活、二胡合芎劳从半表半里之际，领邪出外，喻氏所谓逆流挽舟者此也；以枳壳宣中焦之气，茯苓

渗中焦之湿，以桔梗开肺与大肠之痹，甘草和合诸药，乃陷者举之之法，不治痢而治致痢之源，痢之初起，憎寒壮热者，非此不可也。若云统治伤寒、温疫、瘴气则不可。凡病各有所因，岂一方之所得而统之也哉！此方在风湿门中，用处甚多，若湿不兼风而兼热者，即不合拍，奚况①温热门乎！世医用此方治温病，已非一日，吾只见其害，未见其利也。

【方药】活人败毒散（辛甘温法）：

羌活、独活、茯苓、川芎、枳壳、柴胡、人参、前胡、桔梗以上各一两，甘草五钱

共为细末，每服二钱，水一杯，生姜三片，煎至七分，顿服之。热毒冲胃禁口者，本方加陈仓米各等分，名仓廪散，服法如前，加一倍，噤口属虚者，勿用之。

【选注】

汪瑟庵：噤口有虚实之分，此方虚者固不可用；即实证亦惟表证重者当用。若中焦湿热壅滞；当用丹溪人参黄连法；虚者当于理中等法求之。

叶霖：败毒散、仓廪汤，非夹表证不可用。无表邪之噤口用之，每见偾事②，汪注颇有卓见。

【词解】

① 奚况：何况。

② 偾事：偾，败坏、破坏。偾事，坏事。

【提要】 本文论述了滞下偏于表实的证治。

【释义】 平素中气不足，内伤水谷而酿湿，又加外感风湿，致内外俱急。外见寒热交作的表证；内见腹部不适，下痢急剧的

里证。应用活人败毒散来进行治疗。

【按语】本证为表里俱急，依据"先表后里"的原则，用活人败毒饮，一方面祛除表邪，以防表邪内陷，病情恶化，失去治疗之机；另一方面方中茯苓淡渗利湿，枳壳宣中焦之气，桔梗开肺与大肠之痹，使"大气一转，其气乃散"而治痢之本。

【原文八十九】滞下已成，腹胀痛，加减芩芍汤主之。

【原注】此滞下初成之实证，一以疏利肠间湿热为主。

【方药】加减芩芍汤方（苦辛寒法）：

白芍三钱　黄芩二钱　黄连一钱五分　厚朴二钱　木香（煨）一钱　广皮二钱

水八杯，煮取三杯，分三次温服，忌油腻生冷。

［加减法］肛坠者，加槟榔二钱；腹痛甚欲便，便后痛减，再痛再便者，白滞加附子一钱五分，酒炒大黄三钱，红滞加肉桂一钱五分，酒炒大黄三钱，通爽后即止，不可频下。如积未净，当减其制。红积加归尾一钱五分，红花一钱，桃仁二钱。舌浊脉实，有食积者，加楂肉一钱五分，神曲二钱，枳壳一钱五分。湿重者，目黄、舌白、不渴，加茵陈三钱、白通草一钱、滑石一钱。

【选注】

曹炳章：此条言湿热在气分之滞下。

素有肝热者患赤痢宜用白头翁汤加味治之。肉桂切忌，误加必偾事。

【方解】方中芩芍汤疏利肠间湿热，加黄连以助黄芩之清热解毒之功。诸药合之，清热解毒，理气止痢。

【提要】本文论述了痢疾初期实证的证治。

【释义】疟见下利脓血黏液，腹部胀痛者，说明痢疾已成，治宜加减芩芍汤以清热解毒利湿。

【原文九十】滞下湿热内蕴，中焦痞结，神识昏乱，泻心汤主之。

【原注】滞下由于湿热内蕴，以致中痞，但以泻心治痞结之所由来，而滞自止矣。

【方药】泻心汤方（方法并见前）。

【提要】本文论述了湿热痞结于中焦，而致神昏下痢的证治。

【释义】由于湿热蕴结于中焦，而成痢疾。由于湿阻中焦、气机不畅故见脘腹痞满，热毒上扰于心神而见神识昏乱，治宜泻心汤。

【按语】本证神志异常，乃湿热蕴结于胃肠上蒙清窍所致，不用清心开窍之法，而用大黄黄连泻心汤，荡涤胃肠湿热，以釜底抽薪，使湿热一去，神志自清。

【原文九十一】滞下红白，舌色灰黄，渴不多饮，小溲不利，滑石藿香汤主之。

【原注】此暑湿内伏，三焦气机阻窒，故不肯见积治积，乃以辛淡渗湿宣气，芳香利窍，治所以致积之因，庶积滞不期愈而自愈矣。

叶霖：剽窃叶案，捏造方名，却将不饥恶心四字不录，便失制方之义。

曹炳章：此条言暑湿兼积滞之滞下。此方余用亦效。

【方药】滑石藿香汤方（辛淡合芳香法）：

飞滑石三钱　白通草一钱　猪苓二钱　茯苓皮三钱　藿香梗二钱　厚朴二钱　白蔻仁一钱　广皮一钱

水五杯，煮取二杯，分二次服。

【方解】方中滑石、白通草清热利湿；白蔻仁、藿香梗芳香化湿以除暑邪；茯苓、猪苓健脾利湿；陈皮、厚朴行气导滞。诸药合用使三焦气机得疏，暑湿得除，诸证消失。

【提要】暑湿内伏三焦致痢的证治。

【释义】暑热湿邪内伏，三焦气机阻滞，气血与暑湿之邪相搏结，化为脓血，故见下痢红白；暑湿之邪上蒸，故见舌色灰黄，渴不多饮；暑湿下注膀胱，则见小便不利。治宜滑石藿香汤清暑利湿、理气化滞。

【原文九十二】湿温下利，脱肛，五苓散加寒水石主之。

【原注】此急开支河，俾湿去而利自止。

【选注】

叶霖：虽录之叶案，此方我不谓然，未见复诊，想亦不效。

【方药】五苓散加寒水石方（辛温淡复寒法）：

即于五苓散内加寒水石三钱，如服五苓散法。久痢不再用之。

【方解】方中五苓散利水渗湿，温阳化气。加寒水石清热利湿，使湿热之邪从小便而出，湿去泻止，脱肛自愈。

【提要】湿温泄泻的证治。

【释义】湿热下注，频繁泄泻出现脱肛者，可用五苓散加寒水石进行治疗。

【原文九十三】久痢阳明不阖①，人参石脂汤主之。

【原注】九窍不和，皆属胃病，久痢胃虚，虚则寒，胃气下溜，故以堵截阳明为法。

【方药】人参石脂汤方（辛甘温合涩法，即桃花汤之变法也）：

人参三钱　赤石脂（细末）三钱　炮姜二钱　白粳米（炒）一合

水五杯，先煮人参、白米、炮姜令浓，得二杯，后调石脂细末和匀，分二次服。

【方解】方中人参益气补虚，以固脱；赤石脂涩肠固脱；干姜温中散寒；粳米和中养胃助赤石脂、干姜以厚胃肠。诸药合用，共奏健脾益气、涩肠止痢之效。

【词解】

①阖：通"合"，即关闭。

【提要】久痢不止的治疗。

【释义】痢疾日久不愈，脾胃阴阳俱虚，肠道失于关闭者，可用人参石脂汤进行治疗。

【原文九十四】自利腹满，小便清长，脉濡而小，病在太阴，法当温脏，勿事通腑，加减附子理中汤主之。

【原注】此偏于湿，合脏阴无热之证，故以附子理中汤，去甘守之人参、甘草，加通运之茯苓、厚朴。

【方药】加减附子理中汤方（苦辛温法）：

白术三钱　附子二钱　干姜二钱　茯苓三钱　厚朴二钱

水五杯，煮取二杯，分二次温服。

【选注】

汪瑟庵：理中不独湿困太阴宜用，每见夏日伤冷水瓜果，立时发痛者，止有寒湿，并无热证，小儿尤多此证，小便亦或短赤，不可拘泥，宜用理中，甚则附子。瓜果积加丁香、草果；下利滞涩①者，加当归；其有误用克伐者，则人参又当倍用矣；上焦有暑湿或呕者，反佐姜、连少许。

【方解】方中附子壮肾阳以温脾阳，干姜辛热以温中扶阳，白术健脾燥湿，茯苓健脾利湿，厚朴行气导滞以通胃腑。诸药合之共奏温脾祛湿、行气通腑之功。

【提要】太阴寒湿自利的证治。

【释义】自利而见脘腹胀满，小便清长，脉濡而小者，病在足太阴脾经，为寒湿困脾所致，而非热证。治宜温热药以温脾阳。禁用苦寒通腑之法。方用加减附子理中汤。

【原文九十五】自利不渴者，属太阴，甚则哕（俗名呃忒）。冲气逆，急救土败，附子粳米汤主之。

【原注】此条较上条更危，上条阴湿与脏阴相合，而脏之真

阳未败，此则脏阳结，而邪阴与脏阴毫无忌惮，故上条犹系通补，此则纯用守补矣。扶阳抑阴之大法如此。

【方药】附子粳米汤（苦辛热法）：

人参三钱　附子二钱　炙甘草二钱　粳米一合　干姜二钱

水五杯，煮取二杯，渣再煮一杯，分三次温服。

【方解】方中附子温中散寒；人参益气健脾；干姜助附子以温中散寒、温化寒湿；粳米、甘草扶益脾胃。诸药合之，以温中固土，散寒化湿，共奏扶阳抑阴之效。

【提要】本文论述了脾阳虚寒、湿邪困脾自利的证治。

【释义】自利见口不渴，为寒湿伤脾。若见呃逆者，乃寒湿伤脾阳太甚之故。由于阴邪用事，致脾胃浊阴上逆。此时应急扶其欲败之脾阳，以驱上逆之浊阴。方用附子粳米汤。

【按语】本方与《金匮要略》附子粳米汤名同而药异。《金匮》由附子、半夏、粳米、甘草、大枣组成，主治胃肠虚寒之腹痛；而本方是由附子、人参、粳米、干姜、炙甘草组成，具有扶阳抑阴的作用，用于治疗太阴脾虚，运化无权之自利甚者。

【原文九十六】疟邪热气内陷变痢，久延时日，脾胃气衰，面浮腹膨，里急肛坠，中虚伏邪，加减小柴胡汤主之。

【原注】疟邪在经者多，较之痢邪在脏腑者浅，痢则深于疟矣。内陷云者，由浅入深也。治之之法，不出喻氏逆流挽舟之议。盖陷而入者，仍提而使之出也。故以柴胡由下而上，入深出浅，合黄芩两和阴阳之邪，以人参合谷芽宣补胃阳，丹皮、归、芍内护三阴，谷芽推气分之滞，山楂推血分之滞，谷芽升气分，

故推谷滞，山楂降血分故推肉滞也。

【方药】加减小柴胡汤（苦辛温法）：

柴胡三钱　黄芩二钱　人参一钱　丹皮一钱　白芍（炒）二钱　当归（土炒）一钱五分　谷芽一钱五分　山楂（炒）一钱五分

水八杯，煮取三杯，分三次温服。

【方解】方中柴胡可从里达外引邪外出，疏畅气机；黄芩配柴胡清解邪热以解阴阳之邪；人参、谷芽宣输胃阳；丹皮、当归、芍药清热和血以治痢；柴胡能升配谷芽以行气分之滞，山楂能降，配当归以行血分之滞，诸药合之，可扶正祛邪。

【提要】本文论述了疟邪致痢，日久不愈，脾胃气伤的证治。

【释义】疟邪化热入里，邪热蒸腐而转为痢疾，邪气由浅入深，病情由轻加重，若日久不愈，而致脾胃受伤、正气衰弱，出现面部浮肿，腹部胀满，里急后重，肛门处有下坠感等，属于中焦虚弱，又夹有疟邪内陷，故宜加减小柴胡汤治疗。

【原文九十七】春温内陷下痢，最易厥脱，加减黄连阿胶汤主之。

【原注】春温内陷，其为热多湿少明矣。热必伤阴，故立法以救阴为主。救阴之法，岂能出育阴坚阴两法外哉！此黄连之坚阴，阿胶之育阴，所以合而名汤也。从黄连者黄芩，从阿胶者生地、白芍也。炙甘草则统甘苦而并和之。此下三条，应列下焦，以与诸内陷并观，故列于此。

【方药】加减黄连阿胶汤（甘寒苦寒合化阴气法）：

黄连三钱　阿胶三钱　黄芩二钱　炒生地四钱　生白芍五钱
炙甘草一钱五分

水八杯，煮取三杯，分三次温服。

【方解】方中以黄连清热解毒而坚阴；阿胶养血和血以育阴；黄芩苦寒助黄连之坚阴；白芍、生地甘寒以助阿胶之育阴，并佐制黄连、黄芩苦燥伤津之弊；炙甘草调和诸药，使阴虚欲脱的痢疾得以控制。

【提要】春温下痢的证治。

【释义】春温病不解，邪热内陷而致痢疾。由于邪热内盛伤阴，阴液下竭，厥气上逆，易致昏厥虚脱。对此应用加减黄连阿胶汤治疗。

【按语】春季发生痢疾病临床上较少见，若因春温不解，邪热内陷，热蒸肠腑，加之脾为邪扰，运化无权，水谷不化精微，反生湿浊，与内陷之邪热相结，下而为痢。黄连阿胶汤是用于春温热伤肾阴，心火亢盛之候，而本证是继发于春温，为春温之变证。故仍宗沿春温之大法，又据本证之变，而在黄连阿胶汤基础上去鸡子黄加生地，以增其清热养阴之功。

【原文九十八】气虚下陷，门户不藏，加减补中益气汤主之。

【原注】此邪少虚多，偏于气分之证，故以升补为主。

【方药】加减补中益气汤（甘温法）：

人参二钱　黄芪二钱　广皮一钱　炙甘草一钱　归身二钱
炒白芍三钱　防风五分　升麻三分

水八杯，煮取三杯，分三次温服。

【方解】方中以人参、黄芪为主，补益中气；辅以当归、白芍调营和血；防风行气胜湿、解痉止痛；升麻升阳举陷；甘草调和诸药。诸药合之，共奏补中益气以治其本，和血调营祛湿以治其标。

【提要】中气虚而致泻痢的治疗。

【释义】由于脾胃虚弱，固摄无权，而致中气下陷，出现便泻不止，或滞下等肛门滑脱，失于闭藏的症状。治宜以升补为主，用补中升陷的加减补中益气汤治疗。

【原文九十九】内虚下陷，热利下重，腹痛，脉左小右大，加味白头翁汤主之。

【原注】此内虚湿热下陷，将成滞下之方。仲景厥阴篇谓热利下重者，白头翁汤主之。按热注下焦，设不差，必圊①脓血；脉右大者，邪从上中而来；左小者，下焦受邪，坚结不散之象。故以白头翁无风而摇者，禀甲乙之气②，透发下陷之邪，使之上出；又能有风而静，禀庚辛之气，清能除热，燥能除湿，湿热之积滞去而腹痛自止。秦皮得水木相生之气，色碧而气味苦寒，所以能清肝热。黄连得少阴水精，能清肠澼③之热。黄柏得水土之精，渗湿而清热。加黄芩、白芍者，内陷之证，由上而中而下，且右手脉大，上中尚有余邪，故以黄芩清肠胃之热，兼清肌表之热；黄连、黄柏但走中下，黄芩则走中上，盖黄芩手足阳明、手太阴药也；白芍去恶血，生新血，且能调血中之气也。按仲景太阳篇，有表证未罢，误下而成协热下利之证，心下痞硬之寒

证，则用桂枝人参汤；脉促之热证，则用葛根黄连黄芩汤，与此不同。

【方药】加味白头翁汤（苦寒法）：

白头翁三钱　秦皮二钱　黄连二钱　黄柏二钱　白芍二钱
黄芩三钱

水八杯，煮取三杯，分三次服。

【选注】

汪瑟庵：治痢之法，非通则涩，扼要在有邪无邪，阴阳气血浅深，久暂虚实之间，稍误则危，不可不慎也。又痢俱兼湿，例禁柔腻，（温邪下痢者非。）其有久痢阴虚，当摄纳阴液，或阴中阳虚，应用理阴煎等法者；属下焦。

征以园：滞下自利诸条，俱系下焦篇证，似不应列入中焦。要知致病之由，则自中焦而起，所以金匮方中只有黄芩汤，以治太阳少阳两经合病之下利，遂开万世治利之门。经云：治病必求其本，此之谓也。

【方解】方中以白头翁为主药，以取其透发下陷之邪，使之从上而出，同时又可清热燥湿。秦皮清肝热，黄连清肠热以解毒，黄柏清下焦之湿热，加入黄芩以助黄连清热解毒之功，白芍调血中之气，使气血调和而助正气以祛邪。

【词解】

①圊（qīng）：厕所。

②禀甲乙之气：承受春季风木之气，在此指肝木之气。

③澼：痢疾的古称。

【提要】里虚湿热下陷致痢的证治。

【释义】中气虚弱，湿热之邪乘虚而入于下焦，引起协热下痢。由于热灼肛门，故见里急后重，湿热之邪郁滞于内，气机不得舒畅故见腹痛，由于邪热由外而来故见右脉数大，中气不足，下焦邪结不散则见左脉小。治疗用加减白头翁汤。

【按语】白头翁汤是仲景治疗伤寒热利下重的方剂。吴氏在此方的基础上加黄芩、白芍而用于湿热下陷、热利下重、腹痛者多有良效，此足以证明吴氏用药灵活，尊古而不泥古。这种治学态度是值得我们借鉴的。

秋燥

【原文一百】燥伤胃阴，五汁饮主之，玉竹麦门冬汤亦主之。

【方药】五汁饮（方法并见前）。

玉竹麦门冬汤（甘寒法）：

玉竹三钱　麦冬三钱　沙参二钱　生甘草一钱

水五杯，煮取二杯，分二次服。土虚者，加生扁豆。气虚者，加人参。

【选注】

曹炳章：燥伤胃阴与燥伤肺阴同法。鄙论所谓救胃即所以救肺也。盖肺属金，阳明亦为燥金，故用药无甚大异，不过治肺则引以清轻药，治胃则引以稍重药耳。

叶霖：润燥数方平正。

【方解】方中以玉竹、沙参、麦冬滋养胃阴，甘草甘缓以生津，诸药合之，可使胃阴得复，燥热之邪得除。

【提要】本文论述了燥伤胃阴的证治。

【释义】由于感受燥热之邪，而致胃中阴液受伤者，可用五汁饮治疗。亦可用玉竹麦门冬汤进行治疗。

【原文一〇一】胃液干燥，外感已净者，牛乳饮主之。

【原注】此以津血填津血法也。

【方药】牛乳饮（甘寒法）：牛乳一杯。

重汤炖熟，顿服之，甚者日再服。

【方解】牛乳甘温，而养津血。

【提要】胃液干燥，外邪已除的治疗。

【释义】由于燥热之邪的侵入，使胃中津液受劫而致胃中干燥，而外邪已尽者，可用牛乳饮进行善后调养。

【原文一〇二】燥证气血两燔者，玉女煎主之。

【方药】玉女煎方（见上焦篇）。

【选注】

汪瑟庵：燥证路径无多，故方法甚简。始用辛凉，继用甘凉，与温热相似。但温热传至中焦，间有当用寒苦者；燥证则惟喜柔润，最忌苦燥，断无用之之理矣。其有湿未退，而燥已起，及上燥下湿，下燥上湿者，俱见湿门。

【方解】见上焦篇。

【提要】燥证气血两燔的治疗。

【释义】秋燥出现高热、汗出、烦渴、舌绛而干的气血两燔症状者，可用玉女煎进行治疗，以两清气血。

温病条辨

卷三·下焦篇

风温 温热 温疫 温毒 冬温

【原文一】

风温、温热、温疫、温毒、冬温，邪在阳明久羁①，或已下，或未下，身热面赤，口干舌燥，甚则齿黑唇裂，脉沉实者，仍可下之。脉虚大，手足心热甚于手足背者，加减复脉汤主之。

【原注】 温邪久羁中焦，阳明阳土，未有不克少阴癸水②者，或已下而阴伤，或未下而阴竭。若实证居多，正气未至溃败，脉来沉实有力，尚可假手于一下，即《伤寒论》中急下以存津液之谓。若中无结粪，邪热少而虚热多，其人脉必虚，手足心主里，其热必甚于手足背之主表也。若再下其热，是竭其津而速之死也。故以复脉汤复其津液，阴复则阳留，庶可不至于死也。去参、桂、姜、枣之补阳，加白芍收三阴之阴，故云加减复脉汤。在仲景当日，治伤于寒者之结代，自有取于参、桂、姜、枣，复脉中之阳；今治伤于温者之阳亢阴竭，不得再补其阳也。用古法而不拘用古方，医者之化裁也。

【选注】

叶霖：辨表里亦颇精细。

曹炳章：凡温病在上焦，业已虑其伤阴，况传至下焦乎？故用药纯取重镇厚味滋腻之品。若寒湿未化热则系伤下焦之阳，虽传至下焦不在此例。一则速下存液，一则但复其液。

【方药】加减复脉汤方（甘润存津法）：

炙甘草六钱　干地黄六钱（按地黄三种用法：生地者，鲜地黄未晒干者也，可入药煮用，可取汁用，其性甘凉，上中焦用以退热存津；干地黄者，乃生地晒干，已为丙火炼过，去其寒凉之性，本草称其甘平；熟地制以酒与砂仁，九蒸九晒而成，是又以丙火、丁火合炼之也，故其性甘温。奈何今人悉以干地黄为生地，北人并不知世有生地，金谓干地黄为生地，而曰寒凉，指鹿为马，不可不辨）　生白芍六钱　麦冬（不去心）五钱　阿胶三钱　麻仁三钱（按柯韵伯谓：旧传麻仁者误，当系枣仁。彼从心悸动三字中看出传写之误，不为无见。今治温热，有取于麻仁甘益气，润去燥，故仍从麻仁）

水八杯，煮取八分，三杯，分三次服。剧者加甘草至一两，地黄、白芍八钱，麦冬七钱。日三，夜一服。

【方解】本方系由《伤寒论》中复脉汤（亦称炙甘草汤）加减化裁而成。复脉汤是用以治疗伤于寒邪，心阳与阴液俱伤，而致心悸、脉结代等症的方剂。由于心阳与阴液俱伤，所以复脉汤既用地黄、麦冬、阿胶、麻仁以滋阴养血，又用人参、桂枝、姜、枣益心气，通心阳，以复脉中之阳。伤寒之脉结代，是由于气虚阳衰所致，故重在复脉中之阳。而温病之脉虚大，是由于阴亏血涩所致，重在复脉中之阴，所以不可再用温药伤其阴。方中炙甘草配白芍，酸甘化阴，以滋阴液；生地、麦冬、阿胶滋阴补血；麻仁养血润燥。本方白芍、生地、麦冬皆为寒凉之品，阿胶、麻仁均属平性之药，炙甘草虽偏于温，然其药性平和，且于大队养阴之品中配用，是取其甘而制其温。诸药配伍，共奏滋阴清热之功。本方药性滋腻，故只有在真阴耗伤，热由虚生者，方可用之。如果邪热尚盛者，则不宜用，以防恋邪。

柯韵伯认为方中麻仁应是枣仁。他从脉结代、心动悸的症状上看出麻仁是古书流传时抄写的错误，这是有一定见识的。但现在治疗温病，仍用麻仁，主要是取其甘能益气，润可去燥的作用。

地黄有三种，主要由于加工炮制方法不同，其功用亦各有异，一是未经晒干的鲜生地，其性甘凉，有清热生津、凉血的作用，可以入药煎服，也可捣汁用；二是鲜生地晒干后为干地黄，其性甘平不凉，有生津止渴的作用，可用于阴虚发热之证；三是干地黄用酒和砂仁经过九蒸九晒为熟地，其性甘温，有养阴补血作用，可用于阴亏血虚之证。

【词解】

①久羁：邪气留恋日久不解。

②癸水：足少阴为癸水。

【提要】风温、温热、温疫、温毒、冬温等温邪久留阳明，肾阴耗伤的证治。

【释义】风温、温热、温疫、温毒、冬温等温热之邪在阳明逗留时间过久，阳明系阳土，温为阳邪，两阳相合，就会消烁肾阴。不论已经用过攻下的方法，或未用过攻下的方法，只要证见身热面赤，口干舌燥，甚则齿黑唇裂，脉沉实者，说明阳明实热仍旧存在，即可继续用攻下的方法治疗，急下存阴。如果脉象虚大无力，而且手足心热甚于手足背的，此是阴虚里热，真阴已被烁，邪少虚多，切不可用攻下。如果这时再用攻下，就会造成阴

343

涸液竭，故宜急救肾阴，用加减复脉汤复其阴液。

【按语】本条论述温热之邪停留在阳明日久，阴液消烁，致使肾阴亏损，出现身热面赤，口干舌燥，甚则齿黑唇裂等。此时无论已下，或未下，只要脉象沉实者，证明实热仍旧存在，即可用攻下的方法治疗，以急下存阴。如果脉象虚大无力，手足心的热高于手足背，虽然有口干舌燥，齿黑唇裂等症，这是邪热过度耗伤阴液的表现，故应以复脉汤复其阴，而不可再用攻下之剂更伤其阴。

本条为下焦篇之首条，以脉证互参，来鉴别温热病之属实属虚，有承上启下之意。中焦篇主要论述气分实证，而气热日久不解，消烁津液，必致耗损肝血肾精，此证并非血分实证，而是实少虚多之候。故本条以实证，虚证之鉴别，由论述气分证而转入论述阴伤之证，总括上文而引入下文。

【原文二】温病误表，津液被劫，心中震震^①，舌强神昏，宜复脉法复其津液，舌上津回则生。汗自出，中无所主者，救逆汤主之。

【原注】误表动阳，心气伤则心震，心液伤则舌蹇，故宜复脉复其津液也。若伤之太甚，阴阳有脱离之象，复脉亦不胜任，则非救逆不可。

【方药】救逆汤方（镇摄法）：

即于加减复脉汤内去麻仁，加生龙骨四钱，生牡蛎八钱，煎如复脉法。脉虚大欲散者，加人参二钱。

【方解】本方以复脉汤复阴。因汗出不止，真阴大伤，故去麻仁滑泄之品，加生龙骨、生牡蛎以敛汗固脱、镇摄潜阳。本方有益阴养液，敛汗固脱，镇摄潜阳之功。若脉虚大欲散者，可加人参以增强益气固脱的作用。

【词解】

① 心中震震：心中悸动不安。

【提要】温病误表证治。

【释义】温病误用辛温发汗，热势更甚。汗出过多，劫灼阴液，使心阴损伤。心阴亏损，阴不敛阳，加之辛温发散亦耗散心阳，导致心气也伤，故心中震震，悸动不安，神志昏迷，舌强转动不灵活等症。由于心阴受劫为主要矛盾，因此治应以复阴液为主，可用复脉汤治疗。假若阴液得复，舌上津回，则心悸得安。如果自汗不止，不仅心中悸动不安，且有不能控制的情况，证明阴液耗伤太过，阴不敛阳，阳气欲脱，若不急救，势必阴阳两脱，即是阳气外脱的预兆，又必须加人参以挽欲脱之阳。

【按语】本条论述了温病误表证治。温病误用辛温发汗之品，劫灼阴液，真阴耗损，致心阴大亏。心阴亏而心失所养，故心中震震，悸动不安；神失所养，则神昏；阴津枯涸，舌失所养，则舌体干瘦，强硬而蹇。当用加减复脉汤以复其阴。若药后舌上潮润有津，是有生机之兆。若真阴耗损而同时又见："汗自出，中无所主者"，是误汗伤心气，将成为气阴两脱之症，故治用救逆汤，以滋阴养液与敛汗固脱同时并举。倘若脉象出现虚大欲散，则是阳气外脱的预兆，必须加人参以挽欲脱之阳。

【原文三】温病耳聋，病系少阴，与柴胡汤者必死。六七日以后，宜复脉辈复其精。

【原注】温病无三阳经证，却有阳明腑证（中焦篇已申明腑证之由矣）、三阴脏证。盖脏者藏也，藏精者也。温病最善伤精，三阴实当其冲。如阳明结则脾阴伤而不行，脾胃脏腑切近相连，夫累及妻，理固然也，有急下以存津液一法。土实则水虚，浸假而累及少阴矣，耳聋、不卧等证是也。水虚则木强，浸假而累及厥阴矣，目闭、痉厥等证是也。此由上及下，由阳入阴之道路，学者不可不知。按温病耳聋，《灵》《素》称其必死，岂少阳耳聋，竟至于死耶？《经》谓肾开窍于耳，脱精者耳聋。盖初则阳火上闭，阴精不得上承，清窍不通，继则阳亢阴竭，若再以小柴胡汤直升少阳，其势必至下竭上厥，不死何待！何时医悉以陶氏《六书》，统治四时一切病证，而不究心于《灵》《素》《难经》也哉！瑭于温病六七日以外，壮火少减，阴火内炽耳聋者，悉以复阴得效。曰宜复脉辈者，不过立法如此，临时对证，加减尽善，是所望于当其任者。

【提要】温病真阴耗伤耳聋与伤寒少阳耳聋证治之别。

【释义】温病耳聋，是由于热邪消灼少阴肾水，使肾阴亏损，肾开窍于耳，肾阴受损不能上荣于耳，所以出现耳聋。少阳病耳聋，是由于枢机不利所致，所以二者是有区别的，因此在治疗温病耳聋绝不能用小柴胡汤升散之剂，造成阳越亢，阴越竭，势必导致上厥下竭，阴阳离脱之危证，故曰必死。温病六七日以后，邪热稍退，阴精亏损于下，肾开窍于耳，《内经》认为"精脱者耳聋"，应了滋阴养液的复脉汤治疗，以滋阴液，复肾精，切不可妄投柴胡汤。

【按语】温病之耳聋，由于温病迁延日久，热邪消灼真阴，肾精不能上荣于耳所致。病属少阴，其见证除耳聋外，还必见口干舌燥，甚则齿黑唇裂，少阴肾经之病变，当以滋阴养液之复脉汤加减治疗，以复肾阴。吴氏本条云："复脉辈"，及后条所云"复脉法""复脉汤"，皆指加减复脉汤而言，非指《伤寒论》复脉汤原方。

伤寒少阳病之耳聋，是因风寒邪气侵袭少阳半表半里，枢机不利，少阳经气失畅所致，治当和解表里，方用小柴胡汤。温病真阴耗损之耳聋，与少阳枢机不利之耳聋虚实不同。若以小柴胡汤治温病耳聋，则柴胡升散之剂下劫真阴，而成上厥下竭之危证。

【原文四】劳倦内伤，复感温病，六、七日以外不解者，宜复脉法。

【原注】此两感治法也。甘能益气，凡甘皆补，故宜复脉。服二、三帖后，身不热而倦甚，仍加人参。

【选注】

曹炳章：此加内伤二字，与前之仅言劳倦者用药有同，可知劳症不能全恃运脾阳，但此兼外感温病，尚非纯乎阴虚火燥之治法。然就此方而观之，其治女劳之法可知矣。

【提要】劳倦内伤，又感温热的两感证治。

【释义】劳倦之人，已经损伤了机体内在精气，如果再感受温热之邪而发病，经过六七日以上，仍旧发热不退，是正虚不能达邪的原因，便可用加减复脉汤，甘能益气，扶正达邪，这是一种两感的治法。服二三剂之后，发热虽退，而身体仍困倦甚者，是正气未复现象，这时应在加减复脉汤内加人参治之。

【按语】劳倦内伤的人，其体素虚，或气虚，或阴虚，或气阴两虚，是正气已先亏于内，再感温病，迁延日久不解，又见真阴耗损之证。若素体阴虚者，其阴亏更甚，恐成亡阴失水之证；若素体气虚者，则将成气阴两虚，恐成阴阳两脱之虑。故虚人感温，更当急保其阴，治宜加减复脉汤调补，以复其阴，使阴复则阳气亦不至外脱，是守阴而留阳也。若身不甚热而倦怠少气，甚则汗出不止者，是气阴两亏，将成脱证，可于加减复脉汤中加入人参以益气固脱。

【原文五】温病已汗而不得汗，已下而热不退，六、七日以外，脉尚躁盛者，重与复脉汤。

【原注】已与发汗而不得汗，已与通里而热不除，其为汗下不当可知。脉尚躁盛，邪固不为药衰，正气亦尚能与邪气分争，故须重与复脉，扶正以敌邪，正胜则生矣。

【提要】温病汗、下之后，病不解而真阴已亏的证治。

【释义】温病用过发汗法而汗不出，用攻下法而身热不退，说明病邪既不在表，又不在中焦阳明，而已经深入下焦阴分。此时使用汗、下方法都是不当的。若六七天之后，脉仍躁急强盛而不静，这是病人虽用汗、下法而温邪仍未衰退，而且正气还能与邪气抗争，所以要复用扶阴抗邪的复脉汤，以扶正达邪，正气足则邪退病愈。

【按语】温病已汗而不得汗，发汗伤阴，真阴耗损，津液大亏，汗已无源。已下而热不退，攻下之后，腑实已去而真阴也损，虚热内生，六七日以外，温病已迁延日久。另外，除"已汗而不得汗，已下而热不退"以外，应还有真阴耗损诸证。"脉尚躁盛"，是指汗下之后，邪热仍然未除，正气也尚能与邪抗衡，正邪交争，故脉躁动不安。此时如再攻其邪，则必然伤其正，故当用加减复脉汤以滋阴扶正，以助正气祛邪，是"寓攻于补"之法。加减复脉汤是纯补之剂，一般来说，应在真阴大耗，邪气已尽的情况下方可用。若邪热尚盛者则不宜用，以防恋邪。然本证是汗下之后，邪热不为药衰，而真阴耗损过甚，若不救阴，则势必亡阴，故必重与复脉汤。方可挽其真阴，阴复正气盛才可逐邪，以达治愈的目的。

【原文六】温病误用升散，脉结代，甚则脉两至者[1]，重与复脉。虽有他证，后治之。

【原注】此留人治病法也，即仲景里急，急当救里之义。

【词解】

[1] 脉两至：指脉搏一息二至，即迟脉之甚。

【提要】温病误用辛散药的证治。

【释义】温病当用辛凉解表，如果误用辛温方药，心气阴液均受损伤，致使气血不能接续，从而脉象出现缓而一止的结脉和动而中止的代脉，甚至一息脉仅二至的危险脉象。这时应该用复脉汤加重其分量治里为急，以复气阴，即使有其他症状存在，也应在心气阴液恢复以后，再治其他兼证。

【按语】温病应忌升散之药，若误用之，则劫伤真阴，使邪热更甚。脉结代，甚则脉两至，是阴伤过重，心气也衰，血中津涸，血行涩滞不畅之兆。脉已如此，其真阴耗损之甚可知。故急当重与复脉汤，以复其欲竭之阴，使阴复气生。这时虽有其他兼证，要待气阴恢复以后再治兼证，此乃先治其人，后治其病，急以存阴为务。正如吴鞠通在本条分注中所说："此留人治病法也。即仲景里急，急当救里之义"。

【原文七】 汗下后，口燥咽干，神倦欲眠，舌赤苔老，与复脉汤。

【原注】 在中焦下后与益胃汤，复胃中津液，以邪气未曾深入下焦。若口燥咽干，乃少阴之液无以上供，神昏欲眠，有少阴但欲寐之象，故与复脉。

【提要】 温病误用汗下后的证治。

【释义】 温病误用发汗和攻下法以后，出现口燥咽干，神疲倦怠，昏昏欲眠，舌质红赤，苔干糙等症时，是因少阴真阴亏损而不能润的缘故，所以治疗应用复脉汤救津液以制火。

【按语】 温病汗下后，出现口燥咽干，神倦欲眠，舌赤苔老，是因汗下后阴液大伤，真阴耗损则津不能上承，而致口燥咽干，舌赤苔老。真阴耗损，则心阴也亏，神失所养，故神倦欲眠。证属误用汗下伤阴，故用复脉汤以复其阴。

【原文八】 热邪深入，或在少阴，或在厥阴，均宜复脉。

【原注】 此言复脉为热邪劫阴之总司也。盖少阴藏精，厥阴必待少阴精足而后能生，二经均可主以复脉者，乙癸同源也。

【提要】总括论述了加减复脉汤的应用。

【释义】热邪深入下焦，或者热在少阴，或者热在厥阴，均会导致真阴耗损，这时即可用加减复脉汤来治疗。因肾为癸水，肝为乙木，乙木依赖于癸水的滋养，所以说乙癸同源。由此可知，加减复脉汤是适用于热邪损伤下焦真阴的方剂。

【按语】热邪深入，或在少阴，或在厥阴，说明温热之邪已深入下焦，或在足少阴肾，或在足厥阴肝。肝藏血，肾藏精，精血互生，肝肾同源，两者关系密切，故所谓真阴耗损，即是肝肾阴精血液大亏之证。两脏同源，治亦同法，故均宜复脉汤治之。正如吴鞠通在本条分注中所云："此言复脉为热邪劫阴之总司也。盖少阴藏精，厥阴待少阴精足而后能生，二经均可主以复脉者，乙癸同源也"。

【原文九】下后大便溏甚，周十二时三四行，脉仍数者，未可与复脉汤，一甲煎主之；服一二日大便不溏者，可与一甲复脉汤。

【原注】下后法当数日不大便，今反溏而频数，非其人真阳素虚，即下之不得其道，有亡阴之虑。若以复脉滑润，是以存阴之品，反为泻阴之用。故以牡蛎一味，单用则力大，既能存阴，又涩大便，且清在里之余热，一物而三用之。

【方药】一甲煎方（咸寒兼涩法）：

生牡蛎二两（碾细）

水八杯，煮取三杯，分温三服。

一甲复脉汤方：

即于加减复脉汤内，去麻仁，加牡蛎一两。

【方解】

一甲煎方：本方用牡蛎一味，即能存阴，又能止泻，还能清在里的余热。此方有固摄止泻、清热的功用。

一甲复脉汤方：本方亦以加减复脉汤滋补真阴，因麻仁其性滑泻能润肠通便，便溏者不宜用，故去而不用，更加牡蛎以固摄阴液，合而为滋阴固摄之剂。

【提要】 温病误下后，真阴耗损而兼大便溏泄的证治。

【释义】 温病用攻下法后，一般应该是几天不大便，今反大便溏，一昼夜三四次，这可能有两种情况，一是可能患者真阳素虚，攻下后更伤其阳气，使下焦不能固摄，而见便溏；二是下不得法，或不应下而用下法，或攻下太过，引起便溏，使阴气下溜，将有亡阴的危险。今又见患者脉象仍数，这是下后阴伤，余热未清，不可用复脉汤治疗。因复脉汤是阴滑润浊之品，用以养阴，反有泻阴的副作用，而使便溏加重。所以单用一味牡蛎，既能存阴，又能止泻，还能清在里的余热。服一甲煎一二日后，大便溏泄停止，这时即可用一甲复脉汤治疗。

【按语】 温病误用下法之后，真阴耗损而兼大便溏泄者，治应以固摄止泄为急。虽患者有真阴耗损诸证，亦不可先投加减复脉汤，以防其滋补滑润，反促便溏，应先以一甲煎固摄止泄。正如吴鞠通在本条分注中所说："下后当数日不大便，今反溏而频数，非其人真阳素虚，即下之不得道，有亡阴之虑，若以复脉滑润，是以存阴之品，反为泻阴之用，故以牡蛎一味，单用则力大，既能存阴，又涩大便，且清在里之余热，一物三用之"。服一甲煎后，便溏止，可继用加减复脉汤复其阴，然其便溏方止，过用滋润又恐再发，故于加减复脉汤中去麻仁之滑泄，而加生牡蛎之固摄，以佐制滋阴诸药。脉仍数者，说明本证下后反溏，并非虚寒，而属虚热兼便溏，不可妄投温补之品。

【原文十】 下焦温病，但大便溏者，即与一甲复脉汤。

【原注】 温病深入下焦劫阴，必以救阴为急务，然救阴之药，多滑润，但见大便溏，不必待日三四行，即以一甲复脉法，复阴之中，预防泄阴之弊。

【提要】 下焦温病兼便溏而致阴伤的证治。

【释义】 温病深入下焦，阴必被灼。如又见大便溏泄，阴气消亡更快。因此在治疗时既要救阴，又要止泻。故可用一甲复脉汤治疗。

【按语】 下焦温病，只要兼见大便溏者，不论什么原因而致，均可用一甲复脉汤治疗。正如吴鞠通在本条分注中云："温病深入下焦劫阴，必以救阴为急务。然救阴之药，多滑润，但见大便溏，不必待日三四行，即以一甲复脉汤。复阴之中，预防泄阴之弊"。

本条便溏与前条便溏机理不同。前条是下后引起的便溏，阴气下溜，将有亡阴危险，宜止涩为主，存阴为次，故采用涩而不燥，补而能清的牡蛎；此条因便溏而致阴伤，重心在于阴液，故治以救阴为主，止涩为辅的一甲复脉汤。

【原文十一】少阴温病，真阴欲竭，壮火复炽，心中烦，不得卧者，黄连阿胶汤主之。

【原注】按前复脉法为邪少虚多之治。其有阴既亏而实邪正盛，甘草即不合柏。心中烦，阳邪夹心阳独亢于上，心体之阴，无容留之地，故烦杂无奈；不得卧，阳亢不入于阴，阴虚不受阳纳，虽欲卧得乎！此证阴阳各自为道，不相交互，去死不远，故以黄芩从黄连，外泻壮火而内坚真阴；以芍药从阿胶，内护真阴而外捍亢阳。名黄连阿胶汤者，取一刚以御外侮，一柔以护内主之义也。其交关变化神明不测之妙，全在一鸡子黄，前人训鸡子黄，金谓鸡为巽木①，得心之母气，色赤入心，虚则补母而已，理虽至当，殆未尽其妙。盖鸡子黄有地球之象，为血肉有情，生生不已，乃奠安中焦之圣品，有甘草之功能，而灵于甘草；其正中有孔，故能上通心气，下达肾气，居中以达两头，有莲子之妙用；其性和平，能使亢者不争，弱者得振；其气焦臭，故上补心；其味甘咸，故下补肾；再释家②有地水风火之喻，此证大风一起，荡然无余，鸡子黄镇定中焦，通彻上下，合阿胶能预息内风之震动也。然不知人身阴阳相抱之义，必未能识仲景用鸡子黄之妙，谨将人身阴阳生死窍窾图形，开列于后，以便学者入道有阶也（不知阴阳相抱之理，亦不知伤寒必当救阳，温病必当救阴之妙——朱评）。

【方药】黄连阿胶汤方（苦甘咸寒法）：

黄连四钱　黄芩一钱　阿胶三钱　白芍一钱　鸡子黄二枚

水八杯，先煮三物，取三杯，去滓，内胶烊尽，再内鸡子黄搅令相得，日三服。

【方解】黄连、黄芩苦寒直折，清邪热，泻心火；阿胶、白芍，滋补肝血肾精而养真阴；鸡子黄滋补心肾，并有交通心肾之功。诸药配伍，上泻少阴心火，下滋足少阴肾水，为清热育阴、交通心肾之剂。

【词解】

①巽（xùn）木：八卦中巽为风，巽木即风木之意。

②释家：释教，即佛教，释家即专门信佛之人。

【提要】温热邪气炽盛，阴液大伤的证治。

【释义】以上几条用复脉法，是邪少虚多的治法。本条是真阴既亏而实热正盛，所以就不是复脉法适应证。温热邪气已入少阴肾经，使肾水受到蒸灼，真阴有涸竭之势，阴虚则邪火更加炽盛，心受亢阳干扰，致使心火亢于上，而不能下交于肾，肾水亏于下，不能上济于心。火愈亢而阴愈伤，阴愈亏火愈炽，于是形成心肾不交，水火不济，阳不入阴，故心烦躁扰不寐，治宜养阴泻火、交通心肾的黄连阿胶汤。

【按语】少阴温病，真阴欲竭，壮火复炽，说明温热邪气深入手少阴心和足少阴肾两少阴，并且邪热下灼足少阴肾水，肾阴将欲枯涸，而邪热又上助手少阴心火。心火愈亢于上，不能下交于肾，肾水亏于下，不能上济于心，形成上下不交，水火不济，从而出现心中烦，不得卧之症。寥寥数字，病因、病机、病位、见证皆详，是属点睛之笔。

【原文十二】夜热早凉，热退无汗，热自阴来者，青蒿鳖甲汤主之。

【原注】夜行阴分而热，日行阳分而凉，邪气深伏阴分可知；热退无汗，邪不出表而仍归阴分，更可知矣，故曰热自阴分而来，非上中焦之阳热也。邪气深伏阴分，混处气血之中，不能纯用养阴，又非壮火，更不得任用苦燥。故以鳖甲蠕动之物，入肝经至阴之分，既能养阴，又能入络搜邪；以青蒿芳香透络，从少阳领邪外出；细生地清阴络之热；丹皮泻血中之伏火；知母者，知病之母也，佐鳖甲、青蒿而成搜剔之功焉。再此方有先入后出之妙，青蒿不能直入阴分，有鳖甲领之入也；鳖甲不能独出阳分，有青蒿领之出也。

【方药】青蒿鳖甲汤方（辛凉合甘寒法）：

青蒿二钱　鳖甲五钱　细生地四钱　知母二钱　丹皮三钱

水五杯，煮取二杯，日再服。

【方解】鳖甲滋阴退热，入络搜邪；青蒿芳香清热透络，引邪外出；知母、生地养阴清热；丹皮凉血泄热。合而用之，共奏养阴透热之效。

【提要】温热邪气深伏阴分的证治。

【释义】温邪深入下焦阴分，夜热早凉，热退无汗，这是人体阴液已亏，余邪留伏阴分的发热。因邪入于阴，伏而不动，人身之阳气，夜行于阴，阳入于阴，触动阴分伏邪则发热，故夜热。天明阳气外行于阳，邪又内伏于阴，故至天明热退。由于热退无汗，说明邪未能出表。天天如此，阴分愈虚，这时邪热深伏阴分，混处气血之中，不能单纯用养阴法，单养阴不能除邪。但温病后期，并非壮火，又不可单用苦寒清火，所以宜用既能养阴清热，又能达邪的青蒿鳖甲汤治之。

【按语】治疗邪热伏于阴分证，既不能纯用滋阴，更不能用苦寒直折，因滋阴则愈恋邪，苦寒能化燥伤阴，皆与病情不洽。故宜养阴透热的青蒿鳖甲汤治之。

【原文十三】热邪深入下焦，脉沉数，舌干齿黑，手指但觉蠕动，急防痉厥①，二甲复脉汤主之。

【原注】此示人痉厥之渐也。温病七八日以后，热深不解，口中津液干涸，但觉手指掣动，即当防其痉厥，不必俟其已厥而后治也。故以复脉育阴，加入介属潜阳，使阴阳交纽②，庶厥不可作也。

【方药】二甲脉汤方（咸寒甘润法）：

即于加减复脉汤内，加生牡蛎五钱、生鳖甲八钱。

【方解】本方以加减复脉汤滋补真阴，加牡蛎、鳖甲潜阳息风。合而用之，共奏滋阴潜阳、息风之功。

【词解】

①痉厥：昏厥不省人事，项背强急，四肢抽搐，甚至角弓反张为主要表现的病证。

②阴阳交纽：阴阳互根，不能相离，交纽，交互连络之意。

【提要】温病初见虚风内动的证治。

【释义】热邪深入下焦，真阴被灼，出现脉象沉数，口中缺津，舌面干燥，牙齿发黑，手指微微掣动，这是阴虚不能潜阳，水亏不能涵木，肝风内动，将要发生痉厥的现象。此时必须采取紧急措施，预防痉厥的发生。治宜用二甲复脉汤育阴潜阳，使阴阳得交，以制止痉厥的发生。

【按语】本条辨证的关键在于"手指但觉蠕动",此乃初见虚风内动之轻微征兆,故用二甲复脉汤育阴潜阳、息风而治之。

【原文十四】下焦温病,热深厥甚,脉细促,心中憺憺大动,甚则心中痛者,三甲复脉汤主之。

【原注】前二甲复脉,防痉厥之渐,即痉厥已作,亦可以二甲复脉止厥。兹又加龟板名三甲者,以心中大动,甚则痛而然也。心中动者,火以水为体,肝风鸱张,立刻有吸尽西江之势,肾水本虚,不能济肝而后发痉,既痉而水难猝补,心之本体欲失,故憺憺然而大动也(此心动与水停心下者相反。心为君火,所恶者客水,而所喜者真水,故心与肾并主少阴也。一则水气上凌心,若薪炭之见而爆沸也;一则水不济火,若游鱼之失水而腾跃也。一则通阳利水,一则潜阳补水,当于脉证辨之。——朱评)。甚则痛者,"阴维为病主心痛"。此证热久伤阴,八脉丽于肝肾,肝肾虚而累及阴维故心痛,非如寒气客于心胸之心痛,可用温通。故以镇肾气、补任脉、通阴维之龟板止心痛,合入肝搜邪之二甲,相济成功也。

【方药】三甲复脉汤方(同二甲汤法):

即于二甲复脉汤内,加生龟板一两。

【方解】本方于二甲复脉汤内加龟板一味,以助滋阴潜镇、息风之功。

【提要】下焦温病,热胜厥甚,心动心痛的证治。

【释义】温邪深入下焦肝肾,肝肾阴伤,热深则厥亦深,以致手足厥逆。阴虚阳厥于上,水不济火,心气不自安,故心中动荡不宁，甚至心中疼痛，这是肝肾阴虚于下，奇经八脉不得阴血滋养，阴维脉虚而痛，故出现心中痛、脉象细促等症。因阴维为奇经八脉之一，隶属肝肾，入通于心，所以引起心动而疼痛的症状。此与寒气入侵心胸部的痛可以用温通方法治疗的机理不同。故本证用镇肝肾、补奇经的龟板以止心痛，同时配合入肝搜邪的牡蛎、鳖甲，与甘润存阴的加减复脉汤作为主治方剂。

【按语】 本条的辨证关键在于"心中憺憺大动，甚则心中痛，"此乃心阴、心气两亏，故于二甲复脉汤中加龟板以养心安神。

【原文十五】 既厥且哕（俗名呃忒①），脉细而劲，小定风珠主之。

【原注】 温邪久踞下焦，烁肝液为厥，扰冲脉为哕，脉阴阳俱减，则细，肝木横强则劲。故以鸡子黄实土而定内风；龟板补任（谓任脉）而镇冲脉；阿胶沉降，补液而息肝风；淡菜生于咸水之中而能淡，外偶内奇，有坎卦②之象，能补阴中之真阳，其形翕阖③，故又能潜真阳之上动；童便以浊液仍归浊道，用以为使也。名定风珠者，以鸡子黄宛如珠形，得巽木之精，而能息肝风，肝为巽木，巽为风也。龟亦有珠，具真武④之德而镇震木。震为雷⑤，在人为胆，雷动未有无风者，雷静而风亦静矣。亢阳直上巅顶，龙上于天也，制龙者，龟也。古者豢龙御龙之法，失传已久，其大要不出乎此（鳖名神守，亦此义。——朱评）。

【方药】小定风珠方（甘寒咸法）：

鸡子黄（生用）一枚　真阿胶二钱　生龟板六钱　童便一杯

淡菜三钱

水五杯，先煮龟板、淡菜得二杯，去滓，入阿胶，上火烊化，内鸡子黄，搅令相得，再冲童便，顿服之。

【方解】鸡子黄滋胃阴，养肝木而平定内风；龟板补肾水而降胃的冲逆；阿胶补肝肾之阴而息风；淡菜补阴而潜阳之妄动；童便有降浊泻火的效能，并能引火归元，导龙入海，使风静雷定，阴阳调而冲气平，厥哕自止。本方有泻火养阴，潜阳息风，降逆之功。

【词解】

①呃忒：干呕。

②坎卦：阴外阳内，水中有火也，坎为水，肾为坎。

③翕阖：翕者，合羽也；阖者，闭合也。

④真武：北方水神为真武。

⑤震为雷：震为卦名，东方属震，象雷，胆为震。

【提要】下焦温病厥而且哕的证治。

【释义】温邪久踞下焦不退，肝肾阴液被烁，发生四肢厥逆。热邪干扰冲脉，因冲脉隶属阳明，热则必使胃阴损伤，冲气上逆，故出现呃逆症状。阴液亏虚，则肝阳过亢，则出现细而强劲的脉象。水亏则木旺，龙雷之火飞腾，故用小定风珠养肝肾之阴，潜龙火而息风雷。

【按语】温邪久留下焦，烁肝肾阴液为厥，扰冲脉为哕，阴液亏虚，则肝阳横逆，故出现细而劲的脉象。治宜泻火养阴、息风降逆的小定风珠治之。

【原文十六】热邪久羁，吸烁真阴，或因误表，或因妄攻，神倦瘛疭①，脉气虚弱，舌绛苔少，时时欲脱者，大定风珠主之。

【原注】此邪气已去八九，真阴仅存一二之治也，观脉虚苔少可知，故以大队浓浊填阴塞隙，介属②潜阳镇定。以鸡子黄一味，从足太阴，下安足三阴，上济手三阴，使上下交合，阴得安其位，斯阳可立根基，俾阴阳有眷属一家之义，庶可不致绝脱欤。

【方药】大定风珠方（酸甘咸法）：

生白芍六钱　阿胶三钱　生龟板四钱　干地黄六钱　麻仁二钱　五味子二钱　生牡蛎四钱　麦冬（连心）六钱　炙甘草四钱　鸡子黄（生）二枚　鳖甲（生）四钱

水八杯，煮取三杯，去滓，再入鸡子黄，搅令相得，分三次服。喘加人参。自汗者加龙骨、人参、小麦。悸者加茯神、人参、小麦。

【方解】本方由加减复脉汤加减而成。方用加减复脉汤甘润存阴；加龟板、鳖甲、牡蛎育阴潜阳；五味子与甘草同用，取其酸甘化阴；鸡子黄为血肉有情之品，可以滋阴液、息风阳。合用以奏酸甘化阴，滋液息风之效。

喘、悸、自汗，是气虚之证。故加人参以补气，龙骨、浮小麦以止汗，茯神以治悸。

【词解】

①瘛疭：病证名。又称抽搐、搐搦、抽风。瘛，筋脉拘急而缩。疭，筋脉缓疭而伸。手足伸缩交替，抽动不已，称为瘛疭。

②介属：水中动物有甲壳者，如蚌、龟、鳖之类。

361

【提要】虚风内动重证的治疗。

【释义】热邪久留下焦，真阴被灼将尽，如果在治疗过程中，误用表散和攻下的方法，真阴愈亏，此时邪少虚多，邪去八九，而真阴仅存一二的危候，便会出现精神疲倦，手足筋脉抽掣，脉象虚弱，舌绛苔少等，时时表现有虚脱征象。所以要用大剂滋阴潜阳的大定风珠治疗。恢复真阴，以敛阳气，来挽救虚脱的危险局面。

【按语】此条辨证的关键在于"神倦瘛疭""时时欲脱，"此乃亡阴失水、虚风内动之重证，且将成阴阳俱脱之危势，故于三甲复脉汤中加鸡子黄、五味子，以增滋阴息风之力，且又具留阴敛阳、固脱之功。

【原文十七】壮火尚盛者，不得用定风珠、复脉。邪少虚多者，不得用黄连阿胶汤。阴虚欲痉者，不得用青蒿鳖甲汤。

【原注】此诸方之禁也。前数方虽皆为存阴退热而设，其中有以补阴之品，为退热之用者；有一面补阴，一面搜邪者；有一面填阴，一面护阳者；各宜心领神会，不可混也。

【选注】

曹炳章：壮火尚盛，不宜过用滋腻；邪少虚多，不得过用苦燥；阴虚欲痉，不得再搜少阳。此包络亦有病，故治之当分先后。

【提要】本条从病机上论述了大、小定风珠、加减复脉汤、黄连阿胶汤、青蒿鳖甲汤诸方之鉴别和禁忌。

【释义】患者虽有真阴耗损，但邪热尚且炽盛的，是虚中有实之证，应滋阴与清热并用，以黄连阿胶汤为宜，不可用大、小定风珠与加减复脉汤纯补，以防恋邪。如邪少虚多，而余热深伏阴分者，宜青蒿鳖甲汤养阴透热，黄连阿胶汤虽有清热祛邪之功，然其药苦寒，且无入络搜邪之能，用之则徒伤正气，而邪不能祛，故不可用。如阴虚欲痉者，是真阴耗损，虚多而邪极微。其"欲痉"是亡阴失水、水不涵木、虚风内动之兆，故宜用加减复脉汤、大、小定风珠之类方剂，以滋阴息风，不可用青蒿鳖甲汤芳窜搜剔之品。

【按语】大定风珠、小定风珠、加减复脉汤、黄连阿胶汤、青蒿鳖甲汤诸方，虽都是滋阴退热的方剂，然其证虚实程度、邪之多少不同，应针对病情，分别选用。

【原文十八】痉厥神昏，舌短，烦躁，手少阴证未罢者，先与牛黄、紫雪辈，开窍搜邪，再与复脉汤存阴，三甲潜阳。临证细参，勿致倒乱。

【原注】痉厥神昏，舌蹇烦躁，统而言之为厥阴证。然有手经足经之分：在上焦以清邪为主，清邪之后，必继以存阴；在下焦以存阴为主，存阴之先，若邪尚有余，必先以搜邪。手少阴证未罢，如寸脉大，口气重，颧赤，白睛赤，热壮之类。

【提要】痉厥神昏，舌短烦躁的证治规律。

【释义】痉厥神昏，舌短烦躁，虽都称谓厥阴证，然有手足厥阴经的分别。若为上焦手厥阴之证，热在上焦，应先清邪，然后养阴。若为下焦足厥阴之证，要以养阴为主，如果尚有手少阴证未清，应先用清热、开窍、搜邪的牛黄丸、紫雪丹治疗，然后再用复脉汤养阴，三甲潜阳。此先后治疗顺序，不可颠倒混乱。

【按语】热陷心包和亡阴失水，都可见痉厥神昏、舌短、烦躁之症，然二者虚、实是截然不同的，所以治疗也不一样。热陷心包者，宜先用清热、开窍、豁痰、搜邪的牛黄丸、紫雪丹治疗，邪尽后再用滋阴潜阳之剂。亡阴失水之虚证，当以救阴为治。若其兼有热邪未尽者，亦应先祛邪，邪尽后再用滋阴。

【原文十九】邪气久羁，肌肤甲错。或因下后邪欲溃；或因存阴得液蒸汗，正气已虚，不能即出，阴阳互争而战者，欲作战汗①也，复脉汤热饮之（曹炳章：热饮之三字有深义，宜细参之）。虚盛者加人参。肌肉尚盛者，但令静，勿妄动也。

【原注】按伤寒汗解必在下前，温病多在下后。缚解而后得汗，诚有如吴又可所云者。凡欲汗者，必当先烦，乃有汗而解。若正虚邪重，或邪已深入下焦，得下后里通；或因津液枯燥，服存阴药，液增欲汗，邪正努力纷争，则作战汗，战之得汗则生，汗不得出则死。此系生死关头，在顷刻之间。战者，阳极而似阴也，肌肤业已甲错，其津液之枯燥，固不待言，故以复脉加人参助其一臂之力，送汗出表。若其人肌肤尚厚，未至火虚者，无取复脉之助正，但当听其自然，勿事骚扰可耳，次日再议补阴未迟（以上十九条，立法虽多，而一以存阴退热为主。——朱评）。

【选注】

叶霖：温病久羁气分，屡经发散而无汗者，阴液亏不能蒸汗也，宜大剂育阴，冀得战而解。若见脉象忽然双伏或单伏，而四肢厥冷，或爪甲青紫者，欲作战汗之机也，此时惟宜镇静，不可呼唤烦扰。但诊其脉，虚软浮缓，皆是邪由表出之佳兆，不须服药。若脉虚微而散，战汗后或可言补，防其脱变也，然必察其实系邪尽，而气欲脱者，方可用，否则有留滞余邪之祸。若在将作战汗时妄补，则邪无出路矣。再温疫之战汗，多由腑通而得，外感风温之战汗，多由轻展气化而得，伏气温热之战汗，多由益胃而得，何以温瘟表里不分，而亦谓之条辨乎！殊可哂也。

【词解】

① 战汗：战栗汗出。在外感热病病程中，邪盛正虚，突然出现肢冷不青，脉沉伏，全身战栗，继而出现全身大汗淋漓的表现，称为战汗。多为邪留气分日久，正气奋起鼓邪外出的一种形式。

【提要】战汗的证治。

【释义】邪热羁留时间过久，患者出现皮肤粗糙如鱼鳞状，是因阴液亏耗，不能滋养肌肤所致。此时邪热已深入下焦，正虚邪盛，邪欲外解，还有战汗而解的机会。战汗或因下后，腑气得通，表气亦通，邪热得战汗而解。或者用过养阴药后，阴液恢复，有了汗源，正邪相争而战者，是欲作战汗的预兆，可与复脉汤热饮，以助战汗。若正气虚甚者，可加人参养阴助正，来作战汗之源和动力。如果肌肤丰盛，气阴不甚虚，欲作战汗者，可不必用药，只要让病人安静，待其自战汗出，然后再说补阴。

【按语】温病战汗与伤寒战汗不同，伤寒的战汗，多在使用下法以前，而温病在下后。这是因为下后里气得通，正气有驱邪外出之机，所以能够战汗。亦有因用养阴药后，阴液恢复而战汗的；亦有正气不虚而自战汗的。但不论哪一种原因引起的战汗，都是正邪交争的紧要关头。如果战而汗出，热退者吉，若战而汗不出，热不退者，预后多不良。

【原文二十】时欲漱口不欲咽，大便黑而易者，有瘀血也，犀角地黄汤主之。

【原注】邪在血分，不欲饮水，热邪燥液口干，又欲求救于水，故但欲漱口，不欲咽也。瘀血溢于肠间，血色久瘀则黑，血性柔润，故大便黑而易也。犀角味咸，入下焦血分以清热，地黄去积聚而补阴，白芍去恶血，生新血，丹皮泻血中伏火，此蓄血自得下行，故用此轻剂以调之也。

【选注】

叶霖：此两条是从吴氏《温疫论》窃来，彼以下后大势已去，亡血过多，余焰尚存者，用犀角地黄汤，以养血清瘀。若瘀血未行，用桃红承气汤，以逐邪泄热。然蓄血形证已著，恐犀角地黄不足逐瘀，须加入丹参、桃仁、琥珀之属。

【方药】犀角地黄汤方（甘咸微苦法）：

干地黄一两　生白芍三钱　丹皮三钱　犀角三钱

水五杯，煮取二杯，分二次服，渣再煮一杯服。

【方解】方中犀角味咸，能清血分之热；生地去积聚而凉血养阴；白芍祛瘀血，生新血；丹皮泻血中伏热。诸药合用，有清热凉血、散血的作用。

【提要】热邪深入血分而动血，溢出脉外，瘀于大肠的证治。

【释义】热邪深入血分，则热迫血行。邪在血分，而不在气分，故病人口渴而不欲饮水。又由于热邪在里，消烁阴液，所以患者感到口干而不欲喝水，而时时欲漱水，以救焚灼。热邪迫血妄行，瘀于肠中，故大便色黑。血性柔润，故易排出。治宜清热凉血散血的犀角地黄汤。

【按语】热邪动血，溢出脉外，而瘀于大肠。热伤津液则口干，内有瘀血，故时时欲漱口而不欲咽。大便与瘀血相混而下，故大便色黑。因血主濡润，虽其有里热，故大便并不燥而反易。

【原文二十一】少腹坚满，小便自利，夜热昼凉，大便闭，脉沉实者，蓄血也。桃仁承气汤主之，甚则抵当汤。

【原注】少腹坚满，法当小便不利，今反自利，则非膀胱气闭可知。夜热者，阴热也；昼凉者，邪气隐伏阴分也。大便闭者，血分结也。故以桃仁承气通血分之闭结也。若闭结太甚，桃仁承气不得行，则非抵当不可，然不可轻用，不得不备一法耳。

（以上二条，法稍变，一则为阴亏蓄血而设，补中有泻；一则为邪多蓄血而设，重在攻邪，以泻为补。——朱评）

【方药】桃仁承气汤方（苦辛咸寒法）：

大黄五钱　芒硝二钱　桃仁三钱　当归三钱　芍药三钱　丹皮三钱

水八杯，煮取三杯，先服一杯。得下，止后服，不知再服。

抵当汤方（飞走攻络苦咸法）：

大黄五钱　蛀虫（炙干为末）二十枚　桃仁五钱　水蛭（炙干为末）五分

水八杯，煮取三杯，先服一杯。得下，止后服，不知再服。

【方解】

桃仁承气汤：方中大黄苦寒，荡涤邪热，攻下结热；芒硝咸寒，润燥软坚攻下，二药相配，攻逐瘀结，荡涤邪热，导瘀热下行；桃仁、丹皮活血逐瘀；当归养血，又有活血之功，且其味辛，兼行血中之气，使血随气行；当归配白芍养血和营，以制大黄、芒硝、桃仁、丹皮诸药，使之祛瘀而不致伤血。诸药配伍，共奏凉血清热、攻逐瘀结之功。

抵当汤：方中虻虫、水蛭药性峻猛，有破坚结、逐瘀血之功，配桃仁则更增逐瘀之力；加大黄凉血活血，荡涤邪热，导瘀下行。四药相配，有凉血攻逐瘀血的作用。

【提要】 蓄血证的证治。

【释义】 热邪深入下焦血分，热与血结，蓄积于少腹，则为蓄血证。故病人少腹硬而胀满，今患者小便通利，说明不是膀胱气化闭塞的蓄水证。大便秘结，是热与血互结于大肠，并非大肠燥结之证。夜热昼凉，证明热邪伏于阴分的蓄血证。脉沉实，表明是实邪，不是虚邪。治宜桃仁承气汤通血分之闭结。如无效，这是闭结太甚，故用抵当汤治疗。

【按语】 本证血热伤阴，血凝成瘀，热瘀互结，瘀于少腹而成蓄血证。热不解则瘀不去，瘀不去则热不除。故宜凉血与攻瘀的桃仁承气汤和抵当汤治瘀。

上条与本条都是蓄血证，因一则自下，一则闭结，故治法不同。

【原文二十二】 温病脉，法当数，今反不数而濡小者，热撤里虚也。里虚下利稀水，或便脓血者，桃花汤主之。

【原注】温病之脉本数，因用清热药撤其热，热撤里虚，脉见濡小，下焦空虚则寒，即不下利，亦当温补，况又下利稀水脓血乎！故用少阴自利，关闸不藏，堵截阳明法。

【选注】

叶霖：温病下利，是热邪出路也。经清撤里虚，脉见软小者，只宜补中养血，何得便使用温涩堵截。若久利关门不藏，温补不应，腑气欲绝者。始可用之。既云温病，断无初起即用此法之理，学者慎之。

曹炳章：此所谓阳明不阖，故用温固堵截法。若温病后里虚下利，补中则可堵截，未免失当。

【方药】桃花汤方（甘温兼涩法）：

赤石脂一两（半整用煎，半为细末调）　炮姜五钱　白粳米二合

水八杯，煮取三杯，去渣，入石脂末一钱五分，分三次服。若一服愈，余勿服。虚甚者加人参。

【方解】方中赤石脂固下焦之滑脱为君；炮姜温中散寒为臣；粳米养胃和中为佐使。此方有温涩固脱的作用。

【提要】温病下利，便脓血，下焦不固的证治。

【释义】温热病的脉象，照常理应是数脉，今脉反而不数，而见濡小，这是因为用了清里热之药，热已退，而里反虚寒的缘故。这时即使无下利，也当用温补的方法来治疗。如果里虚泄泻稀水，或者大便脓血者，是因少阴肾阳虚，关门不固所致，所以要用甘温固涩的桃花汤来治疗，以堵截脾胃之阴下脱。

【按语】此方为甘温固涩之剂，温病初起虽有下利者，不宜用。只有在温病后期，脾肾阳虚，里有虚寒而下利者，腑气欲绝者，方可适用。

【原文二十三】温病七八日以后，脉虚数，舌绛苔少，下利日数十行，完谷不化，身虽热者，桃花粥主之。

【原注】上条以脉不数而濡小，下利稀水，定其为虚寒而用温涩。此条脉虽数而日下数十行，至于完谷不化，其里邪已为泄泻下行殆尽。完谷不化，脾阳下陷，火灭之象；脉虽数而虚，苔化而少，身虽余热未退，亦虚热也，纯系关闸不藏见证，补之稍缓则脱。故改桃花汤为粥，取其逗留中焦之意，此条认定完谷不化四字要紧。

【方药】桃花粥方（甘温兼涩法）：

人参三钱　炙甘草三钱　赤石脂六钱（细末）　白粳米二合

水十杯，先煮参、草得六杯，去渣，再入粳米煮得三杯，纳石脂末三钱，顿服之。利不止，再服第二杯，如上法，利止停后服。或先因过用寒凉脉不数身不热者，加干姜三钱。

【方解】方中人参扶脾养胃，补中益气；甘草甘温益气，补中和胃；赤石脂固下焦之滑脱；粳米养胃和中。诸药相配，有甘温固涩，培补脾胃阳气的作用。

【选注】

汪瑟庵：前一甲煎为下后滑泄者设，此二方为阳虚而关闸撤者设，当审证用之。此外有虽下利而邪未净，如热结旁流之类，仍当下；及热利下重，当用苦寒坚阴，如白头翁汤、芩芍汤之类者，各有本条，不在此例，不可误用。其湿温、疟痢等证，有当兼用升提者，又一例。

邪热不杀谷，亦有完谷一证，不可不慎，当于脉之虚实，并兼现之证辨之。

曹炳章：以上二条，大略相同，其中有移步换形之妙，学者留心。

病由温邪而来，火虽将灭，亦仅用固涩，不用燥烈，古人之慎也，如此。

必确见如此，始可加干姜，防与虚热不利也。

【提要】温病下利，完谷不化的证治。

【释义】温病经过七八天以后，脉象虚软而数，舌质色绛而苔少，这是热邪已退，余热未净。下利一天数十行，完谷不化，是脾肾两虚，气下陷而不能固涩的缘故。患者虽有发热，则为余热。关键在于完谷不化，是因中、下焦虚寒所致，所以应该用温补法。如果不急予救治，则将有亡阳外脱的危险，故宜用甘温固涩、培补脾胃阳气的桃花粥治之。

【按语】上条因为脉不数而濡小，排水样粪便，乃是寒证。故采用温涩的方法治疗。本条脉象虽数，但由于一日下利几十次，邪气几乎完全随泄泻排出，因而中、下焦阳气亦随泄泻而呈虚象，所以出现"完谷不化"的粪便，这是辨证的要点。如果未见到"完谷不化"，说明不是中、下焦阳虚，就不能用甘温固涩的桃花粥治疗。

【原文二十四】温病少阴下利，咽痛，胸满，心烦者，猪肤汤主之。

【原注】此《伤寒论》原文。按温病热入少阴，逼液下走，自利咽痛，亦复不少，故采录于此。柯氏云：少阴下利，下焦虚矣。少阴脉循喉咙，其支者出络心，注胸中，咽痛胸满心烦者，肾火不藏，循经而上走于阳分也；阳并于上，阴并于下，火不下交于肾，水不上承于心，此未济之象。猪为水畜而津液在肤，用其肤以除上浮之虚火，佐白蜜、白粉之甘，泻心润肺而和脾，滋化源，培母气，水升火降，上热自除，而下利自止矣。

【方药】猪肤汤方（甘润法）：

猪肤一斤（用白皮从内刮去肥，令如纸薄）

上一味，以水一斗，煮取五升，去渣，加白蜜一升，白米粉五合，熬香，和令相得。

【方解】方中猪肤生津清降虚火；佐白蜜、白粉之甘润，有泻心火、润肝木、调和脾胃、滋养津液以资化源的作用。三药相合，有滋阴润燥、和中止痛之功。

【提要】阴虚咽痛的证治。

【释义】温病热入下焦少阴肾，逼迫阴液下走而为利。少阴脉上循喉咙，其支出络心包，注于胸中，肾阴下走，虚火循经上升，故见咽痛、胸满、心烦等症。治宜滋阴润燥、和中止痛的猪肤汤治之。

【按语】此条为《伤寒论》原文第310条。温病见下利，咽痛，胸满，心烦，乃是下利伤阴、虚火上炎所致，故亦可用滋阴润燥、和中止痛的猪肤汤来治疗。

【原文二十五】温病少阴咽痛者，可与甘草汤。不差者，与桔梗汤。

【原注】柯氏云：但咽痛而无下利、胸满、心烦等证，但甘以缓之足矣。不差者，配以桔梗，辛以散之也。其热微，故用此轻剂耳。

【选注】

曹炳章：此二条，本伤寒论之治法。若白喉、喉痧之身热、咽喉肿痛者，此二方皆不效，别有治法，宜考专书。

【方药】甘草汤方（甘缓法）：

甘草二两

上一味，以水三升，煮取一升半，去渣，分温再服。

【方解】方中一味甘草有清热解毒缓痛的作用。

【方药】桔梗汤方（苦辛甘开提法）：

甘草二两　桔梗二两

法同前。

【提要】温病少阴客热咽痛的证治。

【释义】温病至下焦少阴，由于阴虚而咽痛，并无下利、心烦、胸满等证者，可以用甘草汤甘以缓之的方法治疗。如果服药后咽痛不愈，可合辛味发散的桔梗汤治疗。

【按语】本条为《伤寒论》原文311条。下焦少阴温病，因热邪很轻微，所以用此轻剂治疗。

【原文二十六】温病入少阴，呕而咽中伤，生疮不能语，声不出者，苦酒汤主之。

【原注】王氏晋三云：苦酒汤治少阴水亏不能上济君火，而咽生疮声不出者。疮者，瘖也。半夏之辛滑，佐以鸡子清之甘润，有利窍通声之功，无燥津涸液之虑。然半夏之功能，全赖苦酒，摄入阴分，劫涎敛疮，即阴火沸腾，亦可因苦酒而降矣，故以为名。

【方药】苦酒汤方（酸甘微辛法）：

半夏（制）二钱　鸡子一枚（去黄，内上苦酒鸡子壳中）

上二味，内半夏著苦酒中，以鸡子壳置刀环中，安火上，令三沸，去渣，少少含咽之。不差，更作三剂（苦酒，即醋也——曹炳章）。

【选注】

征以园：醋能开胃散水，敛热解毒。局方消暑丸，当以之煮半夏，亦此意也。

【方解】方中半夏辛滑，和鸡子清的甘润，有通利咽喉、扬声音的作用，没有燥伤津液的副作用。然半夏的功放，要靠苦酒引入阴分，才能起到化痰涎，收敛痾疮而降火的作用。此方具有涤痰消肿、敛疮止痛的功用。

【提要】温病深入少阴，痰热阻闭咽痛生疮的证治。

【释义】温邪传入少阴，阴亏虚火循经上升，因此便出现呕吐而咽部受伤，发生痾疮而不能出声说话，这是水亏火升的缘故。故宜用涤痰消肿、敛疮止痛的苦酒汤治疗。

【按语】温邪传入少阴，证见咽痛、局部溃烂、声音嘶哑等，证属阴虚火升，阻闭咽部所致，故宜苦酒汤利窍通声、劫涎敛疮止痛。

【原文二十七】妇女温病，经水适来，脉数耳聋，干呕烦渴，辛凉退热，兼清血分，甚至十数日不解，邪陷发痉者，竹叶玉女煎主之。

【原注】此与两感证同法。辛凉解肌，兼清血分者，所以补上中焦之未备，甚至十数日不解，邪陷发痉，外热未除，里热又急，故以玉女煎加竹叶，两清表里之热。

【选注】

曹炳章：观此知热邪伤血，亦病耳聋，余数年来，见温病中类此者颇多。治之皆以清热益阴获效。

【方药】竹叶玉女煎方（辛凉合甘寒微苦法）：

生石膏六钱　干地黄四钱　麦冬四钱　知母二钱　牛膝二钱
竹叶三钱

水八杯，先煮石膏、地黄得五杯，再入余四味，煮成二杯，先服一杯，候六时复之，病解停后服，不解再服（上焦用玉女煎去牛膝者，以牛膝为下焦药，不得引邪深入也。兹在下焦，故仍用之）。

【方解】方中石膏、知母清气分之热而生津；干地黄、麦冬凉营养阴；牛膝导热下行；加竹叶以助清热除烦之功。合用则有气血两清、滋阴除烦之作用。

【提要】妇女经期温病的证治。

【释义】妇女温病，适值经期，温邪乘虚侵入血分，出现脉数、耳聋、干呕、烦躁口渴，这是气分与血分俱热的气血两燔

375

证。故宜辛凉清气退热，兼清血分的方法（如加减玉女煎）治疗。若病重经过十余日，热仍不退，而热邪深入厥阴，发生痉挛抽搐者，这是外热没有清除，里热又炽的缘故。所以当用两清表里的竹叶玉女煎治疗。

【按语】妇女经期感受温热之邪，出现气血两燔证者，因临床中也不少见，所以也可用两清气血的玉女煎加竹叶治疗。

【原文二十八】热入血室，医与两清气血，邪去其半，脉数，余邪不解者，护阳和阴汤主之。

【原注】此系承上条而言之也。大凡体质素虚之人，驱邪及半，必兼护养元气，仍佐清邪，故以参、甘护元阳，而以白芍、麦冬、生地，和阴清邪也。

【方药】护阳和阴汤方（甘凉甘温复法，偏于甘凉，即复脉汤法也）：

白芍五钱　炙甘草二钱　人参二钱　麦冬（连心炒）二钱
干地黄（炒）三钱

水五杯，煮取二杯，分二次温服。

【方解】方中人参、甘草保护元阳；白芍、麦冬、生地和阴清热。合用有滋护元气、和阴清热的作用。

【提要】热入血室，余热未清兼气虚的证治。

【释义】上条"热入血室"之证，医生已用两清气血的方法治疗，邪热已经减退一半，如果病人体质素虚，即使脉象仍数，这是余热未清的缘故。这时治疗必须以保护元气为主，而略佐清邪的药物，治宜护阳和阴汤治之。

【按语】热入血室的患者，经用两清气血治疗，邪热已减退大半，但由于病人体质素虚，如再用清气血的药物治疗，必造成气阴两伤之证，所以宜用护阳和阴的方法治疗。

【原文二十九】热入血室，邪去八九，右脉虚数，暮微寒热者，加减复脉汤，仍用参主之。

【原注】此热入血室之邪少虚多，亦以复脉为主法。脉右虚数，是邪不独在血分，故仍用参以补气。暮微寒热，不可认作邪实，乃气血俱虚、营卫不和之故。

【方药】加减复脉汤仍用参方：

即于前复脉汤内，加入人参三钱。

【方解】本方用加减复脉汤滋阴清热，加人参以补养元气。

【提要】热入血室，余邪未尽，邪少虚多的证治。

【释义】温病热入血室，经过治疗，热已减退十分之八九，病人右手脉象数，日暮时有轻微的寒热，这是邪少虚多、气血皆虚、营卫不调的缘故，不可误认为邪实，用清热的方法来治疗，应该用加减复脉汤养阴补血，加人参以补养元气。

【按语】由于温热之邪易灼伤阴液，损伤正气，故热入血室之证，虽邪热已减退十之八九以后，邪少虚多，这时气血两虚、营卫不和，不可再用清热，以伤元气，宜用加减复脉汤加人参的方剂治疗。

【原文三十】热病经水适至，十数日不解，舌痿饮冷，心烦热，神气忽清忽乱，脉右长左沉，瘀热在里也，加减桃仁承气汤主之。

【原注】前条十数日不解用玉女煎者，以气分之邪尚多，故用气血两解。此条以脉左沉，不与右之长同，而神气忽乱，定其为蓄血，故以逐血分瘀热为急务也。

【方药】加减桃仁承气汤方（苦辛走络法）：

大黄（制）三钱　桃仁（炒）三钱　细生地六钱　丹皮四钱泽兰二钱　人中白二钱

水八杯，煮取三杯，先服一杯，候六时，得下黑血，下后神清渴减，止后服，不知渐进。

【方解】方中大黄苦寒，凉血活瘀，攻下热结；桃仁、泽兰、丹皮活血逐瘀；生地凉血养阴；人中白降火清瘀。合用以奏驱逐血分瘀热的作用。

【原按】按邵新甫云：考热入血室，《金匮》有五法。第一条主小柴胡，因寒热而用，虽经水适断，急提少阳之邪，勿令下陷为最。第二条伤寒发热，经水适来，已现昼明夜剧，谵语见鬼，恐人认阳明实证，故有无犯胃气及上二焦之戒。第三条中风寒热，经水适来，七八日脉迟身凉，胸胁满如结胸状，谵语者，显无表证，全露热入血室之候，自当急刺期门，使人知针力比药力尤捷。第四条阳明病，下血谵语，但头汗出，亦为热入血室，亦刺期门，汗出而愈。第五条明其一证而有别因为害，如痰潮上脘，昏冒不知，当先化其痰，后除其热。仲景教人当知变通，故不厌推广其义。乃今人一遇是证，不辨热入之轻重，血室之盈亏，遽以小柴胡汤，贻害必多。要之热甚而血瘀者，与桃仁承气及山甲、归尾之属；血舍空而热者，用犀角地黄汤，加丹参、木通之属。表邪未尽，而表证仍兼者，不妨借温通为使。血结胸，有桂枝红花汤，参入海蛤、桃仁之治；昏狂甚，进牛黄膏，调入清气化结之煎。再观叶案中有两解气血燔蒸之玉女煎法；热甚阴伤，有育阴养气之复脉法；又有护阴涤热之缓攻法。先圣后贤，其治条分缕析，学者审证定方，慎毋拘乎柴胡一法也。

【选注】

叶霖：此剽窃叶案，杜撰方名。热入血室，有四证。如经水适来，为热邪陷入，搏结而不行，腰胁少腹，必有牵引作痛拒按者，当破其血结，宜清热消瘀。若经水适断，而邪乃乘血舍之空虚以袭入者，宜养营清热。若邪热传营，逼血妄行，致经水未当期而至者，宜清热以安营。其经水适来而病温热，病虽发而经水照常自行者，不必治其经血，但治其病而自愈。盖病本未犯血室，故经血自行如常也。仲景所谓勿犯胃气，及上焦，必自愈者，正指此也。但治法必兼少阳厥阴，故仲景刺期门，而以柴胡为主方，以提出所陷热邪也。或讥香岩先生畏柴胡而不敢用。然其温热篇，一则曰若热邪陷入，与血相结者，当从陶氏小柴胡汤，去参枣，加生地、桃仁、楂肉、丹皮，或犀角等。再则曰若本经血结自甚，必少腹满痛身重者，小柴胡汤去甘药，加延胡、归尾、桃仁，挟寒加桂心，气滞者加香附、陈皮、枳壳等。观此，何尝不用。特临证指南，从门诊底簿录来，未遇此等治案耳。鞠通剽窃数条，竟畏柴胡而不用，一家之言，尚不可偏执，况一家之书，并不研究全读，便著书立说，自诩高明，谬妄甚矣。更有无识庸工，拾其唾余，界划三焦，致上下颠倒。严分表里，令伏气难瘳，是谁之罪欤，总缘业医者不读内经，不究贤

卷三·下焦篇

论，执此一篇，奉为圭臬，良深浩叹。

朱武曹：即上第二十一条方，去芒硝、归芍，而易以生地、泽兰、人中白也。

【提要】热入血室，已成蓄血证的证治。

【释义】妇女患温热病，适逢月经来潮，十余天热不退，且有舌体痿弱，喜饮冷水，心里烦躁而热，神识时清时乱，脉象右手长，左手沉，这是热邪在里，与血相结，已成蓄血证，故用攻逐瘀结的加减桃仁承气汤治之。

【按语】本条与第二十七条气分邪多，血分邪少不同。故前条用气血两解的玉女煎治疗。而本条是热邪瘀结在里，热与血结，已成为蓄血证，故急宜驱逐血分的瘀热，当用加减桃仁承气汤治疗。

【原文三十一】温病愈后，嗽稀痰而不咳，彻夜不寐者，半夏汤主之。

【原注】此中焦阳气素虚之人，偶感温病，医以辛凉甘寒，或苦寒清温热，不知十衰七八之戒，用药过剂，以致中焦反停寒饮，令胃不和，故不寐也。《素问》云：胃不和则卧不安，饮以半夏汤，覆杯则寐。盖阳气下交于阴则寐，胃居中焦，为阳气下交之道路，中寒饮聚，致令阳气欲下交而无路可循，故不寐也。半夏逐痰饮而和胃，秫米秉燥金之气而成，故能补阳明燥气之不及而渗其饮，饮退则胃和，寐可立至，故曰覆杯则寐也。

【方药】半夏汤方（辛甘淡法）：

半夏（制）八钱　秫米二两（即俗所谓高粱是也，古人谓之稷，今或名为芦稷，如南方难得，则以薏仁代之。）

水八杯，煮取三杯，分三次温服。

【选注】

汪瑟庵：不寐之因甚多，有阴虚不受阳纳者，有阳亢不入阴者，有胆热者，有肝用不足者，有心气虚者，有心液虚者，有跷脉不和者，有痰饮扰心者。温热病中，往往有兼不寐者，各察其因而治之，斯不误矣。

叶霖：此方虽治寒凉过剂，温燥之药太重，炉焰复燃之祸，不可不防。

曹炳章：此之治不寐，亦以和胃为法，合观本卷，黄连阿胶汤方注，可见不寐一症，非全属心肾不交，治法一误，必无是处。

【提要】 温病愈后，寒饮停滞不寐的证治。

【释义】 患者平素脾胃阳气不足，感受温病以后，医生恣用辛凉或苦寒，用药过剂，损伤中焦阳气，致使病人脾胃阳气更虚，造成寒饮内停，胃气不和，胃不和则卧不安，故通夜不能眠，嗽吐稀痰而不咳，饮在胃而不在肺，故用逐饮化痰和胃的半夏汤治之。

【按语】 不寐的原因很多，有阴虚不受阳纳，有阳亢不能入于阴，有胆热，有肝用不足，有心气虚，有心液虚，有痰饮扰心，有胃不和不能眠等，临床上要细察原因而治，才会收到较好的疗效。

【原文三十二】 饮退则寐，舌滑，食不进者，半夏桂枝汤主之。

【原注】 此以胃腑虽和，营卫不和，阳未卒复，故以前半夏汤合桂枝汤，调其营卫，和其中阳，自能食也。

【选注】

叶霖：药本治病，病去，阴气未复，如调理未善，莫若静养，以饮食消息调之。此正又可知难之语，非谓病后一概不须调理也。鞠通讥其不知要领。设知其要领者，当调理不善乎。温病愈后，咳嗽不寐，不食自汗者，必用半夏桂枝汤，及桂枝汤，引其炉焰复炽，始谓知其要领乎？只知撷拾《临证指南》，变其方名，攘为己出。而于叶氏之书，并未全读，其温热篇云：如面色白者，须要顾其阳气，湿胜则阳微也。法宜清凉，然到十分之六、七，即不可过于寒，恐成功反弃，盖湿热一去，阳亦衰微也。面色苍者，须要顾其津液，清凉到十分之六、七，往往热减身凉，不可就云虚寒而投补剂，恐炉中虽息，灰烟有火，须细察精详，方少少与之。慎不可直率而往也。观此是于未愈之前，便步步留心顾虑。何等精细，岂既曰温病，其非寒非湿可知。病邪甫解，便投温里之桂枝，药复之祸，岂可免乎？转不若又可不药之为善也。鞠通非独于温热温疫湿温，淆混不清，而于寒温亦莫辨，惟知界划三焦，欲以一方概治，误人非浅。汪注精当，宜参阅。

曹炳章：以上二条，均为中阳本虚，复感温病后之治法，可见治病者，因病治病，毫无成心。

【方药】半夏桂枝汤方（辛温甘淡法）：

半夏六钱　秫米一两　白芍六钱　桂枝四钱（虽云桂枝汤，

却用小建中汤法。桂枝少于白芍者，表里异治也） 炙甘草一钱
生姜三钱　大枣（去核）二枚

水八杯，煮取三杯，分温三服。

【方解】方中半夏汤逐饮化痰、和中，桂枝汤调和营卫。

【提要】饮退中气虚不能食的证治。

【释义】患者服过半夏汤后，寒饮消退，已能安眠，但又出现舌苔白滑，不想饮食，这是胃气虽已和降，而胃阳未复。营卫之气来源于胃，中焦阳气不振，因而营卫未能调和，故用半夏桂枝汤来调营卫，和中焦的阳气。中阳得复则食进，白滑苔去而营卫之气调和则病愈。

【按语】此条虽说"饮退得眠"，但从"舌滑，食不进"来看，舌滑，一是说明胃气未复，一是痰饮未完全消退，或脾胃有湿邪，所以在治疗时仍用半夏汤以祛饮邪。

【原文三十三】温病解后，脉迟，身凉如水，冷汗自出者，桂枝汤主之。

【原注】此亦阳气素虚之体质，热邪甫退，即露阳虚，故以桂枝汤复阳也。

【方药】桂枝汤方（见上焦篇，但此处用桂枝分量与芍药等，不必多于芍药也，亦不必啜粥再令汗出，即仲景以桂枝汤小和之法是也）。

【选注】

曹炳章：此条小注甚佳，此处用桂枝汤分量与芍药等，尚有深义，此不过热邪甫退，虽明知其阳虚，尚不敢骤然补阳，致热

邪复炽，故姑用。

【提要】温病解后阳虚的证治。

【释义】温病热邪退后，出现脉象迟，身体肌肤发凉，冷汗自出，这是患者素来阳气虚，热邪一退，便暴露出阳虚不固的现象，所以要用桂枝汤来恢复其阳气。

【按语】温病本应忌用辛温之剂，但今热邪已解，而又出现阳虚的症状，故可用桂枝汤治疗。

【原文三十四】温病愈后，面色萎黄，舌淡，不欲饮水，脉迟而弦，不食者，小建中汤主之。

【原注】此亦阳虚之质也，故以小建中，小小建其中焦之阳气，中阳复则能食，能食则诸阳皆可复也。

【方药】**小建中汤方（甘温法）：**

白芍（酒炒）六钱　桂枝四钱　甘草（炙）三钱　生姜三钱　大枣（去核）二枚　胶饴五钱

水八杯，煮取三杯，去渣，入胶饴，上火烊化，分温三服。

【方解】本方为温养中气之剂。病后中阳虚，故用小建中汤加味。方中饴糖合桂枝，甘温相得，能温中补虚；饴糖、甘草合芍药，甘苦相须，能和里缓急；又以生姜之辛温，大枣之甘温，辛甘相合，能健脾胃而和营卫。诸药相配，本方具有温中补虚、和里缓急的作用。

【选注】

汪瑟庵：温热病，虑涸其阴，湿温病，虑虚其阳。病后调理，温热当以滋阴为法（甘凉或佐甘酸），湿温当以扶阳为法

（甘温或佐辛甘），不可错误。热病解后，脉静身凉，然而炎威虽退，余焰犹存，略予甘温，燎原复炽。饮食尚能助邪，况参术姜桂，及二陈之类乎。但体质不同，或平素阳虚，或寒凉过当，邪去正衰，不扶其阳，则气立孤危，故列益阳数法于右，以备采用。所谓"有者求之，无者求之"，学者固不可不知有此法。然非见之真确，断不可冒昧轻投也。寒湿、湿温，病后化燥，有当用凉润者，可以隅反。

【提要】温病愈后，中阳虚的证治。

【释义】温病热退病愈之后，面色枯萎而黄，舌质淡而不仁，不想喝水，脉象迟弦，不想吃东西，这是病后中焦脾胃阳虚，运化无力所致。用小建中汤甘温小补中阳，中阳足则脾胃健，饮食自进，气血渐充，面黄舌淡则复。

【按语】温热之病，往往是护阴为主，尤其是后期更是如此。而此条则以扶阳为主，这是患者素体阳虚，或用寒凉过剂而致中阳虚，所以急用小建中汤温中补虚。

【原文三十五】温病愈后，或一月，至一年，面微赤，脉数，暮热，常思饮不欲食者，五汁饮主之，牛乳饮亦主之。病后肌肤枯燥，小便溺管痛，或微燥咳，或不思食，皆胃阴虚也，与益胃、五汁辈。

【原注】前复脉等汤，复下焦之阴。此由中焦胃用之阴不降，胃体之阳独亢，故以甘润法救胃用，配胃体，则自然欲食，断不可与俗套开胃健食之辛燥药，致令燥咳成痨也。

【方药】五汁饮、牛乳饮方（并见前秋燥门）。

益胃汤（见中焦篇）。

按：吴又可云"病后与其调理不善，莫若静以待动"，是不知要领之言也。夫病后调理，较易于治病，岂有能治病，反不能调理之理乎！但病后调理，不轻于治病，若其治病之初，未曾犯逆，处处得法，轻者三五日而解，重者七八日而解。解后无余邪，病者未受大伤，原可不必以药调理，但以饮食调理足矣。《经》所谓食养尽之是也。若病之始受既重，医者又有误表、误攻、误燥、误凉之弊，遗殃于病者之气血，将见外感变而为内伤矣。全赖医者善补其过（谓未犯他医之逆；或其人阳素虚，阴素亏；或前因邪气太盛，攻剂不得不重，或本虚邪不能张，须随清随补之类）。而补人之过（谓已犯前医之治逆），退杀气（谓余邪或药伤），迎生气（或养胃阴，或护胃阳，或补肾阴，或兼固肾阳，以迎其先后天之生气），活人于万全，岂得听之而已哉！万一变生不测，推诿于病者之家，能不愧于心乎。至调理大要，温病后一以养阴为主。饮食之坚硬浓厚者，不可骤进。间有阳气素虚之体质，热病一退，即露旧亏，又不可固执养阴之说，而灭其阳火。故本论中焦篇列益胃、增液、清燥等汤，下焦篇列复脉、三甲、五汁等复阴之法，乃热病调理之常理也。下焦篇又列建中、半夏、桂枝数法，以为阳气素虚，或误伤凉药之用，乃其变也。《经》所谓："有者求之，无者求之，微者责之，盛者责之"，全赖司其任者，心诚求之也。

【提要】温病愈后，胃阴虚的证治。

【释义】温病治愈以后，或一个月至一年，面色微红，脉象数，傍晚发热，经常想喝水，不想吃东西，这是病后津液不足，胃阴亏的缘故，不可用香燥健脾的药，要用甘寒养胃阴的五汁饮，或用牛乳饮。或病后皮肤干而枯燥，小便时尿道涩痛，或微干咳，或不想吃东西，这些都是胃阴亏虚所致，因胃阴虚津液不能滋润皮肤，上不能润肺，下不能润水道。胃为阳土，喜润恶燥，所以用养胃阴的益胃汤、五汁饮治疗，不可用香燥健胃的药，以防燥伤胃阴。

【按语】因温病易伤阴，所以吴氏除列复脉汤、三甲复脉汤，又列了五汁饮、牛乳饮和益胃汤以养胃阴之法。

暑温 伏暑

【原文三十六】暑邪深入少阴消渴者，连梅汤主之；入厥阴麻痹者，连梅汤主之；心热烦躁，神迷甚者，先与紫雪丹，再与连梅汤。

【原注】肾主五液而恶燥，暑先入心，助心火独亢于上，肾液不供，故消渴也。再心与肾均为少阴，主火，暑为火邪，以火从火，二火相搏，水难为济，不消渴得乎！以黄连泻壮火，使不烁津，以乌梅之酸以生津，合黄连酸苦为阴；以色黑沉降之阿胶救肾水，麦冬、生地合乌梅酸甘化阴，庶消渴可止也。肝主筋而受液于肾，热邪伤阴，筋经无所秉受，故麻痹也。再包络与肝均为厥阴，主风木，暑先入心，包络代受，风火相搏，不麻痹得乎！以黄连泻克水之火，以乌梅得木气之先，补肝之正，阿胶增液而息肝风，冬、地补水以柔木，庶麻痹可止也。心热烦躁神迷甚，先与紫雪丹者，开暑邪之出路，俾梅、连有入路也。

【选注】

叶霖：此条叶案，是暑邪劫阴，防其痉厥，治法全在右脉空大，左脉小芤。鞠通窃其法，捏造方名，而不录脉象，忽插入心热神迷，与紫雪丹以清心热，便瞒过后人非叶氏之方，为伊得，此自条之意也。其自辨注云：暑先入心云云者，以明界划三焦，是邪由上中焦而入下焦，似若病邪皆遵伊道路而行，不敢紊乱者，真属梦呓。其入肾消渴，入肝麻痹，出李梃《医学入门》，张司农收入《伤暑全书》，非由上而中而下也。鞠通想未见过，仅据《临证指南》，誊录以欺世耳。

曹炳章：厥阴麻痹，当主风象，但此风非外来之贼邪，乃肝木之内风动也。故治以柔润法，以暑先入心，心火亢，欺肝风动，故加连梅。

【方药】连梅汤方（酸甘化阴，酸苦泄热法）：

云连二钱　乌梅（去核）三钱　麦冬（连心）三钱　生地三钱　阿胶二钱

水五杯，煮取二杯，分二次服。脉虚大而芤者，加人参。

【方解】方中黄连能泻亢盛之火；乌梅味酸生津；阿胶救肾水；生地、麦冬滋养阴液。合而为酸甘化阴、酸苦泄热的方剂。

【提要】暑邪深入少阴与厥阴的证治。

【释义】暑邪入少阴，暑属火邪，心亦属火，二火相搏，致心火独亢于上；另外，肾阴被暑邪消灼，不能济心火，因而出现渴欲饮水的消渴证，可用酸甘化阴、酸苦泄热的连梅汤治疗。

暑邪深入厥阴，而伤肝阴。肝主筋，肝又赖肾水涵养，暑热既伤真阴，则筋失润养，故发生麻痹。再说心包与肝同属厥阴，暑先入心，包络代受，火盛则生风，风火相搏，累及于筋，从而亦会出现麻痹征象。这时亦可用酸甘化阴、酸苦泄热的连梅汤治疗。如果在上述症状中又出现心胸烦热、神志昏迷不清者，是包络欲闭，可先与紫雪丹开窍清热，使暑邪外出，神清以后，再用连梅汤治疗。

【按语】此条为暑热之邪伤及心肾阴液所致。暑热灼伤肾阴于下，肾水不能上济，邪热又助心火亢盛于上，故出现消渴。心热烦躁，肢体麻痹亦是肝肾阴虚的缘故。因此治宜酸甘化阴、酸苦泻火为主。

【原文三十七】暑邪深入厥阴，舌灰，消渴，心下板实，呕恶吐蛔，寒热，下利血水，甚至声音不出，上下格拒者，椒梅汤主之。

【原注】此土败木乘，正虚邪炽，最危之候。故以酸苦泄热，辅正驱邪立法，据理制方，冀其转关耳。

【选注】

曹炳章：木乘故用白芍，土败故用干姜，正虚故用人参，邪炽故用芩连，心下板实故用枳实，且芩连合白芍可治下利血水，白芍乌梅合半夏可治呕恶吐蛔。此症危险已极，前人立方，乃丝丝入扣如此。

【方药】椒梅汤方（酸苦复辛甘法，即仲景乌梅圆法也，方义已见中焦篇）：

黄连二钱　黄芩二钱　干姜二钱　白芍（生）三钱　川椒（炒黑）三钱　乌梅（去核）三钱　人参二钱　枳实一钱五分　半夏二钱

水八杯，煮取三杯，分三次服。

【方解】方中白芍泄肝，干姜温脾，人参扶正，芩、连清火，枳实破滞；黄芩、黄连配白芍以治下利；半夏配乌梅、川椒降逆止呕恶吐蛔。合而为酸苦泄热，降逆止呕之剂。

【提要】暑邪深入下焦厥阴的证治。

【释义】暑邪深入下焦厥阴，舌苔灰白，口渴喜饮而渴不解，心下胃脘板硬，恶心呕吐蛔虫，恶寒发热，下利血水，甚至不能说话，上下阻格不通，这是土败木贼，邪在厥阴，肝病必克脾土，脾主中宫，土败则升降无能，故上下不通，上则恶心呕吐蛔虫，下则下利血水，中焦阻格则板实不通。暑入厥阴，木火炽盛，引水自救，故大渴引饮，厥阴与少阳相表里，暑在厥阴，故恶寒发热。上下焦关格闭拒不通，这是脾土衰败，肝木乘克，正气虚弱，邪气炽盛的危险现象。宜急用酸苦泄热的椒梅汤治疗，来辅助正气，以驱逐热邪，疏通上下，以开格闭。

【按语】上下焦关格闭拒不通，是正虚邪盛，土败木贼，最为危险，临证时要急于正确处理，以防他变。正如吴鞠通在本条自注中所云："此土败木乘，正虚邪炽，最危之候。故以酸苦泄热、辅正驱邪立法，据理制方，冀其转关耳。"

【原文三十八】暑邪误治，胃口伤残，延及中下，气塞填胸，燥乱口渴，邪结内踞，清浊交混者，来复丹主之。

【原注】此正气误伤于药，邪气得以窃据于中，固结而不可解，攻补难施之危证，勉立旋转清浊一法耳。

【选注】

曹炳章：此方非仅旋转清浊，直是旋转乾坤，然病已至斯，收效不过万分中之一。此殚力以报，知己则可若泛泛者，却而不治可也。盖庸人不问治病者之本领何如，惟以治愈为贵，设不收效，彼必不能谅我之苦心也。

【方药】来复丹方（酸温法）：

太阴元精石一两　舶上硫黄一两　硝石一两（同硫黄为末，微火炒结砂子大）　橘红二钱　青皮（去白）二钱　五灵脂二钱（澄去砂，炒令烟尽）

[方论] 晋三王氏云：《易》言一阳来复于下，在人则为少阳生气所出之脏。病上盛下虚，则阳气去，生气竭，此丹能复阳于下，故曰来复。元精石乃盐卤至阴之精，硫黄乃纯阳石火之精，寒热相配，阴阳互济，有扶危拯逆之功；硝石化硫为水，亦可佐元、硫以降逆；灵脂引经入肝最速，能引石性内走厥阴，外达少阳，以交阴阳之枢纽；使以橘红、青皮者，纳气必先利气，用以为肝胆之向导也。

【方解】方中元精石是盐卤的结精，味咸性寒，功能沉降；硫黄是火石的结精，性纯阳；二味寒热相配伍，有阴阳互济、拯救上逆危险的功用。硝石佐伍硫黄，也有降逆的作用。五灵脂入肝，能引导石类药物内走厥阴，外达少阳，起到交合阴阳枢纽效果。以橘、青皮作使药，一方面利气，使气能摄纳，另一方面引导诸药入肝胆。合而为升清降浊、斡旋中焦之剂。

【提要】暑邪误治的证治。

【释义】感受暑邪，由于治疗不当，胃气受伤，邪气延及中、下焦，邪气结于中焦，以致上下不通，清浊交混，脾胃升降失司，浊不能降，清阳不能升，气机阻塞，而呈现胸部气塞痞满、口渴闷乱等证。这时在治疗上既不能攻，又不能补，攻补两难，可用来复丹升清降浊，斡旋中焦，使生气来复。

【按语】感受暑邪，由于误治，使病人胃气受损，邪气延及中、下焦，特别是中焦邪气锢结，气机阻塞，脾胃升降无权，浊不降，清不升，这时既不能攻，又不能补，只有用来复丹升清降浊一法来治疗。

【原文三十九】暑邪久热，寝不安，食不甘，神识不清，阴液元气两伤者，三才汤主之。

【原注】凡热病久入下焦，消烁真阴，必以复阴为主。其或元气亦伤，又必兼护其阳。三才汤两复阴阳，而偏于复阴为多者也，温热、温疫未传，邪退八九之际，亦有用处。暑温未传，亦有用复脉、三甲、黄连阿胶等汤之处。彼此互参，勿得偏执。盖暑温不列于诸温之内，而另立一门者，以后夏至为病暑，湿气大动，不兼湿不得名暑温，仍归温热门矣。既兼湿，则受病之初，自不得与诸温同法，若病至未传，湿邪已化，惟余热伤之际，其大略多与诸温同法；其不同者，前后数条，已另立法矣。

【选注】

曹炳章：一言以蔽之，曰无使阴阳两相离绝，此亦治女劳之妙法。

何以偏于复阴，盖热病所伤者阴，女劳所伤者亦阴。如此又何必兼护其阳，不知阴虚而阳亦不附，倘不护之，则阳亦将亡矣。金匮水在肝，三字明示人以十枣汤之法，盖肝为厥阴，在六经为至深之际。饮邪久结，非峻攻不可，况胁下为人身支路，故前人名为支饮，后人畏之而不敢用，与不当用而乱用者，不独不知医理，并不知字义。此方虽不如十枣汤之峻，然用药必以通肝络而逐余邪为君，不然与支饮胁痛四字有何关涉？

卷三 下焦篇

【方药】三才汤方（甘凉法）：

人参三钱　天冬二钱　干地黄五钱

水五杯，浓煎两杯，分二次温服。欲复阴者，加麦冬、五味子；欲复阳者，加茯苓、炙甘草。

【方解】方中人参益气生津；天冬、地黄甘寒养阴生津。三药配伍，补气而不燥，养阴而不腻，是为气阴两补之良方。若阴虚甚者，可加麦冬、五味子酸甘化阴；若气虚较甚者，可加茯苓、炙甘草以益中气，培后天之本。

【提要】暑邪久不解的证治。

【释义】感受暑邪后，发热日久不退，真阴受到消烁，致使心肾不交，睡眠不安。胃阴受伤，则饮食无味。同时，暑邪也损耗了心气，故出现神志迷糊不清。这是阴液元气都受到损伤的缘故，可用复阴护阳的三才汤来治疗。

【按语】"暑邪久热"是指暑热病日久，耗气伤阴之证。本条未列入暑热诸证中，仅曰："寐不安，食不甘，神识不清，阴液元气两伤"，可知是指暑已退，而气阴两伤者。若气阴虽伤，而暑热未尽者，三才汤断不可投，当用王氏清暑益气汤治之。本方虽为暑温而立，然凡温热病气分证后期，邪热已退，而气阴两伤者，用之皆宜。

【原文四十】蓄血，热入血室，与温热同法。

【提要】暑温的蓄血证与热入血室的证治。

【释义】暑温的蓄血证与热入血室证，因其病机与温热的蓄血证，热入血室证相同，故治法同也。

【按语】暑温与温热所造成的蓄血证及热入血室证，虽然其致病因素不同，但其病机相同，所以治法也同。

【原文四十一】伏暑、湿温胁痛，或咳，或不咳，无寒，但潮热，或竟寒热如疟状，不可误认柴胡证，香附旋覆花汤主之。久不解者，间用控涎丹（此证亦有兼眩冒，欲渴、欲呕，或有时烦躁者——朱评）。

【原注】按伏暑、湿温，积留支饮，悬于胁下，而成胁痛之证甚多，即《金匮》水在肝而用十枣之证。彼因里水久积，非峻攻不可；此因时令之邪，与里水新搏，其根不固，不必用十枣之太峻。只以香附、旋覆，善通肝络而逐胁下之饮，苏子、杏仁降肺气而化饮，所谓建金以平木；广皮、半夏消痰饮之正，茯苓、薏仁，开太阳而合阳明，所谓治水者必实土，中流涨者开支河之法也。用之得当，不过三、五日自愈。其或前医不识病因，不合治法，致使水无出路，久居胁下，恐成悬饮内痛之证，为患非轻，虽不必用十枣之峻，然不能出其范围，故改用陈无择之控涎丹，缓攻其饮。

【方药】香附旋覆花汤方（苦辛淡合芳香开络法）：

生香附三钱　旋覆花（绢包）三钱　苏子霜三钱　广皮二钱半夏五钱　茯苓块三钱　薏仁五钱

水八杯，煮取三杯，分三次温服。腹满者加厚朴，痛甚者加降香末。

【方解】方中香附、旋覆花善能疏通肝络，驱逐胁下的水饮；苏子能降肺气而宣化水饮，起到清肃肺金而平肝木的作用；广皮、半夏能消除痰饮；茯苓、薏仁有开太阳小肠和膀胱泌别清浊与气化的功能，起到通利小便作用，又能补阳明中土，这就是治水必须实土，大河涨水开导支流的方法。诸药相配，有祛饮化痰、降气利小便的作用。

【方药】控涎丹方（苦寒从治法）:（痰饮，阴病也。以苦寒治阴病，所谓求其属以衰之是也。按肾经以脏而言，属水，其味咸，其气寒；以经而言，属少阴，主火，其味苦，其气化燥热。肾主水，故苦寒为水之属，不独咸寒为水之属也，盖真阳藏之于肾，故肾与心并称少阴，而并主火也，知此理则知用苦寒、咸寒之法矣。泻火之有余用苦寒，寒能制火，苦从火化，正治之中，亦有从治；泻水之太过，亦用苦寒，寒从水气，苦从火味，从治之中，亦有正治，所谓水火各造其偏之极，皆相似也。苦咸寒治火之有余、水之不足为正治，亦有治水之有余、火之不足者，如介属芒硝并能行水，水行则火复，乃从治也。）

甘遂（去心制） 大戟（去皮制） 白芥子

上等分为细末，神曲糊为丸，梧子大，每服九九，姜汤下，壮者加之，羸者减之，以知为度（以上暑温六条——朱评）。

【方解】方中大戟能泄脏腑水湿，甘遂能行经遂水湿，直达水气所结之处，以攻决为用，白芥子能散皮里膜外痰气。因此甘遂、大戟能攻逐停痰似饮，配白芥子去皮里膜外之痰，其效更佳。合用有攻逐痰饮的功效。

【提要】伏暑、湿温停饮的证治。

【释义】感受暑湿邪气，患者出现胁痛、咳嗽，或不咳、不恶寒，只有傍晚时发热，或者寒热发作有时像疟疾一样，这是湿邪停留于胁下所致，不可误认为少阳病的小柴胡汤证。但也不同于《金匮》"水在肝"的十枣汤证。所以用香附旋覆花汤治疗。如果病久不解，也不可用十枣汤峻攻，可用陈无择的控涎丹缓攻停饮。

【按语】本病是因时令邪气，与水饮初结，它的根蒂还未曾巩固，所以用香附旋覆花汤治疗。如果治疗不当，使水饮停留胁下时间过久，也会成为"悬饮内痛"的疾患。虽然也不一定用十枣汤峻攻，但是，治疗方法也不出十枣汤范围，所以改用作用比较缓和的陈无择之控涎丹攻逐饮邪。

寒湿（便血、咳嗽、疝、痕附）

【原文四十二】 湿之为物也，在天之阳时为雨露，阴时为霜雪，在山为泉，在川为水，包含于土中者为湿。其在人身也，上焦与肺合，中焦与脾合，其流于下焦也，与少阴癸水①合。

【原注】 此统举湿在天地人身之大纲，异出同源，以明土为杂气，水为天一所生②，无处不合者也。上焦与肺合者，肺主太阴湿土之气，肺病湿则气不得化，有霿雾③之象。向之火制金者，今反水克火矣，故肺病而心亦病也。观《素问》寒水司天之年，则曰阳气不令；湿土司天之年，则曰阳光不治自知。故上焦一以开肺气，救心阳为治。中焦与脾合者，脾主湿土之质，为受湿之区，故中焦湿证最多。脾与胃为夫妻，脾病而胃不能独治。再胃之脏象为土，土恶湿也，故开沟渠④，运中阳⑤，崇刚土⑥，作堤防⑦之治，悉载中焦。上中不治，其势必流于下焦。《易》曰：水流湿，《素问》曰：湿伤于下。下焦乃少阴癸水，湿之质即水也，焉得不与肾水相合。吾见湿流下焦，邪水旺一分，正水反亏一分。正愈亏而邪愈旺，不可为矣。夫肾之真水，生于一阳，坎中满也。故治少阴之湿，一以护肾阳，使火能生土为主；肾与膀胱为夫妻，泄膀胱之积水，从下治，亦所以安肾中真阳也。脾为肾之上游，升脾阳，从上治，亦所以使水不没肾中真阳也。其病厥阴也，奈何？盖水能生木，水太过，木反不生，木无生气，自

失其疏泄之任。《经》有"风湿交争，风不胜湿"之文，可知湿土太过，则风木亦有不胜之时。故治厥阴之湿，以复其风木之本性，使能疏泄为主也。

本论原以温热为主，而类及于四时杂感。以宋元以来，不明仲景《伤寒》一书专为伤寒而设，乃以《伤寒》一书，应四时无穷之变，殊不合拍。遂至人著一书，而悉以伤寒名书。陶氏则以一人而屡著伤寒书，且多立妄诞不经名色，使后世学者，如行昏雾之中，渺不自觉其身之坠于渊也。今胪列四时杂感，春温、夏热、长夏暑湿、秋燥、冬寒，得其要领，效如反掌。夫春温、夏热、秋燥，所伤皆阴液也，学者苟能时时预护，处处提防，岂复有精竭人亡之虑。伤寒所伤者阳气也，学者诚能保护得法，自无寒化热而伤阴，水负火而难救之虞。即使有受伤处，临证者知何者当护阳，何者当救阴，何者当先护阳，何者当先救阴，因端竟委⑧，可备知终始而超道妙之神。瑭所以三致意者，乃在湿温一证。盖土为杂气，寄旺四时，藏垢纳污，无所不受，其间错综变化，不可枚举。其在上焦也，如伤寒；其在下焦也，如内伤；其在中焦也，或如外感，或如内伤。至人之受病也，亦有外感，亦有内伤，使学者心摇目眩，无从捉摸。其变证也，则有湿痹、水气、咳嗽、痰饮、黄汗、黄瘅、肿胀、疟疾、痢疾、淋症、带症、便血、疝气、痔疮、痈脓等症，较之风火燥寒四门之中，倍而又倍，苟非条分缕析，体贴入微，未有不张冠李戴者。

【选注】

汪瑟庵：近代俗医，皆以伤寒法治温热暑燥，入手妄用表散，末后又误认虚劳，妄行补阴补阳，以致生民夭枉，此书所为作也。若湿温之症，则又不然。世有粗工，稍知热病，一遇湿温，亦以温热之法施之，较之误认温热为伤寒者，厥罪惟均。盖湿热一证，半阴半阳，其反复变迁，不可穷极，而又氤氲黏腻，不似伤寒之一表即解，温热之一清即愈，施治之法，万绪千端，无容一毫执着。篇中所述，亦只举其一隅，学者务宜勤求古训，精研理气，而后能贯通融会，泛应不穷。经云：知其要者，一言而终；不知其要，流散无穷。是在潜心深造者矣。

叶霖：湿为六淫之一，从地气上升，由天气下降。盖地气上为云，天气下为雨，凡云雾雨露之属，皆是湿气。且湿气蒸腾，愈热则愈高，愈寒则愈下。试观杯水之热，当隆冬之时，则气盈尺，当盛夏则不见。此固阴阳消长使然，又以热入热故也。故盛夏湿热蒸腾之气，高于岑楼而不见。人居此气之中，浸润不觉，而湿病生焉。然虽有上受下受之分，其实皆中土之所化也。不独天地蒸淫之湿，即内受酒浆茶水，外受汗衣洗浴等湿，亦同此义。岂湿之为病，始上焦传中焦终下焦，谨遵鞠通排定路径而行，有是理乎？总因未读医经，不参贤论，熟一部《临证指南》，便谓道在是矣。

【词解】

①少阴癸水：天干配五行，壬癸为水。肾与膀胱为水，膀胱为足太阳壬水，肾为足少阴癸水。

②水为天一所生：据《尚书·洪范篇》记载，一曰水、二曰火、三曰木、四曰金、五曰土，并有天一生水，地六成之，地二生火，天七成之，天三生木，地八成之，地四生金，天九成之，天五生土，地十成之的说法。因此就用一、二、三、四、五

分别代表水、火、木、金、土的生数。如果在各生数上加土数五，即得六、七、八、九、十，则分别代表水、火、木、金、土的成数，即由一、二、三、四、五分别加五而成的意思。又天为阳，地为阴；奇数为阳，偶数为阴。这样五行当中每一行，都由一个生数和一个成数相配，也就是一个奇数和一个偶数相配，构成一对阴阳消长的关系，以说明水有阳水、阴水；火有阳火、阴火；木有阳木，阴木；金有阳金、阴金；土有阳土、阴土等阴阳配伍关系。所以实际上生数、成数的含义，是古人试图用计算的方法，来说明天地、阴阳、奇偶的消长和对立统一关系。

③霿雾：霿音茂，昏暗、视线蒙蔽之意。霿雾，昏蒙如雾之状。

④开沟渠：就是通调三焦，疏通水道，使湿从小便而出之意。

⑤运中阳：因湿困中焦，中阳不运，因而化湿浊，振奋脾胃之阳，使中阳能够运转，则清气升，浊气降，湿浊除矣。

⑥崇刚土：崇，高也，充也。刚土，阳为刚，阴为柔，胃为阳土，故曰刚土。崇刚土，即培补胃气，健胃温中以化湿。

⑦作堤防：堤防，是防水之堤坝，意指土能制水，培土以制水之意。

⑧因端竟委：端，始也，首也，指疾病初起的原因。委，末也。竟，穷也。意即穷其变化之始终。

【提要】

（1）湿在天地人身之大纲。

（2）湿邪为病变化之梗概及治疗大法。

【释义】 此条概括阐明湿在天地人身变化之大纲，其表现虽不同，而本源是一致的。当春夏天气温暖的时候，湿即呈现为雨、为露；当秋冬天气阴寒的时候，湿即表现为霜、为雪；其在山涧为泉；在河流为水；蕴藏在土中的便是湿。当湿侵袭于人体以后，随其所在的部位不同，而伤于不同的脏腑。在上焦则与肺合，因肺为水之上源，主太阴湿土之气。如果肺气受到湿气的阻遏，则肺失宣降，而有昏蒙督雾的现象。心与肺同居上焦，火能制金。今因阴霾充斥上焦，水反克火，所以不但肺病，而心亦病矣。正如《素问》所说："寒水司天之年，则曰阳气不令。湿土司天之年，则曰阳光不治。"治上焦之湿，以开肺气、救心阳为宗旨。开肺气，则肺气得以宣发，卫气得以输布，可以驱散在表之湿。另外，开肺气，则肺气得以肃降，制节有权，气化湿亦化，水道得以通调，水湿从小便排出。救心阳者，因湿为阴邪，当以温化。心阳振，则湿易化，犹如离照当空，阴霾顿开。所以，治疗上焦之湿，一方面要开肺气，一方面要救心阳。

湿在中焦，与脾相合。脾为湿土，与湿同气相召，脾亦属太阴，为受湿之处，所受者为湿土之实质，所以中焦湿证最多。脾与胃相合，乃脏腑阴阳相配，脾病而胃的功能亦不能不受伤。胃为阳土，土都怕湿，湿甚则土淹。治疗中焦之湿，应开沟渠，运中阳，崇刚土，作堤防等，这些方法都载在中焦篇。

假如上中焦之湿不治，必流于下焦。《易经》说"水流湿"；《素问》说："湿伤于下。"下焦是少阴癸水所居，湿的本质即是水，所以一定与水相合。湿虽为水，但不是正水，而是一种邪水。此水流于下焦，必然损伤少阴之真水。邪水旺一分，正水反亏一分，正愈亏而邪愈旺，最终导致不可收拾的局面。肾的真水生于一阳，在卦为坎中满。治疗少阴之湿的法则，一方面要护肾阳，使火能生土，土旺则能制水，这是主要的法则。肾与膀胱相合，泄膀胱之积水，是从下治，这是为了安肾中之阳。脾是肾的上游，升脾阳，是从上治，也是为了使水不没肾中真阳。

厥阴为风木之脏。水能生木，水太过，木反不能生。木无生气，就丧失了疏泄的功能。《内经》有风湿交争，风不能胜湿的记载，可见湿土太过，则风木亦有不能胜任的时候。所以治厥阴之湿，在于恢复风木的本性，使厥阴风木能够疏泄，这是治厥阴之湿的主要方法。如何恢复风木的条达疏泄的性能呢？主要是以辛味的风药来升发肝胆的春生之气，振奋一身之气机。春升之气入通于脾，则脾可转输升降，而湿可自化。这就是治厥阴之湿的主要方法，也就是平常所说的风能胜湿的方法。

此书本以温热为主，所以类及于四时杂感的原因，是因为宋元以来，皆以伤寒法以应四时无穷之变，很不合拍。掌握了治疗四时杂感的要领，效如反掌。春温、夏热、秋燥，所伤者皆阴液也，如能时时预护，处处提防，则不至于导致精竭人亡。伤寒所伤者乃阳气，如保护得法，就不会产生伤阳耗阴之变。所致意再三者，在于湿温一证，其错综变化，不可枚举。湿温在上焦，类如伤寒；在下焦，有似内伤；在中焦，或如外感，或如内伤。其变证有湿痹、水气、咳嗽、痰饮、黄汗、黄疸、肿胀、疟疾、痢疾、淋证、带证、便血、疝气、痔疮、痈脓等证，比风火燥寒四门的变证广泛得多，倘若不条分缕析，细心体验，难免不搞错。

【按语】本条为湿在天地人身之大纲，论述扼要精辟，宜细心领会。诚能了然心目，纲举目张，可以应万变。归纳起来，本条阐明了如下几个问题：

（1）概述了湿邪的变化规律：湿在自然界，可为霜雪雨露、水泉湿雾；在人体可为水湿痰饮。其转归，可寒化、热化。寒化则伤阳，热化则耗阴。其侵犯部位，可内可外，可上可下可中，表里三焦无处不至。其变证，可疟、痢、痹、疸等等。其在上焦，因肺气不宣，心阳不布，而身重恶寒，头重胸痞，有似伤寒；其在下焦，因气化不利，水湿停蓄，而有似内伤；其在中焦，因湿困中阳，而身重恶寒，头沉脘满，有似外感；湿蕴化热，午后潮热，状若阴虚，又似内伤。疑似迷离，错综变化，不可枚举，须细心体验，详加分辨，方不致误。

（2）阐述了治湿之大法：湿之特性有二：一为湿乃阴邪，易伤阳气；二为湿性氤氲黏腻，易阻气机。故治湿大法当宣畅气机，温化湿浊。湿在上焦，宜开肺气，救心阳。肺主气，肺气宣则气机畅，气化则湿化；心主火，心阳振则阴凝解，犹离照当空，阴霾自散。在中焦则直运中阳，健脾化湿佐以渗利，使脾能运化，清升浊降，湿浊自除。湿在下焦，治宜安肾阳以助气化，使湿从下去；补火生土，升脾阳，乃培土以制火。湿在厥阴，则木失疏泄之性，当辛以补之，主以风药疏调肝胆，助其春生升发之性，使木能条达，疏泄有权，则脾阳能升，气机通畅，湿浊自化。这就是治湿之大法。

（3）湿邪产生的途径有"亦有外感，亦有内伤"。正气存内，邪不可干。湿之伤人，多为内外合邪，脾不健运，内湿中生，与外湿相召，合而为病。脾主湿，胃为水谷之海，藏污纳垢，无所不受，故中焦湿证最多。正如薛生白所说："湿热证，属阳明太阴经者居多"。

【原文四十三】湿久不治，伏足少阴，舌白身痛，足跗浮肿，鹿附汤主之。

【原注】湿伏少阴，故以鹿茸补督脉之阳。督脉根于少阴，所谓八脉丽于肝肾也。督脉总督诸阳，此阳一升，则诸阳听令。附子补肾中真阳，通行十二经，佐之以菟丝，凭空行气而升发少阴，则身痛可休。独以一味草果，温太阴独胜之寒，以醒脾阳，则地气上蒸天气之白苔可除。且草果，子也，凡子皆达下焦。以茯苓淡渗，佐附子开膀胱，小便得利，而跗肿可愈矣。

【选注】

曹炳章：为湿伤肾阳者立治法。而湿之为病，必由于脾阳不振而来，故方中有草果、茯苓。

叶霖：此一条合下两条，皆从叶案窃来，捏造方名，而此条独遗"从太溪穴水流如注"八字，下条遗"中年未育子"五字。

【方药】鹿附汤方（苦辛咸法）：

鹿茸五钱　附子三钱　草果一钱　菟丝子三钱　茯苓五钱

水五杯，煮取二杯，日再服，渣再煮一杯服。

【方解】湿久不治，下传于肾，伏于少阴，则不独脾阳不振，不能制水，且肾阳亦伤。鹿茸性属纯阳，血肉有情之品，填精益髓，入督脉，补督脉之阳。督脉根于肾，总督一身之阳。督脉之阳一升，诸阳经之阳随之受命而动，阳气动而气血行，湿浊除而经脉通，身痛止而跗肿消。附子辛热，走而不守，补命门之火，壮肾中真阳，通行十二经。肾阳足则能为膀胱化气行水，使水湿下出。再者补火以生土，振奋脾阳，脾阳充则能制水。配以菟丝子，温肾益精，升发少阴之气，阳升则阴降。草果辛温芳烈，长于温中散寒，除太阴独盛之寒，以醒脾阳。佐以茯苓，健脾渗利，开膀胱，利小便，水湿自除。

【提要】湿伤肾的证治。

【释义】湿邪经久不除，则传于下焦，伤于肾阳。肾阳伤则不能制水，水湿停蓄。水性下趋，故足跗浮肿；阳虚不能温煦，水湿留滞经络则身痛，湿浊上蒸则舌白。治疗当以鹿附汤益精填髓壮肾阳，肾阳壮则湿自利。

【按语】既为湿伏少阴，水没肾中真阳而足跗浮肿，加泽泻、猪苓等渗利之品，泄膀胱之水，以安肾中真阳。

【原文四十四】湿久，脾阳消乏，肾阳亦惫者，安肾汤主之。

【原注】凡肾阳惫者，必补督脉，故以鹿茸为君，附子、韭子等补肾中真阳，但以苓、术二味，渗湿而补脾阳，釜底增薪法也。（其曰安肾者，肾以阳为体，体立而用安矣。）

【选注】

曹炳章：前方脾阳尚未消乏，故方中仅以草果劫寒湿醒脾阳。此方则因肾阳惫，而脾阳亦惫矣。故方中必用茅术佐附子补脾阳，用药之深浅如此，市医恶乎知之。

【方药】安肾汤方（辛甘温法）：

鹿茸三钱　葫芦巴三钱　补骨脂三钱　韭子一钱　大茴香二钱　附子二钱　茅术二钱　茯苓三钱　菟丝子三钱

水八杯，煮取三杯，分三次服。大便溏者，加赤石脂。久病恶汤者，可用贰拾分作丸。

【方解】湿伤脾肾之阳，方以鹿茸为君，益精填髓，补督脉之阳，辅以附子、韭子、补骨脂、大茴香，补肾中真阳，以散寒湿，且补火以生土。佐菟丝子予以益肾，苓术健脾而渗湿。

【提要】湿伤脾肾之阳治法。

【释义】湿困脾阳，久停不去，脾阳受戕，升降悖逆，运化无权，见身重、腹满、倦怠、乏力、畏寒肢冷、纳呆便溏等。脾阳消乏，日久不差，必下及于肾，肾阳亦惫。阳虚水湿停蓄而见浮肿，腰膝酸冷，精冷阳痿等。肾阳惫者，必先补督脉以安肾，主以安肾汤。

【按语】湿久脾肾阳虚，治当温脾肾以除湿。安肾汤以温肾为主，当增干姜以温脾阳，再增砂仁陈皮等行气化湿醒脾。便溏者，可用益智仁温涩醒脾固肾。赤石脂固肠滞涩，湿盛之时，非其所宜，除非洞泄不止，急以治标，不得已而暂用之。湿走大肠之濡泄，以健脾升清，淡渗分利为治，此即"下利不利小便，非其治也"之意。

肾阳虽惫，然附韭胡茴等一派燥热，恐伤其阴，方中当有佐药。试观阳虚水泛之真武汤，重用附子以温阳，尚以白芍佐其燥烈，方不顾此失彼。倘肾精亏者，固宜温阳，然忌一派辛燥，当益精温阳，如巴戟天、仙茅、仙灵脾等。临证宜细心斟酌权衡。

【原文四十五】湿久伤阳，痿弱不振，肢体麻痹，痔疮下血，术附姜苓汤主之。

【原注】按痔疮有寒湿、热湿之分，下血亦有寒湿、热湿之分，本论不及备载。但载寒湿痔疮下血者，以世医但知有热湿痔疮下血，悉以槐花、地榆从事，并不知有寒湿之因，畏姜、附如虎，故因下焦寒湿而类及之。方则两补脾肾两阳也。

【方药】术附姜苓汤方（辛温苦淡法）：

生白术五钱　附子三钱　干姜三钱　茯苓五钱

水五杯，煮取二杯，日再服。

【方解】脾肾之阳两伤，寒湿蕴蓄不解，法当温补脾肾之阳。故方用附子温肾阳，补火以生土，温肾以化气，佐以苓术之淡渗燥湿，开沟渠以利小便。干姜温振脾阳，佐苓术健脾利湿，共成温阳健脾化湿之剂。

【提要】寒湿伤于脾肾之阳而痿弱、麻痹、下血证治。

【释义】湿久不去，损伤脾肾之阳，以致肢体痿弱、麻痹，痔疮下血。痔疮下血，有寒湿与热湿之分，本论未能具载，只载寒湿所致之痔疮下血。因一般医生都知道湿热可造成痔疮下血，用槐花地榆之类，清下焦湿热而凉血止血，却不知道寒湿亦能造成痔疮下血，所以在治疗时，视姜附如虎，畏而不用。正因为这个缘故，所以在论下焦寒湿证的同时，附带谈谈寒湿痔疮出血，以昭示后人，治当两补脾肾之阳，扶阳以摄阴。

【按语】吴氏于此条，列举了三个不同的症状：痿弱不振、肢体麻痹、痔疮下血。三症表现不同，却有共同的病理基础，可以单独出现，亦可并见。阳气虚，则营卫不行，《素问·逆调论》曰："荣气虚则不仁，卫气虚则不用，荣卫俱虚，则不仁且不用。"故寒湿伤阳，可见肢体麻痹。何以致痿？《素问·痿论》曰："阳明虚则宗筋纵，带脉不引，故足痿不用也"。《素问·生气通天论》又曰："湿热不攘，大筋绠短，小筋弛长，绠短为拘，弛长为痿。"故寒湿不除，戕伤脾阳，可以致痿。脾肾阳虚，则阳虚不能摄血，阴脱于下而成痔疮下血。三者病机一致，故皆以温运脾肾之阳而治之。此即异病同治也。

痔疮出血，固以热者居多，阳虚者亦有之，必以扶阳摄阴。术附姜苓汤，脱胎于附子理中汤法。方中干姜，不如改为炮姜炭更好，不仅守而不走，且有血见黑则止之妙。下血重着，亦可增止血药以治标，标本兼顾。

寒湿伤于脾肾之阳，若湿浊已除，独留脾肾阳虚者，此方固属正治。若阳已伤而湿浊蕴蓄未化，则当于温阳健脾同时，佐以温燥行气之品，如砂仁、陈皮之类，气行则湿化。

【原文四十六】先便后血，小肠寒湿，黄土汤主之。

【原注】此因上条而类及，以补偏救弊也，义见前条注下。前方纯用刚①者，此方则以刚药健脾而渗湿，柔药保肝肾之阴而补丧失之血。刚柔相济，又立一法，以开学者门径。后世黑地黄丸法，盖仿诸此。

【选注】

叶霖：金匮此方是治远血②，属脾虚气寒而不能统血者。脾去肛远，故曰远血。此处忽插入小肠寒湿四字，是不知小肠之体与用也。盖小肠之脉络，与手少阴心经脉络相为表里。小肠受盛五谷，使化精汁，奉心为血，故小肠为心之府。心火不宣，则小肠之糟粕不化，是生飧泄。心火太盛，则移热小肠，蒸腐糟粕，而为脓血之痢。小肠寒湿，未必便血，何以擅易原文，任意穿凿③，愚而好自用，信夫。

【方药】黄土汤方（甘苦合用刚柔互济法）：

甘草三两　干地黄三两　白术三两　附子（炮）三两　阿胶三两　黄芩三两　灶中黄土半斤

水八升，煮取二升，分温二服（分量服法，悉录古方，未敢增减，用者自行斟酌可也）。

【选注】

征以园：李东垣云，古之方剂分量，与今不同，云一升，即今之大白盖也。日字，二分半也。铢，四分也。四字曰钱，十分也。二十四铢为一两。云三两，即今之二两。云一两，即今之六钱半也。云一升，即二合半也。古之一两，今用六钱可也，以上所用古方，俱可类推。

【方解】阴气内结，阳虚不摄，血不得外行，渗入肠间而为便血。黄土温燥入脾，合甘草、白术、附子扶阳健脾。血得温，即循经而行。阿胶、地黄以补亡失之血，而保肝肾之阴。又以黄芩之苦寒，防辛温太过，所谓有制之师也。

【词解】

① 剀：当为剀字之误。据《韵会》载：剀或作刚。

② 远血：先便后血，谓之远血

③ 穿凿：谓于义理之不可通者，强求其通也。

【提要】小肠寒湿便血之证治。

【释义】先便后血，谓之远血，乃小肠寒湿，损伤阳气，阳虚不能摄阴故便血。可以用黄土汤治疗。

前条寒湿痔疮下血，纯用阳刚的药物。此条刚柔相济。因血去多，而肝肾阴伤，故以刚药健脾扶阳，温化寒湿；用柔药以保肝肾之阴，这对便血证又立一法则。

【按语】叶霖谓："此方是治远血，属脾虚气寒而不能统血者，……小肠寒湿，未必便血。"因而指责吴瑭"擅易其文，任意穿凿"，言过于苛。此方不仅治脾虚气寒之远血，亦治小肠寒湿之便血。小肠寒湿，虽未必便血，然亦未必定不便血，《金匮要略辑义》曰："小肠有寒者，其人下重便血。"用黄土汤治之亦无不可。除治便血者外，亦主吐血衄血，《千金方》即有"治卒吐血及衄血"的记载。心与小肠相表里，心火不宣，小肠阴盛，则下重便血。附子壮心阳而通于小肠，白术健脾阳除下焦之湿。灶心土去湿止血，佐以阿胶、地黄养阴血，刚柔相济，阴阳互补。叶氏之责亦偏矣。

观鹿附汤、安肾汤、术附姜苓汤、黄土汤诸方，皆治寒湿伤于下焦者。所列症状有身痛、浮肿、痿弱、麻痹、便血等。除此之外，尚可有畏寒肢冷、腰酸膝软、神倦欲卧、身重脘满、纳呆便溏、遗精阳痿、精冷无子等等。诸方皆以温肾健脾为本，所异者，鹿附汤兼肾精亏；安肾汤重在温肾散寒；术附姜苓偏重于脾；黄土汤兼有阴伤。临证细审，择其善者。

【原文四十七】秋湿内伏，冬寒外加，脉紧无汗，恶寒身痛，喘咳稀痰，胸满，舌白滑，恶水不欲饮，甚则倚息不得卧，腹中微胀，小青龙汤主之；脉数有汗，小青龙去麻、辛主之；大汗出者，倍桂枝，减干姜，加麻黄根。

411

【原注】此条以《经》有"秋伤于湿，冬生咳嗽"之明文，故补三焦饮症数则，略示门径。按《经》谓"秋伤于湿"者，以长夏湿土之气，介在夏秋之间。七月大火西流，月建申①。申者，阳气毕伸也，湿无阳气不发，阳伸之极，湿发亦重。人感此而至冬日寒水司令，湿水同体相搏而病矣。喻氏擅改经文，谓湿曰燥者，不明六气运行之道。如大寒，冬令也，厥阴气至而纸鸢②起矣。四月夏令也，古谓首夏犹清和，俗谓四月为麦秀寒③，均谓时虽夏令，风木之气犹未尽灭也。他令仿此。至于湿土寄旺四时，虽在冬令，朱子谓"将大雨雪，必先微温"。盖微温则阳气通，阳通则湿行，湿行而雪势成矣，况秋日竟无湿气乎！此其间有说焉，《经》所言之秋，指中秋以前而言，秋之前半截也；喻氏所指之秋，指秋分以后而言，秋之后半截也。古脱燥论，盖世远年湮，残缺脱简耳。喻氏补论诚是，但不应擅改经文，竟崇己说，而不体之日月运行，寒暑倚伏之理与气也。喻氏学问诚高，特霸气未消，其温病论亦犯此病。学者遇咳嗽之证，兼合脉色，以详察其何因，为湿，为燥，为风，为火，为阴虚，为阳弱，为前候伏气，为现行时令，为外感而发动内伤，为内伤而招引外感，历历分明。或当用温用凉，用补用泻，或寓补于泻，或寓泻于补，择用先师何法何方，妙手空空④，毫无成见，因物付物，自无差忒⑤矣。即如此症，以喘咳痰稀，不欲饮水，胸满腹胀，舌白，定其为伏湿痰饮所致；以脉紧无汗，为遇寒而发。故用仲景先师辛温甘酸之小青龙，外发寒而内蠲饮，龙行而火随，故寒可去；龙动而水行，故饮可蠲。以自汗脉数（此因饮邪上冲肺气之数，不可认为火数），为遇风而发，不可再行误汗伤阳，使饮

《温病条辨》注释

无畏忌，故去汤中之麻黄、细辛，发太阳、少阴之表者，倍桂枝以安其表。汗甚则麻黄根收表疏之汗。夫根有归束之义，麻黄能行太阳之表，即以其根归束太阳之气也。大汗出减干姜者，畏其辛而致汗也。有汗去麻、辛不去干姜者，干姜根而中实，色黄而圆（土象也，土性缓），不比麻黄干而中空，色青而直（木象也，木性急，干姜岂性缓药哉！较之麻黄为缓耳。且干姜得丙火煅炼而成，能守中阳；麻黄则纯行卫阳，故其慓急之性，远甚于干姜也），细辛细而辛窜，走络最急也（且少阴经之报使，误发少阴汗者，必伐血）。

【选注】

朱武曹：此治秋湿至冬而异，移步换形法。

【方药】小青龙汤方（辛甘复酸法）：

麻黄（去节）三钱　甘草（炙）三钱　桂枝（去皮）五钱
芍药三钱　五味二钱　干姜三钱　半夏五钱　细辛二钱

水八碗，先煮麻黄减一碗许，去上沫，内诸药，煮取三碗，去滓，温服一碗。得效，缓后服，不知再服。

【方解】本方主治外感风寒，内停水饮。风寒外束，则见恶寒发热无汗身痛，脉浮紧。水饮内停，故喘咳稀痰，胸满舌白滑，恶水不欲饮。治当解表散寒，温肺蠲饮。方中麻黄桂枝，发汗解表，散在表之风寒。桂枝配芍药，调和营卫。干姜、细辛、半夏，温肺蠲饮。五味敛肺气以止咳，监辛散之药，防肺气之耗散。炙甘草调和诸药，共成散寒解表，化饮平喘之剂。脉数有汗者，乃饮为风邪所引发，非为寒邪所致。风为阳邪，伤于肌表，则腠理开疏，故自汗脉数。去麻辛者，因麻辛发太阳少阴在表之寒邪，此已表虚，更行麻辛，则误汗伤阳，饮无所忌，故去之。大汗出者，更倍桂枝减干姜加麻黄根，倍桂枝以安其表，减干姜防辛温致汗，加麻黄根以固表止汗。

此方虽曰小青龙，但与《伤寒论》之小青龙汤药同量异。仲景之小青龙汤，五味半夏各半斤，余皆三两，治里之剂多于发表。吴氏之小青龙，发表多于治里，所治各有偏重，不可等同。

【词解】

①七月大火西流，月建申：七月立秋，暑湿之气未消，天气湿热尚盛，然日离南陆向西行，故曰七月大火西流。古人以干支值月，正月建寅，二月建卯，七月建申。

②纸鸢（yuān）：鸢，音冤，即风筝。

③四月为麦秀寒：四月虽已立夏，小麦秀穗，然尚属初夏，天气犹较寒凉，即俗谓麦秀寒。

④妙手空空：资用乏绝而善下挪动。空者，虚也、无也。

⑤差忒（tè）：忒，差也，俗训作太。无差忒，无大差错。

【提要】寒湿咳喘证治。

【释义】湿伏于内，寒束于外，故脉紧无汗，恶寒身痛，喘咳稀痰，胸满舌白滑，恶风不欲饮，甚则倚息不得卧，腹中微胀，可用小青龙汤为主治之，外发寒邪，内蠲痰饮。若脉数自汗，为感受风邪引发痰饮，不可再行发汗，误汗伤阳，则阳虚水泛，饮无畏忌。所以于方中去掉发太阳少阴在表之寒的麻黄细辛。汗多者，倍桂枝以安其表，去麻辛并减少干姜用量，以防辛散太过，更加麻黄根固表止汗。

凡遇咳嗽之证，要合于脉色，察其所因，或湿或燥，或风或火，或阴虚或阳弱，或伏气或新感，或外感引发内伤，或内伤招引外感，都要分辨明晰。或温或凉，或补或泻等等，因证施治，自无差错。

【按语】小青龙汤为《伤寒论》方，原为治外寒内饮者，吴氏借用治秋湿内伏，冬寒外加之咳喘。药虽同而量已变，名虽存而实已异。仲景所治重在里，吴氏所治重在表，两方相较，一目了然。

此条之"秋湿内伏，冬寒外加"之咳喘，实与痰饮内蓄，感寒而发之咳喘相同。湿饮同体，不必拘于秋湿冬寒。

风邪引发痰饮而咳喘者，舌白滑，咳喘稀痰，虽有脉数自汗，必非有热，亦非饮邪化热。其数乃饮邪上冲肺气，肺气不宣，卫阳不敷，表失固护而自汗。设去麻辛减干姜，以何物温散内饮之寒凝？饮不除，咳喘何以得平？

方中大汗出者，倍桂枝以安其表，似未尽妥。若阳虚大汗，当加附子以回阳固表；若内热盛而大汗，当加石膏清热以止汗；若风伤卫而汗大出者，当桂枝芍药并用以调和营卫。若倍桂枝者，桂枝辛温，何能安其表而止大汗？减干姜者，"畏其辛而致汗。"何以畏干姜之辛，独不畏桂枝之辛乎？况方中桂枝用量五钱，原已倍之，今又再倍之，用至一两，为芍药量之三倍余，何以安其表？殊为可疑。观仲景桂枝加桂汤，治水气上逆之奔豚，以桂降冲逆，亦非为安表而设。

【原文四十八】喘咳息促，吐稀涎，脉洪数，右大于左，喉哑，是为热饮，麻杏石甘汤主之。

【原注】《金匮》谓病痰饮者，当以温药和之。盖饮属阴邪，非温不化，故饮病当温者，十有八九，然当清者亦有一二。如此证，息促知在上焦，涎稀，知非劳伤之咳，亦非火邪之但咳无痰而喉哑者可比。右大于左，纯然肺病，此乃饮邪隔拒，心火壅遏，肺气不能下达。音出于肺，金实不鸣，故以麻黄中空而达外，杏仁中实而降里，石膏辛淡性寒，质重而气清轻，合麻杏而宣气分之郁热，甘草之甘以缓急，补土以生金也。按此方，即大青龙之去桂枝、姜、枣者也。

【方药】麻杏石甘汤方（辛凉甘淡法）：

麻黄（去节）三钱　杏仁（去皮尖碾细）三钱　石膏（碾）三钱　甘草（炙）二钱

水八杯，先煮麻黄，减二杯，去沫，内诸药，煮取三杯，先服一杯，以喉亮为度。

【方解】麻杏石甘汤，出自《伤寒论》一书。石膏辛甘寒，清肺胃之热而解肌；麻黄辛苦温，宣肺解表而平喘，二药一温一寒，但辛寒大于辛温，使全方不失辛凉之剂。麻黄本为解表发汗之峻药，但与石膏相配之后，则麻黄发表的作用明显减弱，而主要是宣肺平喘。临床屡用此方，未见有明显发汗作用，若无石膏，则发汗作用显著。由此可见，药物一经配伍之后，所发挥的作用就不同于单味药，而有所改变。石膏清肺胃之热，但配麻黄后，则重于清肺，而清胃的作用就很次要。配以杏仁降气化痰、甘草调和诸药，共成辛凉清宣肺热、止咳平喘之剂。

【提要】热饮在肺的证治。

【按语】麻杏石甘汤出自《伤寒论》，共有两条。第63条：

"发汗后，不可更行桂枝汤，汗出而喘，无大热者。"第 162 条："下后不可更行桂枝汤。若汗出而喘，无大热者。"汗后表已除，下后表热陷里，故无大热，不可更行桂枝汤。但肺热未除，故汗出而喘。麻杏石甘在于清宣肺热而平喘。文中并未言及饮邪阻隔问题，而吴氏却说此方治"饮邪隔拒，心火壅遏"。不知饮邪之说从何而来。假若真是"饮邪隔拒，心火壅遏"，则此火属于郁火。经云："火郁发之"，若寒凉清之，其火更郁。当先化饮，祛其壅塞，郁火自透。饮遏火郁者，不同于饮热交阻于肺。饮热交阻者，饮与热互相搏结为一体，可清化之，如小青龙汤加石膏。若饮遏火郁者，饮与火相分，饮遏于外，火郁于中，当先蠲饮。此细微处，不可不分。

麻杏石甘汤证热壅于肺者可用；热壅肺又外兼风寒表证者亦可用。蒲辅周常用此方治"寒包火证"。当然有表无表者，于麻黄石膏的比例当有所别。

《伤寒论》麻杏石甘汤，石膏倍于麻黄量，则麻黄重在宣肺平喘。吴氏之方，麻黄石膏等量，麻黄解表发汗为主。蒲辅周一般用法为石膏四倍于麻黄。比例不同，则作用亦异。吴氏用药比例欠妥。临床余屡用此方，石膏恒倍于麻黄，未曾见有发汗作用。故知一经配伍之后，麻黄则专于宣肺平喘，而不发汗矣，此即药物配伍之妙也。任何方剂都是如此，相互配伍之后，每味药就不是发挥其单独作用，而是相互的综合作用。

【原文四十九】支饮不得息，葶苈大枣泻肺汤主之。

【原注】支饮上壅胸膈，直阻肺气，不令下降，呼息难通，

卷三 下焦篇

417

非用急法不可。故以禀金火之气，破癥瘕积聚，通利水道，性急之葶苈，急泻肺中之壅塞。然其性慓悍，药必入胃过脾，恐伤脾胃中和之气，故以守中缓中之大枣，护脾胃而监制之，使不旁伤他脏。一急一缓，一苦一甘，相须成功也。

【方药】葶苈大枣泻肺汤（苦辛甘法）：

苦葶苈（炒香碾细）三钱　大枣（去核）五枚

水五杯，煮成二杯，分二次服，得效，减其制，不效，再作服，衰其大半而止。

【方解】方出《金匮要略》，治"肺痈喘不得卧"及"支饮不得息"。为饮邪壅肺，肺迫气逆，喘不得卧。葶苈泻肺行水，通闭泄满。佐以大枣之甘缓，一者护正，一者缓葶苈急迫下趋之性，使药留上焦而泻肺饮，共成逐饮平喘之功。

【提要】支饮阻肺证治。

【释义】支饮壅肺，肺气被迫而上逆，咳喘不能平卧。病势急，就得峻剂急治，用能破癥瘕积聚、通行水道的葶苈子，急泻肺中饮邪的壅塞。由于葶苈子药性慓悍，易伤正气，故配以甘缓守中的大枣，保护脾胃，监制葶苈的峻猛。一急一缓，一苦一甘，相须为用，攻邪而不伤正。

【按语】葶苈大枣泻肺汤证，仲景、吴氏皆语焉不详，除喘不得卧外，尚可见咳唾痰涎，胸高息促，呼吸急迫，脉弦苔白腻滑等症。常用其治哮喘、胸水而见斯症者，原方照服，葶苈用9～15克，效果非常明显，常一二剂即可缓解。

葶苈子峻泻，体虚者慎用，如脾虚胃弱，大便不实者不可用，或减其量。否则喘未止而有厥脱之虞。葶苈泻肺兼泻大肠，病势稍差，即不宜用。

【原文五十】饮家反渴，必重用辛，上焦加干姜、桂枝，中焦加枳实、橘皮，下焦加附子、生姜。

【原注】《金匮》谓干姜、桂枝为热药也，服之当遂渴，今反不渴者，饮也。是以不渴定其为饮，人所易知也。又云"水在肺，其人渴"，是饮家亦有渴症，人所不知。今人见渴投凉，轻则用花粉、冬、地，重则用石膏、知母，全然不识病情。盖火咳无痰，劳咳胶痰，饮咳稀痰，兼风寒则难出，不兼风寒则易出，深则难出，浅则易出。其在上焦也，郁遏肺气，不能清肃下降，反挟心火上升烁咽，渴欲饮水，愈饮愈渴。饮后水不得行，则愈饮愈咳，愈咳愈渴。明知其为饮而渴也，用辛何妨。《内经》所谓辛能润是也。以干姜峻散肺中寒水之气，而补肺金之体，使肺气得宣，而渴止咳定矣。其在中焦也，水停心下，郁遏心气不得下降，反来上烁咽喉，又格拒肾中真液，不得上潮于喉，故嗌干而渴也。重用枳实，急通幽门，使水得下行，而脏器各安其位，各司其事，不渴不咳矣。其在下焦也，水郁膀胱，格拒真水，不得外滋上潮，且邪水旺一分，真水反亏一分。藏真水者，肾也，肾恶燥，又肾脉入心，由心入肺，从肺系上循喉咙。平人之不渴者，全赖此脉之通调，开窍于舌下玉英、廉泉。今下焦水积，而肾脉不得通调，故亦渴也。附子合生姜，为真武法，补北方司水之神，使邪水畅流，而真水滋生矣。大抵饮家当恶水，不渴者其病犹轻，渴者其病必重。如温热应渴，渴者犹轻，不渴者甚重，反象也。所谓加重，于应用方中，重加之也。

【选注】

曹炳章：肺以辛为补，指肺寒而言。若肺燥则以柔润为补。盖肺为金水之脏。亦为寒水之气。以辛为补则从经气言，以柔润为补则从体质言。

【提要】 饮停三焦而渴之病机及用药法则。

【释义】 素患饮病者，本当不渴而反渴，必当重用辛味药。上焦加干姜桂枝、中焦加枳实橘皮、下焦加附子生姜。金匮说干姜桂枝为热药，服后当令人渴，现在反而不渴者，是痰饮病。这是以服热药反不渴而断定其为饮病，这是人们所容易知晓的。金匮又说，水饮在肺，其人口渴，可见饮家也有口渴的症状，这是人们所不知的。一般医生见口渴就投凉药，轻的用花粉冬地，重的则用石膏知母，根本识不透病情。一般说来，火燥的咳嗽没有痰，劳伤的咳嗽是胶黏痰，痰饮的咳嗽是稀痰，兼有风寒之邪的咳嗽痰难出，不兼风寒的咳嗽痰易出，病位深则难出，病位浅则易出。浅者，其病在上焦，郁遏肺气，使肺气不能清肃下降，反夹心火而上烁咽，渴愈饮水，愈饮则愈渴。因饮水后，水不得下行，更阻肺之肃降。肺气逆则咳，故愈饮愈咳。饮不化而津不布，则愈咳愈渴。明知道这是饮邪所致的口渴，用辛味药又有何妨？内经说，辛以润之。干姜是辛味药，能峻散肺中寒水之气，而补肺金之体，使肺气得以宣畅，饮邪得化，则渴与咳自止。

如果饮邪在中焦，水停心下，阻遏心气不得下降，心火反上烁咽喉；又阻隔肾中真水不能上潮于喉，因而咽干而渴。要重用枳实，急通幽门，使水湿得以下行，而脏气就不会妄动，各安其位，各司其职，也就不会口渴咳嗽了。

如果饮在下焦，水饮蓄积于膀胱，阻隔真水，不能外滋上潮。况且邪水旺一分，真水反亏一分。肾藏真水，肾恶燥，而且肾脉上入心，由心入肺，从肺系上循咽喉。正常人所以不渴的缘故，全赖肾脉的通调，肾水的上潮滋润。肾开窍于舌下的玉英廉泉穴，今下焦水饮积蓄，肾脉不能通调，肾水就不能上承，所以也出现口渴。这种渴，用附子合生姜，温阳散饮，这是仿真武汤的法则，补此方真武司水之神，使邪水下行畅流，真水得以滋生。

一般说来，水饮病人应当恶水，不渴者，虽有饮阻，尚可气化布津，故其病尚轻；若渴者，反映饮阻程度重，已不能气化布津，其病重。如果用温热药本应渴，出现口渴者，说明病尚轻，如不渴者，反映病情重，这是一种相反的现象。文中"加"字的意思，是加重方中辛热药的用量。

【按语】此条详言渴与饮的辨证关系，并阐明饮证用药法则，足堪取法。津液上承滋润于口，靠肺气布津，脾的转输生化，肾水上承。肺、脾、肾三者，有一个被饮所困阻，就要发生口渴。若虽有饮阻，而口尚不渴，是阻滞程度尚轻，病尚不重。若出现口渴，说明阻滞已重，病较重。用辛热后渴者，病尚轻，不渴者病重。重者，当重用辛药，温饮化气。这些原则对临床都颇有价值。

【原文五十一】饮家阴吹①，脉弦而迟，不得固执《金匮》法，当反用之，橘半桂苓枳姜汤主之。

【原注】《金匮》谓阴吹正喧，猪膏发煎主之。盖以胃中津液

不足，大肠津液枯槁：气不后行，逼走前阴，故重用润法。俾津液充足流行，浊气仍归旧路矣。若饮家之阴吹，则大不然，盖痰饮蟠踞中焦，必有不寐、不食、不饥、不便、恶水等证。脉不数而迟弦，其为非津液之枯槁，乃津液之积聚胃口可知，故曰九窍不和，皆属胃病例。峻通胃液下行，使大肠得胃中津液滋润，而病如失矣。此证系余治验，故附录于此，以开一条门径。

按痰饮有四，除久留之伏饮，非因暑湿暴得者不议外，悬饮已见于伏暑例中，暑饮相搏，见上焦篇第二十九条；兹特补支饮、溢饮之由，及暑湿暴得者，望医者及时去病，以免留伏之患，并补《金匮》所未及者二条，以开后学读书之法。《金匮》溢饮条下，谓大青龙汤主之，小青龙汤亦主之。注家俱不甚晰，何以同一溢饮，而用寒用热，两不相侔哉。按大青龙有石膏、杏仁、生姜、大枣，而无干姜、细辛、五味、半夏、白芍。盖大青龙主脉洪数面赤喉哑之热饮，小青龙主脉弦紧不渴之寒饮也。由此类推，"胸中有微饮，苓桂术甘汤主之，肾气丸亦主之"。苓桂术甘，外饮治脾也；肾气丸，内饮治肾也。再胸痹门中，"胸痹心中痞，留气结在胸，胸满胁下逆抢心，枳实薤白汤主之，人参汤亦主之"。又何以一通一补而主一胸痹乎？盖胸痹因寒湿痰饮之实证，则宜通阳，补之不惟不愈，人参增气且致喘满。若无风寒痰饮之外因、不内外因，但系胸中清阳之气不足而痹痛者，如苦读书而妄想，好歌曲而无度，重伤胸中阳气者，老人清阳日薄者，若再以薤白、瓜蒌、枳实，滑之泻之通之，是速之成劳也，断非人参汤不可。学者能从此类推，方不死于句下，方可与言读书也。

【选注】

王士雄：痰湿阻气之阴吹证，实前人所未道及。又云，阴吹及妇人常有之事，别无所苦者，自亦不知为病，况系隐微，医更不知。相传产后未弥月②而啖葱则有此，不可谓为病也。惟吹之太喧而大便坚滞者，或由肠燥，或由瘀阻，或由痰滞，以致腑气不通，而逼走前阴也。然亦但宜润其燥，化其瘀，宣其痰，不必治其吹也。

叶霖：《金匮》云，胃气下泄，阴吹而正喧，此谷气实也，膏发煎主之。盖大便秘结而不通，阳明下行之气，不得从其故道，而乃别走旁窍也，用猪膏发煎润导大便，便通气自归旧矣。鞠通于谷气实三字，悟入痰湿阻气，立此方，又开一门径也。相传产后未弥月啖葱，则患此。若别无所苦，亦不必治，惟吹之太喧，而大便坚滞者，消息治之。

朱武曹：阴吹亦有受风而作者，然必先有蓄湿在内。

五饮治法见于《金匮》中者为详，此不过略举数条以示门径。能从此等处留心，则学日进，所以读书贵在得间也。

曹炳章：此因论寒湿，故附论《金匮》之治法，亦兼示之以读《金匮》之法，真字字珠玉，能如此看书，虽最难之事，何患不成。

【方药】橘半桂苓枳姜汤（苦辛淡法）：

半夏二两　小枳实一两　橘皮六钱　桂枝一两　茯苓块六钱
生姜六钱

甘澜水十碗，煮成四碗，分四次，日三夜一服，以愈为度。愈后以温中补脾，使饮不聚为要。其下焦虚寒者，温下焦。肥人用温燥法，瘦人用温平法。

【方解】痰湿阻气，气从前阴出，而为阴吹。其本在湿，其脏在胃，当辛开苦降，淡渗利湿为治，方用橘皮、半夏、茯苓健脾、渗湿、理气化痰；桂枝、生姜辛以通阳化饮，枳实降气逐饮。俾湿浊化，大肠腑气得通，谷气仍归故道，则阴吹自愈。

【词解】

①阴吹：前阴出气如矢气者曰阴吹。

②未弥月：产妇未满月。

【提要】痰湿阻气之阴吹证治。

【释义】饮家阴吹，其脉弦而迟，这种阴吹不能固执《金匮》的治法。《金匮》所载之阴吹，是由于胃中津液不足，大肠津液枯槁，浊气不能后行，被迫从前阴而出，所以用猪膏发煎滋润通便，使大便通，则气从谷道出。饮家的阴吹，则与上者大不相同，因为痰饮阻于中焦，必有不寐不食、不饥不便、恶水等症状，其脉弦而迟。由此可知，这种阴吹，非由津液之枯槁，而是由于湿阻，津液积聚于胃口不能下行，中气不利，九窍不和，属于胃病之例。用通法使胃中津液下行，则大便通，阴吹也就停止了。可以用橘半桂苓枳姜汤治疗。这对于阴吹证，又开辟一条治疗门径。

【按语】阴吹证，非妇人独有，男子亦偶可见。或产时努挣，或肠部溃疡，直肠和前阴形成穿孔，当津枯便结，或痰湿、瘀血阻滞，腑气不通，气不后行，逼走前阴，或前阴不洁而产气致成阴吹。故祛其壅塞，通其腑气，气归谷道，阴吹自失。津枯者润之，如猪膏发煎；湿阻者蠲之，如橘半桂苓枳姜汤。推而广之，血瘀者可选膈下逐瘀汤；热结者可选承气汤；命门火衰者，可选半硫丸之类。要在通其腑气，审因论治，明此理，其法自广，何拘于津枯湿阻耶？

【原文五十二】暴感寒湿成疝，寒热往来，脉弦反数，舌白滑，或无苔不渴，当脐痛，或胁下痛，椒桂汤主之。

【原注】此小邪中里证也，疝气结如山也。此肝脏本虚，或素有肝郁，或因暴怒，又猝感寒湿，秋月多得之。既有寒热之表证，又有脐痛之里证。表里俱急，不得不用两解。方以川椒、吴萸、小茴香，直入肝脏之里，又芳香化浊流气；以柴胡从少阳领邪出表，病在肝治胆也；又以桂枝协济柴胡者，病在少阴，治在太阳也。《经》所谓病在脏，治其腑之义也，况又有寒热之表证乎！佐以青皮广皮，从中达外，峻伐肝邪也。使以良姜，温下焦之里也。水用急流，驱浊阴使无留滞也。

【选注】

叶霖：以下三方，治寒疝法，录之不类。

【方药】椒桂汤方（苦辛通法）：

川椒（炒黑）六钱　桂枝六钱　良姜三钱　柴胡六钱　小茴香四钱　广皮三钱　吴茱萸（泡淡）四钱　青皮三钱

急流水八碗，煮成三碗，温服一碗，覆被令微汗佳。不汗服第二碗，接饮生姜汤，促之得汗。次早服第三碗，不必覆被再令汗。

【方解】肝脏本虚，又感寒湿，表里皆急，方用两解。川椒、茴香、吴萸、良姜，温肝散寒且行气化浊；广皮、青皮疏理肝气。柴胡、桂枝解肌表之邪，且引邪外出，使入里之邪透而外解。

【提要】 寒湿成疝，表里俱病证治。

【释义】 疝，其状如山。平素气郁，暴怒而伤肝，肝脏本虚，复感寒湿，表里俱病。既有寒热的表证，又有脐痛的里证。表里俱急，故两解之。药用川椒、吴萸、小茴香，直入肝脏之里，且芳香化浊疏畅气机。以柴胡从少阳领邪出表，此病在肝而治在胆也。以桂枝协助柴胡，病在少阴治在太阳也，此即病在脏而治在腑之谓，何况又有表证存在呢？佐以青皮广皮疏理气机，使里达外。良姜温下焦之里寒。水用急流水，以增强驱逐浊阴的功效。

【按语】 疝乃肝寒，多以暖肝散寒为治。鞠通于温散之中，更增领邪出表，从中达外之品，以使入里之邪能透达而解，乃高人一筹。欲入里之邪得以外达，须疏畅气机。柴胡桂枝解肌表之邪，无闭门之虞；青陈皮疏理气机，无梗塞之弊。出路畅通，里邪自达。无表证者，亦可仿此。

【原文五十三】 寒疝脉弦紧，胁下偏痛，发热，大黄附子汤主之。

【原注】 此邪居厥阴，表里俱急，故用温下法，以两解之也。脉弦为肝郁，紧，里寒也。胁下偏痛，肝胆经络为寒湿所搏，郁于血分而为痛也。发热者，胆因肝而郁也。故用附子温里通阳；细辛暖水脏，而散寒湿之邪。肝胆无出路，故用大黄，借胃腑以为出路也。大黄之苦，合附子细辛之辛，苦与辛合，能降能通，通则不痛也。

曹炳章：此示人以配方之法，观此可知至寒之品，可化之为温；至热之品，可化之为凉。所谓运用在乎一心也。

【方药】大黄附子汤方（苦辛温下法）：

大黄五钱　熟附子五钱　细辛三钱

水五杯，煮取两杯，分温二服。（原方分量甚重，此则从时减轻，临时对证斟酌。）

【方解】寒居厥阴，阳气被郁，偏结一处，必借温下以逐其结，散其寒。附子辛热，温里散寒；大黄苦寒，降泄通结。大黄配附子细辛，则寒性散，而走泄破结之性增。细辛味厚辛烈，散寒通阳，共成逐寒破结通阳之剂。

【提要】寒结胁下致疝之证治。

【释义】寒结厥阴而成疝，胁下偏痛发热，其脉弦紧，故用温下法两解之。附子细辛温里通阳散寒湿，加大黄借胃腑以为逐邪外出之路，苦与辛合，能降能通，通则不痛。

【按语】大黄附子汤出于《金匮要略》，"胁下偏痛，发热，其脉紧弦，此寒也。以温药下之，宜大黄附子汤。"鞠通袭用原文，冠以"寒疝"二字，作为注疏。然有几个问题须讨论：

（1）寒结部位：鞠通曰寒居厥阴。胁下诚为肝经所布，但寒居厥阴者，有吴茱萸汤等法，鲜有攻下者。前条寒居于肝，用吴萸茴香以散寒暖肝，柴胡领邪外出，此条何又攻下？使用下法者，必有可下之征，仲景语简不详，未能明言。观其治法，推知有寒踞胃肠，大便闭结不通之证，故用下法。胁痛的原因，是土郁而木郁，不通而痛。

（2）发热问题：吴氏认为是表热，故曰表里俱急、两解之等。少阴之表，有麻黄附子细辛汤，此方去麻黄而易大黄。表亦急，岂可去解表药而加攻里药？与仲景历来宗旨相悖。可知此热非表热，而是胁下热。因积阴之处，必有伏阳，肝胆气郁而热也。其热正说明寒郁之重。附子走而不守，大黄亦走而不守，更配以辛烈走散之细辛，全方散寒破结之力甚著。

（3）既欲温下，何不用巴豆而用大黄？因此证既有寒凝，又有阳郁，实寒热错杂，故用附子细辛散寒凝，借大黄以破热结。寒热并用，意如泻心汤之寒热并用。燮理阴阳，互不格拒，热痛自已。再者，因寒湿郁于血分，巴豆属气分药，不入血分，且性极悍烈，故用大黄而不用巴豆。

【原文五十四】寒疝少腹或脐旁下引睾丸，或掣胁下、掣腰，痛不可忍者，天台乌药散主之。

【原注】此寒湿客于肝肾小肠而为病，故方用温通足厥阴手太阳之药也。乌药祛膀胱冷气，能消肿止痛。木香透络定痛，青皮行气伐肝，良姜温脏劫寒。茴香温关元，暖腰肾，又能透络定痛。槟榔至坚，直达肛门，散结气，使坚者溃，聚者散，引诸药逐浊气，由肛门而出。川楝导小肠湿热，由小便下行。炒以斩关夺门之巴豆，用气味而不用形质，使巴豆帅气药散无形之寒，随槟榔下出肛门。川楝得巴豆迅烈之气，逐有形之湿，从小便而去。俾有形无形之结邪，一齐解散，而病根拔矣。

按疝瘕之证尚多，以其因于寒湿。故因下焦寒湿而类及三条，略示门径，直接中焦篇腹满腹痛等证。古人良法甚伙，而张子和专主于下，本之《金匮》病至其年月日时复发者，当下之例。而方则从大黄附子汤悟入，并将淋带痔疮癃闭等证，悉收入疝门。盖皆下焦寒湿湿热居多，而叶氏于妇科久病癥瘕，则以通理奇经、温养肝肾为主。盖本之《内经》"任脉为病，男子七疝，女子带下瘕聚"也。此外良法甚多，学者当于各家求之，兹不备载。

【选注】

曹炳章：妇人得此等症，其天癸必不应期，自宜兼理奇经、温养肝肾，用方宜仿后之参茸汤。

【方药】天台乌药散方（苦辛热急通法）：

乌药五钱　木香五钱　小茴香（炒黑）五钱　良姜（炒）五钱　青皮五钱　川楝子十枚　巴豆七十二粒　槟榔五钱

先以巴豆微打破，加麸数合，炒川楝子，以巴豆黑透为度。去巴豆麸子不用，但以川楝同前药为极细末，黄酒和服一钱，不能饮者，姜汤代之。重者日再服，痛不可忍者日三服。

【方解】 此疝因寒湿侵入肝肾小肠，阻滞气机所致，故以乌药、木香、青皮、川楝行气止痛；槟榔下气导滞，逐浊气由肛门而出；茴香良姜散寒湿而止痛；巴豆辛大热，性悍烈，炒取其气，逐寒湿之邪下出。诸药合用，共奏行气疏肝，散寒止痛之效。

【提要】 寒湿客于肝肾小肠为疝证治。

【释义】 寒疝，少腹或脐旁疼痛，下引睾丸，或掣胁腰，痛不可忍者，因于寒湿之邪侵袭肝肾小肠所致，所以用温通足厥阴、手太阳经的药物。乌药祛膀胱冷气，能消肿止痛。木香透络定痛，青皮行气疏肝，良姜温胆散寒，茴香温关元暖腰肾，还能透络定痛。槟榔下气直达肛门，散结气，使坚者溃散，聚者消散，引领诸药驱逐秽浊之气由肛门而出。川楝子导引小肠湿热，由小便下行。用巴豆炒川楝子，是取其气而不用其质，使巴豆能统领气药，散无形之寒，随槟榔下出肛门。川楝得巴豆迅烈之气，逐有形之湿，从小便而去，使有形与无形的结邪，一齐尽解，而拔除寒疝的病根。

【按语】因论下焦寒湿，而类及于疝者三。一则椒桂汤，辛热散寒，领邪外达；一则大黄附子汤，温下之；一则天台乌药散，辛热急通。使人开阔思路，足资借鉴。

湿温（疟、痢、疸、痹附）

【原文五十五】湿温久羁，三焦弥漫，神昏窍阻，少腹硬满，大便不下，宣清导浊汤主之。

【原注】此湿久郁结于下焦气分，闭塞不通之象。故用能升、能降、苦泄滞、淡渗湿之猪苓，合甘少淡多之茯苓，以渗湿利气。寒水石色白性寒，由肺直达肛门，宣湿清热，盖膀胱主气化，肺开气化之源，肺藏魄，肛门曰魄门，肺与大肠相表里之义也。晚蚕砂化浊中清气，大凡肉体未有死而不腐者，蚕得僵而不腐，得清气之纯粹者也，故其粪不臭不变色，得蚕之纯清，虽走浊道而清气独全，既能下走少腹之浊部，又能化浊湿而使之归清，以己之正，正人之不正也，用晚者，本年再生之蚕，取其生化最速也。皂荚辛咸性燥，入肺与大肠，金能退暑，燥能除湿，辛能通上下关窍，子更直达下焦，通大便之虚闭，合之前药，俾郁结之湿邪，由大便而一齐解散矣。二苓、寒石，化无形之气；蚕砂、皂子，逐有形之湿也。

【选注】

王士雄：发明蚕砂功用，何其精切，故余治霍乱，以此为主药也。

叶霖：剽窃叶氏治蔡姓案，议用甘露饮法，捏名宣清导浊汤。其发明蚕砂功用，颇为精切，亦不可没其善也。

朱武曹：自此以后二十三条，皆补前第四十二条之所引而未发者，故另立一门，以见湿有寒热之分，而湿温之变化无穷也。

曹炳章：湿即气也，气化则湿化，故名之曰湿气，顾名思义，故治法必以化气为主。在上焦则化肺气，在中焦则运脾气，在下焦则化膀胱之气。能如此早图之，何至延成变迁无定之湿重症乎？

【方药】宣清导浊汤（苦辛淡法）：

猪苓五钱　茯苓五钱　寒水石六钱　晚蚕砂四钱　皂荚子（去皮）三钱

水五杯，煮成两杯，分二次服，以大便通快为度。

【方解】湿浊阻闭三焦，机窍不灵，腑气不通，神昏腹胀，大便不通。当辛开苦降，佐以渗利，除三焦之湿浊。方中二苓淡渗利湿，寒水石入肺清热宣湿，使肺气得以肃降，而行气化之职。晚蚕砂升清化浊，皂角子通关窍，除湿消痰，诸药相合，通关化浊，逐湿邪从大小便出。

【提要】湿温羁留三焦，大便不通而湿浊上蒙的证治。

【释义】湿温羁留不退，弥漫三焦。心包为湿浊蒙蔽，则神志昏迷。湿浊污垢闭塞，腑气不通，则少腹硬满，大便不下。治当宣清导浊，用升清降浊，苦以泄滞，淡渗利湿之猪苓，合甘淡渗湿之茯苓，渗湿利气。寒水石色白性寒，由肺而入大肠，直达肛门，宣湿清热。膀胱主气化。肺主一身之气。肺与大肠相表里。肺气开，则膀胱之气亦化。晚蚕砂化浊升清。蚕僵而不腐，粪不臭不变色，得纯粹清气之故，虽走浊道，而清气独全，化浊归清。蚕砂用晚者，取其生化最速。皂角辛咸性燥，入肺与大

《温病条辨》注释

肠，能退暑燥湿，开通上下关窍。其子直达下焦，通大便虚闭。诸药相合，使郁结之湿邪由大便而一齐解散。二苓寒水石，化无形之气；蚕砂、皂角逐有形之湿。

【按语】湿蒙心包，机窍不灵，神识朦胧，此时不可孟浪从事，率用牛黄至宝，恐其凉遏，冰伏气机，湿反不化。湿郁则热伏，热蒸则湿横，反致昏愦不语。误用冰麝则引邪深入。当化湿透热为先，邪透心窍自开。透邪的关键在于展布气机，气机畅，则邪易透。气机不畅，在于湿浊阻遏，故化湿降浊，气机自畅。宣清导浊法，深得治疗湿温之奥旨。

【原文五十六】湿凝气阻，三焦俱闭，二便不通，半硫丸主之。

【原注】热伤气，湿亦伤气者何？热伤气者，肺主气而属金，火克金，则肺所主之气伤矣。湿伤气者，肺主天气，脾主地气，俱属太阴湿土。湿气太过，反伤本脏化气，湿久浊凝，至于下焦，气不惟伤而且阻矣。气为湿阻，故二便不通。今人之通大便，悉用大黄，不知大黄性寒，主热结有形之燥粪；若湿阻无形之气，气既伤而且阻，非温补真阳不可。硫黄热而不燥，能疏利大肠。半夏能入阴，燥胜湿，辛下气，温开郁，三焦通而二便利矣。按上条之便闭，偏于湿重，故以行湿为主；此条之便闭，偏于气虚，故以补气为主。盖肾司二便，肾中真阳为湿所困，久而弥虚，失其本然之职，故助之以硫黄。肝主疏泄，风湿相为胜负，风胜则湿行，湿凝则风息，而失其疏泄之能，故通之以半夏。若湿尽热结，实有燥粪不下，则又不能不用大黄矣。学者详

433

审其证可也。

【选注】

曹炳章：此系温通之法，似应入寒湿门。

考大黄之性寒而能推荡，故主热结有形之燥粪。若湿阻气，非其所能也。

叶霖：温通燥湿法，是从叶香岩治严姓窃来。入湿温篇不类。

【方药】半硫丸（酸辛温法）：

石硫黄（硫黄有三种，土黄、水黄、石黄也。入药必须用产于石者。土黄土纹，水黄直丝，色皆滞暗而臭；惟石硫黄方棱石纹而有宝光不臭，仙家谓之黄矾，其形大，势如矾。按硫黄感日之精，聚土之液，相结而成。生于艮土者佳。艮土者，少土也，其色晶莹，其气清而毒小。生于坤土者恶，坤土者，老土也，秽浊之所归也。其色板滞，其气浊而毒重，不堪入药，只可作火药用。石黄产于外洋，来自舶上，所谓倭黄是也。入莱菔内，煮六时，则毒去）半夏（制）

上二味，各等分为细末，蒸饼为丸梧子大。每服一、二钱，白开水送下（按半硫丸通虚闭，若久久便溏，服半硫丸亦能成条，皆其补肾燥湿之功也）。

【方解】硫黄补命门火，复肾司二阴开合之职。半夏体滑性燥，燥湿降逆以通便。

【提要】湿凝下焦伤气便秘之证治。

【释义】热能伤气，因肺主气属金，火克金伤，则肺气亦伤。湿亦伤气，因肺主天气，脾主地气，都属太阴湿土。湿气太过，反伤肺脾的气化功能。湿久不去，浊邪凝聚，传于下焦，不仅伤气，而且阻遏气机。气机不利，二便不通。今通大便，都习用大黄。大黄性寒，主热邪闭结于肠的有形燥屎。而湿阻便秘，是三焦气机闭塞，肾中真阳又被湿困。肾司二阴，阳虚则二便不通，当温补真阳。硫黄热而不燥补命门火而疏利大肠。半夏燥湿下气，三焦得通，而二便自利。上条便闭，偏于湿重，此条偏于气虚。肝主疏泄，风与湿可以相互胜负，风胜则湿气行。因风入肝，肝气条达则气机畅，气行则湿化。若湿盛则凝，土郁则木郁，木郁则风息，不能疏泄。故用半夏燥湿，湿除则气行，大便通矣。若湿郁化热，与糟粕相结而为燥屎，则可用大黄荡涤热结。临证详审。

【按语】半硫丸为老年命门火衰而便秘者设，若湿邪伤阳且阻气机而便滞者，当温阳化浊疏利气机，半硫丸重于温阳，而略于化浊。

【原文五十七】浊湿久留，下注于肛，气闭，肛门堕痛，胃不喜食，舌苔腐白，术附汤主之。

【原注】此浊湿久留肠胃，致肾阳亦困，而肛门堕痛也。肛门之脉曰尻[①]，肾虚则痛，气结亦痛。但气结之痛有二，寒湿、热湿也。热湿气实之坠痛，如滞下门中用黄连、槟榔之证是也。此则气虚而为寒湿所闭，故以参、附峻补肾中元阳之气，姜、术补脾中健运之气，朴、橘行浊湿之滞气。俾虚者充，闭者通，浊者行，而坠痛自止，胃开进食矣。按肛痛有得之大恐，或房劳者，治以参、鹿之属，证属虚劳，与此对勘，故并及之。再此条

应入寒湿门，以与上三条有互相发明之妙，故列于此，以便学者之触悟也。

【选注】

叶霖：剽窃叶案，捏造方名，既名湿温，何以录其治寒湿之法？设大肠有热，用此等温补，殆矣！

曹炳章：胃肠湿热未尽者，参附姜术皆非所宜，审慎用之。

【方药】术附汤方（苦辛温法）：

生茅术五钱　人参二钱　厚朴三钱　生附子三钱　炮姜三钱

广皮三钱

水五杯，煮成两杯，先服一杯；约三时，再服一杯，以肛痛愈为度。

【方解】湿伤肾而肛门坠痛，以附子壮肾阳，炮姜健脾阳，参术扶脾，此即附子理中汤意。虚者补之，理固然也，但虚中又有湿阻，气机不畅，故佐以陈朴，行气化浊。方中宜稍佐升麻，以升发脾阳。

【词解】

①尻（kāo）：自骶骨以下至尾椎的通称。

【提要】寒湿注于下焦，伤阳闭气致肛坠痛之证治。

【释义】浊湿久留胃肠，注于下焦，伤及肾阳，而致肛门坠痛。肛门之脉曰尻，不通则痛。肾虚气结皆可致痛。气结之痛有两种，一是寒湿，一是热湿。湿热滞留胃肠，气实不通而痛者，如痢疾之里急后重，用槟榔黄连。本条是由于寒湿伤阳闭气，所以用参、附补肾阳，姜、术补脾阳，朴、橘化浊行气，使虚者得到充实，气闭者得以通畅，秽浊得以下行，肛门坠痛自止，胃开而能进食。另外，肛痛亦有因大恐或房劳而得之者，属于虚劳范畴，当以参鹿之属补之。本条为阳气虚，寒湿阻滞，本应列入寒湿门中，因便于和前三条对勘，故列于此，以便学者触类旁通。

【按语】大凡痛证，皆因不通而痛。不通之因有二：一者邪阻气血不通；一者正虚，无力推荡气血运行，亦不通而痛。肛坠尻痛亦然，故吴氏曰："肾虚则痛，气结亦痛"。邪阻属实，当祛其邪；正虚属虚，当补其正气。邪阻者，或六淫，或气血痰湿；正虚者，不外阴阳气血不足耳。审其原因，对证施治，其痛自已。明此理，则于痛证思过半矣。

【原文五十八】疟邪久羁，因疟成劳，谓之劳疟①；络虚而痛，阳虚而胀，胁有疟母，邪留正伤，加味异功汤主之。

【原注】此证气血两伤，《经》云：劳者温之，故以异功温补中焦之气，归、桂合异功，温养下焦之血，以姜、枣调和营卫，使气血相生而劳疟自愈。此方补气，人所易见，补血人所不知。《经》谓：中焦受气取汁，变化而赤，是谓血。凡阴阳两伤者，必于气中补血，定例也。

【选注】

曹炳章：必实见有此四字，始可用此方。此与久疟服补中益气汤法，大同小异。

【方药】加味异功汤方（辛甘温阳法）：

人参三钱　当归一钱五分　肉桂一钱五分　炙甘草二钱　茯苓三钱　于术（炒焦）三钱　生姜三钱　大枣（去核）二枚　广皮二钱

水五杯，煮成两杯，渣再煮一杯，分三次服。

【方解】疟邪久羁，正气耗伤，日久成劳。诸虚劳不足，取之于中。盖脾胃为后天之本，生化之源，脾胃强则化源足，气血充。金匮黄芪建中汤，主治诸虚劳不足，即取之于中之意。本条以加味异功汤补中焦之气，即培其后天，滋其化源。方中参苓术草姜枣，健脾益气；陈皮理气化痰，补而不滞；当归补血，肉桂温肾阳，培火以生土，皆着眼于后天之本。

【词解】

①劳疟：疟久成劳，而为劳疟，遇劳则发。

【提要】劳疟证治。

【释义】疟久不愈，损伤气血而成劳，称谓劳疟。气血被耗，络脉空虚而疼痛，阳虚而胀，胁下有痞块，即疟母。这是由于邪气羁留而正气耗伤的缘故，用加味异功散治之。《内经》有劳者温之的治则，故以异功散补中焦之气。当归肉桂合异功散，可以温补下焦阴血，以姜枣调和营卫，使气血相生，而劳疟自愈。此方补气人所共知；又能补血，人所不知。内经云："中焦受气取汁，变化而赤是谓血"。气血皆由水谷精微化生而成，故脾为生化之源凡阴阳两伤者，必须取之于中，这是原则。

【按语】劳疟的本质是正虚邪留，既有正虚的表现，又有疟邪不除的症状，每每因劳而发。扶正以祛邪，是治疗劳疟的原则。加味异功散，既能健脾益气生血，又能化痰除湿杜疟之源。适用于气血不足，脾虚有痰湿的久疟。

这种劳疟，已因疟久成劳，所以扶正亦非旦夕之功，不可操之过急。另外，正虚有气血阴阳之不同，所伤脏腑之异，程度轻重之别，兼邪之殊，不可袭因加味异功散一方。如兼肝肾不足者，可选用何人饮等。临证又当细审，灵活变通。

【原文五十九】 疟久不解，胁下成块，谓之疟母，鳖甲煎丸主之。

【原注】 疟邪久扰，正气必虚，清阳失转运之机，浊阴生窃踞之渐，气闭则痰凝血滞，而块势成矣。胁下乃少阳、厥阴所过之地，按少阳、厥阴为枢，疟不离乎肝胆，久扰则脏腑皆困，转枢失职，故结成积块，居于所部之分。谓之疟母者，以其由疟而成，且无已时也。按《金匮》原文："病疟以月一日发，当以十五日愈；设不瘥，当月尽解；如其不瘥，当云何？此结为癥瘕，名曰疟母。急治之，宜鳖甲煎丸。"盖人身之气血与天地相应，故疟邪之著于人身也，其盈缩进退，亦必与天地相应。如月一日发者，发于黑昼月廓空时，气之虚也，当俟十五日愈。五者，生数之终，十者，成数之极，生成之盈数相会，五日一元，十五日三元一周，一气来复，白昼月廓满之时，天气实而人气复，邪气退而病当愈。设不瘥，必俟天气再转，当于月尽解。如其不瘥，又当云何？然月自亏而满，阴已盈而阳已缩。自满而亏，阳已长而阴已消。天地阴阳之盈缩消长已周，病尚不愈，是本身之气血，不能与天地之化机相为流转，日久根深，牢不可破，故宜急治也。

【方药】 鳖甲煎丸方：

鳖甲（炙）十二分　乌扇（烧）三分　黄芩三分　柴胡六分
鼠妇（熬）三分　干姜三分　大黄三分　芍药五分　桂枝三分

葶苈（熬）一分　石苇（去毛）三分　厚朴三分　牡丹皮五分　瞿麦二分　紫葳三分　半夏一分　人参一分　䗪虫（熬）五分　阿胶（炒）三分　蜂窝（炙）四分　赤硝十二分　蜣螂（熬）六分　桃仁二分

上二十三味，为细末。取煅灶下灰一斗，清酒一斛五斗，浸灰，俟酒尽一半，煮鳖甲于中，煮令泛烂如胶漆，绞取汁，纳诸药，煎为丸，如梧子大，空心服七丸，日三服。

[方论] 此辛苦通降，咸走络法。鳖甲煎丸者，君鳖甲而以煎成丸也。与他丸法迥异，故曰煎丸。方以鳖甲为君者，以鳖甲守神入里，专入肝经血分，能消癥瘕，领带四虫，深入脏络，飞者升，走者降。飞者兼走络中气分，走者纯走络中血分。助以桃仁、丹皮、紫葳之破满行血，副以葶苈、石苇、瞿麦之行气渗湿，臣以小柴胡、桂枝二汤，总去三阳经未结之邪。大承气，急驱入腑已结之渣滓，佐以人参、干姜、阿胶，护养鼓荡气血之正，俾邪无容留之地，而深入脏络之病根拔矣。按小柴胡汤中有甘草，大承气汤中有积实，仲景之所以去甘草，畏其太缓，凡走络药不须守法。去积实，畏其太急而直走肠胃，亦非络药所宜也。

【提要】 疟母证治。

【释义】 疟久不愈，正气必虚，清阳不升，脾失转输之职，则痰浊内生，盘踞于内，与气血相搏结，阻闭气机，而渐成痞块。胁下乃肝胆经所过之地，少阳厥阴为阴阳之枢纽。疟疾又不脱肝胆，久疟脏腑皆困，转枢失灵，所以结成积块，居于胁下。因其由疟而成，又发作不休，故称疟母。病久根深，牢不可破，故宜以鳖甲煎丸，调气血，消积块。疟母消，疟不复作。

【按语】鳖甲煎丸主治疟母，亦治各种癥瘕积聚。

【原文六十】太阴三疟①，腹胀不渴，呕水，温脾汤主之。

【原注】三疟本系深入脏真之痼疾，往往经年不愈。现脾胃证，犹属稍轻。腹胀不渴，脾寒也，故以草果温太阴独胜之寒，辅以厚朴消胀。呕水者，胃寒也，故以生姜降逆，辅以茯苓渗湿而养正。蜀漆乃常山苗，其性急走疟邪，导以桂枝，外达太阳也。

【选注】

曹炳章：合下三条三阴疟，有如此分别，可知以一方统治之者之误。

叶霖：此条合下两条，皆剽窃叶案，捏造方名，而与湿温，终属不伦。

【方药】温脾汤方（苦辛温里法）：

草果二钱　桂枝三钱　生姜五钱　茯苓五钱　蜀漆（炒）三钱　厚朴三钱

水五杯，煮取两杯，分二次温服。

【方解】三疟而现太阴证，脾胃虚寒而蕴痰湿者，当温补脾胃，化其痰湿。故以草果温太阴独胜之寒，辅以厚朴行气消胀。蜀漆截疟痰，茯苓渗湿养正，生姜温胃止呕降逆，桂枝外达太阳。

【词解】

① 三疟：即三日疟。因正虚邪深，邪伏三阴。兼太阴经证

441

者，曰太阴三日疟；兼少阴经证者，曰少阴三疟；兼厥阴经证者，曰厥阴三疟，合称三阴疟。

【提要】 太阴三疟证治。

【释义】 太阴三日疟，疟邪深入太阴脾经，现腹胀不渴、呕水等证，当用温脾汤主治。三阴疟，本是病邪深入于脏，耗伤脏真元气的痼疾，往往经年不愈。出现脾胃症状者，病势尚轻。腹胀不渴，是脾有寒，所以用草果温太阴独胜之寒，辅以厚朴消胀除满。呕水因于胃寒，所以用生姜降逆上呕，辅以茯苓渗湿而养正。蜀漆截其疟痰，桂枝导邪外出太阳。

【按语】 温脾汤为温中化痰截疟之剂。方中桂枝，乃温通经脉、平冲降逆之意，并导邪出表，外达太阳。虽疟经年不愈，深伏脏真，邪不去正不安。此时仍用桂枝，意在导邪外出太阳。

【原文六十一】 少阴三疟，久而不愈，形寒嗜卧，舌淡，脉微，发时不渴，气血两虚，扶阳汤主之。

【原注】《疟论》篇，黄帝问曰：时有间二日，或至数日发，或渴或不渴，其故何也？岐伯曰：其间日者，邪气客于六腑，而有时与卫气相失，不能相得，故休数日乃作也。疟者，阴阳更胜也，或甚或不甚，故或渴或不渴。《刺疟》篇曰：足少阴之疟，令人呕吐甚，多寒热，热多寒少，欲闭户牖而处，其病难已。夫少阴疟，邪入至深，本难速已；三疟又系积重难返，与卫气相失之证，久不愈，其常也。既已久不愈矣，气也、血也，有不随时日耗散也哉！形寒嗜卧，少阴本证，舌淡脉微不渴，阳微之象。故以鹿茸为君，峻补督脉。一者八脉[①]丽于肝肾，少阴虚，则八

脉亦虚。一者督脉总督诸阳②，为卫气之根本。人参、附子、桂枝，随鹿茸而峻补太阳，以实卫气；当归随鹿茸以补血中之气，通阴中之阳；单以蜀漆一味，急提难出之疟邪，随诸阳药努力奋争，由卫而出。阴脏阴证，故汤以扶阳为名。

【方药】扶阳汤（辛甘温阳法）：

鹿茸（生到末，先用黄酒煎透）五钱　熟附子三钱　人参二钱　粗桂枝三钱　当归二钱　蜀漆（炒黑）三钱

水八杯，加入鹿茸酒，煎成三小杯，日三服。

【方解】证属少阴三疟，故方用补少阴而截疟。鹿茸填肾精，温肾阳而补督脉，附子壮命门之火，人参大补元气，当归补血，蜀漆截疟，共扶正以祛邪。

【词解】

① 八脉：指奇经八脉，冲、任、督、带、阴维、阳维、阴跷、阳跷。

② 督脉总督诸阳：督脉总督一身之阳经。

【提要】少阴三疟证治。

【释义】少阴三日疟，久而不愈，表现为形寒嗜卧，舌淡脉微，气血耗散，当用扶阳汤主之。以鹿茸补督脉，因督脉总督诸阳，为卫气之根本；又以参附桂补太阳而实卫气。当归配鹿茸，补血中之气，通阴中之阳。单用蜀漆一味，提出少阴疟邪，在诸阳药配合下，扶正祛邪。因本条为阴脏阴证，故以扶阳命名方剂。

【原文六十二】厥阴三疟，日久不已，劳则发热，或有癥结，

气逆欲呕，减味乌梅圆法主之。

【原注】凡厥阴病甚，未有不犯阳明者。邪不深不成三疟。三疟本有难已之势，既久不已，阴阳两伤。劳则内发热者，阴气伤也；痞结者，阴邪也；气逆欲呕者，厥阴犯阳明，而阳明之阳将惫也。故以乌梅圆法之刚柔并用，柔以救阴，而顺厥阴刚脏之体，刚以救阳，而充阳明阳腑之体也。

按疟痢两门，日久不治，暑湿之邪，与下焦气血混处者，或偏阴、偏阳，偏刚、偏柔。或宜补、宜泻，宜通、宜涩；或从太阴，或从少阴，或从厥阴，或护阳明，其证至杂至多，不及备载。本论原为温暑而设，附录数条于湿温门中者，以见疟痢之原起于暑湿，俾学者识得源头，使杂症有所统属，粗具规模而已。欲求美备，勤绎各家。

【方药】减味乌梅圆法（酸苦为阴，辛甘为阳复法）：（以下方中多无分量，以分量本难预定，用者临时斟酌可也。）

半夏　黄连　干姜　吴萸　茯苓　桂枝　白芍　川椒（炒黑）　乌梅

【方解】本方乃乌梅丸减人参、黄柏、当归、细辛，加半夏、吴萸、茯苓。姜、萸、桂、椒，刚以救阳；梅芍酸收，柔以救阴，茯苓、半夏，健脾化痰。佐以黄连，寒热并用，燮理阴阳。

【按语】厥阴乃阴尽阳生，寒热错杂，阴阳乖戾，不相顺接，厥热胜负，临床错综复杂。必寒热并用，刚柔并济，补偏救弊，燮理阴阳，方不至顾此失彼。

【原文六十三】酒客久痢，饮食不减，茵陈白芷汤主之。

【原注】久痢无他证，而且能饮食如故，知其病之未伤脏真胃土，而在肠中也。痢久不止者，酒客湿热下注，故以风药之辛，佐以苦味入肠，芳香凉淡也。盖辛能胜湿而升脾阳，苦能渗湿清热，芳香悦脾而燥湿，凉能清热，淡能渗湿也。俾湿热去而脾阳升，痢自止矣。

【选注】

曹炳章：酒客二字亦宜活看，凡湿热之体，均类此。

【方药】茵陈白芷汤方（苦辛淡法）：

绵茵陈　白芷　北秦皮　茯苓皮　黄柏　藿香

【方解】湿热在肠，久痢不愈，当清利肠中湿热，故以茵陈为君，清泄阳明大肠之湿热，芳香悦脾而升清阳；黄柏秦皮入肠清湿热而凉血；藿香化浊开胃悦脾，白芷乃阳明经风药，辛而芳香，胜湿升清而强脾。诸药相合，清湿热升清阳。

【提要】久痢肠中湿热未清者证治。

【释义】酒客湿热下注于肠，久痢不愈，而饮食如故，知胃气未伤，湿热尚在肠中，以茵陈白芷汤主之。方中风药胜湿而升清，苦寒清肠中湿热，芳香悦脾而燥湿，甘淡渗湿，使湿热去而脾阳升，痢自止。

【按语】对于久痢，不可因其日久而概曰正虚，湿热盛者仍宜清利，佐以辛药升发清阳。

【原文六十四】老年久痢，脾阳受伤，食滑[①]便溏，肾阳亦衰，双补汤主之。

【原注】老年下虚久痢，伤脾而及肾，食滑便溏，亦系脾肾

两伤。无腹痛、肛坠、气胀等证，邪少虚多矣。故以人参、山药、茯苓、莲子、芡实，甘温而淡者，补脾渗湿。再莲子、芡实，水中之谷，补土而不克水者也。以补骨、苁蓉、巴戟、菟丝子、覆盆、萸肉、五味，酸甘微辛者，升补肾脏阴中之阳，而兼能益精气，安五脏者也。此条与上条当对看：上条以酒客久痢，脏真未伤，而湿热尚重，故虽日久，仍以清热渗湿为主；此条以老年久痢，湿热无多，而脏真已歉，故虽滞下不净，一以补脏固正，立法于此，亦可以悟治病之必先识证也。

【选注】

曹炳章：老年二字宜活看。若其人虽非年老而身体本虚，又病久而邪无多者，均可仿此治之。总以邪少虚多四字为扼要。若痢证初起，邪气正盛，服此等药如鸩毒矣，宜辨之。

【方药】双补汤方（复方也，法见注中）：

人参　山药　茯苓　莲子　芡实　补骨脂　苁蓉　萸肉　五味子　巴戟天　菟丝子　覆盆子

【方解】老年久痢，已现食滑便溏，脾肾阳虚不固，故当脾肾双补。但补肾药性多酸柔，更使脾壅滞不运。肾阳虚愈而食滑便溏，本应温阳固涩，所用又多阴柔。固之犹恐不及，更增苁蓉等润便滑肠，恐非所宜。此证应健脾升清为主，佐以补火生土，固涩下元。

【词解】

①食滑：即完谷不化。乃阳虚不能腐化水谷，食之即泻，泻下完谷。

【提要】久痢脾肾阳虚证治。

【释义】老年久痢，脾肾阳虚，食滑便溏，无腹痛肛坠气胀等证，当脾肾双补。上条属实，本条属虚，一以清热渗湿为主，一以补脏固正为法，两相对看。治病必先识证。

【按语】痢之虚实，固然新病多实，久病多虚，但不尽然，不可以新久辨虚实，仍以脉证为据。腹痛肛坠气胀等，亦非实证所独有，阳虚气陷者亦有之。辨别要点在于脉之虚实。若虚实不辨，补泻混淆，虚虚实实，鲜不偾事。

【原文六十五】久痢小便不通，厌食欲呕，加减理阴煎主之。

【原注】此由阳而伤及阴也。小便不通，阴液涸矣；厌食欲呕，脾胃两阳败矣。故以熟地、白芍、五味收三阴之阴。附子通肾阳，炮姜理脾阳，茯苓理胃阳也。按原方通守兼施，刚柔互用，而名理阴煎者，意在偏护阴也。熟地守下焦血分，甘草守中焦气分，当归通下焦血分，炮姜通中焦气分。盖气能统血，由气分之通，及血分之守，此其所以为理也。此方去甘草、当归，加白芍、五味、附子、茯苓者，为其厌食欲呕也。若久痢阳不见伤，无食少欲呕之象，但阴伤甚者，又可以去刚增柔矣。用成方总以活泼流动，对证审药为要。

【选注】

曹炳章：阴液全从大便而去，故此处之小便不通，为阴液涸。

【方药】加减理阴煎方（辛淡为阳，酸甘化阴，复法。凡复法，皆久病未可一法了事者）：

熟地　白芍　附子　五味　炮姜　茯苓

【方解】久痢脾胃阳败，阴阳皆虚，熟地、五味、白芍补三阴之阴而兼酸收敛阴。姜附苓温阳而健脾。刚柔并用，有阴阳互生之意，温中健脾，助其生化之源。

【提要】久痢阴阳两伤证治。

【释义】久痢伤阳及阴，阴液枯涸，小便不通。脾胃阳败，不能运化，故厌食欲呕。以熟地、白芍、五味补敛三阴亡失之阴。附子温通肾阳，炮姜温脾阳，茯苓理胃阳。理阴煎原方通守兼施，刚柔互用。所以叫理阴煎，其用意偏于护阴。熟地守下焦血分，甘草守中焦气分，当归通下焦血分，炮姜通中焦气分，因气能统血。从气分的通畅及血分的内守，这就是方药相伍的意义。

因为有厌食欲呕的症状，本方于理阴煎中去甘草当归，加白芍、五味、附子、茯苓，若久痢阳未伤，无食少欲呕的症状，但阴伤重者，又可以去阳刚的药物，增阴柔之品。用成方总要活泼灵通，对证用药。

【按语】阳败阴涸，其证甚重，阴柔必碍脾胃，阳刚必伤阴液，用药两相掣碍。当此之时，阴阳双补，刚柔并进，百废俱兴，势难取效。诸不足者，取之于中。脾胃为生化之本，脾胃健，饮食精微自可四布，阴精复，阳气生。然脾胃俱败，虽取之于中，亦不可重剂，峻补必致壅滞，只可轻灵之剂慢慢调理，欲速则不达。重病之后，虽宜补之，然过食灸煿，反致食复。饮食尚且如此，药物岂可孟浪？慎之。

【原文六十六】久痢带瘀血，肛中气坠，腹中不痛，断下渗湿汤主之。

【原注】此涩血分之法也。腹不痛，无积滞可知。无积滞，故用涩也。然腹中虽无积滞，而肛门下坠，痢带瘀血，是气分之湿热，久而入于血分，故重用樗根皮之苦燥湿、寒胜热、涩以断下，专入血分而涩血为君；地榆得先春之气，木火之精，去瘀生新；茅术、黄柏、赤苓、猪苓开膀胱，使气分之湿热，由前阴而去，不致遗留于血分也；楂肉亦为去瘀而设，银花为败毒而然。

【选注】

曹炳章：治下痢用涩法，用堵截法，必滞邪均去始可用。此症虽无积滞，而湿热尚存，故方中渗湿之药独多。

【方药】断下渗湿汤方（苦辛淡法）：

樗根皮（炒黑）一两　生茅术一钱　生黄柏一钱　地榆（炒黑）一钱五分　楂肉（炒黑）三钱　银花（炒黑）一钱五分　赤苓三钱　猪苓一钱五分

水八杯，煮成三杯，分三次服。

【方解】本条为积滞已除，而湿热深入血分，迫血妄行，治疗既要涩血，又要清利湿热。樗根白皮清热燥湿涩血；茅术、黄柏、地榆、银花，清肠中湿热凉血；赤苓、猪苓渗湿利尿开膀胱；楂肉消食去瘀。共成清热利湿，凉血止血之剂。

【提要】久痢湿热伤于血分下血证治。

【释义】久痢下血，肛门下坠，腹中不痛，知无积滞，故用涩法，用断下渗湿汤主治。肛门下坠，痢带瘀血，是气分的湿热，日久而入于血分，损伤阴络则下血，所以重用樗根皮，苦以燥湿，寒能胜热，涩以断下，专入血分，以涩血为君。地榆凉血止血，去陈生新。茅术、黄柏、赤苓、猪苓清利湿热，使气分之湿热，由小便而出，不致遗留于血分。楂肉去瘀，银花败毒。

【按语】湿热腐伤气血而下痢脓血，此时以清利湿热导滞为主，不可用涩药。本条虽痢久而腹已不痛，但是肛门下坠之症未除。固然，久痢气伤，清气不升亦可下坠。但本条之肛坠似非气虚，观其方药，乃一派清热利湿之剂。故其肛坠，因于湿热可知。湿热仍盛之时，能否用涩药？似欠妥当，易使肛坠加剧。那么何时使用樗根皮等涩血剂呢？当痢下血水，或出血较多时，用以治标，方才可用。或易以银花炭、地榆炭则更好。

【原文六十七】下痢无度①，脉微细，肢厥，不进食，桃花汤主之。

【原注】此涩阳明阳分法也。下痢无度，关闸不藏；脉微细，肢厥，阳欲脱也。故以赤石脂急涩下焦，粳米合石脂堵截阳明，干姜温里而回阳，俾痢止则阴留，阴留则阳斯恋矣。

【选注】

曹炳章：此因关闸不藏，真阳因痢而欲脱，况下痢无度，滞邪均已无余，故纯用涩法堵截法。

【方药】桃花汤（法见温热下焦篇）。

【词解】

①无度（duó）：度，测量之意。下痢无度，指下痢的次数无法计算。下痢次数多或粪便外淌，分不清次数，都可称下痢无度。

【提要】久痢涩阳明阳分法。

【释义】下痢无度，脉微细四肢厥冷，不能进食，是由于脾胃阳气欲绝，关门不利，故用桃花汤，固涩阳明阳分。赤石脂性温而涩，固下焦之滑脱。配合粳米益胃，干姜温阳，使痢止而阴液存留，阴液留则阳不脱。

【按语】下痢无度，不能进食者，胃败可见，热毒壅盛者亦可见。参之脉微细肢厥并舌淡，胸腹无热灼痛满等，方可断为阳欲脱。际此，阳气将亡之危急关头，当急用温涩法，涩以固脱。痢止阴留，阴内守而阳始恋，阳不脱矣。

【原文六十八】久痢，阴伤气陷，肛坠尻酸，地黄余粮汤主之。

【原注】此涩少阴阴分法也。肛门坠而尻脉酸，肾虚而津液消亡之象。故以熟地、五味补肾而酸甘化阴；余粮固涩下焦，而酸可除，坠可止，痢可愈也。（按石脂、余粮，皆系石药而性涩，桃花汤用石脂不用余粮，此则用余粮，而不用石脂。盖石脂甘温，桃花温剂也。余粮甘平，此方救阴剂也，无取乎温，而有取乎平也。）

【选注】

曹炳章：此方涩而兼顾阴。

【方药】**地黄余粮汤方（酸甘兼涩法）：**

熟地黄　禹余粮　五味子

【方解】前方涩而温阳，此方涩而护阴。熟地五味，滋阴而后收，余粮涩肠止泻。

【提要】久痢涩少阴阴分法。

451

【释义】久痢伤少阴阴分并气陷，肛门下坠尾骶酸。以地黄余粮汤主之。熟地五味补肾而益阴，余粮固涩下焦，尻酸可除，下坠可止，痢下可疗。

按石脂余粮，都属石药而性涩。桃花汤用石脂，本条用余粮。桃花汤温涩，此方酸甘平，因意在涩阴，无须乎温。

【按语】此条又示人久痢伤少阴阴分一法。一方面固涩止痢，一方面滋补肾阴。用此方，必纯虚无邪者方可。

肛门下坠，即后重之谓，乃痢疾必有之症，邪实正虚皆有之。因努责下坠而脱肛者，屡见不鲜。邪实之坠，误补益甚；正虚之坠，泻之更剧。何者祛邪，何者扶正，其区别关键在于脉之有力无力，尤以沉候为准。

痢下不止而阴伤者，忌温补、苦寒、渗利、升提。然滋阴又恐助其痢下，用药颇为棘手，地黄余粮法，可资借鉴，涩痢而益阴。此时用熟地，莫如用山萸肉更好。山萸益肾而收敛元气，滋阴而无助邪之弊。

【原文六十九】久痢伤肾，下焦不固，肠腻①滑下，纳谷运迟，三神丸主之。

【原注】此涩少阴阴中之阳法。肠腻滑下，知下焦之不固；纳谷运迟，在久痢之后，不惟脾阳不运，而肾中真阳亦衰矣。故用三神丸，温补肾阳，五味兼收其阴，肉果涩自滑之脱也。

【选注】

曹炳章：此之脾阳不运，由于肾阳先衰，所谓釜底无薪是也。

【方药】三神丸方（酸甘辛温兼涩法，亦复方也）：

五味子　补骨脂　肉果（去净油）

【方解】肾阳虚，火不生土，肾脾两虚。用补骨脂温补肾阳，补火以生土。肉果温脾肾而涩大肠，固下焦而止痢，五味子酸收益阴，佐补骨脂肉果之温燥。

【词解】

①肠腻：肠中膏脂也。

【提要】久痢涩少阴阴中之阳法。

【释义】久痢伤肾阳，下焦不固，关门不利，大便滑下如膏脂。肾阳虚、脾胃之阳亦虚，水谷不能腐熟运化，饮食之精微下趋于肠，故便如膏脂。用三神丸温补肾阳，以固下元；补火生土，以温脾阳。五味子收敛阴气，肉果温涩固脱，补骨脂温补肾阳。

【按语】本证除肾阳虚之外，尚有脾阳虚，三神丸固可补火生土，然亦可加入温补脾肾之品，如炮姜参术之类。

【原文七十】久痢伤阴，口渴舌干，微热微咳，人参乌梅汤主之。

【原注】口渴微咳于久痢之后，无湿热客邪等证，故知其阴液大伤，热病液涸，急以救阴为务。

【方药】人参乌梅汤（酸甘化阴法）：

人参　莲子（炒）　炙甘草　乌梅　木瓜　山药

按此方于救阴之中，仍然兼护脾胃。若液亏甚而土无他病者，则去山药、莲子，加生地、麦冬，又一法也。

453

【方解】木瓜、乌梅，酸以敛阴。人参益气生津。山药补脾肾而益阴。莲子、炙草健脾。诸药相合，甘能益脾，资其化源；酸甘化阴，补其阴液。

【提要】久痢伤阴证治。

【释义】久痢之后，出现口渴舌干，微热微咳之症，可知湿热之邪已除，热伤阴液，当以救阴为急务，方用人参乌梅汤。

【按语】人参乌梅汤，甘以益脾，酸甘化阴，用于久痢之后，邪已尽而气虚阴伤之证，可作为善后调理之方。

【原文七十一】痢久阴阳两伤，少腹肛坠，腰胯脊髀①痠痛，由脏腑伤及奇经，参茸汤主之。

【原注】少腹坠，冲脉虚也；肛坠，下焦之阴虚也。腰，肾之腑也；胯，胆之穴也（谓环跳）；脊，太阳夹督脉之部也；髀，阳明部也；俱痠痛者，由阴络而伤及奇经也。参补阳明，鹿补督脉，归、茴补冲脉，菟丝子、附子升少阴；杜仲主腰痛。俾八脉有权，肝肾有养，而痛可止，坠可升提也。

按环跳本穴属胆，太阳少阴之络实会于此。

【选注】

曹炳章：此温补奇经八脉之法。妇人有寒湿而体虚羸，天癸不应期者，方法宜宗此。

【方药】参茸汤（辛甘温法）：

人参　鹿茸　附子　当归（炒）　茴香（炒）　菟丝子　杜仲

按此方虽曰阴阳两补，而偏于阳。若其人但坠而不腰脊痛，偏于阴伤多者，可于本方去附子加补骨脂，又一法也。

【方解】正经犹如沟渠，奇经犹如湖泽，正经之脉隆盛，则溢于奇经，流于湖泽。八脉皆附丽于肝肾，故参茸汤中，补肝肾之品独多。人参大补元气。鹿茸益肾填精髓，补督脉；配菟丝子杜仲补肾壮腰，亦补督脉。附子茴香补肾阳。当归养血补冲脉。

【词解】

①髀（bì）：股部也。

【提要】久痢伤及奇经治法。

【释义】久痢阴阳两伤，由脏腑而伤及奇经，少腹下坠是冲脉虚。肛门下坠是下焦阴虚。腰为肾之府，胯为胆之穴，脊背为太阳及督脉所辖之部，髀为阳明经所过。这些部位俱酸痛，是由于久痢伤于脏腑，而累及奇经所致。故用参茸汤主治。人参补阳明，鹿茸补督脉，当归茴香补冲脉，附子、菟丝子、杜仲补肾壮腰。使肝肾之气充沛，八脉功能强健，则酸痛可止，下坠可除。

【按语】辨治奇经之法可取。至于本方去附子加补骨脂谓之又一法，二药皆补命门，药虽有别，然于法无异，何言又一法耶？

【原文七十二】久痢伤及厥阴，上犯阳明，气上撞心，饥不欲食，干呕腹痛，乌梅圆主之。

【原注】肝为刚脏，内寄相火，非纯刚所能折。阳明腑，非刚药不复其体。仲景厥阴篇中，列乌梅圆治木犯阳明之吐蛔，自注曰，又主久痢方。然久痢之症不一，亦非可一概用之者也。叶氏于木犯阳明之症痢，必用其法而化裁之，大抵柔则加白芍、木瓜之类，刚则加吴茱萸、香附之类，多不用桂枝、细辛、黄柏。

其与久痢纯然厥阴见证，而无犯阳明之呕，而不食撞心者，则又纯乎用柔，是治厥阴久痢之又一法也。按泻心寒热并用，而乌梅圆则又寒热刚柔并用矣。盖泻心治胸膈间病，犹非纯在厥阴也，不过肝脉络胸耳。若乌梅圆，则治厥阴、防少阳、护阳明之全剂。

【选注】

曹炳章：乌梅丸一方，治妇人之症极多，全在用方者化而裁之。后人每不敢用者，皆不善读仲景书之故。

【方药】乌梅圆方（酸甘辛苦复法。酸甘化阴，辛苦通降，又辛甘为阳，酸苦为阴）：

乌梅　细辛　干姜　黄连　当归　附子　蜀椒（炒焦去汗）桂枝　人参　黄柏

此乌梅圆本方也。独无论者，以前贤名注林立，兹不再赘。分量制法，悉载《伤寒论》中。

【方解】本方治厥阴寒热错杂之久痢。方中细辛、干姜、附子、桂枝、蜀椒辛温散寒，连柏苦寒清热，人参补益脾胃，当归养血补肝。

【提要】厥阴久痢证治。

【释义】久痢伤及厥阴，肝为刚脏，内寄相火。这种相火非纯用苦寒刚药所能折。阳明为阳土，恶燥喜润，非刚药不能泻其火以存阴。仲景厥阴篇中乌梅丸，用以治肝木侵犯阳明之吐蛔证，仲景自注乌梅丸又主久痢。但久痢之证并非一端，亦不可一概用乌梅丸治之。叶氏于木犯阳明的疟痢证，必用乌梅丸法而加减化裁。大抵柔肝则加白芍木瓜之类阴柔药；疏肝则加吴萸香附之类刚燥药。多数情况下不用桂枝、细辛、黄柏。对于久痢纯属厥阴症状，而无上犯阳明之呕及饮不欲食、气上撞心的表现时，则又纯用阴柔之品，这是治厥阴久痢的又一方法。泻心汤是寒热并用，治胸膈间病，不纯在厥阴。乌梅丸则不仅寒热并用，且刚柔相济，治厥阴寒热错杂，防少阳之邪由腑入脏，护阳明免受厥阴相火之扰，是一张治厥阴病比较全面的方剂。

【按语】厥阴为阴尽阳生之脏，其为病，阴阳错杂，寒热混淆。久痢传入厥阴，阴阳两伤，寒热交错，以此方主之。但此方重在温脏寒，清胃热。

【原文七十三】休息痢，经年不愈，下焦阴阳皆虚，不能收摄，少腹气结，有似癥瘕，参芍汤主之。

【原注】休息痢者，或作或止，止而复作，故名休息，古称难治。所以然者，正气尚旺之人，即受暑、湿、水、谷、血、食之邪太重，必日数十行，而为胀、为痛、为里急后重等证，必不或作或辍也。其成休息证者，大抵有二，皆以正虚之故。一则正虚留邪在络，至其年月日时复发，而见积滞腹痛之实证者，可遵仲景凡病至其年月日时复发者当下之例，而用少少温下法，兼通络脉，以去其隐伏之邪。或丸药缓攻，俟积尽而即补之，或攻补兼施，中下并治，此虚中之实证也。一则纯然虚证，以痢久滑泄太过，下焦阴阳两伤，气结似乎癥瘕，而实非癥瘕，舍温补其何从！故以参、苓、炙草守补中焦，参、附固下焦之阳，白芍、五味收三阴之阴，而以少阴为主，盖肾司二便也。汤名参芍者，取阴阳兼固之义也。

【方药】参芍汤方（辛甘为阳酸甘化阴复法）：

人参　白芍　附子　茯苓　炙甘草　五味子

【方解】此治休息痢，脾肾阴阳两虚者，取阴阳兼顾，脾肾两补之意。方中参苓草健脾益气，附子温阳，白芍五味酸敛益阴。

【提要】休息痢，脾肾阴阳两伤证治。

【释义】痢疾时作时止，反复发作者，称为休息痢，这种下痢可以经一年或数年不愈。自古以来，认为是难治的病证。正气尚旺的人即使感受暑湿、食积、肉积之邪很重，一日下痢数十次，腹部胀痛，里急后重等，也决不会成为时作时止的休息痢。造成休息痢的原因，一般有两种，都属于正气虚弱。一种是正虚留邪在络，至某年月日时复发，而见积滞腹痛之实证者。这种休息痢，可遵仲景所说的，凡病至某年月日时复发者，应当用下法的例子，而少少用温下法，兼通络脉，以祛其隐伏的邪气，或用丸药缓缓攻下。待积尽，即改用调补的方法，或者攻补兼施，中下焦并治，这是治虚中夹实证的办法。另外一种，则属纯粹的虚证。以痢久滑泄太过，下焦阴阳两伤，不能收摄，气机郁结有似癥瘕，但实质不是癥瘕，这种除用温补外，没有更适当的办法。所以用参苓炙草补中焦脾胃，参附固护下焦的阳气，白芍五味收敛三阴的阴气，但以少阴肾为主，因肾司二便。方名取参芍汤，意在体现阴阳兼顾的意思。

【按语】本条对休息痢的原因、类型、治则，作了扼要的论述，其原因不外正虚邪留。其类型不外两种，一种虚中夹实；一种是纯虚的。对于虚中夹实的，当祛邪为主，或先攻后补，或攻补兼施。对于正虚的，则以扶正为主。休息痢虽然属于正虚邪留，但每于发作时，表现一派邪实症状者，亦不乏例。此时不可囿于久痢多虚，而畏于攻泻，如白头翁汤、洁古芍药汤等，亦照样可用。至于扶正的办法，总的原则是虚什么补什么，哪里虚补哪里，虚多少补多少。

自六十三至七十三条，共十一条，皆叙述各种久痢的证治。或湿热盛，或脾肾虚，或伤血伤阴，或阳脱气陷，或伤奇经，或寒热错杂，层出不穷，曲尽变幻，对临床颇有启迪。

【原文七十四】噤口痢①，热气上冲，肠中逆阻似闭，腹痛在下尤甚者，白头翁汤主之。

【原注】此噤口痢之实证，而偏于热重之方也。

【选注】

叶霖：此两条从叶氏治包姓案窃来。然噤口痢若兼胃虚者，重用苦寒，恐难获效。

曹炳章：观治噤口痢诸方，亦皆由外及内，由上及下，可知以一方笼统治病者之谬。合前论三阴疟观之，可见病症虽同，而病因各自不同，前人之分别明晰如此。

【方药】白头翁汤（方注见前）

【词解】

①噤口痢：痢疾呕不能食，水谷不进，其口若噤，称为"噤口痢"。

【提要】噤口痢实证偏热之证治。

【释义】噤口痢，热气上冲，肠中格逆阻滞，似闭塞不通，下腹疼痛尤甚，这是噤口痢的实证，用白头翁汤主治，适用偏于热重者。

【按语】何谓噤口痢？一般解释都是痢疾呕吐不能进食。但是临床上，痢疾病人呕吐不能食者，屡见不鲜，并不都是噤口痢。严格来说，噤口痢之噤字，是口噤、牙关紧闭的意思。口噤不开，是热极生风、肝风内动的表现。既然有肝风内动，那么四肢抽搐、两手握固、高热神昏等症，也都可以并见。有似于现代医学的中毒菌痢。既然热毒壅盛于大肠而引起肝风神昏，那么这种抽风昏迷，就不能用羚羊钩藤汤、牛黄安宫丸，而应攻逐肠腑的热毒，所以此条选用白头翁汤，是确有见地的，较之石莲子、人参等，棋高一筹。

【原文七十五】噤口痢，左脉细数，右手脉弦，干呕腹痛，里急后重，积下不爽，加减泻心汤主之。

【原注】此亦噤口痢之实证，而偏于湿热太重者也。脉细数，湿热著里之象；右手弦者，木入土中之象也。故以泻心去守中之品，而补以运之，辛以开之，苦以降之，加银花之败热毒，楂炭之克血积，木香之通气积，白芍以收阴气，更能于土中拔木也。

【方药】加减泻心汤方（苦辛寒法）：

川连　黄芩　干姜　银花　楂炭　白芍　木香汁

【方解】芩、连、银花清热除湿解毒。佐以干姜寒因热用之意。白芍酸收养阴，补肝之体。楂肉消积活瘀，木香行气除滞。

【提要】噤口痢，湿热蕴遏，木郁土中证治。

【释义】噤口痢，左脉细数，右手脉弦，干呕、腹痛，里急后重，积下不爽，这是由于湿热太重蕴结于里的缘故。湿热壅滞则土郁，土郁则木郁，肝木反克脾土，致脾失健运，胃气上逆，干呕腹痛。湿热夹积滞阻于肠腑，则滞下不爽，里急后重。用泻心汤减去健脾守中的药物，用辛开苦降的方法，加入银花以清热败毒，楂炭以活血消积，木香以行气去滞，白芍收敛阴气，使陷入土中之肝木能够升发，行其疏泄之职。

【按语】泻心汤方，治寒热交错，升降失司，阴阳相乖之心下痞。阴阳相交谓之泰，阴阳不交谓之痞。脾胃乃升降之枢，故取之于中，寒热并用，燮理阴阳。吴氏此方重于清热解毒，已非泻心之意，不必附会。

【原文七十六】噤口痢，呕恶不饥，积少痛缓，形衰脉弦，舌白不渴，加味参苓白术散主之。

【原注】此噤口痢邪少虚多，治中焦之法也。积少痛缓，则知邪少；舌白者无热；形衰不渴，不饥不食，则知胃关欲闭矣；脉弦者，《金匮》谓：弦则为减，盖谓阴精阳气俱不足也。《灵枢》谓：诸小脉者，阴阳形气俱不足，勿取以针，调以甘药也。仲景实本于此，而作建中汤，治诸虚不足，为一切虚劳之祖方。李东垣又从此化出补中益气、升阳益气、清暑益气等汤，皆甘温除大热法，究不若建中之纯，盖建中以德胜，而补中以才胜者也。调以甘药者，十二经皆秉气于胃，胃复则十二经之诸虚不足，皆可复也。叶氏治虚多脉弦之噤口痢，仿古之参苓白术散而加之者，亦同诸虚不足调以甘药之义，又从仲景、东垣两法化

461

出，而以急复胃气为要者也。

【选注】

叶霖：痢疾之邪，竟传大肠，原无不食之理，以中焦无病故也。若邪发中焦，胃已受病，而噤口不食矣。然有宿食未消者，有木邪乘土者，有水饮停蓄者，有火热炎炽者，有胃气虚冷者；有胃虚挟热者，有脾胃虚弱者，有秽积在下，恶气熏蒸而呃逆，食不得入者；有脾胃不弱，头痛心烦，手足温热，乃毒气上冲心肺，所以呕而不食者。其因实繁，其治不一。丹溪用人参黄连呷法，亦清热养胃之义。孔以立以藕汁煮熟，稍加砂糖频服，兼进多年陈米稀糜，似较人参石莲黄连为稳。究不若黄履素《折肱漫录》中所载，鳗骨煅灰研细，白砂糖调服之尤效也。学者鉴诸。

【方药】加味参苓白术散方（本方甘淡微苦法，加则辛甘化阳，芳香悦脾，微辛以通，微苦以降也）：

人参二钱　白术（炒焦）一钱五分　茯苓一钱五分　扁豆（炒）二钱　薏仁一钱五分　桔梗一钱　砂仁（炒）七分　炮姜一钱　肉豆蔻一钱　炙甘草五分

共为细末，每服一钱五分，香粳米汤调服，日二次。

【方解】 参苓白术散原方，兼治脾胃，而以胃为主者也，其功但止土虚无邪之泄泻而已。此方则通宣三焦，提上焦，涩下焦，而以醒中焦为要。参、苓、白术加炙草，则成四君矣。按四君以参、苓为胃中通药，胃者腑也，腑以通为补也；白术、炙草，为脾经守药，脾者脏也，脏以守为补也。茯苓淡渗，下达膀胱，为通中之通；人参甘苦，益肺胃之气，为通中之守；白术苦能渗湿，为守中之通；甘草纯甘，不兼他味，又为守中之守也，合四君为脾胃两补之方。加扁豆、薏仁以补肺胃之体；炮姜以补脾肾之用；桔梗从上焦开提清气；砂仁、肉蔻从下焦固涩浊气，二物皆芳香，能涩滑脱，而又能通下焦之郁滞，兼醒脾阳也。为末，取其留中也。引以香粳米，亦以其芳香悦土，以胃所喜为补也。上下斡旋，无非冀胃气渐醒，可以转危为安也。

【提要】噤口痢胃气虚弱证治。

【释义】此条是噤口痢中邪少虚多的类型。由于脾胃虚弱，故呕恶不饥；腹痛轻缓，知积滞不多邪气少；舌白不渴知无热；形衰脉弦，正气已虚。《金匮》说：弦则为减，减就是阴精阳气都不足的意思。《灵枢》谓小脉，主阴阳形气都不足，勿用针刺，当以甘药调补。张仲景根据灵枢而作建中汤，治诸虚不足，是治一切虚劳的祖方。李东垣又在此基础上，化裁出补中益气汤，升阳益胃汤、清暑益气汤等，都是用甘温以除大热。但终究不如建中汤纯正。建中培补脾胃之本，敦以德胜。而补中则是益其气，强脾胃之用，华以才胜。用甘药调理脾胃，是因为十二经都秉气于胃。胃气能复，则十二经之诸虚不足都可以恢复。叶氏治虚多脉弦的噤口痢，仿古代的参苓白术散而加减用之，也是治疗诸虚不足而用甘药调理的意思，这又是从仲景东垣两法化裁出来的，以急复胃气为要务。

【按语】噤口痢，自古以来未能阐发透彻，方法亦寡。吴氏及叶霖之按，详加论述，补古之未备，但吴叶所说的这些类型，是否都能算噤口痢？颇值得探讨。关键在于明确什么是噤口痢。按吴叶之说，噤口痢范围很广，凡痢下不能食者皆为噤口痢，其原因则包括虚实寒热、气血痰火湿食等很多种，范围过于泛泛。

噤口痢，是一种发病急骤，病情危重的病证，这是众所公认的。似此重证，用参苓白术之类的方子，恐鞭长莫及。若用于善后，倒未尝不可。噤口，有牙关紧闭之意。所以噤口痢，就是痢疾而伴牙关紧闭的一种病。高热、神昏、抽搐亦可并见。究其原因，以邪实壅塞者多。其邪实，有寒、有热。治当以祛邪为急务，清热攻下，使邪滞排出。即使有虚象，亦以祛邪为先。当然，也有因邪气太盛，正气不支而暴脱者，此时当以救脱为先，待正气一复，即转祛邪。若此时之不食，认为是胃气衰败，而用人参扶胃气，甚至用参苓白术散健脾胃，恐与证大相径庭。且参苓白术散之类，缓补之剂，难以骤见功效，生死瞬息之间，何容缓图？二子所论，多失于概念不清。

　　当然，也许会有人提出，牙关紧闭的噤口痢，应属于疫毒痢。诚然，疫毒痢也可以发生牙关紧闭。但疫毒是从皆相染易这个角度命名的。而噤口痢，是从牙关紧闭这个角度命名的。而且疫毒痢并非都有口噤抽搐，所以二者不能完全等同。

　　【原文七十七】噤口痢，胃关不开，由于肾关不开者，肉苁蓉汤主之。

　　【原注】此噤口痢邪少虚多，治下焦之法也。盖噤口日久，有责在胃者，上条是也；亦有由于肾关不开，而胃关愈闭者，则当以下焦为主。方之重用苁蓉者，以苁蓉感马精而生，精血所生之草，而有肉者也。马为火畜，精为水阴，禀少阴水火之气，而归于太阴坤土之药，其性温润平和，有从容之意，故得从容之名。补下焦阳中之阴有殊功。《本经》称其强阴益精，消癥瘕。

强阴者，火气也；益精者，水气也。癥瘕乃气血积聚有形之邪，水火既济，中土气盛，而积聚自消。兹以噤口痢阴阳俱损，水土两伤，而又滞下之积聚未清，苁蓉乃确当之品也；佐以附子，补阴中之阳，人参、干姜补土，当归、白芍补肝肾，芍用桂制者，恐其呆滞，且束入少阴血分也。

【方药】肉苁蓉汤（辛甘法）：

肉苁蓉（泡淡）一两　附子二钱　人参二钱　干姜炭二钱
当归二钱　白芍（肉桂汤浸炒）三钱

水八杯，煮取三杯，分三次缓缓服，胃稍开，再作服。

【方解】肉苁蓉汤，是脾肾阴阳两补之方，但重在补肾，使肾气足而胃关开。方以肉苁蓉温肾益精，用量独重。附子壮肾阳；参姜温补脾胃；归芍养血益阴，补肝肾而健胃。

【提要】噤口痢，阴阳俱损，肾脾两虚证治。

【释义】本条是噤口痢邪少虚多的类型。胃关不开不能纳食的原因，是由于肾关不开。肾为胃之关门，肾气虚，则胃关不开，用肉苁蓉汤主治，这是治疗下焦的方法。

噤口痢久不愈，有由于胃气虚者，如上条即是；有由于肾关不开而胃关愈闭者，本条即是，应当以治疗下焦为主。方中重用肉苁蓉，因其性温润和平，补下焦阳中之阴，有特殊功效。《本草经》称其强阴益精消癥瘕。所以能强阴，是由于肉苁蓉的火气，补下焦之阳，而有阳生阴长之意。益精的作用，是由于肉苁蓉的水气，能补下焦之阴而益精。为什么又能消癥瘕呢？因癥瘕是气血积聚，而形成有形之邪。水火能相既济，中土气盛，则积聚自然消散。所以，噤口痢阴阳俱损，水土两伤，而滞下之积聚又未清的，肉苁蓉乃是很恰当的药物。再佐以附子补阴中之阳，人参干姜补土，归芍补肝肾。芍药用桂监制，防其酸敛，而且能引白芍入于少阴血分。

【按语】注中云"噤口日久"，揣此噤口，已非极期。否则水饮不进，何能苟延日久？由此可知，肉苁蓉汤亦非治噤口极期之方。

肾为胃关，指火与土的关系。命门之火，犹釜底之薪。命火衰，则胃不腐熟，脾不转输，此时当补火生土。确切地说，肾为胃关，就是指的这种关系。而本条所说的肾精亏而胃关不开者，余不敢苟同。饮食不进与肾精亏，当是合病的关系，这种恐怕尚不宜用补肾精的办法来开胃。观七十二条吴氏自注云："阳明腑非刚药不复其体"，此方则以柔药为主，恐胃体难复。况又有积滞未清，过柔恐非所宜。若胃阴不足而食难进者，当然也应用养胃阴之柔药。但此条不是胃阴不足，而是肾精不足，当以开胃为主。若胃未开而先进益精柔药，恐胃更难开。先后应循序而进，勿致颠倒。

秋燥

【原文七十八】燥久伤及肝肾之阴，上盛下虚，昼凉夜热，或干咳，或不咳，甚则痉厥者，三甲复脉汤主之，定风珠亦主之，专翁①大生膏亦主之。

【原注】肾主五液②而恶燥，或由外感邪气久羁而伤及肾阴，或不由外感而内伤致燥，均以培养津液为主。肝木全赖肾水滋养，肾水枯竭，肝断不能独治，所谓乙癸同源③，故肝肾并称也。三方由浅入深，定风浓于复脉，皆用汤，从急治。专翁取乾坤之静，多用血肉之品，熬膏为丸，从缓治。盖下焦深远，草木无情，故用有情缓治。再暴虚易复者，则用二汤；久虚难复者，则用专翁。专翁之妙，以下焦丧失皆腥臭脂膏，即以腥臭脂膏补之。较之丹溪之知柏地黄，云治雷龙之火④而安肾燥，明眼自能辨之。盖凡甘能补，凡苦能泻，独不知苦先入心，其化以燥乎！再雷龙不能以刚药直折也，肾水足则静，自能安其专翁之性；肾水亏则动而躁，因燥而躁也。善安雷龙者，莫如专翁，观者察之。

【选注】

征以园：此集始于银翘散之清芬，终于专翁膏之浊臭。本乎天者亲上，本乎地者亲下，则各从其类也。后之览者，亦可以悟三焦大意矣。

467

王士雄：吴氏此书，不过将《指南》温热暑湿各案穿插而成。惜未将《内经》《难经》《伤寒论》诸书，溯本穷源。即叶氏《温热论》《幼科要略》，亦不汇参。故虽曰发明叶氏，而实未得其精奥也。至采附各方，不但剪裁未善，去取亦有未当。此余不得已而有《温热经纬》之纂也。

曹炳章：伤及下焦之阴，必用重浊药始能补之。

朱武曹：此方不专治前证也，凡上实下虚，肾液不足及妇人血经枯干，八脉伤损等证，亦可以此治之，其用宏矣。

【方药】三甲复脉汤、定风珠（方并见前）。

专翕大生膏（酸甘咸法）：

人参二斤（无力者以制洋参代之） 茯苓二斤 龟板（另熬胶）一斤 乌骨鸡一对 鳖甲（另熬胶）一斤 牡蛎一斤 鲍鱼二斤 海参二斤 白芍二斤 五味子半斤 麦冬（不去心）二斤 羊腰子八对 猪脊髓一斤 鸡子黄二十圆 阿胶二斤 莲子二斤 芡实三斤 熟地黄三斤 沙苑蒺藜一斤 白蜜一斤 枸杞子（炒黑）一斤

上药分四铜锅（忌铁器，搅用铜勺），以有情归有情者二，无情归无情者二，文火细炼六昼夜。去渣，再熬三昼夜，陆续合为一锅，煎炼成膏，末下三胶，合蜜和匀。以方中有粉无汁之茯苓、白芍、莲子、芡实为细末，合膏为丸。每服二钱，渐加至三钱，日三服，约一日一两，期年为度。每殒胎必三月，肝虚而热者，加天冬一斤，桑寄生一斤，同熬膏，再加鹿茸二十四两为末。（本方以阴生于八，成于七，故用三七二十一之奇方，守阴也。加方用阳生于七，成于八，三八二十四之偶方，以生胎之阳也。古法通方多用偶，守法多用奇，阴阳互也。）

【方解】方以龟板、鳖甲、牡蛎、鲍鱼、海参、白芍、五味、麦冬、羊腰子、猪脊髓、阿胶、熟地、沙苑子、杞子、乌骨鸡诸药，滋阴潜阳。参苓、莲子、芡实、鸡子黄，益气养心，交通心肾。白蜜甘润，调和诸药。

【词解】

①专翕：翕乃合羽貌。此处指雷龙之火，潜藏于水中而不妄动。另外，合羽尚有温温之义，指水中之火可以温煦，使肾水不寒。

②肾主五液：五脏化五液，汗、涕、泪、涎、唾。五液皆来源于肾水，故曰肾主五液。

③乙癸同源：乙是指木，指肝；癸是指水，指肾。同源是指肝肾同属下焦，水生木，精血同源。

④雷龙之火：肝肾之火也，潜藏于肾中。肾水不虚，则雷龙之火潜伏不动，温煦真水。肾水燥，则雷龙火升腾；病人烦扰躁动，痉厥立至。

【提要】燥久肝肾阴伤之证治。

【释义】燥邪日久，损伤肝肾之阴。阴虚于下，阳亢于上。昼则身凉，夜则发热，或干咳无痰，或不咳。甚至水不涵木，虚风暗动而成痉厥。用三甲复脉汤、定风珠、专翕大生膏主治，以复其肝肾之阴。因肾为水脏，主五脏之津液，喜润而恶燥。当外邪久留不去，则化热化燥，耗伤肾阴。或者不由外感化燥，而由于内伤，五志过极化火化燥，也可以耗伤肾阴，二者均以滋养津液为主。肝木全赖肾水的滋养，肾水枯竭，肝就不可能司其职，这是乙癸同源的缘故，所以也叫肝肾同源。

三方虽都能滋养肾水，但有浅深的不同。定风珠比复脉汤更味厚浓浊，二方都用汤煎服，是急治的方法。而专翕膏取天地之静，多用血肉有情之品熬膏为丸，是缓治的方法。因为下焦深远，草木一类的药力薄无情，所以用血肉有情之品缓治。再者，暴虚者易复，可以用汤药急治；而久虚难已，所以用专翕膏。专翕膏的妙处，就在于下焦所丧失的都是腥臭的膏脂，而专翕膏专用腥臭的膏脂补之。朱丹溪用知柏地黄丸，治肝肾阴虚的相火妄动，明眼人自能辨其优劣。一般说来，凡甘味药皆能补，苦味能泻火。知柏皆苦，难道不知苦先入心化燥伤阴吗？而且雷龙之火不能用苦寒直折，必滋水以熄之。水足则火自静，雷龙之火就可以潜于水中，安其温煦之性。肾水亏，则病人躁动不安，因燥伤肾水，故雷龙之火躁动不安。善安雷龙之火者，莫如专翕大生膏滋肾降火。

【按语】阴竭于下而阳越于上者，温病中有之，杂病中亦有之，非专指秋燥而言。于久虚之人，必耐心缓图，方可奏效。此方厥功匪浅，其用宏矣。

温病条辨

汗论

【原文】汗也者，合阳气阴精蒸化而出者也。《内经》云："人之汗，以天地之雨名之。"盖汗之为物，以阳气为运用，以阴精为材料。阴精有余，阳气不足，则汗不能自出，不出则死；阳气有余，阴精不足，多能自出，再发则痉，痉亦死。或熏灼而不出，不出亦死也。其有阴精有余，阳气不足，又为寒邪肃杀之气所搏，不能自出者，必用辛温味薄急走之药，以运用其阳气，仲景之治伤寒是也。《伤寒》一书，始终以救阳气为主。其有阳气有余，阴精不足，又为温热升发之气所烁，而汗自出，或不出者，必用辛凉以止其自出之汗，用甘凉甘润培养其阴精为材料，以为正汗之地，本论之治温热是也。本论始终以救阴精为主。此伤寒之所以不可不发汗，温热病断不可发汗之大较也。唐宋以来，多昧于此。是以人各著一伤寒书，而病温热者之祸亟矣。呜呼！天道欤？抑人事欤？

【选注】

叶霖：伤寒乃寒邪束缚肌腠，自宜辛温发汗，以达表邪；温病若专由伏气者，当清里热，可不必发汗。若由外邪触发者，又不可不发汗。惟不宜辛温重剂，辛凉轻剂葱豉汤可矣。设挟湿，湿与热蒸，则自汗出而热不解，又当于辛凉轻剂中佐甘淡渗湿，湿行热自解，汗自止。此章氏言温热病断不可发汗，辨证尚欠分晓，而断字尤属语病。

曹炳章：阴阳配对，疏发致汗之由与不汗之由，可汗之由与不可汗之由。二千余年以来，不断之疑案，至今始定。

【提要】

（1）本文从汗液的形成及出汗的机制论述伤寒与温病在发表上的不同点。

（2）治温病以辛凉、甘凉甘润为要旨，突出始终以救阴为本。

（3）慨叹千百年来，医者沿袭伤寒方治温病的错误。

【释义】汗有发散热度，调节体温作用。汗的形成，是人体阳气蒸化阴津而发生的。《内经》说：人身出汗，犹如天上下雨那样。因为汗的本源，是以人身阳气为动力，阴精作原料，如果阴精充足，阳气不足，阳气不能蒸化阴精，汗液就不能外发。汗不出外邪不得发散，病人会发生危险。阳气充足，阴精亏乏，汗液就能自出，再用发汗方法，汗出更多，阴精更亏，就会发生痉症，痉症也很危险。还有用火熏灼取汗，汗不出的也很危险。

有的人阴精有余，阳气不足，又受外寒肃杀之气侵犯，汗不能自出的，必须用辛温解表味薄急走的药，以协助人身阳气驱邪外出，这就是张仲景治伤寒的方法。《伤寒论》自始至终以救阳气为宗旨。温病为阳气有余，阴精不足，又为温热之邪升腾灼烁，以致汗自出。假如不出汗，必须用辛凉解表以制止自汗，用甘凉甘润的药品以培养阴精，补充汗液的本源，以为正常发汗的根据。这是本书治疗温热病的要旨。所以本书始终以救护阴精为主。

伤寒为阴邪杀厉之气，所以不可不用辛温发汗，以鼓动阳气。温病为阳邪燥热之气，决不可用辛温发汗以伤阴，这是治伤寒和温病的不同处。但是从唐宋以来，医生们都不明了这一点，这是人们只诵读伤寒论，对于温病的证治认识不够。千百年来，人民生命财产遭受莫大损失。唉！这不是上天造成的，完全是人为的错误啊！

方中行先生或问六气论

【原文】原文云：或问天有六气——风、寒、暑、湿、燥、火。风、寒、暑、湿，《经》皆揭病出条例以立论，而不揭燥、火，燥、火无病可论乎？曰：《素问》言"春伤于风，夏伤于暑，秋伤于湿，冬伤于寒"者，盖以四气之在四时，各有专令，故皆专病也。燥、火无专令，故不专病，而寄病于百病之中；犹土无正位，而寄王于四时辰戌丑未之末①。不揭者，无病无燥、火也。

愚按此论，牵强臆断，不足取信。盖信经太过则凿之病也。春风、夏火、长夏湿土、秋燥、冬寒，此所谓播五行于四时也。《经》言先夏至为病温，即火之谓。夏伤于暑，指长夏中央土而言也。秋伤于湿，指初秋而言，乃上令湿土之气，流行未尽。盖天之行令，每微于令之初而盛于令之末。至正秋伤燥，想代远年湮②，脱简故耳。喻氏补之诚是。但不当硬改经文，已详论于下焦寒湿第四十七条中，今乃以土寄王四时比燥火，则谬甚矣。夫寄王者，湿土也，岂燥火哉？以先生之高明，而于六气乃昧昧焉，亦千虑之失矣。

【选注】

叶霖：喻氏之硬改经文，是不明《素问·阴阳应象大论》四时伏气之旨。观鞠通下焦寒湿四十七条中之注，不过以秋分前后六气之呆法立论。又何尝达内经之精义哉！余曾释此义于拙集

《伤寒正义》中，边幅有限，未便抄录。

【词解】

① 寄王于四时辰戌丑未之末：辰为季春三月。《说文》："辰、震也，三月阳气动，雷电振，民农时也。"戌，为季秋九月，九月阳气微，万物毕成，阳下入地也。五行，土生于戌，盛于戌。丑，十二月为丑月。未，六月为未。《说文》未，味也。六月百果滋味已具。

② 年湮：湮，音因，《说文》湮，没也。《尔雅》湮，落也。年久没落之意。

【提要】 论六气司令，《内经》按四时五行主气。何以不揭燥火二气主令？

【释义】 明代方中行先生《或问六气论》中说：有人问天有六气（风寒暑湿燥火），其中风寒暑湿四气，《内经》都按四时季节，逐条举出气化规律，发病情况，五行属性。惟有燥火二气不加揭论。岂燥火二气不能致病，无可论述吗？方氏说：《素问》"春伤于风，夏伤于暑，秋伤于湿，冬伤于寒。"风寒暑湿四气，在四季各有主令，春天风气，夏天暑气，秋天湿气，冬天寒气，淫邪所伤各有专病可以论述。燥与火无专主时令，也没专病可论。而且燥与火，在外感各病发生过程中都能见到。犹如五行中的"土"一样，没有主令季节，寄王于四时辰、戌、丑、未之后各十八天。《内经》不揭燥火就是这个道理。

鞠通认为这一论点牵强附会，不切实际，不能使人信服。完全是方中行先生信经太过的凭空臆测。《内经》五行布令于四时的主气：春主风木，夏主暑火，长夏主湿土，秋主燥金，冬主寒水。《内经》"先夏至日为病温"，温即是火。"夏伤于暑"是指长夏中央土令而言；"秋伤于湿"是指初秋燥金始行而言。初秋继上令湿土，此时湿土之气未消，感受尚属于湿。因为天气司令，往往初起轻微，行到最后，主气就旺盛了。燥气行到正秋季节，就能致病，这是一定的道理。《内经》一书，年代久远，燥气致病一节，已脱简佚失。喻嘉言补《燥气论》很好，但不当硬改经文。关于这一点，已在本书下焦寒湿四十七条作了详细论述。方氏用"土"寄王四时以比燥火二气，是不能成立的。所谓寄王是指湿土，难道是燥火吗？像方氏这样高明，而对六气都不明白，也是智者千虑之失。

伤寒注论

【原文】仲祖《伤寒论》，诚为金科玉律①，奈注解甚难。盖代远年湮，中间不无脱简，又为后人妄增，断不能起仲景于九原②而问之。何条在先，何条在后，何处尚有若干文字，何处系后人伪增，惟有阙疑阙殆，择其可信者而从之，不可信者而考之已尔。创斯注者，则有林氏、成氏③，大抵随文顺解，不能透发精义，然创始实难，不为无功。有明中行方先生④，实能苦心力索，畅所欲言，溯本探微，阐幽发秘，虽未能处处合拍，而大端已具。喻氏⑤起而作《尚论》，补其阙略，发其所未发，亦诚仲景之功臣也，然除却心解数处，其大端亦从方论中来，不应力诋方氏。北海林先生刻方氏前条辨，附刻《尚论篇》，历数喻氏僭窃之罪，条分而畅评之。喻氏之后，又有高氏⑥，注尚论发明，亦有心得可取处，其大端暗窃方氏，明尊喻氏，而又力诋喻氏，亦如喻氏之于方氏也。北平刘觉葊先生起而证之，亦如林北海⑦之证尚论者然，公道自在人心也。其他如郑氏、程氏⑧之后条辨，无足取者，明眼人自识之。舒驰远⑨之集注，一以喻氏为主，兼引程郊倩之后条辨，杂以及门之论断，若不知有方氏之前条辨者，遂以喻氏窃方氏之论，直谓为喻氏书矣。此外有沈目南⑩注、张隐庵⑪集注、程云来集注，皆可阅。至慈溪柯韵伯⑫注《伤寒论》，著《来苏集》，聪明才辩，不无发明，可供采择。然其自序中谓大青龙一证，方、喻之注大错，目之曰郑声[13]，曰杨墨[14]。及取三注对勘，虚中切理而细绎之。柯注谓风有阴阳：汗出脉缓之桂枝证，是中鼓动之阳风；汗不出脉紧烦躁之大青龙证，是中凛冽之阴风。试问中鼓动之阳风者，而主以桂枝辛甘温法，置《内经》"风淫于内，治以辛凉，佐以苦甘"之正法于何地？仲景自序云："撰用《素问》《九卷》，"反背《素问》而立法耶？且以中鼓动之阳风者，主以甘温之桂枝，中凛冽之阴风者，反主以寒凉之石膏，有是理乎？其注烦躁，又曰热淫于内，则心神烦扰，风淫于内，故手足躁乱。（方先生原注，风为烦，寒则躁）既曰凛冽阴风，又曰热淫于内，有是理乎？种种矛盾，不可枚举。方氏立风伤卫，寒伤营，风寒两伤营卫，吾不敢谓即仲景之本来面目。然欲使后学眉目清楚，不为无见。如柯氏之所序，亦未必即仲景之心法，而高于方氏也。其删改原文处，多逞臆说，不若方氏之纯正矣。（恃才气者多武断。朱评）且方氏创通大义，其功不可没也。喻氏、高氏、柯氏三子之于方氏，补偏救弊，其卓识妙悟，不无可取。而独恶其自高己见，各立门户，务掩前人善耳。后之学者，其各以明道济世为急，毋以争名竞胜为心，民生幸甚。

【选注】

叶霖：《伤寒论》为后汉张仲景采录素难诸经集撰，计十六卷，奈兵火亡佚。惟六经篇层次井然，是属庐山真面。宋人及金元诸家，言伤寒者虽不能明仲景之奥义，尚知伤寒为外感通称。其所著之书，寒热攻补，各偏一说，亦当时气运使然。虽然非仲景原文，要不失仲景意旨，成聊摄之随文诠释，却不能处处发明。其《明理论》一卷，乃嘉惠来兹，亦非浅鲜。惟执许学士[15]

《发微论》中桂枝治风伤卫，麻黄治寒伤营，和青龙治风寒两伤营卫之说。致使温病无从下手，智者一失，遗害匪轻。前明方中行不能正三方鼎峙之非，反将仲景原书换后移前，割章分节，名之曰《条辨》，后之拾其唾余者。如喻嘉言、程郊倩等，各以私见穿凿，不自知其误解，惟驳前人是非，竟成牢不可破之局。幸有钱塘张隐庵、张令韶两先生振聋发聩，一正其义，尽扫割裂陋习。无奈流毒已远，入人已深，颓风不易的挽回，如鞠通以发热不恶寒之温病条下，捏造主以桂枝汤，皆因未见伤寒原论，不明仲景著书之义。以为《伤寒论》本可听人添抹涂改者，柯韵伯之《论注》《论翼》，原间有可议处，然未若鞠通之谬妄也。

汪瑟庵：分风寒营卫三法，始于成氏，未为甚非，至方氏始各立疆界，喻氏并将温病、小儿分为三法，则愈失愈远矣。

叶霖：风寒营卫三法，始于许叔微《伤寒发微论》，非始于成无己。

何廉臣：按风伤卫，主以桂枝汤；寒伤营，主以麻黄汤；风寒两伤营卫，而内有伏温者，主以大青龙汤。

【词解】

①金科玉律：原意为法令完善，后喻为不可更改的信条。

②九原：墓地称为九原。

③林氏、成氏：宋林亿、成无己。

④中行方先生：名有执，明代歙县人，注《伤寒论条辨》八卷。

⑤喻氏：喻昌，字嘉言，江西新建人，以善医名，著《医门法律》六卷，《尚论篇》八卷，《寓意草》，与张路玉、吴谦齐名，

为清初三大家。

⑥高氏：高学山著《伤寒尚论辨似》。

⑦林北海：将方中行的《伤寒论条辨》和喻嘉言的《尚论篇》进行合刻，注解。

⑧郑氏、程氏：郑氏名重光，清代安徽歙县人，精于医，著《伤寒论条辨续注》及《温疫论补注》。程氏名应旄，字郊倩，清代新安县人，著《伤寒论后条辨》。

⑨舒驰远：舒诏，字驰远，清代江西进贤县人，学宗喻氏，为喻嘉言再造弟子。撰《伤寒集注》《伤寒六经定法》。

⑩沈目南：见上焦篇五十八条注。

⑪张隐庵：名志聪，字隐庵，清初钱塘人，著有《黄帝内经素问集注》《灵枢集注》《伤寒论集注》等书。

⑫柯韵伯：名琴，字韵伯，清慈溪县人，精于伤寒。著《伤寒来苏集》《伤寒论注》《伤寒论翼》《内经合璧》等书。

⑬郑声：战国时郑国的民间音乐，因与孔子提倡的雅乐相反，斥为郑声。

⑭杨墨：杨子，战国时哲学家，主张"贵子""重己""全性葆真""不以物累形"。孟子说他"拔一毛而利天下不为也。"墨子名翟，春秋战国时宋人，以"天命""兼爱"为主张，反对儒家的"礼"。

⑮许学士：即许叔微，曾任学士，著《伤寒发微论》《伤寒九十论》《普济本事方》《伤寒百证歌》《仲景脉法三十六图》《翼伤寒论》。

【提要】论各家对《伤寒论》的不同注解及其优缺点，反对抬高自己，掩人之长的门户之见。告诫后世不要争名竞胜。

【释义】后汉张仲景先师著《伤寒论》，博采众方，凭脉辨证，开后世学医的法门，真所谓"金科玉律"，不容妄加更动。由于文辞古奥，很难注解，又因年代深远，历经战乱，全书残缺散佚。历代医人，各逞己见，妄加篡改，真伪莫辨，决不能起仲景于墓地一问，哪一条在前，哪一条在后，哪些文字是后人删改，哪些文字为后人妄增？所以学习《伤寒论》，必须小心谨慎，虚怀若谷，不可信的存疑，缺字少页待考，不可妄自增减，可以选可信的先学，不可信的多加考证，这样才是端正学习态度。如果妄加篡改，使原作面目全非，给后来学者带来困难，就成为医界罪人。

自汉迄今，注解《伤寒论》的有数百家。最早注解的是宋代林亿、成无己，他们一般随文解释，不能突出条文的精神意义。然作为注解《伤寒论》的创始人，实在不简单。因为一无旁书可考，也只能顺文作解，对后学帮助不小。明代方中行先生，苦心钻研《伤寒论》，能抒发己见，畅所欲言，追本求源，深入探讨，阐发书中精义，虽不能头头是道，大体上已具规模。南昌喻嘉言，著《尚论篇》，补充了方氏的缺略部分，又作进一步的发挥，对《伤寒论》做了不小贡献。然而喻氏除了自己一部分心得外，其他理解引用了方中行的。决不可肆意批评方氏。后来林北海先生将方氏的《前条辨》和喻氏的《尚论篇》合刻一编，揭露喻氏多次抄袭方氏的罪恶，逐条分析批评。又有高学山先生注尚论发明，其中心得体会，也有可取之处。大抵暗中窃取方氏《前条辨》中论点，表面上推崇喻氏《尚论篇》，内里却极力批评喻氏，这种手段，也和喻氏对待方氏一样。北平刘觉庵先生揭露了这一方面，也像林北海氏揭《尚论篇》那样，可见天下公道，自有定论。

其他如郑重光所著《伤寒论条辨》、程郊倩所著《伤寒论后条辨》都没什么可取之处，明眼人一看便知。舒驰远为喻氏再造弟子，他的《伤寒集注》，内容以喻氏为主。有的地方引用程郊倩的《后条辨》，书中还论述了舒氏本人及其门人弟子的观点。好像没见过方氏的《前条辨》，以为喻氏抄袭方中行的理论，直认为喻氏所创。

此外，还有沈目南著的《伤寒六经辨证治法》、张隐庵的《伤寒论集注》、程云来的《伤寒论注解》，各有长处，都可一看。慈溪柯韵伯先生著《伤寒论注》《来苏集》，他的聪明才智，有很多独到之处，可供后人选择。然他在自序中说："大青汤一证，方有执喻嘉言的注解全错了"，称他们谓"鄙俚之言，歪门邪道"。及取方、喻、柯三家的注解对比一下，虚心分析一下各人的论点，柯氏说："风有阴阳的不同，汗出脉缓的桂枝汤证，是中了鼓动的阳风；汗不出、脉紧烦躁的大青龙汤证，是中了凛冽的阴风，"试问中了鼓动的阳风，而用辛散甘温的桂枝汤，将《内经》"风淫于内，治以辛凉，佐以苦甘"的正治方法置于什么地方？仲景《伤寒论》自序中说：撰用《素问》《九卷》，今反背弃《素问》另立治法，这是不可能的。况且中了鼓动的阳风，主以甘温的桂枝，而中了凛冽的阴风，反主用寒凉的石膏，有这种道理吗？又注"烦躁"说："热淫于内，则心神烦扰，风淫于内，故手足躁乱（原注：风为烦，寒则躁）。既然中了凛冽之阴风，又说热淫于内，有此理吗？种种矛盾，不一一例举。方有执立风伤卫，寒伤营，风寒两伤营卫，虽不敢说是仲景的本意，然而要使后学眉目清楚，不为没见地。如柯氏所解，也未必就是仲景心法而高于方氏。他删改原文之处，多从主观臆测，怎么想就怎么写，不如方氏那么精纯端正了。况且方氏所注，畅通《伤寒论》大义，他的功绩不可埋没，喻氏、高氏、柯氏三人对于方氏的论述，有补偏救弊作用，三人的高见卓识，不无可取处，惟独厌恶他们贬低他人，抬高自己，另立门户，这是不能容许的。后来学《伤寒论》的人，都要抱着发扬中医，治病救人，不要满怀私欲，争名竞胜，要以关心群众生命安危才好。

风论

【原文】《内经》曰："风为百病之长"。又曰："风者，善行而数变。"夫风何以为百病之长乎？《大易》曰"元者，善之长也。"①盖冬至四十五日，以后夜半少阳起而立春，于立春前十五日交大寒节，而厥阴风木行令，所以疏泄一年之阳气，以布德行仁，生养万物者也。故王者功德既成以后，制礼作乐，舞八佾而宣八风，所谓四时和，八风理，而民不夭折。风非害人者也，人之腠理密而精气足者，岂以是而病哉！而不然者，则病斯起矣。以天地生生之具，反为人受害之物，恩极大而害亦广矣。盖风之体不一，而风之用有殊，春风自下而上，夏风横行空中，秋风自上而下，冬风刮地而行。其方位也，则有四正四隅②，此方位之合于四时八节也。立春起艮方，从东北隅而来，名之曰条风③。八节各随其方而起，常理也。如立春起坤方，谓之冲风④，又谓之虚邪贼风⑤，为其乘月建之虚⑥，则其变也。春初之风，则挟寒水之母气；春末之风，则带火热之子气；夏初之风，则木气未尽，而炎火渐生；长夏之风，则挟暑气、湿气、木气（未为木库⑦），大雨而后暴凉，则挟寒水之气；久晴不雨，以其近秋也，而先行燥气，是长夏之风，无所不兼，而人则无所不病矣。初秋则挟湿气，季秋则兼寒水之气，所以报冬气也。初冬犹兼燥金之气，正冬则寒水本令，而季冬又报来春风木之气，纸鸢起矣。再

486

由五运六气而推，大运如甲己之岁⑧，其风多兼湿气；一年六气中，客气所加何气，则风亦兼其气而行令焉。然则五运六气，非风不行，风也者，六气之帅也，诸病之领袖也，故曰：百病之长也。其数变也奈何？如夏日早南风，少移时则由西而北而东；方南风之时，则晴而热，由北而东，则雨而寒矣。四时皆有早暮之变，不若夏日之数而易见耳。夫夏日曰长曰化，以盛万物也，而病亦因之而盛，《阴符》所谓害生于恩也。无论四时之风，皆带凉气者，木以水为母也；转化转热者，木生火也。且其体无微不入，其用无处不有，学者诚能体察风之体用，而于六淫之病，思过半矣。前人多守定一桂枝，以为治风之祖方；下此则以羌、防、柴、葛，为治风之要药，皆未体风之情，与《内经》之精义者也。桂枝汤在伤寒书内，所治之风，风兼寒者也，治风之变法也。若风之不兼寒者，则从《内经》"风淫于内，治以辛凉，佐以苦甘，"治风之正法也。以辛凉为正，而甘温为变者何？风者，木也，辛凉者，金气，金能制木故也。风转化转热，辛凉苦甘，则化凉气也。（霖按：既是桂枝汤所治之风，乃兼寒之风，何以上焦首条妄称仲景治风温之方？）

【选注】

朱武曹：医不讲化气，不可与言治病用药。

叶霖：《灵枢·九宫八风篇》⑨，论太乙所居之宫⑩，徒游之日甚详，甚谓虚乡来之风，乃能病人者，即四正四维之冲风也。如其时春风从西方来者，为从虚乡来之贼风，盖金能克木也。余可类推。

【词解】

①《大易》曰："元者善之长也。"《大易》即《周易》，乾卦，元，始也，长，大也，天地之大德曰生，生生不息，故说乾卦为善之长。

②四正四隅：东南西北为四正，东南、西南、东北、西北为四隅，共八个方位。

③条风：立春节，风自东北方来，谓之条风，有条畅舒和之感，天气由寒转暖。

④冲风：与时令相对方向来的风谓冲风，如立春风从艮方来，相反从坤方（西南方）来，就叫冲风，余类推。

⑤虚风：指有害万物的反常气候，凡风来自当令的方位，与季节相适应的叫作实风，相反的叫作虚风。实风能生养万物，虚风能伤人致病。

⑥月建之虚：古代以干支值月，阳干阳支不虚，阴干阴支为虚。又大月三十日不虚，小月二十九日为虚。月廓满不虚，月廓空为虚。

⑦未为木库：六月建未，长夏湿土司令，风从南方来，或东南、西南方来，暑湿正盛，草木蕃盛，故曰未为木库。

⑧大运如甲己之岁：甲己化土，甲己之岁，大运为土，当年气候以湿为主，多见脾胃病变。

⑨《灵枢·九宫八风》篇：为《灵枢》第七十七篇，从天体运动规律，论述九宫八风，四时气候变化。

⑩太乙所居之宫：太乙，即北极星，中宫为太乙常居之宫，九宫，即新洛宫、叶蛰宫、天溜宫、仓门宫、阴洛宫、上天宫、

玄委宫、仓果宫，八宫分立八方，中央为招摇宫，共为九宫，八风为大弱风、谋风、刚风、折风、大刚风、凶风、婴儿风、弱风。从八个方位吹来，故名八风。

【提要】论风能生养万物亦能使人致病，四季之风，它的性质各不相同。最后论治风的主要方法。

【释义】《内经》曰："风是发生多种疾病的主要因素。"又说："风邪为病，善于走动，且变化多端。"为什么说风是多种疾病的主要因素呢？因为风居六气之首，四时气候，与风有密切关系。《易经》乾卦"元者，善之长也"。一年四季，风气第一行令，在冬至后四十五天夜半，少阳起而交"立春"，从"立春"前十五天交"大寒"节，这时厥阴阴尽阳生，风木主令，是一年阳气疏发，万物生长繁殖的动力。古代封建帝王，在治国安民之后，倡制封建礼节，用钟鼓作乐，东人作"八条"的舞蹈以宣畅八风，认为可以使四时气候平和，风调雨顺，国泰民安。当然这是封建时期帝王欺骗人民的手段。

风能否伤人致病，在于人体正气的强弱，人体腠理致密精气充足，就能抗御风邪不被侵犯，反之腠理疏松，精气不足，风邪就乘虚而入，伤人致病。风本是天地间生养万物的气体，反而成为使人受害致病的邪气，他对人类贡献大灾害也大。因为风有强弱大小，四季之风各不相同。

春季风从东方来，从下向上吹，能融化冰雪，吹散寒气；夏季风从南方来，平行于空中，天气炎热，草木生长蕃盛；秋季风从西方来，自上向下吹，驱除暑气，天气凉爽；冬季风从北方来，刮地而行，大地余热尽散，天时寒冷。春夏秋冬风向不同，根据四正四隅的方位，配合四时八节的气候变化。

立春节风自艮方来，从东北角吹来，谓之"条风"。八节的风，随着不同节气变换方位，这是正常现象，如果立春时风起于坤方，从西南角吹来，叫作"冲风"，能伤人致病，所以又叫"虚邪贼风"。这是因为风乘着月建不足而变更的。初春的风，接着冬天，夹带冬令寒冷之气；暮春的风，接近夏天，带有火热之气；初夏的风，春天风木之气没完，而夏令火热之气渐长。六月长夏的风，夹杂着暑气、湿气、木气（长夏湿土司令，月建为未，未属木）。下了大雨，气温下降，风就带有寒气；天久晴不雨，迫近秋令，秋燥之气就会先期而行。所以六七月间的风，暑、湿、燥气都有，因而这个季节，疾病丛生。初秋接长夏而来，风中夹着湿气，晚秋之风，带有寒气，因为已将进入冬季了。初交冬令，兼有秋令燥金之气，十一月为正冬，为寒水正令，到了季冬腊月，又要报来春风木之气，风将由下而上，可以放纸鸢了。

以上是四时气候变化的实际情况，再从五运六气的运气学说来推算，大运如甲己年，为土运，土主湿，甲己年的风，多兼湿气。当然还要看客气加临是什么气，每个季节的风就与客气一同行令。五运六气行令，离不开风，无风则令不行。所以说：风是六气的统帅，是百病的领袖，称谓"百病之长"。

风的行动迅速多变化，也是随着气候变化而变化的。譬如夏天早上刮南风，不一会转为西风、北风、东风，当刮南风时，天晴炎热，转北风和东风，天就下雨而寒凉了。四季天气都有早中晚的变化，总不如夏天变化多而容易发生。夏天曰长曰化，万物

《温病条辨》注释

生长蕃盛，发生疾病也比较多，这也是气候多变所引起的。《阴符经》认为是灾害生于恩惠。

一年四季的风，都带凉气，因风为木气，水为木母，风木之气带有母气故凉。风转化为热，是木能生火的缘故。风是无孔不入的，随处都有，学者真能深刻领会风的变化和作用，对于六淫所引起的病变，就知其大概了。前人以桂枝汤为治风的祖方，其次用羌、防、柴、葛，作为治风的要药，多因不能理解风的变化及《内经》治风的精神意义。桂枝汤在《伤寒论》中所治的风，是一种寒风，这是治风的变法，如风不兼寒，必须根据《内经》的治法，以辛凉为主，佐以苦甘的方剂，这是治风病的正规方法。为什么治风，要以辛凉为主，佐以苦甘？因为风是木气，辛凉是金气，金能制木，故用辛凉为主，且风能化热，故必用辛凉，佐以苦甘所以化凉气以除热。

医书亦有经子史集论

【原文】儒书有经子史集①，医书亦有经子史集。《灵枢》《素问》《神农本经》《难经》《伤寒论》《金匮玉函经》②，为医门之经。而诸家注论、治验、类案、本草、方书等，则医门之子、史、集也。经细而子、史、集粗，经纯而子、史、集杂，理固然也。学者必不可不尊经，不尊经则学无根柢，或流于异端③；然尊经太过，死于句下，则为贤者过之，《孟子》④所谓：尽信书，则不如无书也。不肖者不知有经，仲景先师所谓：各承家技，终始顺旧。省疾问病，务在口给，相对斯须，便处汤药。自汉时而已然矣，遑问⑤后世，此道之所谓常不明，而常不行也。

【词解】

① 儒书有经子史集：学者称儒，《扬子法言》"通天地人曰儒"。儒书为研究天道、地理、人事的书籍。经，犹义也，法也。王谓之礼经，常所秉以治天下者也。儒家之书有四书五经。四书：《大学》《中庸》《论语》《孟子》。五经：《诗经》《书经》《礼记》《易经》《春秋》，为儒家经典。子书：为先秦百家著作，有扬子、墨子、荀子、老子、庄子、韩非子、孙子、吴子、鬼谷子等。史书有史记，二十四史等。

② 《灵枢》《素问》《神农本经》《伤寒论》《金匮玉函》：《灵枢》《素问》春秋、战国时人作，托名黄帝、岐伯等著，为中医

理论指导。《神农本经》，是中药第一部药典，是秦汉时人托名神农所著。《伤寒论》是治外感病专书，《金匮玉函》是治内、外、妇科病专书，为汉张仲景著。此五书为中医经典著作。

③异端：儒学家称儒书以外的学说为异端。异端，非圣人之道。各为一端，彼此互异，如老庄杨墨之说。

④孟子：战国时邹县人，名轲，思想家、政治家、教育家。著有《孟子》十一篇，现存七篇十四卷。

⑤遑问：遑，闲暇，或恐惧之意。这里是说不要，哪有空闲去问。

【提要】

（1）儒家学说有经史子集，医书也有经史子集。《素问》《灵枢》《神农本草》《伤寒论》《金匮要略》等，是中医经典医学，医生必读之书。

（2）学习中医，必须重视经典著作，治病才有所本，决不可满足于一家之言，并且要掌握他的精神实质，通常达变，不可死于句下。这样才能倡明医道，提高疗效，使中医学进一步发展。

【释义】儒家学说，有经史子集，医家学说，同样有经史子集，《素问》《灵枢》《神农本草经》《伤寒论》《金匮玉函》这五部书，是医学的经典著作，各家论著，医案医话，本草、方书、笔记等书，就是医书中的子史集。经义说得详细真实，各家说得粗糙，经论纯正，各家之说驳杂，这是一定的道理。经典医学，是中医的理论基础，是医学的源泉。学习中医，不可不尊重经典，不重视经典著作，医学就没有根柢。基础不扎实，就会误入歧途，造成流派。单凭一家之见，一技之长，是不全面的，治疗时不能应变多端。易犯错误。但尊经太过，不能掌握它的精神实质，读经死于句下，也是不对的。孟子说："尽信书则不如无书。"可见死搬硬套也不能达到学以致用的目的。而社会上有的医生，根本不知医经是什么，张仲景在《伤寒论》序言里说，有的医生单凭一点家传故技，始终墨守旧框框，看病只靠问诊，根据病人口述病情，很快就开方给药。这种草率的治疗，从汉代就已存在，不必再问后世了。由于这样，祖国医学就不能发扬倡明，而不能经常推广前进了。

本论起银翘散论

【原文】本论第一方用桂枝汤者，以初春余寒之气未消，（此是初春畏寒之症，即以桂枝鼓动微阳。——朱评），虽曰风温（系少阳之气），少阳紧承厥阴，厥阴根于寒水，初起恶寒之证尚多，故仍以桂枝为首。犹时文之领上文来脉也。本论方法之始，实始于银翘散。

吴按：六气播于四时，常理也。诊病者，要知夏日亦有寒病，冬日亦有温病，次年春夏尚有上年伏暑，错综变化，不可枚举，全在测证的确。本论凡例内云：除伤寒宗仲景法外，俾四时杂感，朗若列眉[①]，后世学者，察证之时，若真知确见其为伤寒，无论何时，自当仍宗仲景；若真知六气中为何气，非伤寒者，则于本论中求之。上焦篇辨伤寒、温暑疑似之间最详。

【选注】

汪瑟庵：温病首桂枝，宗仲景也。再按初春少阳主令，柴胡证亦时有，果诊候确当，亦当用之。本论不载者，以世俗多妄以柴胡通治四时杂感，故不欲相混。恐致伤寒温病，界限不清耳。

叶霖：风温者，内伏温邪，外感风热，先宜辛凉解表，徐议清里。此证固属春令为多，而冬日亦间有之，岂桂枝温里所宜。泥执[②]六淫主气，谓春初余寒未消，少阳紧承厥阴，厥阴根乎寒水之气，然则冬温一证，当用伤寒治法，非麻桂不解矣。若谓宗仲景，但仲景风温条下，并未立治法，桂枝汤主之五字，是鞠通捏造。自条自辨，已属奇文，自立自宗，则更奇矣。通篇剽窃叶案为多，而舍葱豉汤勿用。杜撰一银翘散，欲统治诸温，多见其不自量也。

【词解】

① 朗若列眉：朗，明亮，清楚。指犹如眉毛分布这么清楚。

② 泥执：泥为拘泥，执为固执。拘泥固执，顽固不化。

【提要】 本书第一方以桂枝汤为首，是因初春寒气未消，有恶风寒表证而用，其次有承上启下精神，从温病治法上讲，第一方当以辛凉平剂银翘散为是。

【释义】 本书既论四时温病，为什么第一方是辛温解表的桂枝汤？和治温不矛盾吗？用桂枝汤的关系，是在初春季节，冬令余寒未消，气候寒冷未暖，虽已少阳司令，病属风温，不知少阳之气，紧接厥阴，而厥阴风木之气，又从太阳寒水转来。春寒未消，患者初起恶风寒，故仍以桂枝汤辛温解表。这也和做文章一样，下文紧接上文，不可截断分割，这样才能看清来龙去脉。桂枝汤是借用《伤寒论》的祖方。不属温病的范围，温病第一方，按理讲，应该是辛凉平剂银翘散。

本论粗具规模论

【原文】本论以前人信经太过，（《经》谓热病者，皆伤寒之类也，又以《伤寒论》为方法之祖，故前人遂于伤寒法中求温热，中行且犯此病）。混六气于一《伤寒论》中，治法悉用辛温，其明者亦自觉不合，而未能自立模范。瑭哀道之不明，人之不得其死，不自揣度①，而作是书。非与人争名，亦毫无求胜前贤之私心也。至其序论采录处，粗陈大略，未能细详。如暑证中之大顺散、冷香饮子、浆水散②之类，俱未收录。一以前人已有，不必屋上架屋③，一以卷帙纷繁，作者既苦日力无多④，观者反畏繁而不览。是以本论不过粗具三焦六淫之大概规模而已。惟望后之贤者，进而求之，引而伸之，斯愚者之大幸耳。

【选注】

朱武曹：大意已见于前卷，此又反复以申明之。

【词解】

①揣度：揣，《说文》谓量也。度高曰揣。"不自揣度"，自己没有衡量高低之意，又不自量力意。

②浆水散：《素问病机气宜保命集》方，治霍乱吐泻，阳虚身冷脉微肢凉汗多。半夏二两，炮附子半两，干姜五钱，良姜二钱半，桂枝五钱，炙甘草五钱。为细末，每服三至五钱，浆水煎，和滓热服。

冷香饮子治中暑夹阴，引饮无度，腹痛泻痢。草果五钱，生附子、橘红、炙甘草各一钱，生姜七片。水煎。冷服。

大顺散《局方》治冒暑伏热，引饮过多，脾胃受湿，水谷不分，霍乱，呕吐。甘草三十斤，干姜、杏仁、肉桂各四斤。甘草白砂炒黄熟，次入干姜炒，令姜裂，次入杏仁炒，杏仁不作声为度，筛净去砂，加肉桂捣罗为散，每服二钱，水一中盏，煎至七分，不拘时温服。如烦躁，井花水调下。

此治暑天内伤饮冷腹痛之方，不可用于热证。

③屋上架屋：重叠不实用，这里是不必重复。

④日力无多：年老力迈，日子不多。不能胜任。

【提要】 批评前人信经太过，以伤寒论法治四时温病的错误。《温病条辨》对四时温病，粗具三焦辨证论治规模，希望后人能进一步引申和研究它。

【释义】 由于前人过于相信经典著作，从《内经》"今夫热病者，皆伤寒之类也"，把四时外感都混称为伤寒，治法都用辛温，不仅治不好病，反使病情加重，比较聪明的人，明知不对，而又不能另立治温方法，长年下来，害人不浅！吴瑭目击心伤，悲伤医道六淫不分，寒温不清，人们不能尽享天年而死。因此不自量力，创作《温病条辨》。目的并不是争名誉，也不为压倒前人。本书所创各条，对于温病，大体上有一个规模。论述也较全面，但还比较粗糙，不够精细，譬如"暑证"，过去有大顺散、冷香饮子、浆水散一类方剂，本书都未收录评比。一者因前人已有记录，不必再加重复，一者以卷帙太长，作者苦于年老力迈，读者反有怕烦不看，因此本书不过是对六淫为病，三焦辨治有一个大概规模罢了。惟有希望后世贤明的人再作进一步的探求研究，从医理上加强扩充，这样对后学更为有幸。

寒疫论

【原文】世多言寒疫者，究其病状，则憎寒①壮热，头痛骨节烦疼，虽发热而不甚渴，时行②则里巷之中，病俱相类，若役使者然。非若温病之不甚头疼骨痛而渴甚，故名曰寒疫耳。盖六气寒水司天在泉，或五运寒水太过之岁，或六气中加临之客气③为寒水，不论四时，或有是证。其未化热而恶寒之时，则用辛温解肌，既化热之后，如风温证者，则用辛凉清热，无二理也。

【选注】

征以园：寒疫，病类伤寒，但脉不甚紧，亦不数而缓，间亦有口渴便秘耳聋者。

叶霖：寒疫，多见于金水之年④，是金水不能敛藏，人物应之而为疫也。

【词解】

①憎寒：即怕冷。

②时行：人们同时发病，病状一样，为之时行。

③加临之客气：主运即主气，主气每年如此，春温夏热秋凉冬寒。客运即客气。客气往来无常，变化较大。客气加临于主气之上，气候就发生变化。

④金水之年：从干支纪年分，乙庚为金，丙辛为水，卯酉为

金，辰戌为水。

【提要】论寒疫的症状和流行情况，分析寒疫的病因及变化辨治方法。

【释义】世上往往议论一种寒疫病，从它的症状上看，有怕冷高烧、头痛、骨节烦疼，病人虽然高烧但不觉怎么口渴，这种病流行起来，村村巷巷病人症状相同，好比服役当差一样。这种寒疫病不像头痛骨疼不厉害而干渴喜水。因此才称为"寒疫病"的。

寒疫病多发生在寒水司天在泉的年份，或是五运寒水太过的年份，亦有因客气加临，寒水太甚的时候，不论春夏秋冬，都能见到寒疫。在治疗方面，病人恶寒而没化热，可用辛温解表的方法，及至化热之后，症状如风温的，就用辛凉清热法。这就是治寒以热、治热以寒的辨证法，并无其他治法。

伪病名论

【原文】病有一定之名，近有古无今有之伪名，盖因俗人不识本病之名而伪造者，因而乱治，以致误人性命。如滞下、肠澼[1]，便下脓血，古有之矣，今则反名曰痢疾。盖利者，滑利之义，古称自利者，皆泄泻通利太过之证也。滞者，淤涩不通之象，二义正相反矣。然治法尚无大疵谬[2]也。至妇人阴挺[3]、阴蚀[4]、阴痒、阴菌[5]等证，古有明文，大抵多因于肝经郁结，湿热下注，浸淫而成，近日北人名之曰瘟，历考古文，并无是字，焉有是病！而治法则用一种恶劣妇人，以针刺之，或用细钩勾之，利刀割之，十割九死，哀哉！其或间有一、二刀伤不重，去血不多，病本轻微者，得愈，则恣索重谢。试思前阴乃肾之部，肝经蟠结之地，冲任督三脉由此而分走前后，岂可肆用刀钩之所。甚则肝郁胁痛，经闭寒热等证，而亦名之曰瘟，无形可割，则以大针针之。在妇人犹可借口曰：妇人隐疾，以妇人治之。甚至数岁之男孩，痔疮、疝、瘕、痦疾、外感之遗邪，总而名之曰瘟，而针之，割之，更属可恶。在庸俗乡愚信而用之，犹可说也，竟有读书明理之文人，而亦为之蛊惑，不亦怪哉！

又如暑月中恶[6]腹痛，若霍乱而不得吐泻，烦闷欲死，阴凝之痧证也，治以苦辛芳热则愈，成霍乱则轻，论在中焦寒湿门中，乃今世相传谓之痧证。又有绞肠痧、乌痧[7]之名，遂至方书中，亦有此等名目矣。俗治以钱刮关节，使血气一分一合，数分数合而阳气行，行则通，通则痦开痛减而愈。但愈后周十二时不可饮水，饮水得阴气之凝，则留邪在络，遇寒或怒（动厥阴），则不时举发，发则必刮痧也。是则痧固伪名，刮痧乃通阳之法，虽流俗之治，颇能救急，犹可也。但禁水甚难，最易留邪。无奈近日以刮痧之法刮温病，夫温病阳邪也，刮则通阳太急，阴液立见消亡。虽后来医治得法，百无一生，吾亲见有痉而死者，有痒不可忍而死者。庸俗之习，牢不可破，岂不哀哉！

此外，伪名妄治颇多，兹特举其尤者耳。若时医随口捏造伪名，南北皆有，不胜指屈矣。呜呼，名不正必害于事，学者可不察乎！

【选注】

朱武曹：有以伪名相传者，亦有本不知其证，而随口捏造伪名者，外科尤甚。

【词解】

①滞下肠澼：肠澼，痢疾下垢腻似脓液，下时澼澼有声，故名肠澼。滞下，痢疾古称。《千金》便有脓血黏腻，滞涩难下，故名滞下。

②疵谬：疵即病意，小疵为小病。谬，妄言也。差错之意。

③阴挺：相当于子宫脱垂，《诸病源候论》本病由于胞络损伤，子脏虚冷，气下冲则令阴挺出。

④阴蚀：因情志郁结，损伤肝脾，湿热下注，虫蚀阴中所致。外阴溃烂，形成溃疡，脓血淋漓，或痛或痒，治宜清热利湿杀虫。

⑤阴菌：即阴挺，状如蘑菇。

⑥中恶：《肘后方》中邪恶鬼祟致病者。《证治准绳》中恶之证，因冒犯不正之气，忽然手足逆冷，肌肤粟起，头面青黑，精神不守，或错言妄语，昏不知人，吊死问丧，入庙登冢，多有此病。宜先用苏合香丸，稍苏进调气散，平胃散。

⑦绞肠痧、乌痧：绞肠痧即干霍乱，又名搅肠痧，因饮食不节，或感山岚瘴气，秽浊闭塞肠胃所致，突然腹痛如绞，欲吐不吐，欲泻不泻，烦闷不安，甚则面青肢冷脉伏，用玉枢丹、行军散、藿香正气散治之，针十宣、委中、三里等穴。乌痧多因痧毒结于脏腑，不得发泄，气血瘀滞所致。有周身胀痛难忍，面目黧黑，身有乌斑等。治宜三棱针刺曲池委中放血，继则探吐痰涎，或服阿魏丸。

【提要】论伪病名的不合理，及误治的危害性。列瘤举痧之伪与误治致死的罪恶，指出庸医不明医理，随口捏造病名，蛊惑人心，要求病必正名。

【释义】每一种病都有正规的病名，近时有历代所没有现代新出的假病名，这是因庸俗医生不认识病而伪造的假名。治法也很混乱，以致误治致死。例如"滞下""肠澼""便下脓血，"古人因症取名，现代反叫"痢疾"。不知利是滑利，古代所说"自利"，是指泄泻通利太过的病证，滞下是瘀涩不通的病证，两种病的意义相反，然而在治疗方面还没什么差错。

至于妇女病的"阴挺""阴痒""阴菌"，古代早有研究，大抵多因肝气郁结，湿热下注，浸淫而成。近日北方都叫作"瘤"，不要说自古无此病名，并且没有这个字。治疗由凶恶的妇女动手，第一用针刺，第二用钩勾，三是用刀割，这样妄治，十有九死，其中一二人受伤不重，出血不多，病较轻的，幸而得愈，就敲索谢金。试想前阴属于肾的部位，肝经循行的地方，冲任督三经在此分走前后躯体的重要处，岂可滥用针钩刀割。尤其对"肝郁胁痛""经闭寒热"，也叫"瘤"，没有形症可以钩割，就用大针针刺。这几种病，属于妇女隐疾，还可借口由妇女来治疗，至于几岁的儿童，所患"痔疮"、"痄症"、"疝气"、"外感"一概叫瘤。都用针刺刀割来治疗，实在太可恶了！在农村知识粗陋，迷信妄治，情有可原。竟有知书识理的读书人，也被迷惑，不加反对，这就很奇怪了。

还有夏令触犯秽浊恶气，腹绞痛，不得吐泻，心烦闷乱，这是秽浊阴邪凝结的痧证，可用芳香辟秽、苦辛通降法治疗就好，这一理论在本书中焦篇寒湿条中已讲到。而现今相传叫痧证，有"绞肠痧"、"乌痧"的名称。而且在医书里也记载了这些病名。通俗的治法，用铜钱刮关节，使气血一开一合，经过几次刮动，阳气伸张，浊阴消退，痧塞得开，腹不痛了。但愈后禁忌喝水一日夜，失禁喝水，邪气留停经络，遇阴雨天，或怒气伤肝，就会不时发作，发则必须刮痧。"痧"的病名肯定是伪造的，刮痧却是一种通阳的方法，虽然是土法，实能起急救作用，但禁止一昼夜不喝水很难，所以最会留邪复发。无奈近来又用"刮痧"方法治温病，这就更错了！"温病"是阳证阳邪，刮关节则阳邪更甚，阴液立见消亡，虽然后来依法救治，百例病人难活一例。吴鞠通亲眼所见热甚生痉而死的，有全身奇痒而死的。这种恶劣的风俗习惯，到处害人，牢不可破，难道不令人痛心，除此之外，伪造病名，妄医瞎治的还很多，这里只提几种显著的罢了。现今医生随口捏造病名，无论南方北方，到处都有，真是没法统计，唉！病名不正必定有害于病人，学医的人可以不重视吗？

【按语】吴氏处清末封建统治没落时代，思想认识有一定的局限性。其时人民经济贫困，农村无医无药，特别是妇女隐病，只能由妇女诊治，针刺钩割，亦是一种治法，不能视操作者为恶妇，汤液始于庖人，针灸起于砭灸，鄙弃初起的粗陋，怎得后来的精良。如满足过去，拘泥旧章，停止不前，诚恐汨没于前进浪涛。再从痧证来说，为夏令多发病，挑刮疗法，确有良效，清人郭志邃著《痧胀玉衡》总结针刮法，附以方药，深受医家赞许，吴氏视以为俗，未免偏执太过。

温病起手太阴论

【原文】四时温病，多似伤寒，伤寒起足太阳，今谓温病起手太阴，何以手太阴亦主外感乎？手太阴之见证，何以大略似足太阳乎？手足有上下之分，阴阳有反正之义，庸可混乎！《素问·平人气象论》①曰："藏真高于肺，以行营卫阴阳也。"《伤寒论》中，分营分卫，言阴言阳，以外感初起，必由卫而营，由阳而阴。足太阳如人家大门，由外以统内，主营卫阴阳，手太阴为华盖②，三才之天③，由上以统下，亦由外以包内，亦主营卫阴阳，故大略相同也。大虽同而细终异，异者何？如太阳之窍主出，太阴之窍兼主出入；太阳之窍开于下，太阴之窍开于上之类，学者须于同中求异，异中验同，同异互参，真诠自见。

【选注】

征以园：昔贤有云，伤寒传足不传手，是说也，举世莫明其故，考诸《阴阳别论》④，三阴三阳之脉，皆起于足，不起于手。人之伤于寒也，每伤于太阳寒水之地气，故其应于人身也，足先受之。太阳根起于"至阴"⑤，其穴在足小指之外侧，阳明根起于"厉兑"⑥，其穴在足大指次指之端。少阳根起于"窍阴"⑦。其穴在足小指次指之端，太阴根起于"隐白"⑧，其穴在足大指之端，少阴根起于"涌泉"⑨，其穴在足心下蹉指宛宛中，厥阴根起于"大敦"⑩，其穴在足大指三毛中。其行于周身也，三阳脉行于表，三阴脉行于里，外为阳，内为阴，背为阳，腹为阴，伤寒由表入里，由浅入深，以次相传，必然之势。惟其足先受也，其病侧重在足，自不传于手经，不然，岂有一人之身截而为二之理。而六气之邪又有所偏向哉。若赵氏《医贯》中，直将三阳三阴传经之说一概抹杀，并不分伤寒温病，惟以一逍遥散主治，又不免师心悖经①之弊。以上所云，盖指冬月之正伤寒也。初春去冬未远，寒水之气尚在，至若四时伤寒，虽非寒水之气，而亦不免于浊阴之地气，诚不若温病所受，受于身半以上，多从鼻孔而入，盖身半以上主天气，肺开窍于鼻，亦天气也。

叶霖：足太阳主一身之表，风寒先伤太阳者，寒伤形，阴入于阳也；风热首犯太阴者，热伤气，阳入于阴也，然此外感温邪，非伏气之温病。盖伏邪藏于少阴，借少阳为出路，挟湿者，多传胃腑，挟暑者，每入心包，安得谓四时温病皆起于手太阴乎！鞠通于阴阳互根之理，固不能明，而表里不分，内外混淆，惟知剽窃《临证指南》，以他人门面，作自己牌坊，反捏造仲景之桂枝，弃置香岩之葱豉，而制银翘散，贻误后学，殊非浅鲜。

【词解】

①平人气象论：《内经》篇名，论脉象以胃气为本，述四时平脉、病脉、死脉的鉴别。

②华盖：心脏形如莲花，肺叶位于心的上部，故名华盖。

③三才：天、地、人称为三才。

④阴阳别论：《内经》篇名，说明阴阳在临床的运用，指出别于阳者，知病处也，别于阴者，知死生之期。

⑤至阴：足太阳膀胱经井穴，在足小指外侧端离爪甲一韭

叶许。

　　⑥厉兑：足阳明胃经井穴，在足大指次指外侧端，离爪甲一韭叶许。

　　⑦窍阴：足少阳胆经井穴，在足小指次指端外侧，离爪甲一韭叶许。

　　⑧隐白：足太阴脾经井穴，在足大指端内侧。

　　⑨涌泉：足少阴肾经井穴，在足心宛宛中。

　　⑩大敦：足厥阴肝经井穴，在足大指三毛中。

　　⑪师心悖经：凭心中所想，与经典意义不符合。

　　【提要】 论伤寒起于足太阳经，温病起于手太阴经，寒邪伤下，温邪伤上，寒为阴邪，故伤阳经，温为阳邪，故伤阴经。手太阴开窍于鼻，主天气，温邪由口鼻而入。肺为华盖，由上统下，主营卫气血。

　　【释义】 一年四季的温病，初起多像伤寒，伤寒从足太阳经开始，为什么手太阴经也主外感病呢？手太阴外感症状，为什么与足太阳经大致相同呢？手和足有上下之分，阴和阳既相反又相互转化，不应混而不分。《素问·平人气象论》说：五脏的真气高于肺脏，能推动卫气营血周转，协调阴阳平衡。肺虽主一身之气，为相傅之官，职司治节，但必须赖脏真之气，推动协调。方能升降出入，卫外护表。《伤寒论》中，分营分卫，营为阴，卫为阳，外感初起必先犯卫，而后入营，由阳分转入阴分。

　　足太阳经为六经藩篱，好比大门，屏蔽于外而统管室内的安全，协调人的营卫阴阳；手太阴肺为五脏华盖，犹如三才中的天，由上而统管中下，外合皮毛，内统脏腑，也主管人体的营卫阴阳。二经所主，大致相同，然大同小异，异在那里？如足太阳膀胱之窍主出，手太阴肺窍兼主出入。太阳之窍开于下，太阴之窍开于上。学者必须于同中求异，异中求同，互相参考，就能明确伤寒之邪起于足太阳经，温病之邪始于手太阴了。温邪伤上，从口鼻侵入，寒邪伤下，从足太阳经侵入。

燥气论

【原文】前三焦篇所序之燥气，皆言化热伤津之证，治以辛甘微凉（金必克木，木受克，则子为母复仇，火来胜复矣），未及寒化。盖燥气寒化，乃燥气之正。《素问》谓"阳明所至为清劲"是也。《素问》又谓"燥极而泽"（土为金母，水为金子也），本论多类及于寒湿、伏暑门中，如腹痛呕吐之类。《经》谓"燥淫所胜，民病善呕，心胁痛，不能转侧"者是也，治以苦温，《内经》治燥之正法也。前人有六气之中，惟燥不为病之说。盖以燥统于寒（吴氏《素问》注云：寒统燥湿，暑统风火，故云寒暑六入也），而近于寒，凡见燥病，只以为寒，而不知其为燥也。合六气而观之，余俱主生，独燥主杀，岂不为病者乎！细读《素问》自知。再前三篇原为温病而设，而类及于暑温、湿温，其于伏暑、湿温门中，尤必三致意者，盖以秋日暑湿踞于内，新凉燥气加于外，燥湿兼至，最难界限清楚，稍不确当，其败坏不可胜言。《经》谓粗工治病，湿证未已，燥证复起，盖谓此也（湿有兼热兼寒，暑有兼风兼燥，燥有寒化热化。先将暑湿燥分开，再将寒热辨明，自有准的。）

【提要】本篇论燥气的寒化与热化，前三焦所论都属燥热，本论重点谈凉燥，以及胜复之变，夏秋间里有暑湿，外加凉燥的复杂情况。辨证分析必须加以慎重。

【**释义**】前面三焦篇所叙述的燥气，都是化热伤津的燥病，治疗上用辛甘微凉的方法（秋为金令，金必克木，木受克，子必为母复仇，木生火，故化热伤津）。条文未说燥从寒化。因为燥从寒化，乃是正化。《素问》中有"阳明燥金司令，天气清凉劲急。"又说："燥为金气，金气极度燥化；金母湿土之气来复，就出现润泽"。这种变化，多见于寒湿与伏暑门里，出现腹痛呕吐的症状。《内经》所谓"燥气太过，民病善呕，心胁痛，不能转侧，用苦温方法治疗。这是《内经》治燥症的正规大法。前人模糊地认为六气之中，唯有燥气不致生病，这是因为燥气统属于寒气之中。凡遇燥气病，只认为是寒病，不认为是燥病。从六气的性质来看，其他五气都主生，唯独燥气主杀。杀厉之气岂有不生病的道理。细读《素问》自然就能明白。

再说本书三焦篇所论燥气，本是为温病设置，相类于暑温热甚伤津，湿温化燥伤阴，故相关论述，尤其在伏暑、湿温二病中，再三说明燥的危害，这是因秋令暑湿潜伏体内，新凉燥气加于体表，燥湿之邪兼有，很难划清界限，治疗稍有不当，必至生变败坏说不清。《内经》所谓"粗工治病，湿证未已，燥证又起。"就是指的这一类病。

湿证有寒湿、热湿，暑证有暑风、暑燥，燥证有凉燥、温燥，先把暑湿燥三气分清，再辨别属寒属热，就可以得到病的要领。

外感总数论

【原文】天以六气生万物，其错综变化无形之妙用，愚者未易窥测，而人之受病即从此而来。近人止知六气太过曰六淫之邪，《内经》亦未穷极其变。夫六气伤人，岂界限清楚毫无兼气也哉！以六乘六，盖三十六病也。夫天地大道之数，无不始于一，而成于三，如一三为三，三三如九，九九八十一，而黄钟①始备。六气为病，必再以三十六数，乘三十六，得一千二百九十六条，而外感之数始穷。此中犹不兼内伤，若兼内伤，则靡可纪极矣。呜呼！近人凡见外感，主以一柴葛解肌汤，岂不谬哉！

【选注】

叶霖：六淫为病，原有兼证，若以六六相乘，得一千二百九十六条。鞠通自当逐条指出形证，别其病名，分其治法。何以温瘟混淆，寒热莫辨。同一温热，尚不能清其眉目，而作此大言欺世之谈！敢讥轩岐未穷其变，真妄人也。《内经》六六之节②，九九制会③，皆出于其生五④，其气三，五行中有三气而成一岁之六六三百六十日，天地人三才也。其义限于边幅，故不录。

【词解】

①黄钟：十二律中第一律为黄钟。

②六六之节：古代以甲子计年，六十日为一周，称为一甲

子，六周为一岁，合三百六十日，故谓六六之节。六六之节与三阴三阳六气配合，用以分析自然界运动变化之理。

③九九制会：地有九州、九野，人有九脏九窍，制度相通，说明天地人息息相通。

④生五：五运生化之气。

【提要】 论六气化生万物，变化无穷。人与天地相应，外感病是六淫之气造成，它的总数繁多，达一千二百九十六病。指出近人治外感病方法简单，仅用一个柴葛解肌汤的错误。

【释义】 自然界大气变化生长万物，万物在六气中生长繁殖结实收藏。人类生活在大自然中，适应气候变化，阴居以避暑，动作以避寒，取万物以养生。但自然气候变化十分奥妙，直到现在人还不能完全清楚，外感病的发生，也由此繁多。近代人只知六气太过为六淫之邪，《内经》里也没充分说明它的变化。六气使人发病，每一气的界线岂能很清楚而不夹杂其他邪气，六气都有兼气，以六乘六，六六三十六病。如果按天地大道数字计算，都是始于一，成于三，如一三得三，三三得九，九九八十一，刚符合黄钟的数字。六气所得病数，必须是三十六再乘三十六，得一千二百九十六，外感病数才算完毕。这个数字，并不兼内伤杂病，假如兼内伤算，就无法计算了。唉！近代医生，凡是见到外感病，只用一个柴葛解肌汤，难道不错误吗？

治病法论

【原文】治外感如将（兵贵神速，机园法活，去邪务尽，善后务细。盖早平一日，则人少受一日之害）。治内伤如相（坐镇从容，神机默运，无功可言，无德可见，而人登寿域）。治上焦如羽（非轻不举），治中焦如衡①（非平不安），治下焦如权②（非重不沉）。

【词解】

①如衡：衡，秤杆。像秤杆一样平。

②如权：权，秤锤。像秤锤一样沉。

【提要】论治外感以祛邪为急，治内伤以调补脏腑气血为贵，病在上焦，用药宜轻，在中焦，用药宜平，在下焦，用药宜重的治疗法则。

【释义】外感六淫之邪，侵犯人体，必须迅速祛除，不可延迟。迟则邪气入里，贻害无穷。外邪在表，用药宜精猛，犹如将师拒敌，彻底消灭敌人于国境之外，使脏腑气血不受损伤，人体很快恢复健康。

内伤七情之变，饮食劳倦，脏腑气血受伤，阴阳失调。治疗时要同良相那样，坐镇从容，明礼义，施仁政；调阴阳，和气血，节饮食，适情志，通六腑，安五藏，使脏腑安和，气血流畅，阴平阳秘，精神乃治。

病在上焦，上焦如雾，肺气所主，肺主皮毛，卫气有病，邪在于表，治宜轻宣肺卫，药宜轻清上浮之品，犹如鸟羽之飞升，非轻不举。

病在中焦，中焦如沤，脾胃之部，脾主升，胃主降，升降有常，人体才得安和。中焦有病，药宜平衡，太轻则在上，太重则在下，故用药宜持平衡，不得偏轻偏重，偏上偏下，升降得宜，方得治平之道。

下焦为肝肾之部，药宜重镇下行，轻清平和之药，不能进入下焦。下焦有病，宜用沉重浓厚之味，方能深入下焦，发挥功效。故曰治下焦如权，非重不沉。

吴又可温病禁黄连论

【原文】唐宋以来，治温热病者，初用辛温发表，见病不为药衰，则恣用苦寒，大队芩、连、知、柏，愈服愈燥，河间且犯此弊。盖苦先入心，其化以燥，燥气化火，反见齿板黑、舌短黑、唇裂黑之象，火极而似水也。吴又可非之诚是，但又不识苦寒化燥之理，以为黄连守而不走，大黄走而不守。夫黄连不可轻用，大黄与黄连同一苦寒药，迅利于黄连百倍，反可轻用哉？余用普济消毒饮①于温病初起，必去芩、连，畏其入里而犯中下焦也。于应用芩、连方内，必大队甘寒以监之，但令清热化阴，不令化燥。如阳亢不寐，火腑不通等证，于酒客②便溏频数者，则重用之，湿温门则不惟不忌芩、连，仍重赖之，盖欲其化燥也。语云："药用当而通神"，医者之于药，何好何恶，惟当之是求。

【选注】

汪瑟庵王太仆③曰："大热而甚，寒之不寒，是无水也。"苦寒者，寒之也。甘寒者，"壮水之主，以制阳光"也。

【词解】

①普济消毒饮：李东垣方，治大头天行。方药有黄芩、黄连、玄参、甘草、桔梗、柴胡、陈皮、牛蒡子、板蓝根、马勃、连翘、薄荷、僵蚕、升麻。或加人参、大黄。

②酒客：平时嗜酒好饮的人。

③王太仆：唐代王冰，号启元子，医学家，任太仆令。

【提要】论唐宋以来用伤寒法治温病的错误，苦寒药化燥伤阴的弊病，纠正吴又可黄连守而不走，大黄走而不守的论点，指出温病初起用芩连苦寒有引邪入里的弊病，用苦寒药须与甘寒药同用，以防化燥，湿温病当重用苦寒。

【释义】自唐宋以来，治温热病的医生，初起都用辛温解表，见服药后热不退，改用苦寒清热法，大队芩、连、知、柏，越服越燥热，金元时代名医刘河间也犯了这一弊病，其他就不用说了。要知苦味药先入心，气化是燥，燥气化火，所以服了苦寒药，不仅热不退，反而牙齿焦黑，舌短缩而黑，嘴唇燥裂而黑，这是火太过而出现相反的水色（火为赤色，水为黑色，火极则现黑色）。吴又可反对用苦寒药是对的，但又不识苦寒化燥的道理，认为"黄连守而不走，大黄走而不守"。黄连不可轻用。大黄和黄连，同样属苦寒泄火药，大黄苦寒泻火，比黄连强百倍，难道倒可轻用吗？吴鞠通用"普济消毒饮"，在温病初期，必减去芩、连，怕它引邪入里，侵入中下焦，在应当用黄芩、黄连时，必用大队甘寒养阴药监制苦燥，使方药只能清热，不致化燥。假如阳热亢盛，心烦不寐，大便秘结不通，及嗜酒湿盛病人大便溏泄，就要重用苦寒，对于湿温症的治法，不仅不忌芩连，反要依靠芩连。清化湿热，俗话说："药用得当，其效如神。"医生用药，何必存有好坏的偏见，唯有用药得当，能收效果，作为治病目的。

风温、温热气复论

【原文】仲景谓腰以上肿当发汗，腰以下肿当利小便。盖指湿家风水、皮水①之肿而言。又谓无水虚肿②，当发其汗，盖指阳气闭结而阴不虚者言也。若温热大伤阴气之后，由阴精损及阳气，愈后阳气暴复，阴尚亏歉之至，岂可发汗利小便哉！吴又可于气复条下，谓血乃气之依归，气先血而生，无所依归，故暂浮肿，但静养节饮食自愈。余见世人每遇浮肿，便与淡渗利小便方法，岂不畏津液消亡，而成三消证，快利津液为肺痈、肺痿③证，与阴虚、咳嗽身热之劳损证哉！余治是证，悉用复脉汤，重加甘草，只补其未足之阴，以配其已复之阳，而肿自消。千治千得，无少差谬，敢以告后之治温热气复者。暑温、湿温，不在此例。

【词解】

①风水、皮水：水肿病名。风水由风毒侵袭，肺失通调，水湿阻于皮肤，头面四肢浮肿，恶风发热，咳嗽，骨节痛，尿少。皮水由外感风邪，肺气不宣，水气泛溢皮下，以致四肢面目悉肿，脘腹胀满，不恶风寒四肢聂聂而动。

②虚肿：由气血虚出现的浮肿，症有面浮足肿，或早则面浮，暮则足肿，少气无力，脉细、舌淡而胖。

③肺痈、肺痿：病名。肺痈，由于风热郁阻于肺所致，肺部发生痈疡，咳吐脓血，寒热胸痛，气急，咯痰臭秽。肺痿，因燥

热伤肺，久咳不止而成，症有咳不止，吐黏痰，声嘶哑不扬，动则气喘，潮热，口干，消瘦。

【提要】论温病病后浮肿，要与风水、皮水相区别，禁止用发汗、利水消肿。误用津液消竭，造成三消、肺痿、虚劳等证。提出用补阴复阳法治温病病后浮肿，对于暑温、湿温病后出现浮肿，又不能用此法。充分体现中医的辨证施治精神。

【释义】张仲景先生在《金匮》中说：腰以上浮肿的病人应当发汗，腰以下浮肿的病人应当分利小便。这是指"风水、皮水"的浮肿来说的。又说：属于病后无水的虚肿，也应当发汗，这是指阳气闭塞不通而阴液不亏的浮肿说的。假如温热病人，在热病大伤阴液之后，由于阴液伤而阳气亦虚；热病虽愈，阴液未复，而阳气先复，出现浮肿，难道可用发汗利小便来治疗？这是完全不可能的。

吴又可在"病后气复"条下说：血是气的依附，气先血而生长，气先生而无血依附，所以出现暂时性的浮肿，只要安心静养，调节饮食，就会痊愈，不必用发汗、利水消肿。医生们每遇浮肿病，就用淡渗利水治法，岂不怕津液消亡而成三消病，肺失津润而成肺痈、肺痿病和阴虚身热咳嗽的虚劳病？可见病后阴虚未复的浮肿是不可发汗利水的。吴鞠通遇到病后阴虚浮肿，都用"复脉汤"治疗，方中加重甘草，只补阴虚不足，以配合已复的阳气，得阴阳平衡，浮肿自然消退，屡治屡效，从无失误。所以敢于告知后来医生，治温病后的浮肿，可采用此法。但对"暑温""湿温"后出现浮肿，不能一律看待。因湿为黏腻之邪，用此法反而缠绵难愈。

治血论

【原文】人之血，即天地之水也，在卦为坎①（坎为血卦）。治水者，不求之水之所以治，而但曰治水，吾未见其能治也。善治水者，不治水而治气。坎之上下两阴爻②，水也；坎之中阳，气也；其原分自乾之中阳③。乾之上下两阳，臣与民也；乾之中阳，在上为君，在下为师；天下有君师各行其道与天下，而彝伦④不叙者乎？天下有彝伦攸叙，而水不治者乎？此《洪范》⑤所以归本皇极⑥，而与《禹贡》⑦相为表里者也。故善治血者，不求之有形之血，而求之无形之气。盖阳能统阴，阴不能统阳；气能生血，血不能生气。倘气有未和，如男子不能正家，而责之无知之妇人，不亦拙乎？至于治之之法，上焦之血，责之肺气或心气；中焦之血，责之胃气或脾气；下焦之血，责之肝气、肾气、八脉⑧之气。治水与血之法，间亦有用通者，开支河⑨也；有用塞者，崇堤防⑩也。然皆已病之后，不得不与治其末；而非未病之先，专治其本之道也。

【选注】

汪瑟庵：*血虚者，补其气而血自生；血滞者，调其气而血自通；血外溢者，降其气而血自下；血内溢者，固其气而血自止。*

【词解】

① 坎卦：八卦之一，卦象为 ☵，中为阳爻，上下为阴爻，象水。

② 爻：交也，象易六爻，头相交，象天下之动，动则变。

③ 乾之中阳：乾，《易》卦名，卦象为 ☰。三阳爻，乾为天，象天之健运不息。

④ 彝伦：彝为常，伦为理，伦常之理，人间道德关系。

⑤ 洪范：《尚书》篇名，洪，大也，范，法也，讲人事吉凶祸福，国家治乱兴衰，气候变化，以五行解释自然现象。

⑥ 皇极：出《尚书·洪范》。皇极，皇建其极。皇，大也。极，中也。施政教，治下民，当使大得其中，无有邪僻。又有《皇极经世》北宋邵雍著，以《周易》六十四卦，说世界治乱，有"律吕声音""观物外篇"，都借易卦推衍，建立象数之学。

⑦ 禹贡：《尚书·夏书》篇名，把国土划分为九州，记述山川、交通、物产及贡赋，是古代地理资料。

⑧ 八脉：冲、任、督、带、阴跷、阳跷、阴维，阳维。

⑨ 开支河：通利大小便，使水泄出。

⑩ 崇堤防：土能克水，用健脾补土法，如加固堤防，使水不外溢。

【提要】 论治血病，提出人体之血，如水一样，治血必先治气，气能统帅血，血不能统帅气。上焦血病，治心肺之气；中焦血病，治脾胃之气；下焦血病，治肝肾之气，及八脉之气。治水亦同此法。其他通、涩之法，都属治标。

【释义】 人身的血液，像天地的水，八卦上属坎卦。医生治水，不研究怎么治水，只说治水，那怎能治得好呢？水病不可光治水，而应当治气。坎卦上下都是阴爻，中间是阳爻，它来自乾卦中的阳爻，阴爻是水，阳爻是气。水的生成和动静，都受阳气的节制。所以善于治血的人，不在于急救有形的血液，而在于求救无形的阳气。因为阳气能统治阴血，阴血不能统制阳气。所以治血的方法，其本在于治气，如上焦血病，重点治肺气和心气；中焦血病，重点治脾胃之气；下焦血病，侧重治肝肾二藏之气，与冲、任、督、带八脉之气。

治水与血病的方法，除三焦而外，还有用通法和涩法的，通法在于开支河，使水外泄，涩法在于固堤岸，不使水溢肌肤，然而这两种治法，是用于水病已成的治标方法，是暂时的权宜之计，不是治本方法。

九窍论

【原文】 人身九窍①，上窍七，下窍二，上窍为阳，下窍为阴，尽人而知之也。其中阴阳奇偶生成之妙谛②，《内经》未言，兹特补而论之。阳窍反用偶，阴窍反用奇。上窍统为阳，耳目视听，其气清，为阳；鼻嗅口食，其气浊，则阴也。耳听无形之声，为上窍阳中之至阳，中虚而形纵，两开相离甚远。目视有形之色，为上窍阳中之阴，中实而横，两开相离较近。鼻嗅无形之气，为上窍阴中之阳，虚而形纵，虽亦两窍，外则仍统于一。口食有形之五味，为上窍阴中之阴，中又虚又实，有出有纳，而形横，外虽一窍，而中仍二。合上窍观之，阳者偏，阴者正，土居中位也。阳者纵，阴者横，纵走气，而横走血，血阴而气阳也。虽曰七窍，实则八也。阳窍外阳（七数）而内阴（八数），外奇而内偶，阳生于七，成于八也。生数，阳也；成数，阴也。阳窍用成数，七八成数也。

下窍能生化之前阴，阴中之阳也；外虽一窍，而内实二，阳窍用偶也。后阴但主出浊，为阴中之至阴，内外皆一而已，阴窍用奇也。合下窍观之，虽曰二窍，暗则三也。阴窍外阴（二数）而内阳（三数），外偶而内奇，阴窍用生数，二三生数也。

上窍明七，阳也；暗八，阴也。下窍明二，阴也；暗三，阳也。合上下窍而论之，明九，暗十一。十一者，一也。九为老，一为少，老成而少生也。九为阳数之终，一为阳数之始，始终上下，一阳气之循环也。开窍者，运阳气也。妙谛无穷，一互字而已。但互中之互，最为难识，余尝叹曰：修身③者，是字难，格致④者，互字难。

【选注】

汪瑟庵：此即阴阳互根之义，发明极精核。

【词解】

①九窍：耳、目、鼻、口、前后二阴，为九窍。

②妙谛：妙，即微妙。谛，为审谛。通过耳闻、目视，细微审查，才能不误。

③修身：修身在于正心，正心在于正心之用，修身是大学之本。

④格致：深入研究事物原理，得出真实本质，谓之格物致知。《大学》："致知在格物，物格而后知至。"

【提要】论九窍的阴阳奇偶，生成数字，阴阳互根，治学必须正心修身，格物致知的道理。

【释义】人体生有九窍，上身头面七窍，下身前后阴二窍，上窍属阳，下窍属阴，这是大家都知道的。其中九窍的阴阳互根，奇偶生成的道理，《内经》没说明，今特加补充说明。论九窍，阳窍当用奇数而反用偶数，阴窍当用偶数而反用奇数；上七窍都是阳窍，耳听目视，清气贯通，为阳中之阳；鼻嗅口食，其气混浊，为阳中之阴。耳听无形的声音，为上窍阳中之至阳，目视有形的颜色，为上窍阳中之阴；耳外廓垂直，窍中空虚，位在头部两侧，相距较远，目形横直，位鼻鞍两旁，相距较近；鼻能嗅无形气味，为上窍阴中之阳，中间空虚，外形正中纵直，外有两孔，内只一窍通于口；口为横形，吃有形的五味，为上窍阴中之阴，口中有虚有实，能出能纳，外口虽为一窍，里则分为两窍，从上窍位置看，阳窍偏于两旁，阴窍开于正中，土居中央，阳窍外观纵直，阴窍外观横直，纵形的通气，横形的走血。明看七窍，暗中八窍，阳窍外阳七而内阴八，外奇内偶，阳生于七，成于八，生数为阳，成数为阴，阳窍用成数，七八是成数。

下二窍，前阴有生殖功能，是阴中之阳，外虽一窍，内有两窍，阳窍用偶数；后阴但主排泄，内外一窍相通，阴窍用奇数。综合前后阴看，明有二窍，暗为三窍，阴窍外阴而内阳，外偶而内奇，阴窍用生数，二三是生数。

上窍明七阳数，暗八阴数，下窍明二为阴，暗三为阳，合上下窍数字论，明为九窍，暗为十一窍。十一除去十就是一，九为老，一为少，老成而少生；九为阳数的终了，一是阳数的开始，始终上下，无非是在于阳气的循环。开窍的意义，是阳气的运行出入，其中奥妙无穷，主要为人体阴阳互根的生化作用。但是阴阳相互之间怎样发挥作用，却很难具体认识，所以吴鞠通觉得人以修身为道德之本，但事情能做到一切都对很难；研究事物进化，取得细微精确的数理，掌握事物相互之间的变化运行规律也很难。

形体论

【原文】《内经》之论形体、头足腹背、经络脏腑，详矣，而独未总论夫形体之大纲，不揣鄙陋补之。人之形体，顶天立地，端直以长，不偏不倚，木之象也。在天为元^①，在五常为仁^②。是天以仁付之人也，故使其体直而麟凤龟龙之属莫与焉。孔子曰："人之生也直，罔之生也幸而免。"^③蘧蒢戚施^④，直之对也。程子谓：生理本直，味本字之义。盖言天以本直之理，生此端直之形，人自当行公直之行也。人之形体，无鳞介毛羽，谓之倮虫^⑤，倮者，土也，主信，是地以信付之人也。人受天之仁，受地之信，备健顺五常之德，而有精、神、魂、魄、心、意、志、思、智、虑，以行孝悌忠信，以期不负天地付畀^⑥之重。自别于麟凤龟龙之属。故《孟子》曰："万物皆备于我矣。"又曰："惟圣人然后可以践形。"《孝经》^⑦曰："天地之道，人为贵。"人可不识人之形体以为生哉？医可不识人之形体以为治哉？

【选注】

征以园：本论补《伤寒论》未备而作也。《杂说》一卷，又补篇中遗意，而欲拯流俗之弊，末作九窍形体二论，总结全部，兼补《内经》之所阙。欲人见著知微，明体达用^⑧。即如九窍形体，自在目前，犹且习焉不察，从未经人道破。甚矣，格致之难也。儒者不能格致，则无以穷理尽性，以至于命，是负天之所

527

生；医者不能格致，则无以处方用法，生物生人。日从事于轩岐之书，亦犹是瞑行而索途耳⑨。盖人之自生，与生人之生，异出同源，皆赖此一点不忍之心为之，所谓仁也。论形体而归本于造化，见天地付畀甚重，不可不自重。而又望人甚重以重之。是篇也，兼形气名物理数而言，非若小家倚于一偏之论而已也。其不忍之心为何如耶。

汪瑟庵：《杂说》一编，因本论有未备者，作此以纬之。虽偶及形体气血，大旨仍以发明本论，非泛言医理也。妇人小儿，各有专科，然自温病门径未清，因而产后惊风，急惊，慢惊之伪名，纷纭舛错，故作解产难，解儿难，痘疹之为证，仍与六气同治。痘虽原于胎毒，亦因六气而发，故并及之。盖温病门径不清，势必以他法妄治。然非诸证门径皆清，亦不能辨明温病。经云：知其要者，一言而终，是所望于学者博学详说，而一以贯之⑩矣。

【词解】

① 在天为元：善良的人为元。元，善之长。平民为元元，《战国策·秦策》："制海内，子元元。"这里说人是天地间最善良的。

② 五常为仁：五常谓仁、义、礼、智、信。人在五常中最仁爱。

③ 《论语》孔子云："人之生也直，罔之生也幸而免。"孔夫子说：人的生存在于正直，诬罔（歪曲不直）的人虽也可以生存，是侥幸免于祸患。

④蘧（qú）蒢戚施：蘧，即瞿麦。蒢，是耕田用的竹器。蘧蒢此指身有残疾，不能下俯。戚施，本是蟾蜍，四足据地，头颈不能上仰。此指身病背曲，头不能仰，比喻貌丑驼背的人。《诗·邶风·新台》，"燕婉之求，蘧蒢不殄……得此戚施。"

⑤倮虫：无羽毛鳞介之虫，称为倮虫。《大戴礼·易本命》："倮之虫三百六十，而圣人为之长。"故人为倮虫之一。

⑥畁：音币，给予、付与之意。

⑦孝经：儒家经典之一，为孔门后学所著，内容论封建孝道，宗法思想。

⑧见著知微，明体达用：事先洞察事情的细微，明了实质而达到利用价值。

⑨瞑目索行：暗中摸索道路。

⑩一以贯之：《论语》"参乎，吾道一以贯之。"意义谓我的学说贯穿着一个基本观念。孔子学说的基本观念是"忠恕"。这里的"一以贯之，"他的基本观念是"温病。"

【提要】论述人的形态，顶天立地，不同于其他动物，人得天地之正，具有高贵品德，聪明才智，要求每个人努力工作，不负此生。要求每个医生，治疗中慎重观察，做到治病救人。

【释义】《内经》上所论人的形体，有关头面、手足，胸腹、腰背、经络、脏腑，都说得很详细了。却没全面地论述形体总的大纲，这是美中不足。不敢揣度自己学说浅薄，作如下的补充。

人的形体，立时头顶青天，脚踏大地，正直高大，不偏侧倚斜，如大树一样生根牢固。

人得天的元气，具有仁爱的品德，这是天地把仁爱的气质赋予人而造成的。人所以直立不倒，而麟、凤、龟、龙都不能，孔子说：好人生来就正直无私的，诬罔（坏）人生着也是侥幸免祸。患有残废的人不可俯仰，与无病的人不同。北宋程子说："生理本直"，体味"本"字的意义，是说天以本直的生理，培养端正直立的人，人当然要行使公正的品德。

人的形体，不生鳞、介、毛、羽，全身皮肤光滑，称谓倮虫，人为倮虫之长，居天地之中，属土主信，这是地把信给予人的。人受天赋予的"仁"，地赋予的"信"，具有"仁义礼智信"五常的道德，因而有精神、魂魄、心意志思智虑的办事能力，行施孝、悌、忠、信四种美德，做到不负天地所赋予的创建重任。以区别于麟、凤、龟、龙等动物。所以孟子说：万物的生长蕃殖，都是为人准备的。又说：惟聪明仁德的人可以创建世界。《孝经》上说："天地之道，人为贵。"人可以不明白形体的重要而生长于世上吗？医生可以不了解人的形体而做治疗吗！

温病条辨

解产难题词

天地化生万物，人为至贵，四海之大，林林总总，孰非母产。然则母之产子也，得天地、四时、日月、水火自然之气化，而亦有难云乎哉？曰：人为之也。产后偶有疾病，不能不有赖于医。无如医者不识病，亦不识药；而又相沿故习，伪立病名；或有成法可守者而不守，或无成法可守者，而妄生议论；或固执古人一偏之论，而不知所变通；种种遗患，不可以更仆数。夫以不识之药，处于不识之病，有不死之理乎？其死也，病家不知其所以然，死者更不知其所以然，而医者亦复不知其所以然，呜呼冤哉！瑭目击神伤，作解产难。

产后总论

【原文】产后治法，前人颇多，非如温病混入《伤寒论》中，毫无尺度者也。奈前人亦不无间有偏见，且散见于诸书之中。今人读书，不能搜求拣择，以致因陋就简，相习成风。兹特指出路头，学者随其所指而进步焉，当不岐于路矣。本论不及备录，古法之阙略者补之，偏胜者论之，流俗之坏乱者正之，治验之可法者表之。

【选注】

叶霖：解产难诸节，多从叶案产后秦天一、龚商年、总论中录来，每节后加以按语，精细过之，以救世偏，殊可法也。所禁之药，有言之过甚者；所立之方，多滋腻秽浊者，临证之工，尤宜参酌，未可拘执。

【释义】有关妇人产后病的治法，前人说得很多，它不似温病治法那样长期混于《伤寒论》中，丝毫没一定的治疗法度。无如前人有关产后治法，其中不无偏见，而且都零散在各人的著作里面。现在人学习找不到全部资料，无法挑选拣择，以致见闻不广，方法简单，这种情况，互相沿袭，形成治疗风气。

现在特地为学医的人指出一条路径，学习的人随着所指的方向，循序渐进，就不迷失道路了。产后病治法很多，本文不可能都做介绍，只能把以前缺少的简单的作一补充，对前人方药偏执太过的加以论述，对民间流传不合理的治法清理整顿，而有些行之有效，屡治屡验可以师法的优良治法，要提出表明推广。

产后三大证论一

【原文】产后惊风之说，由来已久，方中行先生驳之最详，兹不复议。《金匮》谓新产妇人有三病：一者病痉，二者病郁冒，三者大便难。新产血虚，多汗出，喜中风，故令人病痉；亡血复汗，故令郁冒；亡津液胃燥，故大便难。产妇郁冒，其脉微弱，呕不能食，大便反坚，但头汗出，所以然者，血虚而厥，厥而必冒。冒家欲解，必大汗出。以血虚下厥，孤阳上出，故头汗出。

所以产妇喜汗出者，亡阴血虚，阳气独盛，故当汗出，阴阳乃复。大便坚，呕不能食，小柴胡汤主之。病解能食，七八日复发热者，此为胃实，大承气汤主之。

按此论，乃产后大势之全体也，而方则为汗出中风一偏之证而设。故沈目南谓仲景本意，发明产后气血虽虚，然有实证，即当治实，不可顾虑其虚，反致病剧也。

【提要】论产后三大症发生原因与病理分析，产后血虚，阴虚阳盛故多汗，汗出受风则病痉；亡血复汗，故郁冒；汗多津亏故大便干。论中阐明《金匮》治法，便坚、呕不能食，用小柴胡汤和胃降逆；发热便坚胃家实，用大承气汤攻下，告诫后学不可顾其虚不敢攻的错误思想。

【释义】"产后惊风"的病名，流传很久了。明代方中行先生曾详细加以驳斥，现在不再说了。《金匮》论新产妇人有三种病，一是痉症，二是郁冒（头目昏眩），三是大便难。这是由于产后血虚，多出汗，容易受风，所以发生筋脉挛急抽搐的痉症。产后出血多，汗出多，阳气上升，所以发生郁冒症。汗多津虚，胃中干燥，所以大便难下。

产妇郁闷昏冒，脉象微弱无力，呕吐不能进食，大便干结难下，头上汗出不止，所有这些症状，是由于产后血虚，易感外邪，正虚不能驱邪外出，反逆而上冲，所以出现郁闷昏冒症状；郁冒必须出汗才能解除。产后血虚于下阴不敛阳，孤阳上升，则头汗出；产后多汗，也是因阴血不足、阳气偏盛所引起的；大汗之后，阳气平静，阴阳协调，郁冒症就消失了。如果大便干，呕吐不得进食，这是余邪未净，胃气未和，可用小柴胡汤疏邪和胃止呕，邪解胃和，则呕止能食。过了七八日又复发热，这是余邪与食相结于胃的胃实证，当用大承气汤攻下实邪。

按《金匮》论产后三大证，只提了两个治疗方剂，要知仲师此论，是论产后治法的大势，启发后学治产后病，要从全面看问题，而处方只从汗出中风一面着想。所以沈目南认为仲景先师的本意，在于发明产后病气血虽虚，然遇到实证，就应当攻实，决不能只顾虚的一面，拘泥不敢攻实，这样会贻误病机，造成病人的死亡。

产后三大证论二

【原文】 按产后亦有不因中风，而本脏自病郁冒、痉厥、大便难三大证者。盖血虚则厥，阳孤则冒，液短则大便难。冒者汗者，脉多洪大而芤；痉者厥者，脉则弦数，叶氏谓之肝风内动，余每用三甲复脉，大小定风珠，及专翁大生膏而愈。（方法注论，悉载下焦篇。）浅深次第，临时斟酌。

【释义】 上论产后三大证，因产后亡血受风而起，本文所论产后三大证，并不是因中风，是本脏阴血不足自发的郁冒、痉厥、大便难，他的病机与上论完全不同。本脏因产后阴血不足，阳气偏盛，阴不恋阳，孤阳不静，势必上越，发生头昏目眩郁闷；郁则汗出，汗多伤液，血虚液少，大便失润难下；产后亡血多汗，脉象洪大无力，中见芤象，水虚于下，木旺于上，血不养筋，发生筋脉挛急，手足瘛疭的痉证，脉象必见弦数。叶天士先生所说的肝风内动，就是此病。

鞠通每遇此症，采用育阴潜阳、滋水涵木治法，用三甲复脉汤、大小定风珠、专翁大生膏而愈。三方运用，须按病情的浅深轻重程度，临时斟酌选择。

按临诊全在辨证，用药亦当灵活，前论三大证，产后亡血受风所起，故从《金匮》攻邪治法，本论产后三大证，纯系血虚津伤、脏气失养所致，所以治采虚则补之。所选三方，用时必分病情轻重，如水亏木旺，肝风初动，可用三甲复脉汤；肝风鸱张，神倦瘛疭，可用小定风珠；手足蠕动，脉虚欲脱，可用大定风珠；虚久不复，神倦乏力，则用专翁大生膏。所谓病有新久，治有缓急，全在临时斟酌，辨证用药，决不可执方不变。

产后三大证论三

【原文】《心典》云：血虚汗出，筋脉失养，风入而益其劲，此筋病也；亡阴血虚，阳气遂厥，而寒复郁之，则头眩而目瞀，此神病也；胃藏津液而灌溉诸阳，亡津液胃燥，则大肠失其润而大便难，此液病也。三者不同，其为亡血伤津则一，故皆为产后所有之病。即此推之，凡产后血虚诸证，可心领而神会矣。

按以上三大证，皆可用三甲复脉、大小定风珠、专翁膏主之。盖此六方，皆能润筋，皆能守神，皆能增液故也，但有浅深次第之不同耳。产后无他病，但大便难者，可与增液汤（方注并见中焦篇温热门）。以上七方，产后血虚液短，虽微有外感，或外感已去大半，邪少虚多者，便可选用，不必俟外感尽净而后用之也。再产后误用风药，误用辛温刚燥，致令津液受伤者，并可以前七方斟酌救之。余制此七方，实从《金匮》原文体会而来，用之无不应手而效，故敢以告来者。

【释义】尤怡在《金匮心典》中说：产后血虚汗出，筋脉失于滋养，风邪侵入，筋脉更是劲急，这是筋的病变；阴液消亡，营血亏损，阳气偏胜不安于里而上逆，受外寒郁闭，发生头眩目花，这是神志上的病变；胃中受纳水谷，贮藏津液，分布表里，灌溉手足三阳经。津液亏则胃中干燥，大肠失去濡润，所以大便难下，这是津液不足的病变。此三病证虽不同，但亡血伤津是完全一致的，所以都是产后常见病。从这一方面进行推理，凡是产后血虚发生的多种病变，治疗时就可以心领神会了。

以上三大证都是血虚津伤引起的，都可用三甲复脉汤、大小定风珠、专翕大生膏来治疗。因为此六方，都有滋养筋脉，安定神志，生津润燥的作用。但功用有深浅轻重的不同而已。假如产后没别的病证，只是大便难解，可以用增液汤增水行舟。以上七个方剂，治产后血虚津亏，病人虽然兼有轻度外感，或外感之邪已散大半，邪少虚多的病人，就可选择运用，没有必要等待外邪散尽后再用；又有产后误用表散风邪的药，及误用辛温刚烈燥热的药，以致津液消亡的，也可以考虑伤津的轻重程度，选用以上七方来补救。

关于吴鞠通创制七方的动机，主要是从《金匮》原文中体会得来的。运用于临床，多能应手而效。所以敢于介绍出来供后人学习参考。

产后瘀血论

【原文】张石顽①云：产后元气亏损，恶露②乘虚上攻，眼花头眩，或心下满闷，神昏口噤，或痰涎壅盛者，急用热童便主之。或血下多而晕，或神昏烦乱，芎归汤③加人参、泽兰、童便，兼补而散之（此条极须斟酌，血下多而晕，血虚可知，岂有再用芎、归、泽兰辛窜走血中气分之品，以益其虚哉！其方全赖人参固之，然人参在今日，值重难办，方既不善，人参又不易得，莫若用三甲复脉、大小定风珠之为愈也。明者悟之）。又败血上冲有三：或歌舞谈笑，或怒骂坐卧，甚则逾墙上屋，此败血冲心多死，用花蕊石散④，或琥珀黑龙丹⑤，如虽闷乱，不至颠狂者，失笑散⑥加郁金；若饱闷呕恶腹胀痛者，此败血冲胃，五积散⑦或平胃⑧加姜、桂，不应，送来复丹⑨，呕逆腹胀，血化为水者，《金匮》下瘀血汤⑩；若面赤呕逆欲死，或喘急者，此败血冲肺，人参、苏木，甚则加芒硝荡涤之。大抵冲心者，十难救一，冲胃者五死五生，冲肺者十全一二（今所谓冲心者，皆冲胃也。冲心者十不见一。——朱评）。又产后口鼻起黑色，而鼻衄者，是胃气虚败而血滞也，急用人参、苏木，稍迟不救。

愚按产后原有瘀血上冲等证，张氏论之详矣。产后瘀血实证，必有腹痛拒按情形，如果痛处拒按，轻者用生化汤⑪，重者用回生丹最妙。盖回生丹以醋煮大黄，约入病所而不伤他脏，内多飞走有情食血之虫，又有人参护正，何瘀不破，何正能伤。近见产妇腹痛，医者并不问拒按喜按，一概以生化汤从事。甚者病家亦不延医，每至产后，必服生化汤十数帖，成阴虚劳病，可胜悼哉。余见古本《达生篇》^⑫中，生化汤方下注云：专治产后瘀血腹痛、儿枕痛^⑬，能化瘀生新也。方与病对，确有所据。近日刻本，直云："治产后诸病"，甚至有注"产下即服者"。不通已极，可恶可恨。再《达生篇》一书，大要教人静镇，待造化之自然，妙不可言，而所用方药，则未可尽信。如达生汤下，"怀孕九月后服，多服尤妙"。所谓天下本无事，庸人自扰之矣。岂有不问孕妇之身体脉象，一概投药之理乎？假如沉涩之脉，服达生汤则可，若流利洪滑之脉，血中之气本旺，血分温暖，何可再用辛走气乎？必致产后下血过多而成痉厥矣。如此等不通之语，辨之不胜其辨，可为长叹息也！

【选注】

朱武曹：孕妇之脉，洪滑流利者无病，沉弦迟涩者皆病也。

征以园：近时有保产无忧饮^⑭一方，不知起自何人，盛行都下，无论产前何病，一概用之，甚至有孕妇人，无病亦服之，名曰安胎，而药肆即以此方，并生化汤，撮合现成，谓之官方药，治胎前产后一切病证，更觉可笑。

【词解】

① 张石顽：清代名医，名璐，字路玉，号石顽，长洲（吴江）人，业医数十年，著《张氏医通》《伤寒缵论》《伤寒绪论》《本草逢原》《诊宗三昧》《千金方衍义》等书。

② 恶露：产后子宫中滞留的瘀血和液体，一般产后三五天即

排清。

③芎归汤:《万氏女科》,川芎、当归各二钱,水煎服。治产后血晕。

④花蕊石散:《十药神书》,花蕊石煅为末,冲服,每服三钱。治咳血、吐血、能止血。

⑤琥珀黑龙丹:《局方》卷九方,治产后一切血疾,恶露不快,儿枕不散,积块坚聚,按之攫手,疼痛攻心,困顿垂死者。

⑥失笑散:《和剂局方》,浦黄、五灵脂各等分为末,每用二钱,醋水各半同煎,和渣热服。能行瘀散结止痛。

⑦五积散:《和剂局方》,白芷、川芎、甘草、茯苓、当归、肉桂、白芍、半夏、陈皮、枳壳、麻黄各六两,苍术二十四两,干姜四两,桔梗十二两,厚朴四两,为粗末,每服三钱,加姜三片,水煎服,有解表散寒、温中消积之力。

⑧平胃散:《和剂局方》,苍术五斤,厚朴、橘皮各三斤,甘草三十两,为末。每服二钱,加生姜二片,大枣两枚,治脾胃不和,不思饮食,脘腹胀满,恶心呕吐,嗳气吞酸,体倦便溏等症。

⑨来复丹:《和剂局方》,硝石、硫黄、玄精石各一两,五灵脂、青皮、橘皮各二两,醋煮,米糊为丸,桐子大,每服三十丸。空腹粥汤下,治夏季暑热内伏,多食生冷,霍乱吐泻,脘腹疼痛。

⑩下瘀血汤:《金匮》方,大黄三两,桃仁二十个,䗪虫二十枚,为末,炼蜜为四丸,以黄酒一盏煎一丸,顿服。能破瘀下血。治妇女干血,月经不通,恶露不行,腹痛或有癥块。

⑪ 生化汤:《傅青主女科》,当归八钱,川芎三钱,桃仁十四粒,黑姜五分,炙甘草五分,黄酒童便各半煎服。治产后恶露不行,腹中痛。

⑫ 达生篇:《清亟斋居士》撰,记载胎产调护之法,主张临产要沉着镇静,以睡、忍痛、慢临盆六字为要诀。

⑬ 儿枕痛:为产后小腹疼痛,属瘀滞者少腹有块,恶露不下,或不畅,用活血祛瘀散结止痛法,《傅青主》散结定痛汤。当归、川芎、桃仁、益母草、黑荆芥、山楂、乳香、丹皮。如寒瘀痛,可用生化汤。

⑭ 保产无忧饮方:《傅青主女科·产后编》,当归、川芎各一钱五分,荆芥穗八分,艾叶七分,枳壳六分,黄芪八分,菟丝子一钱四分,羌活五分,厚朴七分,川贝母一钱,白芍一钱二分,甘草五分,生姜三片,水煎服。治胎位不正,胎动不安,难产。

【释义】清代名医张石顽说:产后元气亏损,恶露不下,反乘虚上攻,出现头眩眼花,神志昏迷,口噤不开,或是痰涎壅盛的,急取热童便灌服;也有产后下血过多,出现头晕,或神昏烦扰不安,用芎归汤加人参泽兰童便补气血散浊邪。又产后败血上冲,能发生三种症状,有唱歌舞蹈谈笑的;有怒骂坐卧不安的;有发狂跳墙上屋的。这都是败血冲心,预后不良。可用花蕊石散、琥珀黑龙丹化瘀安神;如果虽有闷乱,并不癫狂的,可用失笑散加郁金,活血化瘀,解郁理气;假如胸脘饱闷呕恶,腹满胀痛的,这是败血冲胃,可用五积散或平胃散加生姜肉桂治疗,如不效,前药送服来复丹;大腹肿胀,上逆呕恶的是败血化水所致,可用《金匮》下瘀血汤攻下瘀水;假如面色红赤,呕逆,呼吸喘急，这是败血冲肺，可用人参、苏木，重加芒硝荡涤败血。大抵败血冲心的病人，十人中难于救活一人；败血冲胃的病人，只能救活半数；败血冲肺的，十人中只能救一二人。又产后病人口鼻起黑色，鼻衄不止的，属胃气已经虚败，败血阻滞，急用人参、苏木救治，稍一耽误，必然不救。

鞠通按：产后确有瘀血上冲的证候，张石顽论述很详细了。产后瘀血属于实证的，必有腹痛拒按。如见腹痛拒按，轻症用生化汤温中化瘀止痛；重症用回生丹最好。因回生丹里有醋煮大黄，药效直达瘀血阻滞处，不损害其他脏器，同时方中配有飞走食血的虫类药，又有人参固护正气，不论哪里的瘀血都能攻破，内脏正气不受损伤。近日见到产后腹痛，医生们不作详细分析，不问拒按喜按，一概用生化汤治疗。甚至有些病家，不请医生诊视，一到产后，必服生化汤十几帖，造成阴虚内热的劳损证，真可悲叹！从古本《达生篇》中，生化汤方下注为"专治产后瘀血腹痛，儿枕痛"。这是生化汤化瘀生新的作用，方与证合，确能见效。近来书店刻的《达生篇》，生化汤下，直注"治产后诸病。"有的刻本还刻着"产下即服。"真是不通之极，可恶可恨！再说《达生篇》一书，内容大旨教人临产要镇静沉着，到一定时间，自然产下，这是生理化育功能。书中所载方药，不可完全信赖，如"达生汤"下说："怀孕九月服，多服尤妙。"所谓天下本无事，庸人自扰之，难道不问孕妇身体强弱，脉象表现，一概服药的道理吗？假如孕妇脉沉涩，服"达生汤"是可以的，如果脉象流利洪滑，气血俱旺，怎么能再服辛窜走气的药剂，误服之后，必定引起产后流血过多，造成亡血痉厥的病变。像这些不通的注解刻本，要纠正一下，是不胜其烦的，可为之长叹息啊！

产后宜补宜泻论

【原文】朱丹溪①云：产后当大补气血，即有杂病，从末治之，一切病多是血虚，皆不可发表。张景岳②云：产后既有表邪，不得不解；既有火邪，不得不清；既有内伤停滞，不得不开通消导，不可偏执。如产后外感风寒，头痛身热，便实中满，脉紧数洪大有力，此表邪实病也。又火盛者，必热渴躁烦，或便结腹胀，口鼻舌焦黑，酷喜冷饮，眼眵尿痛，溺赤，脉洪滑，此内热实病也。又或因产过食，致停蓄不散，此内伤实病也。又或郁怒动肝，胸胁胀痛，大便不利，脉弦滑，此气逆实病也。又或恶露未尽，瘀血上冲，心腹胀满，疼痛拒按，大便难，小便利，此血逆实证也。遇此等实证，若用大补，是养虎为患，误矣。愚按二子之说，各有见地，不可偏废，亦不可偏听。

如丹溪谓产后不可发表，仲景先师原有亡血禁汗之条③，盖汗之则痉也。产后气血诚虚，不可不补，然杂证一概置之不问，则亦不可，张氏驳之，诚是。但治产后之实证，自有妙法，妙法为何？手挥目送是也。手下所治系实证，目中、心中、意中注定是产后。识证真，对病确，一击而罢。治上不犯中，治中不犯下，目中清楚，指下清楚，笔下再清楚，治产后之能事毕矣。如外感自上焦而来，固云治上不犯中，然药反不可过轻，须用多备少服法，中病即已，外感已即复其虚，所谓"无粮之兵，贵在速战"；若畏产后虚怯，用药过轻，延至三、四日后，反不能胜药矣。余治产后温暑，每用此法。如腹痛拒按则化瘀，喜按即补络，快如转丸④，总要医者平日用功，参悟古书，临证不可有丝毫成见而已。

【词解】

① 朱丹溪：金元四大家之一，名震亨，字彦修，浙江金华人，世居丹溪，又称丹溪翁或朱丹溪，三十岁始读《素问》，曾从罗知悌学医，并受刘完素、张从正、王好古、李杲等影响，著有《格致余论》《局方发挥》等书。主张"阳常有余，阴常不足"。是养阴派代表人物。

② 张景岳：明代医学家，浙江绍兴人。名介宾，字景岳，一字会卿，学宗丹溪，编有《类经》《类经图翼》，著《景岳全书》。主张补真阴、真阳，提出"阳非有余""真阴不足"，世称张熟地。

③ 亡血禁汗之条：《伤寒论·太阳篇》50 条："脉浮紧者，法当身疼痛，宜以汗解之。假令尺中迟者，不可发汗，何以知然？以荣气不足，血少故也。"《伤寒论》："亡血家，不可发汗，发汗则寒栗而振。"

④ 快如转丸：转丸，转动丸物也，丸圆形转动再快，指药效之速，如转丸一样快。

【释义】朱丹溪说：产后应当大补气血，即使有杂病，也要以后再治。一切病多是血虚引起，都不可发汗。张景岳说：产后既有表邪，不得不解表；既有火邪，不得不清火；既有内伤停滞，不得不开通消导。不可偏执产后就不用攻邪治法。例如产后外感风寒，头痛发热，便实腹胀，脉象紧数洪大有力，这是表邪实证；又如火邪亢盛的病，必定有高热口渴烦躁不安，或大便秘结腹胀，口鼻舌质焦黑，口渴喜饮凉水，眼眵多，小溲赤涩而痛，脉象洪滑。这是里实热证；又如产后饮食过度，以致食积停滞，这是内伤饮食实证；又如产后郁怒伤肝，胸胁胀痛，大便不畅，脉象弦滑，这是肝气上逆实证；又如产后恶露不清，瘀血上冲，心腹胀满，疼痛拒按，大便难下，小便通利，这是瘀血上逆的实证。临床见到这些产后实证，如果用大补气血治法，犹如养虎伤人，这是十分错误的。

愚（鞠通）按：丹溪、景岳对于治产后病的论点，各有见识，并不矛盾，不可偏责哪一家不对，也不可偏信哪一家全对。如丹溪所说产后不可发表，《仲景》先师原有"亡血禁汗"的条文。因产后血虚，发汗则津伤，阴液大亏，筋脉失养，会出现痉厥；产后血虚病人，不可不补气血。然而对于产后杂证，一概置之不理，这也是不行的，张景岳驳得有道理。但是治产后实证究竟应该怎样？自然要另想妙法，什么妙法呢？"掌握病情，一战取胜"。手下所治的是实证，须用攻法，心目中时刻注意产后，识证真实不误，方药对证确切，一剂下去，实邪除尽。要做到治上焦病不伤中焦，治中焦病不伤下焦，心目中认证清楚，手指下脉诊清楚，处方用药更是清楚，这样来治产后病就完全可以了。

例如外感病邪在上焦，"治上焦如羽"，固然用药要轻，然而在产后，用药反不可过轻，要多备少服，中病就止，外邪一去，立即转补气血，这和用兵一样，缺少粮草的兵，必须速战速决。最怕因产后体虚，用药过轻，拖延三四天，病人体质更虚，反而

549

不能胜任药力了。吴鞠通治产后温病暑病，一般都用此法，例如产后腹痛拒按，就用化瘀法；喜按，就用补络法，服药很快见效。总之，医生治病，必须平时刻苦学习，多参考吸收古人用药经验，成竹在胸，临诊时又不可存有丝毫成见，做到辨证施治，才能应手取效。

产后六气为病论

【原文】产后六气为病，除伤寒遵仲景师外（孕妇伤寒，后人有六合汤①法），当于前三焦篇中求之。斟酌轻重，或速去其邪，所谓无粮之师，贵在速战者是也。或兼护其虚，一面扶正，一面驱邪。大抵初起以速清为要，重证亦必用攻。余治黄氏温热，妊娠七月，胎已欲动，大实大热，目突舌烂，乃前医过于瞻顾所致。用大承气一服，热退胎安，今所生子二十一岁矣。如果六气与痉瘛之因，皦然心目②，俗传产后惊风之说可息矣。

【词解】

①六合汤：《医方考》，砂仁八分，半夏二钱，杏仁二钱，人参二钱，白术二钱，甘草五分，藿香二钱，木瓜一钱半，厚朴八分，扁豆二钱，赤茯苓二钱。水煎服。治夏月饮食不慎，湿伤脾胃，霍乱吐泻，倦怠嗜卧，胸膈痞满，舌苔白滑等症。

②皦然心目：皦即皎，明亮也。皦然心目，意为看得清楚，心中明白。

【释义】产后因六淫之邪所致的疾病，除伤寒要遵照仲景先师治法外，其余五气所致病变，可按本书三焦篇的治法，衡量病情轻重用药，很快驱除病邪，这像缺乏军粮的军队，最有利的是从速作战。或邪正兼顾，一面补正，一面驱邪。大抵孕妇温病初起，必须及时清热，实热重证，也必须攻邪。吴鞠通治黄姓妇人，妊娠已七月，胎已动摇，见大热大实，目赤肿，舌糜烂，这是前医畏首畏尾，不敢攻邪所造成。用大承气汤一服，便下热清，胎也安定。今年孩子已二十一岁了。如果对产后六气病和痉挛证的发生原因，心目中能清楚理解，通俗所传"产后惊风"的伪名就可以停止了。

产后不可用白芍辨

【原文】朱丹溪谓产后不可用白芍，恐伐生生之气[1]。则大谬不然，但视其为虚寒虚热耳。若系虚寒，虽非产后，亦不可用，如仲景有桂枝汤去芍药[2]法，小龙青去芍药[3]法。若系虚热，必宜用之收阴。后世不善读书者，古人良法不知守，此等偏谬处，偏牢记在心，误尽大事，可发一叹。按白芍花开春末夏初，禀厥阴风木之全体，得少阴君火之气化，炎上作苦，故气味苦平（《本经》芍药并无酸字，但云苦平无毒，酸字后世妄加者也）。主治邪气腹痛，除血痹，破坚积，寒热疝瘕，止痛，利小便，益气，岂伐生生之气者乎？使伐生气，仲景小建中汤，补诸虚不足而以之为君乎？张隐庵[4]《本草崇原》中论之最详。

【选注】

朱武曹：仲祖方中，四逆散[5]用之；当归四逆汤[6]亦用之；真武汤[7]亦用之。

征以园：产后之不用白芍，犹之乎产后之不用人参也。世俗医者云："不怕胎前一两，只怕产后一分。"甚言产后之不用参也。余荆室[8]素禀阳微，产后恶露亦少，忽尔郁冒不知人，仆妇、儿女环侍逾时，皆以为死，且唤且哭；余审视之，知其为阳气不复也，急以独参汤灌之，乃苏。而其母家犹以为孟浪[9]，甚矣，邪说之害，良可叹也。

【词解】

① 生生之气：指元气，即肾阴肾阳之气，发源于肾，藏于丹田，从三焦通行全身，推动脏腑经脉功能活动，为生养之动力。

② 桂枝去芍药汤：《伤寒论》太阳病，下之后，脉促胸满者，桂枝去芍药汤主之。

③ 小青龙去芍药：即《伤寒论》小青龙汤去白芍药。

④ 张隐庵：名志聪，字隐庵，清浙江钱塘人，业医数十年，精《内经》《伤寒》，著《素问集注》《侣山堂类辨》《本草崇原》《伤寒论宗印》《灵枢集注》《伤寒论集注》等书，主张运气学说研究伤寒、本草。

⑤ 四逆散：《伤寒论》少阴病四逆，其人或咳，或悸，或小便不利，或腹中痛，或泄利下重者，四逆散主之。

⑥ 当归四逆汤：《伤寒论》手足厥寒，脉细欲绝者，当归四逆汤主之。

⑦ 真武汤：《伤寒论》少阴病，二三日不已，至四五日，腹痛、小便不利，四肢沉重疼痛，自下利者，此为有水气，其人或咳，或小便利，或下利，或呕者，真武汤主之。

⑧ 荆室：作者谦称妻子为荆室，荆钗布裙，为妇女简朴的服装。

⑨ 孟浪：谓做事粗浅浮躁，不精细之意，《庄子·齐物篇》"孟浪之言"。

【释义】 朱丹溪认为产后不可用白芍，恐怕白芍克伐人的生养之气，这个说法十分荒谬错误，产后用白芍，主要分清证的虚寒虚热罢了。假如证属虚寒，虽然不是产后，也不可以用白芍，如《伤寒论》有桂枝汤去芍药的治法；小青龙汤去芍药的治法。如果证属虚热，必须用芍药收敛阴气。后世的人不善于读书思考，对于古人好的治法不知遵守，对一些偏僻错误处，偏能牢记不忘，以致错误百出，真真可叹。按芍药生长在春天，禀赋厥阴，风木之气比较全，在春末夏初开花，又得少阴君火的气化，其性上升味苦，所以白芍气味是苦平。(《神农本草经》上载芍药苦、平无毒，并没记酸字，说白芍味酸是后世人妄加的。)它的主治功能：治邪气腹痛，除血痹，破坚积，寒疝热疝，腹中瘕聚，有止痛、利小便、益气作用。岂能克伐人体生生之气呢？假如芍药克伐人体生生之气，张仲景小建中汤补多种虚证为什么用白芍作一君药呢？有关这些问题，清代医学家张隐庵在《本草崇原》中议论很详细。

产后误用归芎亦能致瘰论

【原文】 当归、川芎，为产后要药，然惟血寒而滞者为宜，若血虚而热者断不可用。盖当归秋分始开花，得燥金辛烈之气，香窜异常，甚于麻、辛，不过麻、辛无汁而味薄，当归多汁而味厚耳。用之得当，功力最速，用之不当，为害亦不浅。如亡血液亏，孤阳上冒等证，而欲望其补血，不亦愚哉！盖当归止能运血，衰多益寡，急走善窜，不能静守。误服致瘰，瘰甚则脱。川芎有车轮纹，其性更急于当归，盖物性之偏长于通者，必不长于守也。世人不敢用白芍，而恣用川芎、当归，何其颠倒哉！

【释义】 当归、川芎，是产后常用药，然而只能在血分虚寒而运行阻滞下为适用；假如血虚有热的，断然不可以用。因为当归秋分时才开花，得秋令燥金辛烈之气生长，气味香窜得很，超过了麻黄、细辛。不过麻黄、细辛没有汁液味淡薄，不像当归汁液多味浓厚吧。当归用得合理，见效很快；用得不合宜，害处也不小，例如失血过多津液不足的病人，孤阳上冒，误用当归补血，芳香辛烈的气味，促使孤阳加速上升，变为昏厥。不很愚蠢吗！

因为当归只能行血活血，把瘀滞的血运行起来，补充缺血的部分，由于性急走窜，不可能安静固守的，阴血不足误服当归，会发生痉挛抽搐，抽搐太强会引起虚脱。

川芎切片可见车轮样花纹，性味比当归更急剧。由于药物性能偏长于畅通的，肯定不善于静守。而医生们产后证不敢用白芍，而放胆用川芎、当归，为什么如此轻重颠倒呢？

产后当究奇经论

【原文】产后虚在八脉[①]，孙真人[②]创论于前，叶天士[③]畅明于后，妇科所当首识者也。盖八脉丽于肝肾，如树木之有本也。阴阳交构，胎前产后，生生化化，全赖乎此。古语云：医道通乎仙道[④]者，此其大门也。

【词解】

① 八脉：指冲、任、督、带、阴跷、阳跷、阴维、阳维八脉，统称奇经八脉。

② 孙真人：名思邈，唐代著名医家，陕西人，博通经史百家，著有《千金要方》《千金翼方》各三十卷，总结唐以前各家医学成就，在我国医学上占有重要地位。

③ 叶天士：名桂，字天士，号香岩，江苏苏州人，先后拜十七人为师，家学渊源，诊务繁忙，长于治时疫痧痘，清代名医，倡卫气营血辨证法，著有《温热论》《临证指南医案》，对温病学贡献很大。

④ 仙道：人体经过锻炼，健康无病，长生不老，古称仙人。"仙道"即修炼成仙的道理。

【释义】产后虚证，都在奇经八脉。唐代孙思邈提出这一论点，清代叶天士加以补充发明妇科医生理所当然首先要懂得这个道理。因为奇经八脉隶于肝肾二脏，犹如树木生长的根本一样。

男女阴阳交媾，而生胚胎，女人胎前产后，生长发育，完全依靠着奇经八脉和肝肾二脏。古人说：医学的道理是通向健康长寿道路的，奇经八脉是健康长寿的大门。

下死胎不可拘执论

【原文】死胎不下，不可拘执成方而悉用通法，当求其不下之故，参之临时所现之证若何，补偏救弊，而胎自下也。余治一妇，死胎不下二日矣，诊其脉则洪大而芤，问其证则大汗不止，精神恍惚欲脱。余曰：此心气太虚，不能固胎，不问胎死与否，先固心气，用救逆汤加人参，煮三杯，服一杯而汗敛，服二杯而神清气宁，三杯未服，而死胎下矣。下后补肝肾之阴，以配心阳之用而愈。若执成方而用平胃、朴硝，有生理乎？

【释义】胎儿死在腹中，不能下来，治疗时不可以拘泥固守成方，一概用通下攻逐方法。应当研究死胎为什么不下的缘故，当时表现的症状怎样，进行辨证分析，有了正确诊断，然后采取补偏救弊的治法，这样做死胎自能下来。吴鞠通治一个妇人，胎死腹中已经两天不下，诊时，指下洪大而芤。问症状表现，妇人大汗不止，精神恍惚，正气欲脱。吴鞠通说：心气太虚弱，不能保护胎儿，暂时不问胎儿的死活，首先要巩固心气，以防虚脱。用救逆汤（炙甘草、干地黄、生白芍、麦冬、阿胶、生龙骨、生牡蛎），加人参补气固脱，水煎三杯，服下一杯停止出汗，服下两杯精神清爽安静，第三杯还没有服，死胎就下来了。以后用补肝肾阴血，配合养心治疗，阴阳调和而得痊愈。假如拘泥固执下死胎的成方，套用平胃散加朴硝攻下，妇人势必死亡，哪里还能生存呢。

催生不可拘执论

【原文】催生亦不可拘执一辙①，阳虚者补阳，阴虚者翕阴②，血滞者通血。余治一妇，素日脉迟，而有癥瘕寒积厥痛，余用补八脉大剂丸料，服半载而成胎，产时五日不下，是夕方延余诊视。余视其面青，诊其脉再至③，用安边桂④五钱，加入温经补气之品，作三杯，服二杯而生矣，亦未曾服第三杯也。次日诊其脉涩，腹痛甚拒按，仍令其服第三杯，又减其制⑤，用一帖，下癥块长七、八寸，宽二三寸，其人腹中癥块本有二枚，兹下其一，不敢再通矣。仍用温通八脉，由渐而愈。其他治验甚多，略举一二，以见门径耳。

【词解】

①不可拘执一辙：不可以拘泥固执一条路线。

②翕阴：翕读吸，聚敛的意义，翕阴，为聚敛阴气。

③脉再至：一呼一吸，脉来二至。迟脉。

④安边桂：即安南桂，安南古为我国属地，地处边疆，故称安边，产肉桂疗效较佳。

⑤又减其制：又减轻药方剂量。

【释义】难产催生，也不能拘泥固守一种方法，必须根据妇人体质强弱，作具体分析，阳气虚的补阳，阴血虚的补阴，血行阻滞的通血。吴鞠通治一例难产，妇人平时脉象迟缓，腹中有癥痕，用丸剂通补八脉，大料常服，服用半年后就怀了孕，生产时五天不下来，那天傍晚才请吴鞠通去看，见产妇面色发青，诊脉一息二至，这是阳气虚、阴寒盛，处方用安边桂五钱，加入温补经气的药品，温阳散寒，通调八脉。煎成三杯，服完两杯小孩就生下来了，并没吃第三杯。

第二天复诊，产妇脉涩不畅，肚子痛，不让按摸，仍叫她服昨晚第三杯药，于原方中减轻剂量，继服一贴，下来癥块一枚，长七八寸，宽二三寸。产妇腹中原有两枚癥块，只下来一个，《内经》说："有故无殒，亦无殒也，衰其大半而止。"产妇体虚，不敢再通了。仍用温调奇经法，慢慢恢复健康。对于难产催生，治好的例子很多，这里只举一二例，表示催生的门路并不是一种啊！

产后当补心气论

【原文】产后心虚一证，最为吃紧。盖小儿禀父之肾气、母之心气而成，胞宫之脉，上系心包，产后心气十有九虚，故产后补心气亦大扼要。再水火各自为用，互相为体。产后肾液虚，则心体亦虚，补肾阴以配心阳，取坎填离法也①。余每于产后惊悸脉芤者，用加味大定风珠，获效多矣（方见温热下焦篇，即大定风珠内加人参、龙骨、秋小麦、茯神者）。产后一切外感，当于本论三焦篇中求之，再细参叶案则备矣。

【词解】

①取坎填离法也：坎卦（☵）为水，肾五行为水，补坎，补肾水也；离卦（☲）为火，心五行为火，水亏则火亢，补肾水所以济心火，水火既济，阴阳协调，则心肾俱安。

【释义】产后心气虚的证候，很是紧要，须要严加防治。因为胎儿禀受父亲的肾气，母亲的心气而生成的。胞宫经脉，上面与心包直接联系，产后心气，十人有九人是虚弱的。所以产后补养心气也很重要。再说心火肾水，各有独自的功能，又是相互为体的，如心为离火，体阴而用阳；肾为坎水，体阳而用阴，产后水虚，心体势必也虚，补肾阴以配心阳，使阴阳平衡，是取坎填离的治法。吴鞠通每逢产后心神惊悸，脉大而中空的病人，用加味大定风珠（大定风珠加人参、龙骨、秋小麦、茯神）治疗，治好很多病人。对于产后一切外感病，当于本书三焦篇寻求治法，再细致地参阅叶天士医案，对于产后病治法就全备了。

产后虚寒虚热分别论治论

【原文】产后虚热，前则有三甲复脉三方，大小定风珠二方，专翕膏一方，增液汤一方。三甲、增液，原为温病善后而设；定风珠、专翕膏，则为产后虚损，无力服人参而设者也。古人谓产后不怕虚寒，单怕虚热。盖温经之药，多能补虚，而补虚之品，难以清热也。故本论详立补阴七法，所以补丹溪之未备。又立通补奇经丸，为下焦虚寒而设。又立天根月窟膏，为产后及劳伤下焦，阴阳两伤而设也。乃从阳补阴，从阴补阳互法，所谓"天根月窟间来往，三十六宫都是春"也。

【释义】治疗产后虚热，前面有三甲复脉汤三方，大小定风珠二方，专翕膏一方，增液汤一方，合计七方。三甲复脉汤、增液汤原是为温病善后创制的方剂；定风珠和专翕膏是为产后体质虚弱，无力购买人参而创立的。

古人认为产后病不怕虚寒证，只怕虚热证，因为温经的药品，多能够补虚；而补虚的药品，却难于清热，所以产后不怕虚寒，单怕虚热。本论创制七个补阴方剂，所以补丹溪先生产后治法不足之处，使产后治法得到完备。此外，还创制通补奇经丸，为产后下焦虚寒证的治法，又创立天根月窟膏，端为产后及下焦劳伤，阴阳俱虚的病人创立的治法。这两个方剂，都是从阳补

565

阴，从阴补阳，阴阳互补的方法，人体阴阳不虚，则生机旺盛。所谓阴阳在"天根月窟间来往"互根，就能达到"三十六宫都是春"生之机啊。

保胎论一

【原文】每殒胎五、六月者，责之中焦不能荫胎，宜平日常服小建中汤。下焦不足者，天根月窟膏，蒸动命门真火，上蒸脾阳，下固八脉，真精充足，自能固胎矣。

【释义】

汪瑟庵：五六月堕胎者，用杜仲续断丸；脾虚甚者，加白术。三月堕胎者，用逍遥散加生地；热甚者，加黄芩亦能保胎。论中所立膏方，乃为虚损之甚，精血衰亏者设耳（此书原补前人之未备，非谓全璧，学者参考可也。——朱评）。

【释义】妇人怀孕后常在五六个月堕胎的，主要是中焦脾胃虚弱，不能养胎，脾胃运化不足，饮食减少，水谷精微化生血液不足，冲任脉虚，胎失固养，以致殒落。中焦不足的妇女，应当平日常服小建中汤，使脾胃功能正常，食欲旺盛，怀孕后就不会中途堕落了。

假如下焦肾虚不能固胎，要用天根月窟膏补命门真火，命火上蒸，能加强脾脏运化功能；还能温养奇经，真精充足，胎元壮健，自然稳固不堕了。

保胎论二

【原文】每殒胎必三月者，肝虚而热，古人主以桑寄生汤。夫寄生临时保胎，多有鞭长莫及①之患，且方中重用人参合天冬，岂尽人而能用者哉！莫若平时长服二十四味专翁膏（方见下焦篇秋燥门），轻者一料，即能大生，重者两料（滑过三、四次者），永不堕胎。每一料得干丸药二十斤，每日早中晚服三次，每次三钱，约服一年。必须戒房事，毋令速速成胎方妙。盖肝热者，成胎甚易，虚者又不能保，速成速堕，速堕速成，尝见一年内二、三次堕者，不死不休，仍未曾育一子也。专翁纯静，翁摄阳动之太过（肝虚热易成易堕，岂非动之太过乎？）。药用有情者半，以补下焦阴血之损，以洋参数斤代人参，九制以去其苦寒之性，炼九日以合其纯一之体，约费不过三四钱人参之价可办矣。愚制二十一味专翁膏，原为产后亡血过多，虚不肯复，痉厥心悸等证而设，后加鹿茸、桑寄生、天冬三味，保三月殒胎三四次者，获效多矣，故敢以告来者。

通补奇经丸（甘咸微辛法）：

鹿茸八两（力不能者，以嫩毛角代之）　紫石英二两（生研极细）　龟板（炙）四两　当归（炒黑）四两　肉苁蓉六两　小茴香（炒黑）四两　鹿角胶六两　沙苑蒺藜二两　补骨脂四两　杜仲二两　人参二两（力绵者以九制②洋参四两代之）　枸杞子

四两

上为极细末，炼蜜为丸，如梧桐子大，每服二钱，渐加至三钱。大便溏者加莲子、芡实、牡蛎各四两，以蒺藜、洋参熬膏为丸。淋带者，加桑螵蛸、菟丝子各四两。癥瘕久聚，少腹痛者，去补骨脂、蒺藜、杜仲，加肉桂、丁香各二两。

天根月窟膏（酸甘咸微辛法，阴阳两补，通守兼施，复法也）：

鹿茸一斤　乌骨鸡一对　鲍鱼二斤　鹿角胶一斤　鸡子黄十六枚　海参二斤　龟板二斤　羊腰子十六枚　桑螵蛸一斤　乌贼骨一斤　茯苓二斤　牡蛎二斤　洋参三斤　菟丝子一斤　龙骨二斤　莲子三斤　桂圆肉一斤　熟地四斤　沙苑蒺藜二斤　白芍二斤　芡实二斤　归身一斤　小茴香一斤　补骨脂二斤　枸杞子二斤　肉苁蓉二斤　黄肉一斤　紫石英一斤　生杜仲一斤　牛膝一斤　草薢一斤　白蜜三斤

上三十二味，熬如专翁膏法，用铜锅四口，以有情归有情者二，无情归无情者二，文火次第煎炼取汁，另入一净锅内，细炼九昼夜成膏，后下胶、蜜，以方中有粉无汁之茯苓、莲子、芡实、牡蛎、龙骨、鹿茸、白芍、乌贼骨，八味为极细末，和前膏为丸梧子大。每服三钱，日三服。

此方治下焦阴阳两伤，八脉告损，急不能复，胃气尚健者（胃弱者不可与，恐不能传化重浊之药也），无湿热证者，男子遗精滑精，精寒无子，腰膝酸痛之属肾虚者（以上数条，有湿热皆不可服也）。老年体瘦痱中，头晕耳鸣，左肢麻痹，缓纵不收，属下焦阴阳两虚者（以上诸证，有单属下焦阴虚者，宜专翁膏，不宜此方）。妇人产后下亏，淋带癥瘕，胞宫虚寒无子，数数殒胎，或少年生育过多，年老腰膝尻胯酸痛者。

【词解】

① 鞭长莫及：《左传·宣公十五年》："古人有言曰：虽鞭之长，不及马腹。"马腹非鞭击之处，喻力所不及。

② 九制：洋参经九蒸九晒，其中以蜜糖浸泡，蒸制。去苦味为甘温。

【释义】 妇人怀孕，每于三月堕胎的，是肝经虚热引起，古人用桑寄生汤安胎，但桑寄生用于临时保胎，效果也不怎样，终嫌力不能及，况且方中重用人参、天冬，价值太大，难道是平常人家能用的吗？不如平时常服二十四味专翕膏，虚热轻的服一料，每能保胎足月而生虚热重的服两料，保证一生不再堕胎。专翕膏，每料可制干丸药二十斤，每日早中晚服三次，每次服三钱，一料丸药大约服一年，服药期间，必须戒房事，不要急于怀孕。因为肝热的人，很易得胎，由于肝虚不能养胎，很快就堕落了。经常见一年堕两三次胎的，不死不止，最后终究没生养一个孩子。

专翕膏药品纯静，能收敛过于妄动的阳气，药品中一半用血肉有情，补下焦肝肾精血虚损，以洋参数斤代人参，洋参九制，除去苦寒性味，熬炼九日，质量纯粹不杂。所费不过三四钱人参的价值。吴鞠通创制二十一味专翕膏，原来为产后失血过多，体虚不能恢复，发生痉厥心悸等证而设立的，后来又加鹿茸、桑寄生、天冬三味，保孕妇在三四个月堕胎已三四次的，有很多病例服后都能保胎不堕，所以敢于介绍供医生们参考。

温病条辨

解儿难题词

　　儿曷为乎有难？曰：天时人事为之也，难于天者一，难于人者二。天之大德曰生，曷为乎难儿也？曰：天不能以阴阳五行化生万物；五行之运，不能不少有所偏，在天原所以相制，在儿任其气则生，不任其气则难，虽天亦莫可如何也，此儿之难于天者也。其难于人者奈何？曰：一难于儿之父母，一难于庸陋之医。天下之儿皆天下父母所生，天下父母有不欲其儿之生者乎？曷为乎难于父母耶？曰：即难于父母欲其儿之生也。父母曰：人生于温，死于寒。故父母惟恐其儿之寒也。父母曰：人以食为天，饥则死。故父母惟恐其儿之饥也。天下之儿，得全其生者此也；天下之儿，或受其难者，亦此也。谚有之曰：小儿无冻饿之患，有饱暖之灾。此发乎情，不能止乎义礼，止知以慈为慈，不知以不慈为慈，此儿之难于父母者也。天下之医，操生人之术，未有不欲天下之儿之生，未有不利天下之儿之生，天下之儿之难，未有不赖天下之医之有以生之也。然则医也者，所以补天与父母之不逮以生儿者也，曷为乎天下之儿，难于天下之医也？曰：天下若无医，则天下之儿难犹少，且难于天与父母无怨也。人受生于天与父母，即难于天与父母，又何怨乎？自天下之医愈多，斯天下之儿难愈广，以受生于天于父母之儿，而难于天下之医，能无怨乎？曷为乎医愈多，而儿之难愈广也？曰：医也者，顺天之时，测气之偏，适人之情，体物之理，名也，物也，象也，数也，无所不通，而受之以谦，而后可以言医，尤必上与天地呼吸相通，下与小儿呼吸相通，而守之以诚，而后可以为医。奈何挟生人之名，为利己之术，不求岁气，不畏天和，统举四时，率投三法，毫无知识，囿于见闻，并不知察色之谓何，闻声之谓何，朝微夕甚之谓何，或轻或重之谓何，甚至一方之中，外自太阳，内至厥阴，既与发表，又与攻里；且坚执小儿纯阳之说，无论何气使然，一以寒凉为准，无论何邪为病，一以攻伐为先；谬造惊风之说，惑世诬民；妄为疳疾之丸，戕生伐性；天下之儿之难，宁有终穷乎？前代贤医，历有辨难，而未成书；瑭虽不才，顾解儿难。

儿科总论

【原文】古称难治者，莫如小儿，名之曰哑科。以其疾痛烦苦，不能自达；且其脏腑薄，藩篱疏，易于传变；肌肤嫩，神气怯，易于感触；其用药也，稍呆则滞，稍重则伤，稍不对证，则莫知其乡，捉风捕影，转救转剧，转去转远；惟较之成人，无七情六欲之伤，外不过六淫，内不过饮食胎毒而已。然不精于方脉妇科，透彻生化之源者，断不能作儿科也。

【选注】

汪讱庵：小儿但无色欲耳，喜怒悲恐，较之成人，更专且笃，亦不可察也。

【释义】古时医生治病，认为最难医治的是儿科病，说他是哑科。因为小孩生病，口不能言，不能讲出自己的病情痛苦，全凭家人代说，医生摸索；况且小儿犹如幼苗，生长未全，脏腑薄弱，腠理疏松，患病以后，容易传变；又因小孩肌肤娇嫩，神气怯弱，对周围环境、情绪易生感触；对于药物性味，也很敏感，稍用寒凉滋腻，就停滞不化，药量稍大，就伤害脏腑功能，用药稍不对证，就会引起种种变化，由于小儿具有体质娇嫩，脏腑薄弱，神气虚怯，药物敏感等多种特点，医生如果不能认真把持，就会越治越重，对于病情，捉摸不定！

唯独小儿病和成人相比，没七情六欲的情志内伤病，外感方面不过六淫之邪所伤；内伤方面不过饮食饥饱、胎毒这几种病因，然而作为儿科医生，如果不精通成人方脉，妇科胎产经带的辨证方法，人体阴阳消长的生理基础，是绝对不能做儿科医生的。

俗传儿科为纯阳辨

【原文】古称小儿纯阳①，此丹灶家言②，谓其未曾破身③耳，非盛阳之谓。小儿稚阳未充，稚阴④未长者也。男子生于七，成于八，故八月生乳牙，少有知识。八岁换食牙，渐开智慧。十六而精通，可以有子。三八二十四岁真牙生（俗谓尽根牙）而精足，筋骨坚强，可以任事，盖阴气长而阳亦充矣。女子生于八，成于七，故七月生乳牙，知提携。七岁换食牙，知识开，不令与男子同席。二七十四而天癸⑤至，三七二十一岁而真牙生，阴始足，阴足而阳充也，命之嫁。小儿岂盛阳者哉！俗谓女子知识恒早于男子者，阳进阴退故也。

【词解】

①纯阳：有二说，一为小儿病都是阳证热证，无阴证寒证，所以用药也偏于苦寒；一种是小儿纯阳之体，生机旺盛；此二说都是片面的。

②丹灶家言：道家讲究长生不老，烧汞炼丹，炉火之术，故称丹灶家。

③未曾破身：谓真精未泄为未破身，古称童男童女。

④稚阴、稚阳：说阴阳之气还是幼稚阶段，尚未充足成熟。

⑤天癸：指促进人体生长发育和生殖功能的物质，来源于父母，受后天水谷之精微滋养而成熟。

【释义】 古人说："小儿是纯阳之体"，实际上这一说法是修道炼丹的人讲的，指小儿童元阴未破，元阳未泄的童男子、童女子，并不是小儿盛阳无阴。因为小儿出生不久，属于稚阴稚阳，阴阳气血都没有生长成熟啊。

男子生于阳数七，成于阴数八，所以生后八个月长出乳牙，稍微有一些知识，八岁换成食牙（恒齿），智力渐开；二八十六岁通精，具有生殖能力；三八二十四岁长出真牙（智齿），精力充沛，筋骨坚固壮实，可以担任各种工作，因为这时阴阳气血已生长充足了。

女子生于阴数八，成于阳数七，所以生后七个月长出乳牙，懂一些拉手动作，七岁换食牙（恒齿），知识逐渐开通，不可再和男子一起生活了（封建制度）；二七十四岁天癸之气活跃，月经通调，三七二十一岁真牙长（智齿），阴阳气血都已充足，已到出嫁的时候了。

以上所述是男子阴阳生长成熟过程，难道能说小儿是纯阳吗？通常说女性知识常比男性早开，这是因为阳生于七，阴生于八，从生理成熟是女先于男阳进阴退的缘故。

儿科用药论

【原文】世人以儿科为纯阳也，故重用苦寒。夫苦寒药，儿科之大禁也。丹溪谓产后用白芍，伐生生之气，不知儿科用苦寒，最伐生生之气也。小儿，春令也，东方也，木德①也，其味酸甘。酸味人或知之，甘则人多不识。盖弦脉者，木脉也，《经》谓弦无胃气者死。胃气者，甘味也，木离土则死，再验之木实，则更知其所以然矣。木实②惟初春之梅子，酸多甘少，其他皆甘多酸少者也。故调小儿之味，宜甘多酸少，如钱仲阳③之六味丸是也。苦寒之所以不可轻用者何？炎上作苦，万物见火而化，苦能渗湿。人，倮虫也，体属湿土。湿淫固为人害，人无湿则死。故湿重者肥，湿少者瘦，小儿之湿，可尽渗哉！在用药者，以为泻火。不知愈泻愈瘦，愈化愈燥。苦先入心，其化以燥也，而且重伐胃汁，直至痉厥而死者有之。小儿之火，惟壮火可减，若少火则所赖以生者，何可恣用苦寒以清之哉！故存阴退热，为第一妙法。存阴退热，莫过六味之酸甘化阴也。惟湿温门中，与辛淡合用，燥火则不可也。余前序温热，虽在大人，凡用苦寒，必多用甘寒监之，惟酒客不禁④。

【词解】

① 木德：小儿初生，如春天生发之令，木之德，即生发之明义。

②木实：树木开花结果，果为木实，桃、梅、李、果，都是木实。

③钱仲阳：名乙，字仲阳，北宋儿科名医，山东郓城人，为儿科四十年，经验丰富，曾任太医丞，著《小儿药证直诀》。治病不拘古法善于化裁古方，另立新方。

④惟酒客不禁：嗜酒者湿热重，苦化湿热最好，故酒客不禁苦寒。

【释义】人们多认为小儿是纯阳之体，治儿科病偏重用苦寒药品。可是苦寒药却是儿科的最大禁忌。朱丹溪认为产妇用白芍，能克伐人体生生之气，却没说儿科用苦寒药最克伐小儿生生之气呢！

小儿时代，好像春天的季节，象征早晨东方的旭日，树木在春天欣欣向荣，生机正当旺盛。木在五味为酸，得土而生长，土味甘，所以木味酸甘。人都知木味酸，甘味一般都不明了，春天属木气行令，脉与四时气候相应，故春天脉弦，四时脉以胃气为根本，《内经》说：春天脉以胃脉微弦为无病，弦多胃气少就是病脉，只见弦脉不见胃脉是将死的脉。脾胃属土，土味甘，木离开了土就不能活；再以木的果实来说，就更加清楚了。果品中唯独初春开花结果的梅子，酸味重，甜味少，其他各种果子，都是甜味重酸味少。所以调治小儿的药品，应当是甜多酸少，例如北宋儿科名医钱仲阳创制的"六味地黄丸"就是这样！

为什么小儿不可用苦寒药呢？苦为火味，火性上炎作苦，万物遇火焚烧化去，苦味又能燥湿。人是不生羽毛鳞介的动物，名为倮虫，机体属湿土，湿过多固然会伤人致病，人若无湿必干枯而死，所以肥人多湿，瘦人少湿，小儿体内水湿，难道可以全部化去吗？在用药的人，以为苦能泻火，哪里知愈泻愈瘦，愈化愈燥。因为苦先入心，心属火，火化为燥气，燥气能化胃中津液，津液亏乏，不能润养肝脏筋脉，会引起肝风内动，发生痉厥而死的危险。小儿发热，只有壮火可以清泻，如果是少火属于生养之火，怎么可以妄用苦寒泻火呢？所以存阴退热，是儿科最好治法，存阴退热方剂，不能超过六味丸的酸甘化阴法。唯有湿温证，要同辛淡渗湿药品合用，以防湿邪滞留；燥火为病则不必要。吴鞠通在前面叙述温热病篇中，虽治大人温病，凡是用苦寒泻火药，必须用甘寒生津药监制它，独对嗜酒病人，湿热偏重，不必禁用苦寒。

儿科风药禁

【原文】近日行方脉者，无论四时所感为何气，一概羌、防、柴、葛。不知仲景先师，有风家禁汗，亡血家禁汗，湿家禁汗，疮家禁汗四条，皆为其血虚致痉也。然则小儿痉病，多半为医所造，皆不识六气之故。

【释义】近来一些开方切脉的医生，不管一年四季气候变化，凡是外感病，一概用羌活、防风、柴胡、葛根驱风发散，根本不知道仲景先师所说的"风病不可发汗，失血病不可发汗，湿邪病不可发汗，外科久病不可发汗"的四条禁忌。因为汗是津液所化，发汗必伤津，津伤则血液不足，血虚脏腑筋脉失去濡养，血虚生风，引起痉证。小儿痉证，大半是由医生误汗所造成的。它的根源，主要在于医生读书不多，医理不明，六气不分，不管少壮老幼，不问新病久病，凡遇外感，即用羌防柴葛，小儿体质稚嫩，易感外邪，妄用驱风辛散，能不汗多伤津，液虚动风吗？

痉因质疑

【原文】痉病之因,《素问》曰:"诸痉项强,皆属于湿①。"此湿字大有可疑,盖风字误传为湿字也。余少读方中行先生《痉书》,一生治病,留心痉证,觉六气皆能致痉。风为百病之长,六气莫不由风而伤人,所有痉病现证,皆风木刚强屈劲之象。湿性下行而柔,木性上行而刚,单一湿字,似难包得诸痉。且湿字与项强字即不对,中行《痉书》一十八条,除引《素问》《千金》二条,余十六条内,脉二条,证十四条,俱无湿字证据。如脉二条,一曰:夫痉脉按之紧如弦,直上下行;二曰:《脉经》云:痉家,其脉伏,坚直上下。皆风木之象,湿之反面也。余十四条,风寒致痉居其十,风家禁下一条,疮家禁汗一条,新产亡血二条,皆无所谓湿也者。即《千金》一条,曰:太阳中风,重感于寒湿,则变痉也。上下文义不续,亦不可以为据。中行注云:痉,自《素问》以来,其见于《伤寒论》者,乃叔和所述《金匮》之略也,《千金》虽有此言,未见其精悉。可见中行亦疑之。且《千金》一书,杂乱无章,多有后人羼杂②,难以为据。《灵枢》《素问》二书,非神圣不能道,然多述于战国汉人之笔,可信者十之八、九,其不可信者一、二。如其中多有后世官名、地名,岂轩岐递料后世之语,而先人言之哉?且代远年湮,不无脱简错误之处。瑭学述浅陋,不敢信此湿字,亦不敢直断其非,阙疑以俟来者。

汪瑟庵：古书甚少，除朝廷史志外，其余学术，皆师弟以口耳相传，至战国时，始著之竹帛③，如《内经》等书，后人或以为岐黄自作，或以为后人伪托，皆非也。

叶霖：痉为风强病，《内经·至真要大论》谓"诸痉项强，皆属于湿"者，盖湿为六淫之一，若中于太阴，则从阴化为寒湿，故流于关节而为痹；若中于阳明，则从阳化为湿热，热甚而阳明燥化之气愈烈，燥甚木无涵养，筋被烁，故强直而为痉也。是言湿者，言其未成痉之前；言燥者，言其将成痉之际；言风者，言其已成痉之时也。《内经》又曰："赫曦之纪④，其病痉。"言热为寒抑，无汗之痉也。又曰："肺移热于肾，传为柔痉。"言湿蒸为热，有汗之痉也。况"至真要论"又云："诸暴强直，皆属于风。"何尝痉之一证，专主于湿，而不关于风者哉？《千金》谓太阳中风，重感于寒湿，则变为痉。又云：温病热入肾中，则为痉。小儿痫热盛，亦为痉。是圣经贤训，皆以风湿相搏；筋燥亡阴为病，又何尝专以寒湿为病，是则无疑之可质也。夫《素问》《千金》皆当以全书细读，不可执一知半解，便妄议先贤也。汪注精当宜参。

【词解】

① 诸痉项强，皆属于湿：出于《素问·至真要大论》病机十九条之一。

② 羼杂：羼音铲，众羊居于一屋，羼杂，错乱无序，《颜氏家训》典籍错乱，皆由后人所羼。

③ 竹帛：古代无纸，文字皆书于竹简帛布之上。

④ 赫曦之纪：赫为显赫，极盛之意，曦为日色。赫曦之纪，阳气亢盛，天气炎热。

【释义】 发生痉病的原因，《素问·至真要大论》说："诸痉项强，皆属于湿。"这个湿字很是可疑？恐怕是风字误传为湿字吧。吴鞠通年轻时读方中行先生的《痉书》，以后治病，见到痉证也很注意，觉得风、寒、暑、湿、燥、火，都能发生痉证。风是百病的先行，六气没有不因风而侵犯人体的，所见痉病出现的症状，都是风木刚强屈劲的形象。湿的性质是下行而柔润的，木的性质是上升而刚劲的。《素问》单把一个湿字作病因，似乎很难包括一切痉证。况且湿字和项强就不对，因湿行于下，项强在上，方中行《痉书》十八条，除去引用《素问》《千金》两条，其他十六条，脉象两条，症状十四条，都没涉及湿的证据。例如痉脉两条，一条说脉紧急如弓弦，直上直下搏动；一条引《脉经》"痉家其脉伏，坚直上下。"从脉象表现，都属风木形象，与湿脉相反；其余十四条，属于风寒引起痉证的有十条，风家禁汗的一条，疮家禁汗的一条，产后亡血的两条，都无关于湿邪致痉啊。就拿《千金》一条说："太阳中风，重感于寒湿，则变痉也。"上下句的文义不相连接，也不可作为湿的证据。方中行先生注解说：痉证自《素问》以后，再见于《伤寒论》中，那是王叔和编《金匮》时的疏忽，《千金》虽记载这一条，没有作详细注解。从此可见方中行也抱怀疑不信态度。何况《千金》这部书，杂乱无章，很多文字是后人混杂进去的，难以作为标准。《灵枢》《素问》两部书，不是聪明正直的人，不能说得如此精确。然而它是战国、汉代人的手笔，其中可以信赖的占十分之八九，不可取信的占十分之一二，例如经文中多处出现后世的官名和地名，难道黄帝和岐伯能料到后来的时代变化而预先知道吗？何况二书年深代远，其中不无断简脱漏之处。瑭学识粗浅，不敢相信这个湿字，是痉证病因，但也不敢直接断定它不是，只能阙疑存真，等待后人来作探讨。

湿痉或问

【原文】或问：子疑《素问》痉因于湿，而又谓六淫之邪皆能致痉，亦复有湿痉一条，岂不自相矛盾乎？曰：吾所疑者诸字、皆字，似湿之一字，不能包括诸痉，惟风可以概括，一也。再者湿性柔，不能致强，初起之湿痉，必兼风而后成也，且俗名痉为惊风，原有急慢二条。所谓急者，一感即痉，先痉而后病；所为慢者，病久而致痉者也。一感即痉者，只要认证真，用药确，一二帖即愈，易治也。病久而痉者，非伤脾阳，肝木来乘，即伤胃汁肝阴，肝风鸱张①，一虚寒，一虚热，为难治也。吾见湿因致痉，先病后痉者多，如夏月小儿暑湿，泄泻暴注，一昼夜百数十行，下多亡阴，肝乘致痉之类，霍乱最能致痉，皆先病后痉者也。当合之杂说中《风论》一条参看。以卒得痉病而论，风为百病之长，六淫之邪，皆因风而入。以久病致痉而论，其强直背反瘛疭之状，皆肝风内动为之也。似风之一字，可以包得诸痉。要知痉者筋病也，知痉之为筋病，思过半矣。

【选注】

叶霖：《素问·至真要论》，病机十九条，为治病活法，与《阴阳应象论》阐四时伏气之理，其义略同。病机中固有诸痉项强，皆属于湿，亦有诸暴强直，皆属于风，是何尝痉病只知有湿，不知有风。安待数千年后之吴鞠通，以风易痉，将活法为死法哉！喻嘉言不明四时伏气之理，妄易《阴阳应象论》中秋伤于湿之湿字为燥字，与鞠通不谋而合，皆坐②未读全经故也。

【词解】

①肝风鸱张：肝属木，木能生风，鸱，枭鸟，昼伏夜出，性残暴，肝风鸱张，即肝风暴发意。

②坐：律令，有罪坐，罪人对理曰坐。

【释义】 或许有人会问，吴鞠通怀疑《素问》痉证因于湿这一问题，然而又认为六淫之邪都能引起痉证，而且又有湿痉一条，这难道不自相矛盾吗？吴鞠通说：其所怀疑的是诸字和皆字太笼统，似乎一个湿字，不能包括各种痉证，唯有风可以概括一切痉证啊！再说湿性柔软，不能引起强直，湿痉初起，必定兼有风邪才能发生。况且习惯上说痉证叫惊风，有急慢两种，急惊风一起就抽搐，先痉而后病；慢惊风病久才出现痉证。急惊风只要辨证真确，用药对证，一二服药就能痊愈；慢惊风多由病久正虚，不是脾阳损伤，肝木侮土，就是久病伤津，胃津不足。肝阴被烁，肝风暴动，一属于脾虚寒，一属于阴虚热，这种慢惊，比较难治。

吴鞠通看到因湿致痉的，多属先病后痉，属于慢惊范围，例如小儿夏天感受暑湿，发热泄泻，一日夜一百多次，下多阴液消亡，肝木克土发生痉证；特别是霍乱吐泻，最易发生痉证，都是先病而后痉的，应当和杂说中的风论合参就明白了。以急惊来说，风为百病之长，六淫之气，全凭风才能侵入人体，拿慢惊来说，所见肢体强直抽掣，都属肝风内动引起，似乎风字才可包括一切痉证。要知痉证是筋脉病变，弄清痉是筋的病变，对痉病就基本能理解了。

痉有寒热虚实四大纲论

【原文】六淫致痉，实证也。产妇亡血，病久致痉，风家误下，温病误汗，疮家发汗者，虚痉也。风寒、风湿致痉者，寒证也。风温、风热、风暑、燥火致痉者，热痉也（按此皆瘛证属火，后世统谓之痉矣，后另有论）。俗称慢脾风者，虚寒痉也。本论后述本脏自病者，虚热痉也（亦系瘛证）。

【释义】外感六淫之邪引起的痉证，属于邪气盛的实证；产妇失血过多，及病久体虚发生的痉证，属于虚证；外感风寒伤阳，风湿伤阳发生的痉证，属于寒证；外感风温、风热、风暑、燥火之邪所发生的痉证，属于热证；小儿久泻而成慢脾风，属于虚寒证；久病阴血不足筋失润养，肝风内动致痉的，属于虚热证。各种痉证，治疗时必须辨清虚实寒热，用药才不致误。

小儿痉病瘛病共有九大纲论

【原文】

寒痉：

仲景先师所述方法具在，但须对证细加寻绎，如所云太阳证，体强，几几然，脉沉迟之类，有汗为柔痉[①]，为风多寒少，而用桂枝汤加法[②]。无汗为刚痉[③]，为寒痉，而用葛根汤，汤内有麻黄，乃不以桂枝立名，亦不以麻黄立名者，以其病已至阳明也。诸如此类，须平时熟读其书，临时再加谨慎，手下自有准的矣。

风寒咳嗽致痉者，用杏苏散辛温例，自当附入寒门。

风温痉：（按此即瘛证，少阳之气为之也。下温热、暑温、秋燥皆同此例）

乃风之正令，阳气发泄之候，君火主气之时[④]，宜用辛凉正法。轻者用辛凉轻剂，重者用辛凉重剂，如本论上焦篇银翘散、白虎汤之类；伤津液者加甘凉，如银翘加生地、麦冬，玉女煎以白虎合冬、地之类；神昏谵语，兼用芳香以开膻中，如清宫汤、牛黄丸、紫雪丹之类；愈后用六味、三才、复脉辈，以复其丧失之津液。

风温咳嗽致痉者，用桑菊饮（方见上焦篇）、银翘散辛凉例，与风寒嗽咳迥别[⑤]，断不可一概用杏苏辛温也。

温热痉：（即六淫之火气，消烁真阴者也。《内经》谓先夏至

日为病温者是也）

即同上风温论治。但风温之病痉者轻而少，温热之致痉者多而重也。药之轻重浅深，视病之轻重浅深而已。

暑痉:（暑兼湿热，后有湿痉一条。此则偏于热多湿少之病，去温热不远，《经》谓后夏至为病暑者是也）

按俗名小儿急惊风者，惟暑月最多，而兼证最杂，非心如澄潭，目如智珠，笔如分水犀⑥者，未易辨此。盖小儿肤薄神怯，经络脏腑嫩小，不奈三气发泄⑦。邪之来也，势如奔马，其传变也，急如掣电，岂粗疏者所能当此任哉！如夏月小儿身热头痛，项强无汗，此暑兼风寒者也，宜新加香薷饮；有汗则仍用银翘散，重加桑叶；咳嗽则用桑菊饮；汗多则用白虎；脉芤而喘，则用人参白虎；身重汗少，则用苍术白虎；脉芤面赤多言，喘喝欲脱者，即用生脉散；神识不清者，即用清营汤加钩藤、丹皮、羚羊角；神昏者，兼用紫雪丹、牛黄丸等；病势轻微者，用清络饮之类。方法悉载上焦篇，学者当与前三焦篇暑门中细心求之。但分量或用四之一，或用四之二，量儿之强壮大小加减之。痉因于暑，只治致痉之因，而痉自止，不必沾沾但于痉中求之，若执痉以求痉。吾不知痉为何物。夫痉，病名也，头痛亦病名也。善治头痛者，必问致头痛之因。盖头痛，有伤寒头痛，伤风头痛，暑头痛，热头痛，湿头痛，燥头痛，痰厥头痛，阳虚头痛，阴虚头痛，跌仆头痛，心火欲作痈脓之头痛，肝风内动上窜少阳胆络之偏头痛，朝发暮死之真头痛，若不问其致病之因，如时人但见头痛，一以羌活、藁本从事，何头痛之能愈哉！况痉病之难治者乎。

湿痉（按此一条，瘛痉兼有，其因于寒湿者，则兼太阳寒水气，其泄泻太甚，下多亡阴者，木气来乘，则瘛矣。）

按中湿即痉者少，盖湿性柔而下行，不似风刚而上升也。其间有兼风之痉，《名医类案》中有一条云："小儿吐䎎[8]欲作痫者，五苓散最妙。"本论湿温上焦篇，有三仁汤一法；邪入心包，用清宫汤去莲心、麦冬，加银花、赤小豆皮一法；用紫雪丹一法；银翘马勃散一法；千金苇茎汤加滑石、杏仁一法；而寒湿例中，有形似伤寒，舌白不渴，经络拘急，桂枝姜附汤一法。凡此非必皆现痉病而后治。盖既感外邪，久则致痉，于其未痉之先，知系感受何邪，以法治之，而痉病之源绝矣，岂不愈于见痉治痉哉！若儿科能于六淫之邪，见几于早，吾知小儿之痉病必少。湿久致痉者多，盖湿为浊邪，最善弥漫三焦，上蔽清窍，内蒙膻中，学者当于前中焦、下焦篇中求之。由疟、痢而致痉者，见其所伤之偏阴、偏阳而补救之，于疟痢门中求之。

燥痉：

燥气化火[9]，消烁津液，亦能致痉，其治略似风温，学者当于本论前三焦篇秋燥门中求之。但正秋之时，有伏暑内发，新凉外加之证，燥者宜辛凉甘润，有伏暑则兼湿[10]矣，兼湿则宜苦辛淡，甚则苦辛寒矣，不可不细加察焉。燥气化寒[11]，胁痛呕吐，法用苦温，佐以甘辛。

内伤饮食痉：（俗所谓慢脾风者是也）

按此证必先由于吐泻，有脾胃两伤者，有专伤脾阳者，有专伤胃阳者，有伤及肾阳者，参苓白术散、四君、六君、异功、补中益气、理中等汤，皆可选用。虚寒甚者，理中加丁香、肉桂、肉果、诃子之类。因他病伤寒凉药者，亦同此例。叶案中有阴风入脾络⑫一条，方在小儿痫痉厥门中，其小儿吐泻门中，言此证最为详细。案后华岫云驳俗论⑬最妙，学者不可不静心体察焉！再参之钱仲阳、薛立斋、李东垣、张景岳诸家，可无余蕴矣。再按此证最险，最为难治，世之讹传妄治已久，四海同风，历有年所，方中行驳之于前，诸君子畅论于后，至今日而其伪风不息，是所望于后之强有力者，悉取其伪书而焚耳。细观叶案治法之妙，全在见吐泻时，先防其痉，非于既痉而后设法也。故余前治六淫之痉，亦同此法，所谓上工不治已病治未病，圣人不治已乱治未乱也。

客忤痉⑭：（俗所谓惊吓是也）

按小儿神气弱怯，或见非常之物，听非常之响，或失足落空，跌仆之类，百证中或有一二，非小儿所有痉病，皆因于惊吓也。证现发热，或有汗，或无汗，面时青时赤，梦中呓语，手足蠕动，宜复脉汤去参、桂、姜、枣，加丹参、丹皮、犀角，补心之体，以配心之用。大便结者，加元参，溏者，加牡蛎；汗多神不宁，有恐惧之象者，加龙骨、整琥珀、整朱砂块（取其气而不用其质，自无流弊），必细询病家，确有所见者，方用此例。若语涉支离⑮，猜疑不定者，静心再诊，必得确情，而后用药。

愚儿三岁，六月初九日辰时，倚门落空，少时发热，随热随痉，昏不知人，手足如冰，无脉，至戌时而痉止，身热神昏无汗。次日早，余方与复脉汤去参、桂、姜、枣，每日一帖，服三四杯。不饮不食，至十四日巳时，得战汗而愈。若当痉厥神昏之际，妄动乱治，岂有生理乎！盖痉厥则阴阳逆乱，少不合拍⑯，则不可救。病家情急，因乱投药饵，胡针乱灸而死者，不可胜纪。病家中无主宰，医者又无主宰，儿命其何堪哉！如包络热重，唇舌燥，目白睛有赤缕者，牛黄清心丸，本论牛黄安宫丸、紫雪丹辈，亦可酌而用之。

本脏自病痉（此证则瘛病也。）

按此证由于平日儿之父母，恐儿之受寒，覆被过多，着衣过厚，或冬日房屋热炕过暖，以致小儿每日出汗，汗多亡血，亦如产妇亡血致痉一理。肝主血，肝以血为自养，血足则柔，血虚则强，故曰本脏自病。然此一痉也，又实为六淫致痉之根。盖汗多亡血者，本脏自病，汗多亡卫外之阳，则易感六淫之邪也。全赖明医参透此理，于平日预先告谕小儿之父母，勿令过暖汗多亡血，暗中少却无穷之病矣，所谓治未病也。治本脏自病法，一以育阴柔肝为主，即同产后血亡致痉一例，所谓血足风自灭也。六味丸、复脉汤、三甲复脉三方、大小定风珠二方、专翁膏，皆可选用。专翁膏为痉止后，每日服四、五钱，分二次，为填阴善后计也。六淫误汗致痉者，亦同此例。救风温、温热误汗者，先与存阴，不比伤寒误汗者急与护阳也。盖寒病不足在阳，温病不足在阴[17]也。

【选注】

汪瑟庵：世妄传惊风之证，惟此一证，乃副其名，其因风因热等项之惊，神气昏愦，往往对面击鼓、放铳，全然不知。客忤之证，则神惊胆怯，畏见异言异服，极易分别也。又按此证，心气素虚者，复脉中须仍用人参。

征以园：痉证有五，乃督脉病也。秦越人《难经》"督脉为

594

病，脊强而厥。"张仲景《金匮》"脊强者，五痉之总名，其证卒口噤，背反张而瘛疭。"此段重重细说，可以补仲景之未备。

叶霖：《素问·至真要大论》曰"诸热瞀瘛，皆属于火""诸痉项强，皆属于湿""诸暴强直，皆属于风"。夫瞀，昏闷也；瘛，抽掣也；邪热伤神则瞀，伤血则瘛，故皆属于火；然有火盛风生者，亦有火为木郁者，又不可不知也。若夫痉为强直，筋病痉而不柔和也。项为足之太阳，湿兼风化，而侵寒水之经，故为屈伸不利也。肝主筋，其化风，风有余，如木郁之发，暴仆强直者，肝邪实也。委和之纪，其筋緛戾拘缓者，肝气虚也。然风位之下，金气乘之，燥金之气，盛则风生，风生耗血，其燥益甚，故曰治风先治血，血行风自灭者是也。近世以痉作惊，不辨风自从来，夭枉不可胜纪。方中行之《痉书》辨致痉之因，辟惊风之谬，可谓当头棒喝。惟所录《金匮》诸条，并不能阐明仲景之义，反多拉杂附会，是其可议耳。但仲景于《金匮》论痉，是借宾作主法，其所谓刚痉、柔痉，皆《伤寒》太阳证中兼见之痉，其栝楼桂枝及葛根二方，非治痉之正方，乃治太阳兼痉之方也。故首冠太阳病三字以明之。其大承气一方，因有胸满口噤齘齿之阳明热盛，乃痉之变证，故以变法治之。亦非痉病之正治也。其言误汗误下致痉者，为痉病之正证，未出方治，证明而方可自知。况《伤寒论》惟六经篇是其原文，痉湿暍诸篇，皆叔和收其残帙，附诸六经后者，能保无简阙乎。《金匮》三卷，为宋翰林学士王洙得于蠹简中，高保衡林亿寻编述进呈，多与伤寒论重复。要即《卒病论》十六卷中之遗帙，又岂仲景全书。痉病之正治不见，或因乎此。方中行谓见于《伤寒论》者，乃叔和所述

《金匮》之略也，是不知《金匮》为宋人杜撰之名，去西晋甚远，何弗深考。仲景所著之书，载诸史志者，有五十余卷，奈后世不获见耳。鞠通所论九纲，虽从方氏《痉书》中脱化而来，其痉病之主治兼证，毫末无遗，又能明《内经》瘛痉之不同，皆发前人所未发，可谓青出于蓝矣。其立言处方，间有未当，然不得以小疵而掩其大醇也。

【词解】

①柔痉：《金匮》太阳病，发热汗出，而不恶寒，名曰柔痉。

②桂枝汤加法：即栝蒌桂枝汤。桂枝汤加栝蒌根。

③刚痉：《金匮》太阳病，发热无汗，反恶寒者，名曰刚痉。

④君火主气之时：从春分、清明、谷雨、立夏、小满，三月至四月（农历）为少阴君火司令。

⑤迥（jiǒng）别：迥，寥远也。迥别，远远不同。

⑥心如澄潭，目如智珠，笔如分水犀：心如潭水一样澄清，眼如智慧的明珠，笔如分水的犀牛。

⑦不奈三气发泄：夏令天暑地湿，湿热蒸发，为暑、湿、热三气发泄之时，小儿体质稚嫩，不能抗御三气的侵犯。

⑧吐哯：哯，音显，吐哯，为泛吐奶汁。

⑨燥气化火：秋天久晴无雨，感之为温燥，易化火伤阴，治宜辛凉甘润，方如清燥救肺汤。

⑩伏暑兼湿：伏暑至秋而发，有兼湿的，治宜苦辛淡法，如三仁汤、二加减正气散，暑湿热甚的，用苦辛寒法，如黄芩滑石汤、杏仁石膏汤。

⑪燥气化寒：感之为凉燥，证见胁痛呕吐，治以苦温甘辛

法，如桂枝柴胡各半汤加吴萸楝子茴香木香汤。

⑫叶案阴风入脾络：《临证指南医案》唐十四面青脉濡，神呆，舌缩不伸，语寂寂然，痫症，四肢皆震，口吐涎沫，此阴风已入脾络矣。人参、生术、蜈蚣、全蝎、姜汁炒南星、姜汁炒白附。

⑬华岫云驳俗论：见《临证指南医案·小儿吐泻门》后驳慢脾风、慢惊病名之误。

⑭客忤：《千金要方》由于小儿神气未定，如骤见生人，突闻异声，突见异物，引起惊吓啼哭，甚或面色变异，反弓搐搦，状如惊痫。

⑮语涉支离：为对问题或支持或否定，说话没定见，支离破碎。

⑯少不合拍：唱戏要合板眼，唱歌要合拍调，唱戏不合板眼，唱歌不合拍调，都唱不入调。此指用药稍有差错，对病不利。

⑰寒病不足在阳，温病不足在阴：寒为阴邪，最易伤阳，故伤寒以护阳为急，温为阳邪，最易伤阴，故温病以救阴为要。

【释义】寒痉先师张仲景所述的痉病证治很是具体，但临诊时还必须对证细加考究，例如《金匮》中太阳病，身体强直，几几然拘急不利，脉象反见沉迟，这是痉证，主方用栝蒌桂枝汤。太阳病，由于津液不足，脉不浮而反沉迟，这是风邪化燥致痉的缘故，所以用栝蒌根生津液，桂枝汤和营卫。

又如有汗为柔痉，为风邪多，寒邪少，可以用桂枝汤加法治疗；无汗为刚痉，为寒邪重，风邪轻，故又称寒痉，用葛根汤发汗祛邪，滋养津液，舒松筋脉。葛根汤中有麻黄、桂枝，为什么不用麻黄、桂枝立名，而以葛根名汤，因为邪已进入阳明的缘故。有关这些辨证方法，必须平日熟读《伤寒》《金匮》，临诊再加小心谨慎，那么治痉病就有一定标准了。

至于小儿因风寒咳嗽引起痉证的，也属于寒痉一类，可以用辛温散寒止咳的杏苏散治疗。

风温痉感受春季风温之邪所致的痉证。春时风木司令，阳气发泄，少阴君火主气的季节，应该用辛凉正治的方法。风温轻的用辛凉轻剂，重的用辛凉重剂，如本论《上焦篇》的辛凉轻剂银翘散，辛凉重剂白虎汤。温邪伤津的加入甘凉之品，如银翘散加生地、麦冬，玉女煎用白虎汤加生地、麦冬等方法，邪入心包，出现神昏谵语，兼用清心开窍法，如清宫汤、牛黄丸、紫雪丹一类药品，热清后用六味地黄汤、三才汤、复脉汤恢复已伤的津液。

小儿风温咳嗽引起痉证的，用桑菊饮、银翘散辛凉轻剂，与风寒咳嗽致痉完全不同，绝对不可一概用杏苏散辛温治法。

温热痉的治法，与风温痉的治法相同。但是由风温致痉的症状较轻，临床并不多见，温热引起痉病症状较重而且多见。关于处方用药，剂量的轻重深浅，可以根据痉病的轻重深浅，酌情运用。

暑痉就是通俗所说的小儿急惊风，只有夏天最为多见，而且兼证复杂，做医生的必须心中清楚，看得精确，处方灵明，才能胜任治疗。因为小儿肌肤薄弱，精神虚怯，经络脏腑娇嫩未充，不足忍受夏令暑湿热三气蒸发，三气侵犯，来势很快，病邪传变迅速，不是粗浅疏忽的医生能胜任治疗的。例如夏天小儿头痛发热，项强不出汗，这是感受暑热又感风寒所致，可用新加香薷饮清暑解表，假如身热头痛项强有汗的，就用辛凉轻剂银翘散，重加桑叶平肝疏风，兼咳嗽的用桑菊饮，汗多的用白虎汤，脉芤而气喘的是津气虚，用白虎加人参汤清热扶正，身重汗少，是湿邪重，可用苍术白虎汤，脉芤汗出，多言语，气喘将有虚脱情况的，是气阴欲脱，即用生脉散扶正养阴，神志不清的为邪入心营，用清营汤加钩藤、丹皮、羚羊角，清心营，平肝风，兼用紫雪丹、安宫牛黄丸清心开窍，暑邪伤肺，病势轻的用清络饮，清肺络暑邪，以上这些治法，都在本书上焦篇中，学者可于三焦篇暑病门中细心探求，但小儿用药剂量，与成人不同，只能用四分之一，或四分之二，要酌量小儿年龄大小身体强弱加减。

　　痉病因暑热导致的，只要解除起痉原因，痉病也就停止了。不必斤斤计较于治痉，假如固执一痉字以求痉的治法，不知痉是什么？痉是病名，犹如头痛也是病名，善治头痛的医生，必须探求发生头痛的原因，因为头痛的原因很多，有伤寒头痛，伤风头痛，伤暑头痛，热头痛，湿头痛，燥头痛，痰厥头痛，阳虚头痛，阴虚头痛，跌仆受伤头痛，心火内盛、外症化脓头痛，肝风内动、上窜少阳胆经的偏头痛，以及朝发夕死的真头痛，如不弄清发生头痛的原因，犹如有些医生一见头痛，一律用羌活、藁本来治疗，怎么能治愈头痛呢？况且痉病比头痛更难治啊！

　　湿痉外感湿邪立即发生痉证的很少，因为湿的性质柔濡而下渗，不像风邪刚劲上升。其中有湿邪兼风的痉病，《名医类案》里有一条说：小儿泛吐奶汁，将作抽搐的，治法用五苓散最好。

这是因水湿中阻，又夹风邪所引起，五苓散导水下行，桂枝驱风邪，风湿一祛，吐乳即止，痉亦不作，所以最好。本书湿温病上焦篇，有三仁汤也可以用，假如邪入心包，可以用清宫汤除去莲子、麦冬加银花、赤小豆一法，或用紫雪丹清心开窍，或用银翘马勃散辛凉微苦轻开，治喉阻咽痛，湿热阻肺喘促的用《千金》苇茎汤加杏仁滑石宣肺利湿。如系伤寒湿，有证如伤寒，舌白不渴，经络拘急，可用桂枝姜附汤温化寒湿。以上诸法，不一定见到痉证再用。因小儿既感受外邪，时间一长，必定发生痉证，在没出现痉病之前治疗，比痉病发生再治不更好吗？儿科医生能对六淫之邪及早治疗，小儿惊病必然大大减少。

湿邪日久不愈而成痉的比较多，因为湿是一种重浊的邪气，最善于弥漫三焦，蒙蔽清窍，甚则蒙蔽心包。学者当于本书中焦、下焦篇中探求治法。由于疟疾和痢疾发生的痉病，又要诊察所伤偏于阴或偏于阳进行补救，还可从本书疟疾和痢疾门中寻求治法。

燥痉秋令燥气化火，消耗灼炼津液，津伤不能润筋养肝，也能引起痉病，治法大略和风温致痉相似，学者应当在本书三焦篇秋燥门中探求治法。但秋季有伏暑内发的病，临诊必须辨别清楚，属于燥气病应该用辛凉甘润的药物以润燥养阴，伏暑外发的，一定兼夹湿邪，伏暑夹湿用苦辛淡渗的方法，暑湿重的用苦辛寒的治法，处方用药，不可不细加考查。至于燥气化寒，胁痛呕吐的，治法就要用苦温，佐以甘辛，临诊寒温有别，不可混淆不分。

内伤饮食痉此证即俗称慢脾风，是由小儿吐泻日久所引起，吐泻久则伤脾胃，有专伤脾阳的，也有专伤胃阳的，也有伤及肾阳的，可采用补脾胃法，如参苓白术散、四君子汤、五味异功散、补中益气汤、理中汤等，都可随症选用。脾胃虚寒的，理中汤加丁香、肉桂、肉果、诃子等药，因其他病服寒凉药伤中焦阳气的，治法相同。《临证指南医案》有阴风入脾络一条，在小儿痫痉厥门中，论述慢脾风极为详细，案后有华岫云批驳庸俗议论说得最好，学者不可不细心体察。再参阅钱仲阳、薛立斋、李东垣、张景岳各家之说，对本病的认识就完备了。

再说内伤饮食痉病最危险，很是难治，而世上俗说流传已久，直到今天这种错误说法还没停止，希望后起强有力的人，将错误书集一举烧掉，以绝其害。

细读叶天士医案治内伤饮食痉的奥妙，全在小儿吐泻时，预先做好防痉治疗，不是痉病发生后再设法治痉，所以吴鞠通前述治六淫痉病也用此法，这就是上工不治已病治未病，圣人不治已乱治未乱的道理。

客忤痉俗称小儿惊吓。按小儿神气虚怯，心志未坚，或见奇形怪状，或听特殊声音，或从高处落下，失足跌仆，因而发生痉病的，一百个小儿中或可见到一两个，并不是小儿痉病，都由惊吓引起。痉证见到小儿发热，或出汗，或不出汗，面色有时青有时红，睡后说梦话，手足乱动，这是因受惊引起，应当用复脉汤减去参、桂、姜、枣，加丹参、丹皮、犀角补心体之阴，以安心阳之乱，如果大便干结，加元参润下，大便溏泄，加牡蛎止泄，汗多心神不安，加龙骨、整琥珀、整朱砂块镇惊安神，必须详细询问病家，病儿确实受过惊吓的，方可用此治法，如果病家支吾

601

卷六　解儿难

其词，猜疑不定，又当静心再作诊查，必须得到确切病情，然后处方用药，不可马虎从事。

吴鞠通的儿子三岁时，在六月初九辰时（上午九时左右）靠门落空，跌倒受惊，一会儿身体发热，一热就痉，神志昏迷，不知人事，四肢冰凉，脉伏不见，到晚上戌时（九点钟）痉才停止，身热神昏无汗，次日早晨，吴鞠通用复脉汤减去人参、桂枝、生姜、大枣，每天服一帖药，服三四杯，不喝水，不吃东西，到十四日巳时（上午十时左右）得战汗热退神清而愈。假如当痉厥神昏时，妄加推拿针药，难道能生存吗？因为痉厥的时候，人体阴阳逆乱，用药稍不合适，就不可挽救。病家心情焦急，医生因此胡乱给药，胡针乱灸，造成病儿死亡的例子多不可计数。病家心中无主，医生心中也无主见，病儿生命还有保证吗？如果心包热甚，目白睛有红丝的，可以用清心包法，牛黄清心丸、牛黄安宫丸、紫雪丹一类清心开窍药品，都可酌情选用。

本脏自病痉此证由于平日小儿父母，恐儿受寒，衣服被褥过厚，或冬天屋中热炕过暖，以致小儿每天出汗，汗多必伤津液，犹如产妇亡血致痉一样，肝藏血，肝木须要血液濡养，血液足肝木条畅柔和，血液不足就刚强生风，所以说是本脏自病。然而这一痉病，实际上又是六淫致痉的根源，因为汗多亡血，本脏自病，汗多伤亡卫阳，就不能抗御六淫之气侵袭。全凭高明医生熟悉这一道理，平时预先告知小儿父母，对小儿不可过暖，以致汗多亡血，可以预防小儿很多疾病，这就是治未病。对于本病治法，一律用养阴柔肝为主，与产后亡血致痉相同，所谓血液足风自息，像六味丸、复脉汤、三甲复脉汤三方，大小定风珠二方，专翕膏，都可选用。专翕膏在痉止后每天服四五钱，分两次服下，作为填补真阴的善后方，六淫之邪误汗致痉的治法相同。治风温、温热误汗致痉，首先在于存阴，不比伤寒误汗，急须顾护阳气，因寒为阴邪，最易伤阳，故伤寒以救阳为急，温为阳邪，最易伤阴，故治温以存阴为本。所以寒病不足在阳，温病不足在阴。

小儿易痉总论

【原文】 按小儿易痉之故，一由于肌肤薄弱，脏腑嫩小，传变最速；一由近世不明六气感人之理，一见外感，无论何邪，即与发表。既痉之后，重用苦寒，虽在壮男壮女，二、三十岁，误汗致痉而死者，何可胜数！小儿薄弱，则更多矣。余于医学，不敢自信，然留心此证几三十年，自觉洞彻此理，尝谓六气明而痉必少，敢以质之贤明，共商救世之术也。

【释义】 关于小儿容易致痉的缘故，一是由于小儿体质未充，肌肉皮肤薄弱，脏腑娇嫩细小，病后传变很快；一是由于医生不理解六气侵犯人体的病理，一见外感病，不分什么邪气，就用辛温发汗，出现痉病后，又重用苦寒清热，这种治法，虽是二三十岁的男女壮年，由误治致痉而死的不知多少，何况小儿体质薄弱，因此而死的就更多了。

吴鞠通对于医学，不敢自信高深，然而对于痉病，留心诊治几乎有三十年了，自己觉得能较正确认识痉病发生的原理，也曾说过能够明白六气致痉的原理，不再妄治，那么小儿痉病的发生必然大大减少。此说是否正确？敢于提出来请教贤明人士，共同商讨这一治病救人的医学学术问题。

痉病瘛病总论

【原文】《素问》谓太阳所至为痉，少阳所至为瘛^①。盖痉者，水也；瘛者，火也；又有寒厥、热厥之论最详。后人不分痉、瘛、厥为三病，统言曰惊风痰热，曰角弓反张，曰搐搦，曰抽掣，曰痫、痉、厥。方中行作《痉书》，其或问中所论，亦混瘛而为痉，笼统议论。叶案中治痫、痉、厥最详，而统称痉厥，无瘛之名目，亦混瘛为痉。考之他书，更无分别，前痉病论因之，从时人所易知也。谨按痉者，强直之谓，后人所谓角弓反张，古人所谓痉也。瘛者，蠕动引缩之谓，后人所谓抽掣、搐搦，古人所谓瘛也。抽掣搐搦不止者，瘛也。时作时止，止后或数日，或数月复发，发亦不待治而自止者，痫也。四肢冷如冰者，厥也；四肢热如火者，厥也；有时而冷如冰，有时而热如火者，亦厥也。大抵痉、瘛、痫、厥四门，当以寒热虚实辨之，自无差错。仲景刚痉、柔痉之论，为伤寒而设，未尝议及瘛病，故总在寒水一门。兼风则有有汗之柔痉，盖寒而实者也。除寒痉外，皆瘛病之实而热者也。湿门则有寒痉，有热瘛，有实有虚。热病久耗其液，则成虚热之瘛矣。前列小儿本脏自病一条，则虚热也。产后惊风之痉，有寒痉，仲景所云是也；有热瘛，本论所补是也。总之，痉病宜用刚而温，瘛病宜用柔而凉。又有痉而兼瘛，瘛而兼痉，所谓水极而似火，火极而似水也。至于痫症，亦有虚有实，有留邪在络之客邪，有五志过极之脏气，叶案中辨之最详，分别治之可也。瑭因前辈混瘛与痉为一证，故分析而详论之，以备裁采。

【选注】

征以园：此亦数千余年之疑案，莫能剖而析之，女娲炼石补天，予独不以其言为河汉。

【词解】

①《素问》太阳所至为痉，少阳所至为瘛：原文为"太阳所至为寝汗痉，少阳所至为暴注、瞤、瘛、暴死。"（见六元正纪大论）。言运气变化之病。太阳为寒气所致之痉，少阳为火气所致之瘛。

【释义】《素问》说：太阳所至为痉，少阳所至为瘛。因太阳为寒水之气，少阳为相火之令，所以说痉为水，瘛为火。《素问》对寒厥、热厥论述也很详细，后人不遵经旨，不将痉、瘛、厥分为三病，却笼统说为惊风痰热，角弓反张、搐搦、抽掣，瘛痫痉厥。方中行所著《痉书》，在或问中的论述，也是混瘛于痉中的笼统议论。叶天士医案载治痉痫痉厥病虽很详细，然而统称痉厥，并无瘛的病名，也是混瘛为痉的。考查其他医书，对瘛痉二病，愈加不清楚了。吴鞠通前文所述痉病，也有这样缺陷，主要是为大家能看懂罢了。吴鞠通认为痉病是强直现象，后人所说的角弓反张，古人就名为痉；至于瘛病，是四肢蠕动、牵引挛缩的现象，后人叫搐搦抽掣，古人就名为瘛；痫病也有抽掣、搐搦，但发作无定，或时发时止，或数日一发，或数月一发；厥病有四肢冰冷的，也有四肢火热的二型。

大体上说：痉瘈痫厥四种病，应当从寒热虚实进行辨证，就不会有差错了。张仲景论述的刚痉、柔痉，是为伤寒而立的，并未涉及瘈病，都在寒水门中，是外伤风寒的痉病；有汗为柔痉，无汗为刚痉，属于寒痉实证。除了寒痉外，都属于瘈病的实证热证。但在湿门中，有寒痉，也有热瘈，有实证，也有虚证，热病日久，津液受伤，就发生虚热的瘈病。前述小儿本脏自病一条，就是虚热的瘈病。产后惊风的痉病，一是寒痉，即仲景所说的痉病，一是瘈病，就是本论所补充的热瘈病。

总而言之，治痉病应该用刚药温药，治瘈病应该用柔药凉药。但临诊还能见到痉而瘈，瘈而兼痉的疾病，这就是水极似火，火极似水的缘故；至于痫证，有虚实之分，有外邪留滞经络所致的实证，又有五志过极脏气不足的虚证。叶天士医案中辨证很详细，可以经过详细诊断分别治疗。因前人混瘈与痉为一病，所以吴鞠通加以分析而详细讨论，提供学者参考采纳。

六气当汗不当汗论

【原文】六气六门，止有寒水一门，断不可不发汗者。伤寒脉紧无汗，用麻黄汤正条；风寒夹痰饮，用大小青龙一条。饮者，寒水也，水气无汗，用麻黄甘草、附子麻黄等汤。水者，寒水也，有汗者即与护阳。湿门亦有发汗之条，兼寒者也。其不兼寒而汗自出者则多护阳之方。其他风温禁汗，暑门禁汗，亡血禁汗，疮家禁汗，禁汗之条颇多，前已言之矣。盖伤于寒者，必入太阳，寒邪与寒水一家，同类相从也。其不可不发者何？太阳本寒标热，寒邪内合寒水之气，止有寒水之本，而无标热之阳，不成其为太阳矣。水来克火，如一阳陷于二阴之中，故急用辛温发汗，提阳外出。欲提阳者，乌得不用辛温哉！若温暑伤手太阴，火克金也，太阴本燥标湿，若再用辛温，外助温暑之火，内助脏气之燥，两燥相合，而土之气化无从，不成其为太阴矣，津液消亡，不痉何待。故初用辛凉，以救本脏之燥，而外退温暑之热；继用甘润，内救本脏之湿，外敌温暑之火，而脏象化气，本来面目可不失矣。此温暑之断不可发汗，即不发汗之辛甘，亦在所当禁也。且伤寒门中，兼风而自汗者，即禁汗，所谓有汗不得用麻黄。无奈近世以羌活代麻黄，不知羌活之更烈于麻黄也。盖麻黄之发汗，中空而通，色青而疏泄，生于内地，去节方发汗，不去节尚能通能留，其气味亦薄；若羌活，乃羌地所生之独活，气味雄烈不可当。试以麻黄一两,煮于一室内,两三人坐于其侧,无所苦也。以羌活一两,煮于一室内,两三人坐于其侧,则其气味之发泄,弱者即不能受矣。温暑门之用羌、防、柴、葛,产后亡血家之用当归、川芎、泽兰、炮姜,同一杀人利剑,有心者共筹之。

【选注】

征以园:麻黄轻虚,形如肺管,宣阳救肺,遇壅塞之证,有用之一二两方效者,羌活中实,形如骨节,故能窜走周身,追风至骨,其去麻黄远矣。

【释义】 六气致病,分为六门,只有外伤风寒一门,治疗上绝对不可不用辛温发汗以驱散风寒。伤寒脉紧无汗是表实证,用麻黄汤发汗是正当治法;风寒夹痰饮而咳喘的,用宣肺化饮的大小青龙汤。饮是寒水,外有风寒,里有水饮,肺气被抑,故用麻黄附子甘草汤和麻黄汤治疗;因为水气也是寒水,有汗为表阳虚,就应该固护阳气。湿邪为病,也有用汗法的,是因湿邪兼寒,其中亦有湿邪不兼寒,而汗自出的,属于阳气虚,要多用护阳方法。其他如风温不可发汗,暑病不可发汗,亡血家不可发汗,疮家不可发汗,前面都已论述。因风寒外袭,必从太阳经侵入,寒邪与寒水同气,同气相求。为什么不可不发汗呢?太阳经本寒标热,寒邪与寒水之气相结合,只有寒水的本气,没标热的阳气,就失去太阳经的藩篱作用了。从阴阳五行来说,水能克火,一阳之气,困于寒邪和寒水二阴中间,必须立即用辛温发汗法,驱散阴寒,恢复一阳之气。假如温暑侵犯手太阴肺,是火克金,太阴本燥标湿,再用辛温发汗,反助暑火炽热,灼烁肺金,使肺气愈燥，而土湿不能上润，就失去太阴本燥标湿的意义。在津液消竭之下，有发生痉病的危险，所以初起不可用辛温，只可用辛凉，用辛凉法内救肺金燥热，外退温暑邪热；继用甘润生津，以润燥使肺气湿润，外抗温暑邪热，使肺金本燥标湿的气化恢复正常。因此温暑断乎不可用辛温发汗，即使是辛甘发散为阳的药物，虽不发汗，也不可用。《伤寒论》伤寒兼风自汗的禁止发汗，所谓有汗不得用麻黄，不像近代医生，用羌活代替麻黄，不知羌活辛温，比麻黄更为剧烈。因麻黄发汗，从形态上看，中空而通，色青而疏泄，……麻黄去节才能发汗，不去节能宣通肺气，守而不散，气味比较淡薄；羌活气味浓厚燥烈，两种药经过煎煮实验就可知道，用一两麻黄，在一个房间里煮，两三个人坐在里面，并无不舒服的感觉。用一两羌活来煮，两三人坐在里面，身体稍差的就受不了。这就证明羌活比麻黄性味雄烈，所以温暑病用羌、防、柴、葛，和产后用当归、川芎、泽兰、炮姜，同样像一把杀人的利剑，为害无穷。对于这一问题，吴鞠通希望能与热心医药的人共作研究。

疳疾论

【原文】疳者，干也，人所共知。不知干生于湿，湿生于土虚，土虚生于饮食不节，饮食不节，生于儿之父母之爱其子，惟恐儿之饥渴也。盖小儿之脏腑薄弱，能化一合者，与一合有半，即不能化，而脾气郁①矣。再小儿初能饮食，见食即爱，不择精粗，不知满足，及脾气已郁而不舒，有拘急之象，儿之父母，犹认为饥渴而强与之。日复一日，脾因郁而水谷之气不化，水谷之气不化而脾愈郁，不为胃行津液，湿斯停矣。土恶湿，湿停而脾胃俱病矣。中焦受气取汁，变化而赤，是谓血，中焦不受水谷之气，无以生血而血干矣。再水谷之精气，内入五脏，为五脏之汁，水谷之悍气②，循太阳外出，捍卫外侮之邪而为卫气。中焦受伤，无以散精气，则五脏之汁亦干；无以行悍气，而卫气亦馁。卫气馁③故多汗，汗多而营血愈虚，血虚故肢体日瘦，中焦湿聚不化而腹满，腹日满而肢愈瘦，故曰干生于湿也。医者诚能识得干生于湿，湿生于土虚，且扶土之不暇，犹敢恣用苦寒，峻伤其胃气，重泄其脾气哉！治法允推东垣、钱氏、陈氏、薛氏、叶氏④，诚得仲景之心法者也。疏补中焦，第一妙法；升降胃气，第二妙法；升陷下之脾阳，第三妙法；甘淡养胃，第四妙法；调和营卫，第五妙法；食后击鼓，以鼓动脾阳，第六妙法（即古者以乐侑食之义，鼓荡阳气，使之运用也）；《难经》谓伤其脾胃者，

611

调其饮食，第七妙法；如果生有疳虫，再少用苦寒酸辛，如芦荟、胡黄连、乌梅、使君、川椒之类，此第八妙法。若见疳即与苦寒杀虫，便误矣；考洁古、东垣，每用丸药缓运脾阳，缓宣胃气，盖有取乎渣质有形，与汤药异歧，亦第九妙法也。

近日都下相传一方，以全蝎三钱，烘干为末，每用精牛肉四两，作肉团数枚，加蝎末少许，蒸熟令儿逐日食之，以全蝎末完为度，治疳疾有殊功。愚思蝎色青，属木，肝经之虫，善窜而疏土，其性阴，兼通阴络，疏脾郁之久病在络者最良，然其性慓悍有毒。牛肉甘温，得坤土之精，最善补土，禀牝马之贞，其性健顺，既能补脾之体，又能运脾之用，牛肉得全蝎而愈健，全蝎得牛肉而不悍，一通一补，相需成功，亦可备用。一味金鸡散亦妙（用鸡内金不经水洗者，不拘多少，烘干为末，不拘何食物皆加之，性能杀虫磨积，即鸡之脾能复脾之本性）。小儿疳疾，有爱食生米、黄土、石灰、纸、布之类者，皆因小儿无知，初饮食时，不拘何物即食之，脾不能运，久而生虫，愈爱食之矣。全在提携之者，有以谨之于先：若既病治法，亦惟有暂运脾阳，有虫者，兼与杀虫，断勿令再食，以新推陈，换其脏腑之性，复其本来之真方妙。

【选注】

征以园：奇偶偏方，每多奏效，其力专也。犹忆幼务举业时，业师华阴孝廉李公，世精于医，有以患疳证小儿来求治者，出一方，则惟大枣百十枚，去核，象核之大小，实以生军，外裹以面，煨透熟捣为丸，如小枣核大，每服七丸，日再服，神效，此亦一通一补法也。

叶霖：小儿之疳疾，犹大人之痨瘵，始而潮热，渐致羸瘦，虽从脾胃而来，然五脏各有偏胜为病。论治固在脾胃，而又不可泥执于脾胃，故钱仲阳有五疳之名，各具形证也。其五疳分治之法，心疳用安神丸，脾肺用益黄散，肝肾用地黄丸，总当兼固脾土，不得妄用消导攻下之药，且疳者，干也，津液枯竭，始谓之干，自不合以苦寒燥其津，亦不可合以温燥耗其液。若一味鸡金散磨积杀虫，消伐之品，专用大非所宜，学者鉴诸。

【词解】

①脾气郁：脾气郁滞，不能运化。

②水谷之悍气：水谷经消化，津气行于脉中，悍气慓疾滑利行于脉外，充腠理，实皮肤。

③卫气馁：卫气虚弱不足抗邪。

④治法见于东垣、钱氏、陈氏、薛氏、叶氏：东垣，即李杲，金元四大家之一，河北正定人，著《东垣十书》。钱氏，即钱乙，字仲阳，北宋著名儿科学家，山东郓州人，著《小儿药证直诀》。陈氏，即陈复正，清代儿科学家，广东罗浮人，著《幼幼集成》。薛氏，即薛铠，明代医学家，苏州人，精于儿科，著有《保婴撮要》，后由其子薛己（立斋）补充整理。叶氏，即叶天士，清代名医，精男妇内外各科，儿医世家，有《温热论》《临证指南医案》传世。

【释义】疳，就是干枯，这是人都知道的，但并不知干枯生于湿这一道理，湿的生成由于脾虚，脾虚由于平日饮食不调节，饮食不节在于父母溺爱自己的孩子，只怕孩子没吃好，饿着渴着，经常多给吃喝，因为小孩脏腑薄弱，如能消化一合食物的，吃一合半就消化不了，化不了的食物停积下来，脾气就会郁滞。再说小孩刚会吃饭，看到食品就要吃，不论精粗，不知饥饱，到脾气郁滞，胃肠拘急不舒时食欲就减退了，小儿父母还认为没吃喝好，还强喂他吃，日子一长，脾胃郁滞更甚，饮食不能消化，不能为胃散布津液，湿由此产生，脾属土，性喜干燥恶潮湿，湿甚则脾胃俱困，那里还能正常消化饮食呢。中焦受纳水谷，吸取水谷精汁，经心肺二脏变化而成红色液体，这就是血液，中焦不能受纳水谷，无从摄取精汁，化生血液，血失化生逐渐干枯。再说水谷精气，输布五脏，充养五脏，水谷悍气，慓疾滑利，由太阳经外出，充实腠理，保卫肌肤，抵抗外邪，而为卫气。中焦脾胃受困，内不能输布精汁于五脏，以致五脏津液干枯，外不能输出悍气，卫气日渐虚馁，卫气不固，腠理开而汗多出，汗多营血日虚，肢体失养，日渐消瘦，脾失健运湿停，湿多腹满，腹日胀满，肢体日瘦，所以说干生于湿。医生能认识干生于湿，湿生于土虚的道理，治疗时扶土化湿还嫌迟缓，哪里还敢肆意用苦寒伤胃气，再泄脾土生化之气啊！关于历来治脾胃不足，要数李东垣、钱仲阳、陈复正、薛铠、叶天士几家，他们深得仲景先师的治疗心法。

疏补中焦，属治疳第一妙法；升降胃气，是治疳第二妙法；升举脾阳，是治疳第三妙法；甘淡养胃，是治疳第四妙法；调和营卫，是治疳第五妙法；鼓动脾阳，是治疳第六妙法（即进食前后或吃饭时听歌曲、鼓乐，有解郁助消化、促进食欲的作用）；《难经》上说：脾胃受伤，要饮食调理，是治疳的第七妙法；如果腹中生虫，再加少量苦寒酸辛的药品，如芦荟、胡黄连、使君子、川椒等祛虫药是治疳的第八妙法；如果一见疳病，就认为有虫，采用苦寒杀虫治法，这是十分错误的，因为小儿体质已虚，岂可浪用攻伐。细考张洁古、李东垣治疳病，每用丸剂取效，治法以缓运脾阳、缓宣胃气，丸剂取药品精粗有形，药力持久，与汤剂质稀力薄不同，这是治疳的第九妙法。

近日京都相传一个治疳方剂，药用全蝎三钱，烘干研末，每一服用精牛肉四两，做成肉丸数个，加全蝎末少许，蒸熟后每日给小儿吃，以吃完全蝎末为止，治疳病有特殊效果。

吴鞠通认为蝎子色青属木，是肝经的虫药，善于走窜，能疏松脾土，性阴兼通阴络，疏通脾土郁滞，治久病络脉不通的疳病最好。然而蝎性剽悍有毒，牛肉性味甘温，得坤土的精华，最善于补土，禀赋牝马的贞驯，力健而柔顺。既能补脾脏本质，又能加强脾脏的运化功能，牛肉得全蝎更能加强健脾作用，全蝎得牛肉就减去剽悍劣性，两药相配，具有一通一补，互相协调，取得相需作用，治疳病可以备用。一味金鸡散也是治疳妙方，小儿疳病，有爱吃生米粒、黄土、石灰、布片、废纸的，发生这种异嗜原因，是小儿知识未开，初能饮食，什么东西都放嘴里吃，但脾脏不能消化，日久积而生虫，有了虫就更喜吃这些东西了。全在家人事先防范，不让小儿乱吃，既得异嗜症后，治法唯以健脾为主，已有虫的，兼用杀虫药，加强护理，禁止再吃杂物，改换脏腑食性，恢复正常食欲，就能痊愈。

痘证总论

【原文】《素问》曰：治病必求其本①。盖不知其本，举手便误，后虽有锦绣心思，皆鞭长莫及矣。治痘明家，古来不下数十，可称尽善，不比温病毫无把握，尚俟愚陋之鄙论也。但古人治法良多，而议病究未透彻来路，皆由不明六气为病，与温病之源。故论痘发之源者，只及其半。谓痘证为先天胎毒，由肝肾而脾胃而心肺，是矣。总未议及发于子午卯酉之年②，而他年罕发者何故？盖子午者，君火司天，卯酉者，君火在泉，人身之司君火者，少阴也。少阴有两脏，心与肾也。先天之毒，藏于肾脏，肾者，坎也，有二阴以恋一阳，又以太阳寒水为腑，故不发也。必待君火之年，与人身君火之气相搏，激而后发也。故北口外③，寒水凝结之所，永不发痘。盖人生之胎毒如火药，岁气之君火如火线，非此引之不发。以是知痘证与温病之发同一类也。试观《六元正纪》所载：温厉大行，民病温厉之处，皆君相两火加临之候，未有寒水湿土加临而病温者，亦可知愚之非臆说④矣。

【选注】

叶霖：痘名虏疮，相传为马伏波⑤征南所染，流入中原。盖南属离位，乃君火之乡，故得气最先也。鞠通能明此理，知北口外之蒙古等处，为寒水之地，而鲜痘患，又阐明天地阴阳之邪，随人身阴阳气化感召，痘之盛于子午卯酉之年者，为君火司天在

616

泉故也。及钱陈两家之主治，寒凉温热各有所宜，不可偏废，皆属至理名言，可法可师之作。惟既侈谈运气，其钱陈两家⑥，一主寒凉，一主温热之所以然，是又不可不知也。请试明之。《内经》以七百二十气，凡三十岁为一纪，千四百四十气，凡六十岁为一周，扩而大之，以三百六十年为一大运，六十年为一大气，五气六气，迭乘满三千六百年为一大周天。由黄帝八年起第一甲子下元前三十年一纪，为厥阴风木，后三十年一纪，为少阳相火；黄帝六十八年第二甲子上元前一纪，为少阴君火，后一纪阳明燥金；少昊十八年第三甲子中元前一纪，太阴湿土，后一纪太阳寒水，少昊七十八年第四甲子下元前一纪，少阳相火，后一纪厥阴风木。由此迭相推算，至宋高宗绍兴十四年为第六十五甲子上元，值燥金君火用事，钱仲阳生于北宋末年，值君火燥金之时，故治痘多用寒凉也。宋宁宗嘉泰四年乃第六十六甲子，寒湿用事，陈文中生当南宋，正值其时，故多用温补也。至丹溪专以解毒和中立法，其时又为六十八甲子火燥用事矣。前明汪石山作《痘证理辨》，自序于嘉靖九年庚寅，其治主于清凉，是为宏治十七年第七十一甲子，火运中有宜然者，洎乎嘉靖末年，下逮隆万，苦寒之弊，层见迭出，故万密斋、聂久吾⑦、首重保元，莫不以温补为事，此在嘉靖四十三年第七十二甲子寒湿运中也。而崇祯甲戌，费建中《救偏琐言》出，专主寒京下夺，其时乃天启四年，第七十三甲子，风火行权，是湿寒治法，不可施诸风燥二火运中耳，然遇虚寒之体，又未可拘牵也。至若痘禁表药，尤不可泥执，夫先哲以痘禁汗下者，以汗能虚表，下能泄元，表里虚即难灌浆，盖邪毒须借正气送之，始能外达也。设壮热身痛，面赤唇裂，眼黄鼻塞，毛焦肤燥，痘色干紫，或黑陷，似标不标，手足极热，脉浮而实之表实，多见热毒不泄，内搏而死，亦禁其不汗可乎？若壮热气粗，喘满腹胀，躁渴谵语发狂，二便秘涩，四五日眼张若怒，口气大热，痘根颗血色绿暗，或颗粒焦黑，脉沉实而数之里实，亦禁其不下可乎？盖禁者，禁其妄汗妄下者耳，不善者泥焉！若无表实里实之真据，汗固不可误，而下又岂可误哉。

【词解】

① 治病必求其本：治病必须讲求阴阳这个根本。见《素问·阴阳应象大论》。

② 子午卯酉之年：古代以干支纪年，子午年为少阴君火司天，阳明燥金在泉；卯酉年为阳明燥金司天，少阴君火在泉。少阴为热化，阳明为燥化，子午卯酉之年，主气燥热。

③ 北口之外：长城北口外，即内蒙古、新疆等地，气候偏寒。

④ 臆说：臆，胸肉也，又满也。即凭个人想象的说法，没有根据。

⑤ 马伏波：东汉时马援征交趾，行军前封伏波将军。

⑥ 钱陈两家：钱仲阳，北宋人（注见前）。陈文中，字文秀，宋宿州人，善大小方脉，于小儿痘疹尤精，著《小儿痘疹方论》淳祐中，与郑惠卿同编《幼幼新书》。

⑦ 万密斋、聂久吾：万全，字密斋，湖北罗田人，明代医家，擅治痘疹，著《痘疹世医心法》《幼科发挥》等书；聂久吾，名尚恒，明清江人，长于幼科，尤精痘疹，著有《医学汇函》

《活幼心法》《奇效医述》。

【释义】《素问》说：治病必须探求病的根本。因为不知病的根本是什么？一动手就治错了，错后再极尽智力挽救，恐怕也无能为力了。治痘专家，自古以来，不下数十家，可称尽善尽美。不比治温病，专家少，毫无把握，还有待于吴鞠通来研究整理。对痘证古人治法较多，然而痘证的发生原因没彻底搞清，这主要由于不明六气致病，与发生温病的原因所引起的。所以古人论痘证，只说了一半，认为痘的原因，是先天胎毒，内蕴于肾，从肝肾二脏发出，经脾胃传至心肺而外发。总没弄清痘证多发生在子午卯酉这几年，其他年岁少发的缘故？按五运六气来说，子午年君火司天，燥金在泉；卯酉年燥金司天，君火在泉，这几年天气燥热。人体少阴为君火，少阴属心肾二脏，胎毒蕴藏于肾脏，肾为坎（☵）水，坎卦外阴内阳，即二阴恋一阳，又以太阳寒水为肾腑相配，故胎毒蕴藏不发，及运气转到君火司天的年岁，天地之火气与人体少阴君火相搏击，胎毒乘势外出，发为痘证。所以内蒙古一带，天气寒冷，胎毒不发，就永无痘证（此说不可信）。因为人体的胎毒好比火药，岁运君火之气好比药线，胎毒不经君火引激是不会外发的。由此可知痘证和温病的发生原因基本是同一类型。试看《素问·六元正纪大论》的记载，"温厉大行""民病温厉"的发生年度，都是君火相火主客加临气化而发生，没有寒水、湿土主客气化加临而发生温厉的，从经典医学作根据，可知吴鞠通所讲的不是无稽之谈了。

痘证禁表药论

【原文】表药者，为寒水之气，郁于人之皮肤经络，与人身寒水之气相结，不能自出而设者也。痘证由君火温气而发，要表药何用？以寒水应用之药，而用之君火之证，是犹缘木而求鱼也。缘木求鱼，无后灾；以表药治痘疮，后必有大灾。盖痘以筋骨为根本，以肌肉为战场，以皮肤结痂为成功之地。用表药虚表，先坏其立功之地，故八、九朝灰白塌陷，咬牙寒战，倒黡黑陷之证蜂起矣。古方精妙，不可胜数，惟用表药之方，吾不敢信。今人且恣用羌、防、柴、葛、升麻、紫苏矣。更有愚之甚者，用表药以发闷证是也。痘发内由肝肾，外由血络，闷证有紫白之分。紫闷者，稟毒把持太过，法宜清凉败毒，古用枣变百祥丸，从肝肾之阴内透，用紫雪芳凉，从心包之阳外透；白闷则本身虚寒，气血不支之证，峻用温补气血，托之外出，按理立方，以尽人力，病在里而责之表，不亦愚哉！

【释义】辛温解表药，主要用于风寒外侵，郁于人体皮肤经络部分，和人体太阳寒水之气相结合，不能自发而准备的。痘证是五运君火司令，温热之邪激引而发的，用发汗解表药有什么用？把治太阳经风寒的药品，用于君火温热证候，好比爬上树木去捕鱼，上树捕鱼虽不对，但也无后患，用解表药治痘疮，后患无穷。因为痘从肝肾发出，肝主筋，肾主骨，所以痘以筋骨为根本，根本不虚，出痘顺利，痘毒从肌肤外发，有见点，起胀，灌浆、收痂过程，所以肌肤是痘毒外出的战场，痘疮发出，在皮肤结痂脱落，热退神清为顺利成功。全凭表里之气充足，误用发汗解表，表气先虚，所以八九日痘疮灌浆不足，不能起胀饱满，反而灰白不光泽，平塌凹陷，痘毒内陷，出现咬牙（痉）寒战（厥），倒靥（溃烂不结痂）、黑陷（痘疮色黑凹陷），败症纷纷出现。

古人治痘证，有很多好方剂，其中发表的方剂，吴鞠通不敢相信，现在的人恣意用发表药，如羌活、防风、柴胡、葛根、升麻、紫苏等，更有一些愚蠢的人，误认表药可以透发闷证（闷痘由毒邪过甚，痘点隐现不透，或见点不发，神烦躁扰，或见痉厥。）不知痘的发出，内部由肝肾胎毒，外部在经络受邪，内外相引，痘才能透发。至于闷证，有紫色、白色的区分，色紫不发的，是因温邪与胎毒搏结过甚。治疗用清凉败毒法，古人用枣变百祥丸（证治准绳方：青州枣十枚、红牙大戟一两去骨，一作二酒，制法：清水二盏，同煎至水尽为度，去大戟，将枣去核焙干捣丸，如绿豆大，周岁小儿每服十丸，紫草汤或木香汤送下，从少至多，以利为度。），使痘毒从肝肾阴分内发，再用紫雪丹清心芳开，使痘毒从心包阳分外透。白闷痘由于阳气虚寒，气血不足，要用大剂温补气血药品，托邪外出，按中医理论立方，尽力救治，如果病在里而用发表的方药，不是太愚蠢了吗？

痘证初起用药论

【原文】痘证初起，用药甚难。难者何？预护之为难也。盖痘之放肥，灌浆，结痂，总从见点之初立根基，非深思远虑者不能也。且其形势未曾显张，大约辛凉解肌、芳香透络、化浊解毒者，十之七、八。本身气血虚寒，用温煦保元者，十之二、三。尤必审定儿之壮弱肥瘦，黑白青黄，所偏者何在？所不足者何在？审视体质明白，再看已未见点，所出何苗？参之春夏秋冬，天气寒热燥湿，所病何时，而后定方。务于七日前，先清其所感之外邪，七日后，只有胎毒，便不夹杂矣。

【选注】

征以圆：治痘之法，全是活泼泼地，不可执一。谚云：走马看伤寒，回头看痘疹。言其转关最速也。

【释义】痘证初起，用药很感困难，难在哪里呢？预先防护痘证的变化比较困难。因为痘证的发生，从见点、起胀、灌浆、结痂有一个全过程。这一过程，总是从小儿体表见点开始树立根基。医生没有经验，若无深思熟虑、小心谨慎的负责精神，是不能成功的。况且初起没有明显症状表现，所以难于捉摸。大约初起用辛凉解肌，芳香透络，化浊解毒法占十之七、八；由于气血虚寒，用温煦保元法的，十之二、三。尤其要查明小儿体质强弱，肥瘦，皮肤的黑白青黄，偏阴偏阳，偏寒偏热，哪一方面不足，查明体质后，再看皮肤有没见点，出的痘苗分布疏密、大小；当时季节，天气阴晴寒暖，风雨燥湿，什么时候发病，一切查清楚后，然后立法处方。务必掌握治痘常规，一般七日以前先清解外邪；七日以后专治胎毒，这就是痘证初起用药的大概情况。

治痘明家论

【原文】治痘之明家甚多，皆不可偏废者也。若专主于寒、热、温、凉一家之论，希图省事，祸斯亟矣。痘科首推钱仲阳、陈文中二家。钱主寒凉，陈主温热，在二家不无偏胜，在后学实不可偏废。盖二家犹水火也，似乎极不同性，宗此则害彼，宗彼则害此。然万物莫不成于水火，使天时有暑而无寒，万物焦矣，有寒而无暑，万物冰矣。一阴一阳之谓道，二家之学，似乎相背，其实相需，实为万世治痘立宗旨。宗之若何？大约七日以前，外感用事，痘发由温气之行，用钱之凉者十之八九，用陈之温者一二。七日以后。本身气血用事，纯赖脏真之火，炼毒成浆，此火不外鼓，必致内陷，用陈之温者多，而用钱之凉者少也。若始终实热者，则始终用钱；始终虚寒者，则始终用陈。痘科无一定之证，故无一定之方也。丹溪立解毒、和中、安表之说，亦最为扼要。痘本有毒可解，但须解之于七日之前，有毒郁而不放肥，不上浆者，乌得不解毒哉！如天之亢阳不雨，万物不生矣。痘证必须和中，盖脾胃最为吃紧，前所谓以中焦作战场也。安表之论，更为妙谛，表不安，虽至将成犹败也。前所谓以皮肤结痂，为成功之地，而可不安之也哉！安之不暇，而可混发以伤之也哉！至其宗钱而非陈，则其偏也。万氏以脾胃为主，魏氏以保元为主，亦确有见识，虽皆从二家脱化，而稍偏于陈。费建中《救偏琐言》，盖救世人不明痘之全体大用，偏用陈文中之辛热者也。书名救偏，其义可知，若专主其法，悉以大黄、石膏从事，则救偏而反偏矣。胡氏辄投汗下，下法犹有用处，汗法则不可也。翁仲仁《金镜录》一书，诚为痘科宝筏，其妙处全在于看，认证真确，治之自效。初学必须先熟读其书，而后力求诸家，方不误事。后此翟氏、聂氏，深以气血盈亏，解毒化毒，分晰阐扬钱氏、陈氏底蕴，超出诸家之上，然分别太多，恐读者目眩。愚谓看法必宗翁氏，叶氏有补翁仲仁不及之条，治法兼用钱、陈，以翟氏、聂氏，为钱、陈之注，参考诸家可也。近日都下盛行《正宗》一书，大抵用费氏、胡氏之法而推广之，恣用大汗大下，名归宗汤，石膏、大黄始终重用，此在枭毒太过者则可，岂可以概治天下之小儿哉！南方江西江南等省，全恃种痘，一遇自出之痘，全无治法，医者无论何痘，概禁寒凉，以致有毒火者，轻者重，重者死，此皆偏之为害也。

【选注】

朱武曹：如此立法，则古人皆为我师，古师皆为我用矣。所谓学无常师，主善为师也。

【释义】古来治痘证的高明医家很多，他们各有专长，不可偏信偏废。因为这些明家，用药不同，有专用寒，有专用热，有专用凉，有专用温，如偏信一家，希图简便省事，不再参考其他，就见识不广，片面不全，临诊易出危险，造成误治死亡。

综观痘科明家，首先要数钱仲阳、陈文中两家，钱仲阳主张寒凉，陈文中主张温热，两家各有擅长，学者不可偏废。因为两家用药一寒一热，犹如水火，形同冰炭，学者专学一家，势必遗漏另一家。然而万物的成长都少不了水火，水火是阴阳的象征，假使有了暑热没有寒凉，万物都要焦枯，有寒冬没有夏暑，万物都要冻死。一阴一阳，是天地大道。钱陈两家主张，似乎相反，其实相互依存的，永远可以作后世治痘的宗旨。怎样学习运用两家治法？大致是这样，痘证发生，是外受温热之邪所引起，一般痘证七天以前，外邪为患，用钱仲阳寒凉法十居八九，用陈文中温热法十居一二；七日以后，正是五脏真火，蒸动气血，鼓动胎毒，痘疮起胀发肥灌浆时期，假如脏真不能鼓动气血，炼毒成浆，痘疮不能起胀发肥灌浆，势必毒气内陷，此时用陈文中温热法托毒为多，用钱仲阳寒凉法较少。其中有始终见实热证的，就始终用钱氏治法，始终见虚寒证的，就始终用陈文中治法。痘科没有一定不变的证，也没有一定不变的治法。朱丹溪立解毒和中安表的治法，也是很重要的治法，痘证本来有毒要解，但解毒法要用在七日以前，对于毒气郁结，痘不起胀，不上浆的，怎么可不解毒呢？譬如天旱不雨，地土干裂，万物不能生长；治痘必须和中，脾胃为后天之本，主肌肉，痘毒发自肝肾，由脾胃经心肺外发，中气和痘发力足，所以和脾胃极为重要，前文说"以中焦作战场"，十分正确。安表的论点，更是精妙的治法，表气不安，虽然痘证即将成功，也会引起失败。前文所说：皮肤结痂，就是痘证成功，表气岂可不安而妄加发泄吗？在痘证的发展过程中，安表是很重要的一环，怎么可以发汗伤表呢！至于以钱仲阳为主而否定陈文中的温热法，也是一偏之见。万密斋以脾胃为一主，魏桂岩以保护元气为主，两家确有见地，虽然万魏都从钱陈两家治法中脱化而来，但都有独到之见。费建中的《救偏琐言》，是挽救世人不明痘证全部情况，纠正偏信陈文中温热的弊端，书名救偏，他的本义就可知了。可是专主费建中，用药一概以大黄、石膏，那么名为救偏反而偏了。胡廷训常用汗法和下法治痘，下法还有下热毒郁结的作用，汗法只能伤表气，损津液，没有益处。翁仲仁所著《金镜录》一书，可以作为治痘证的渡河宝筏，他的优点在于一个"看"字，重在诊断，诊断精确无误，用药自能有效。初学的人，必须先读《金镜录》，然后再参阅各家学识，这样学得比较全面，用药少犯错误。至于后人翟良、聂久吾等着重调治气血和解毒化毒，的确阐明和发扬了钱陈两家的基本精神，超出了先前诸家。然而分得过于细碎，恐怕学的人感到头昏眼花。吴鞠通认为诊断上要学翁仲仁，而叶天士又有补翁氏不足之处；治疗上要学钱仲阳、陈文中两家，而以翟良、聂久吾作钱陈两家的注释，再参考其他各家的学识也就可以了。

近日京都中盛传《正宗》一书，其内容大抵根据费氏、胡氏的治法扩充推广的，他恣意用大汗大下的治法，方名"归宗汤"，重用大黄和石膏，自始至终作为治痘必用之药，对于痘毒太盛的病儿，还觉可以一用，如果统治各地小儿，那是完全不恰当的。

南方江南江西各省，采取种痘法预防痘证，效果很好，但是对于流行的痘证，治疗就没有办法了。医生们守着"疹凉痘温"的治则，不管什么痘证，一概禁用寒凉，以致毒火偏重的病儿，病情由轻变重，由重转危，以致死亡，这都是偏听偏信一家之说的祸害。

卷六　解儿难

痘疮稀少不可恃论

【原文】相传痘疮稀少，不过数十粒，或百余粒，根颗圆绽者，以为状元痘，可不服药。愚则以为三四日间，亦须用辛凉解毒药一帖，无庸多服。七八日间，亦宜用甘温托浆药一贴，多不过二帖，务令浆行满足。所以然者何？愚尝见稀少之痘，竟有浆行不足，结痂后患目，毒流心肝二经，或数月、或半年后，烦躁而死，不可救药者。

【选注】

汪瑟庵：产者常也，可不服药，痘则病也，当以药调；惟药之不当，反不如勿药耳。所云三四日，七八日者，当参之形色，不可执一。

【释义】相传痘证稀疏明朗，只出几十粒或百余粒，颗颗圆润饱绽，根有一圈红线的称为状元痘，是痘证中最优良的一种。标志正气充足，痘毒俱透，预后顺利，不必用药治疗。但本人认为，在初起三四天也必须服辛凉解毒药一贴，以解时行温气和先天胎毒，但不必多服；到七八天的时候，再服甘、温托浆药一两贴，使痘毒透尽，灌浆充足，收痂顺利。为什么要这样做呢？因为曾经见到出痘稀少的，竟有灌浆不足，胎毒不能尽透，以致收痂之后，毒发于目造成目病，以致失明的；又有余毒侵犯心肝二径，经几月或半年突然发生烦躁而死，无法救治的危险。所以适当服辛凉解毒与甘温补托的药作防范是有益的。

痘证限期论

【原文】痘证限期，近日时医，以为十二日结痂之后，便云收功。古传百日内皆痘科事也。愚有表侄女，于三四月间出痘，浆行不足，百日内患目，目珠高出眼外，延至次年二月方死。死时面现五色，忽而青而赤而黄而白而黑，盖毒气遍历五脏，三昼夜而后气绝。至今思之，犹觉惨甚，医者可不慎哉！十二日者，结痂之限也，况结痂之限，亦无定期。儿生三岁以后者，方以十二日为准；若初周以后，只九日限耳；未周一岁之孩，不过七日限。

【释义】痘证的整个过程，近时医生们，认为共计十二天，结痂以后，就算收功了。根据古代留传的经验，痘证以百日为限，百日以内所患病变，都与痘科相关。吴鞠通有一个表侄女，在三四月里出痘，由于上浆不足，毒未全部透发，余毒侵入肝经，百日内发于眼部，眼珠突出眶外，迁延到来年二月才死去。临死之前，面部颜色，发生多种变化，一忽儿青，一忽儿红，一忽儿黄，一忽儿白，一忽儿黑，经历三昼夜方才死去。这是毒气传遍五脏，五脏之气将绝，脏真之色外现于面。现在想起来，还觉悲惨得很！作为医生可不小心谨慎吗？考十二日的期限，不过是痘证结痂期限，并非毒尽正复的日期。况且痘证收痂，并无统一期限，一般三岁以后小儿，收痂才以十二曰为准；如周岁小儿，只以九日为限；不足周岁的小孩，不过七天结痂。这一般为痘证进度顺利下的日期，如果痘毒偏重，小儿体质不足，或有其他兼证，就不能以此为例了。况且痘证以后，小儿居处饮食护理，都很重要，痘证百日之内，都要注意保养。

行浆务令满足论

【原文】近时人心不古，竞尚粉饰，草草了事。痘顶初浑，便云浆足，病家不知，惟医是听。浆不足者，发痘毒犹可医治；若发于关节隐处，亦至丧命，或成废人；患目烦躁者，百无一生，即不死而双目失明矣。愚经历不少，浆色大约以黄豆色为准。痘多者腿脚稍清犹可。愚一生所治之痘，痘后毫无遗患，无他谬巧，行浆足也。近时之弊，大约有三：一由于七日前过用寒凉，七日后又不知补托，畏温药如虎，甚至一以大黄从事，此用药之不精也。二由于不识浆色，此目力之不精也。三由于存心粉饰，心地之不慈也。余存心不敢粉饰，不忍粉饰，口过直而心过慈，以致与世不合，目击儿之颠连疾苦而莫能救，不亦大可哀哉！故今作此论，力矫时弊，实从数十年经历中得来。见痘后之证，百难于痘前。盖痘前有浆可上，痘后无浆可行；痘前自内而外出，外出者顺；痘后自外而内陷，内陷者逆也。毒陷于络，犹可以法救之；毒陷内脏而脏真伤，考古竟无良法可救。由逆痘而死者，医可以对儿；由治法不精，而遗毒死者，其何以对小儿哉？阅是论者，其思慎之于始乎！

【选注】

汪瑟庵：北方之一以大黄从事，犹南方之专用升发温补也。然北方之法，在臬毒证，有宜用者，余甥女出痘，于二十日外，犹日用大黄，计前后用大黄至四五斤，石膏称是，然后收功。每日服四两大黄浓汁，方能进食。此亦不可不知。总之无一定之痘，故无一定之方，前论二言尽之矣。

【释义】近时人心不遵古道，日趋向于浮华，不从实际出发，治病不细心诊断，敷衍了事。痘疮颗粒顶部浆色稍现浑浊，就说提浆已足，病家不知痘浆颜色，只听医生所说，信以为真。不知痘粒提浆不足，毒发不尽，遗患无穷。日后余毒发于皮肤的，称为花癞，虽无性命危险，然亦缠绵日久；余毒发于四肢关节，及下窍部，也能危及生命，或成残废；余毒发于眼部，烦躁不安的，百无一生，即使侥幸不死，双目因此失明，成为盲人。这些医疗事故，多年来见到不少。

鉴别痘浆颜色，成熟的颜色大约如大豆的黄色为标准。痘粒发出较多的，下肢腿脚部稍清还可以，上部必须黄稠。吴鞠通一生所治疗的痘证，痘后丝毫没有遗毒后患。吴鞠通治疗也没有特殊技巧，主要在于提毒灌浆充足。

近时医生治痘证的弊端，大约有这么三点，一是由于发病七日以前过用寒凉药品，使痘毒被抑，不能畅透，发病七日以后，又不知补正托毒，怕用温热，使提浆不足，一贯用大黄泻火，这是用药不当；二是由于不能识别浆色，对痘浆稀稠生熟看不真，这是见识粗陋，眼力不足；三是存心蒙骗，信口诳言，蒙骗病家，敷衍了事。这是医者不讲医德，存心不良，妄图名利。

吴鞠通看病实事求是，不敢浮夸，也不忍做浮夸事，讲话直率，存心慈善，因此同他们合来不。看到小儿受疾病折磨而不能挽救，心里感到十分悲哀，现在写这篇文章，意义在纠正时医治痘的弊端，实在是把他几十年临诊治疗经验所得，公之于世，对于痘证后遗症的医治，比痘发时治疗要难上百倍，因为痘发时有浆可提，毒可外托，痘证收痂后无浆可上，毒不能托；痘发时毒从里出外，外出为顺利，收痂后毒从内陷，内陷就是逆证。痘后毒陷经络，内陷尚浅，还可设法挽救，毒陷五脏，深入于里，五脏真气必被损害，从古至今，没有方法可以挽救。由于逆痘而致小儿死亡的，不是医生责任，问心无愧；由于医生治疗不精，痘后遗毒死亡的，医生是有责任的，问心有愧，怎样对得起小儿和病家呢？阅读本文的人，请想一想，对于痘证的治疗，能够不小心谨慎于治痘证初起的时候吗？！

疹论

【原文】若明六气为病，疹不难治。但疹之限期最迫，只有三日。一以辛凉为主，如俗所用防风、广皮、升麻、柴胡之类，皆在所禁。俗见疹必表，外道也。大约先用辛凉清解，后用甘凉收功。赤疹误用麻黄、三春柳等辛温伤肺，以致喘咳欲厥者，初用辛凉加苦梗、旋覆花，上提下降；甚则用白虎加旋覆、杏仁；继用甘凉加旋覆花以救之；咳大减者去之。凡小儿连咳数十声，不能回转，半日方回如鸡声者，千金苇茎汤合葶苈大枣泻肺汤主之；近世用大黄者，杀之也。盖葶苈走肺经气分，虽兼走大肠，然从上下降，而又有大枣以载之缓之，使不急于趋下；大黄则纯走肠胃血分，下有形之滞，并不走肺，徒伤其无过之地故也。若固执病在脏泻其腑之法，则误矣。

【选注】

叶霖：论疹似是而非，未可执泥。

何廉臣：前哲张畹香先生云，小儿麻疹，绍兴谓之瘄子，苏州谓之痧子，叶天士先生云：即属风感肺分，与发疹治法同耳。当按四时法治之。在冬令发瘄，当用冬温法；夏时用暑风法；秋时用秋燥法；春时用风温法。皆当用辛凉法合甘寒法，如薄荷、连翘、大力子、桔梗、生甘草、苦杏仁、石膏、知母、橘红、金银花、酒黄芩、冬桑叶等酌用，或大便作泻，加淡渗法，则生米仁、茯苓，又炒银花最妙，或火盛，则用羚角、犀角、丹皮、鲜大青等，或用苇茎汤合白虎汤，夏秋用，冬春断不可用。桂枝白虎、竹叶石膏汤，或又加蔗浆、梨皮，各因其轻重而用之。若邪入心营，则用犀角地黄汤，加紫雪或至宝丹，大抵初起大便水泻者，不必服药，大便燥结不通，谓之闷瘄最危，至棉丝线，樱桃核，不知出于何书，儿科用之，可笑也。道光癸卯间五月考时，考客患瘄，儿科用桂枝，无不鼻衄，予用辛凉合甘寒，无不即愈。而竟不用西湖柳，可见叶法不误人。又若初见怕冷，加荆芥亦可，荆芥性温，怕冷是寒，有寒邪故可用。余每用白蔻壳，以躯壳病，故用壳药去壳寒也。若初起作呕，大力子易于作呕，用之呕更甚，然《内经》"在上者因而越之"，风痰呕出，瘄疹出透矣。何妙如之，若怕其呕，用白蔻仁八分，即不呕，又本草大便泻者，大力子禁用，以大力子油滑能作泻也。然瘄子出，泻者不药可愈，愈泻愈妙，又瘄后水泻，亦不碍用甘寒，复以淡渗，如银花炭最妙，误用温热，及参、术必危，最怕吐血。

【释义】你能全部知道六气所致外感病的病理和辨治方法，对于疹子的治疗就不感困难了。但疹子发作时间最快，从感染到出疹只有三天，疹子属温病范围，治法以辛凉为主。流俗所用防风、广皮、升麻、柴胡等辛温升散的药都应禁止使用，庸俗之见疹子必用发表，这是不明医道的外行话，疹子不属于风寒，而是属于风温，温为阳邪，用药不宜辛温发汗。大约治疹宜先用辛凉清解，使温邪与疹子清透，继用甘凉清润收功。如果红疹误用麻黄，三春柳发汗，必致辛温伤肺，肺气上逆，喘咳不止，甚至气逆厥脱。治疗此证，初起宜用辛凉清肺，加苦桔梗、旋覆花升降肺气，热甚用白虎汤加旋覆花、杏仁大清肺热，降气止咳平喘；热退后用甘凉清气生津，润肺降逆。如咳已大减的去旋覆花，因肺气渐已清肃，不须再降。

凡是小儿发疹，温邪伤肺，有连续不断，咳数十声，气不回转，憋闷半日方才气回，回气时喉间有鸡鸣音的，病已发展到蠹咳（百日咳）阶段，可以用千金苇茎汤合葶苈大枣泻肺汤清泄肺热，平喘止咳。近时有用大黄治疗的，真是害人不浅。因为葶苈子走肺经气分，兼走大肠，虽有泻的作用，然而是从上降下，是以肺为主的；大黄专走胃肠，下结滞，并不走肺经，病在肺脏而以大黄攻胃肠，这是攻伐无过，徒伤胃肠气血。如果固执"病在脏，泻其腑"的治则，那是妄引经文，不切实际，很是错误的。

泻白散不可妄用论

【原文】 钱氏制泻白散，方用桑白皮、地骨皮、甘草、粳米，治肺火皮肤蒸热，日晡尤甚，喘咳气急，面肿热郁肺逆等证。历来注此方者，只言其功，不知其弊。如李时珍以为泻肺诸方之准绳，虽明如王晋三、叶天士，犹率意用之。愚按此方治热病后与小儿痘后，外感已尽真气不得归元，咳嗽上气，身虚热者，甚良；若兼一毫外感，即不可用。如风寒、风温正盛之时，而用桑皮、地骨，或于别方中加桑皮，或加地骨，如油入面，锢结而不可解矣。考《金匮》金疮门中王不留行散，取用桑东南根白皮以引生气，烧灰存性以止血，仲景方后自注云："小疮即粉之，大疮但服之，产后亦可服。如风寒，桑根勿取之。"沈目南注云："风寒表邪在经络，桑根下降，故勿取之。"愚按：桑白皮虽色白入肺，然桑得箕星之精，箕好风，风气通于肝，实肝经之本药也。且桑叶横纹最多而主络，故蚕食桑叶而成丝，丝，络象也；桑皮纯丝结成象筋，亦主络；肝主筋，主血，络亦主血，象筋与络者，必走肝，同类相从也。肝经下络阴器，如树根之蟠结于土中；桑根最为坚结，《诗》称："彻彼桑土"，《易》言："系于苞桑"是也。再按：督脉之直者，从肾上贯肝膈，入肺中，循喉咙，挟舌本；其支者，从肺出络心，注胸中。肺与肾为子母，金下生水。桑根之性下达而坚结，由肺下走肝肾者也。内伤不妨用之，外感则引邪入肝肾之阴，而咳嗽永不愈矣。吾从妹八、九岁时，春日患伤风咳嗽，医用杏苏散加桑白皮，至今将五十岁，咳嗽永无愈期，年重一年，试思如不可治之嗽，当早死矣，如可治之嗽，何以至四十年不愈哉？亦可以知其故矣。愚见小儿久嗽不愈者，多因桑皮、地骨，凡服过桑皮、地骨而嗽不愈者，即不可治，伏陷之邪，无法使之上出也。至于地骨皮之不可用者，余因仲景先师，风寒禁桑白皮而悟入者也。盖凡树木之根，皆生地中，而独枸杞之根，名地骨者何？盖枸杞之根，深入黄泉，无所终极，故又名曰仙人杖，盖言凡人莫得而知其所终也。木本之入下最深者，未有如地骨者，故独异众根，而独得地骨之名。凡药有独异之形，独异之性，得独异之名者，必有独异之功能，亦必有独异之偏胜也。地骨入下最深，禀少阴水阴之气，主骨蒸之劳热，力能至骨，有风寒外感者，而可用之哉！或曰：桑皮、地骨，良药也，子何畏之若是？余曰：人参、甘草，非良药耶？实证用人参，中满用甘草，外感用桑皮、地骨，同一弊也。

【释义】钱仲阳创立泻白散方，药物有桑白皮、地骨皮、甘草、粳米，功能治肺火，肌肤蒸热，傍晚热更甚，喘咳气急，面肿热郁在肺，肺气逆上等证。历来注解泻白散的，只说它的功效，不谈它的弊端，如李时珍，认为泻白散是泻肺中的标准绳墨，独一无二；虽高明如王晋三、叶天士，治病时也经常用泻白散。吴鞠通认为泻白散方治温热病后期，小儿痘后外邪已净，真气不得归元，咳嗽上气身虚热的最好；如带有一毫外邪，就不可用。例如外感风寒、风温邪势正盛时用桑皮、地骨皮，或在其他方中加桑皮、地骨皮，犹如油加入面中，混合在一起，永远分不开了。考《金匮》金疮门中，有王不留行散一方，取桑行东南根，白皮以引生气；烧灰存性，可以止血。仲景先师在方后自注说："小疮即粉之，大疮但服之，产后亦可服，如风寒，桑根勿取之。"沈目南注说："风寒表邪在经络，桑根下降，故勿取之。"吴鞠通认为桑白皮色白入肺，然而桑为箕星之精，箕为风星，风气通于肝，桑为肝经的本药。况且桑叶横络密布，所以主经络，蚕吃了桑叶能吐丝，丝和经络很相似，桑皮完全是丝结成的，象筋一样坚韧，亦主络，肝主筋，主藏血，络也主血，桑皮象筋和络，必走肝脏，这是物以类同，肝经下络阴器，好比树根蟠结在土地下，桑树根很坚固，《诗经·豳风·鸱鸮篇》"彻彼桑土，绸缪牖户。"意思为用桑根的皮，缠绕窗户，是很坚实的。《易经》"系于苞桑"也是说什么事物连结在桑树上是牢固的。再说："肾经行于背脊，从肾上通于肝，穿过横膈进入肺脏，上行至喉咙，夹着舌本；肾经的支脉从肺部外出联络心脏，散布于胸中，肺与肾为母子相生，金能生水。桑根的性质下行而坚结，从肺下走于肝肾。内伤病不妨用它，交通肺肾，外感病用了有引邪入肝肾的弊端，咳嗽就永远治不好了。堂妹八九岁时，春日伤风咳嗽。医者用杏苏散加桑白皮治疗，现已五十岁，咳嗽一直没好，一年重于一年，试想如果属不治的咳嗽，早已死了，如果属可治的咳嗽，为什么经四十年还不好呢？从这一点就可知他的缘故了。吴鞠通见到小儿咳嗽，久治不愈的，多是用了桑白皮、地骨皮，凡是服了桑白皮、地骨皮而咳仍不愈的，也就治不好了。因为陷入下部的邪气，没法升发出来。至于咳嗽不可用地骨皮，吴鞠通是受仲景先师启发："风寒禁用桑白皮"而觉悟出的。因为凡是树木的根，都生地下，而唯有枸杞根名地骨，由于枸杞根扎得很深，没有终了时，所以又叫仙人杖，因为无法测量枸杞根的深度，凡是木本植物，根的深度，都比不上地骨由此得地骨名称。名异功用也异，地骨禀赋少阴水气，主治骨蒸劳热，药力深入骨髓，风寒外感证，怎么可用呢？或者说：桑皮、地骨是良药，人参、甘草不是良药吗？假使实证用人参，中满用甘草，不仅不能治病，反而实者愈实，满的更满，外感用桑白皮、地骨皮不也同一弊端吗？

万物各有偏胜论

【原文】无不偏之药，则无统治之方。如方书内所云：某方统治四时不正之气，甚至有兼治内伤产妇者，皆不通之论也。近日方书盛行者，莫过汪䋚庵《医方集解》一书，其中此类甚多，以其书文理颇通，世多读之，而不知其非也。天下有一方而可以统治四时者乎？宜春者即不宜夏，宜春夏者更不宜秋冬。余一生体认物情，只有五谷作饭，可以统治四时饿病，其他未之闻也。在五谷中尚有偏胜，最中和者莫过饮食，且有冬日饮汤，夏日饮水之别，况于药乎！得天地五运六气之全者，莫如人，人之本源虽一，而人之气质，其偏胜为何如者？人之中最中和者，莫如圣人，而圣人之中，且有偏于任，偏于清，偏于和之异。千古以来，不偏者数人而已。常人则各有其偏，如《灵枢》所载阴阳五等可知也。降人一等，禽与兽也；降禽兽一等，木也；降木一等，草也；降草一等，金与石也；用药治病者，用偏以矫其偏。以药之偏胜太过，故有宜用，有宜避者，合病情者用之，不合者避之而已。无好尚，无畏忌，惟病是从。医者性情中正和平，然后可以用药，自不犯偏于寒热温凉一家之固执，而亦无笼统治病之弊矣。

【选注】

曹炳章：地有高下燥湿之不同，人有东西南北之互异。

朱武曹：而人之身又有肥瘦长短之不齐，人之性又有缓急刚柔之难一。

汪瑟庵：食能养人，不能医病，药能医病，不能养人，无病而服药，有病而议药，此人之大患也。茯苓、甘草，误用亦能杀人；巴豆砒霜，对病即能起死。舍病而论药，庸人之通病也。又按今世医者学医，惟求其便，病家择医，惟求其稳，然非通何由得便，非当无所谓稳，舍通而求便，舍当而求稳，必夭人性命矣。

【释义】没有平和不偏的药性，也没有统治一切疾病的方剂，可是有的方书解某一药方说"能统治四时不正之气"，甚至还说"兼治内伤病，产妇科病"。这都是不明医药的欺人之谈。近来市上比较畅销的方书，要算汪昂（讱庵）著的《医方集解》，哪一部方书都比不上它。这部方书注解中类似上述统治各病之说很多，由于此书文理通畅，便于记诵，所以学医的人，都阅读它，并不知书中的错误之处。普天之下，哪有一方统治四时疾病的呢？四时六气致病，各不相同，治春季风温病的方药，不能治夏季暑湿热病；治春夏风温、暑热病的方剂，不适用于秋冬燥气风寒病。

吴鞠通一生考察事物的体会，只有五谷做饭吃，可以统治四时的饥饿病，此外就没有统治四时各病的方剂药品，五谷四时虽都能吃，但其中也有偏性，最中和不偏的莫如汤饮，可是冬天要喝热汤，夏天要喝凉水，何况治病的方药呢？

得天地五运六气最全的是人，所以人为万物之灵。然而人的气质，善恶偏胜，很不一致。其中最为中正平和的气质，称谓圣人，而圣人之中，又有偏于重任，偏于清淡，偏于平和的，几千年来，公正不偏的也只几个人罢了。一般说来，人各有偏胜，如《灵枢·阴阳二十五人》所载，万物离不开五行，人也同样如此，五五二十五人，各有特性（请看《灵枢》）。低人一等的是禽兽，低禽兽一等的是树木，低树木一等的是草菜，低草一等的是金石。凡是用药物治病，是用药的偏胜以纠病的偏胜，因为药性偏胜太过，所以对疾病有合适和不合适的区分。合于病情的就用它，不合病情的就不能用它。用药不能凭医生对药的爱用不爱用决定去取，不可有怕这怕那的想法，只要对病有益无害就可以用，医生性情，必须中正和平，然后可以处方用药，自然不犯偏寒偏热，偏温偏凉，拘守一家之见，也就没笼统用药的弊病了。

草木各得一太极论

【原文】古来著本草者，皆逐论其气味性情，未尝总论夫形体之大纲，生长化收藏之运用，兹特补之。盖芦主生，干与枝叶主长，花主化，子主收，根主藏，木也。草则收藏皆在子。凡干皆升，芦胜于干；凡叶皆散，花胜于叶；凡枝皆走络，须胜于枝；凡根皆降，子胜于根；由芦之升而长而化而收，子则复降而升而化而收矣。此草木各得一太极之理也。

【选注】

朱武曹：直从格物致知得来，可括本草一部。

【释义】自古以来，著作本草的人，多是讨论每味药的药性的寒热温凉平，五味的酸苦甘辛咸，功能表里补泻，从来不谈药物的形体大纲，生化规律，为此特提出补充。

药物具有茎根枝叶等部分，开始萌芽为芦，芦主生发，干茎枝叶主长盛，花主变化，种子主收敛，根主安藏，这是木类药物的生化情况。草类药物的收藏都在种子，干主上升，芦的上升胜于干茎；凡是叶片都主散发，花主散发胜于叶片，枝叉都走络脉，根须走络脉胜于枝叉，凡是根茎都主下降，种子下降胜于根茎。从芦开始萌生而干上长，花叶的化生而种子收藏而复下降，可见药物生长化收藏永无止境，生生不息，各具有阴阳变化规律，所以草木各具有一个太极阴阳变化道理。

【原注】愚之学，实不足以著书，是编之作，补苴罅漏而已，末附二卷，解儿难、解产难，简之又简，只摘其吃紧大端，与近时流弊，约略言之耳。览者谅之。

温病条辨

五运六气，简称运气。其内容包括阴阳、五行、天干、地支、六气，这是古代研究自然气候变化的一门科学知识，由于运气变化，与人体发病的关系十分密切，因此，古圣先贤把它收入经典医学中，作为研究病因和诊治的理论指导。

关于运气的演绎方法，是根据天干（甲、乙、丙、丁、戊、己、庚、辛、壬、癸）定运，地支（子、丑、寅、卯、辰、巳、午、未、申、酉、戌、亥）定气。天干与地支相配，表示运与气的结合，按运与气配合的逆顺情况，运用阴阳的相反相成、五行生克关系，推测每年气象特点、四时气候变化，从而探讨六气致病的规律性。

1.阴阳五行

阴阳，是天地间自然之气，气之轻清上浮者为天，气之重浊下沉者为地，积阳为天，积阴为地。天地既立，阴阳之气即寓于天地之间，万物的生长化收藏，都是阴阳变化所形成。《素问·阴阳应象大论》谓："阴阳者，天地之道也，万物之纲纪，变化之父母，生杀之本始，神明之府也。"阴阳之气，是万物生化的规律，阳动则变，阴静而合，阴阳的动静变化，又须五行协调。五行亦阴阳所生，有金、木、水、火、土五种元素，具有生克制化的变化规律，五行又与五方、五气、五音、五色、五季气候相配，和人体脏腑气血息息相应。

五行相生：金生水，水生木，木生火，火生土，土生金，金又生水，顺布四时，循环周转，生生不息。五行相克：金克木，木克土，土克水，水克火，火克金。相生为顺，相克为逆。

五行主五方：东方属木，主春，其色青，其音角，其气风；

南方属火，主夏，其色赤，其音徵，其气热；西方属金，主秋，其色白，其音商，其气燥；北方属水，主冬，其色黑，其音羽，其气寒；中央属土，主长夏，其色黄，其音宫，其气湿。

《医宗金鉴》五行质气生克制化歌："天地阴阳生五行，各一其质各一气，质具于地气行天，五行顺布四时序，木火土金水相生，木土水火金克制，亢害承制制生化，生生化化万物立。"

五行各具一质，相生则万物生长蕃盛，相克则枯萎死亡。其中亢害承制之理，太过则亢。例如，木亢则乘土，土亢则乘水，水亢则乘火，火亢则乘金，金亢则害木，这就叫亢则害，克其所胜的一方。然受害的一方，其子见母被害，必起来报复，以解其母之危，使亢者不敢妄行，承受其子所制。这就是亢害承制之道，制则生化，万物生化又正常进行了。

2. 天干地支

古人以天干、地支配合阴阳、五行来说明运气变化规律，天干主五行的盛衰，地支主六气的变化。十干统运，每两干统一运。如甲己为土运，乙庚为金运，丙辛为水运，丁壬为木运，戊癸为火运；十干又分阴干、阳干，如甲丙戊庚壬为阳干，乙丁己辛癸为阴干。地支十二，司六气变化，子午主少阴君火之气，卯酉主阳明燥金之气，辰戌主太阳寒水之气，巳亥主厥阴风木之气，寅申主少阳相火之气，丑未主太阴湿土之气，风寒暑湿燥火是六气的变化。地支十二，也有阴阳的属性，子午寅辰申戌为六阳支，丑卯巳未酉亥为六阴支。阳为太过，阴为不及。

天数五，五阴五阳为十干；地数六，以六阴六阳为十二支。天干之五，必得地支之六为节；地支之六，必得天干之五为制。

干支配合，六十年为一周，这样岁气就完备了。

《素问·天元纪大论》谓："天以六为节，地以五为制。周天气者，六期为一备；终地气者，五岁为一周。君火以明，相火以位。五六相合，而七百二十气为一纪，凡三十岁；千四百四十气，凡六十岁，而为一周。太过不及，斯皆见矣。"天干地支对应关系见附表1和附表2。

附表1　天干地支六十年周期表

天干	甲	乙	丙	丁	戊	己	庚	辛	壬	癸
地支	子	丑	寅	卯	辰	巳	午	未	申	酉
天干	甲	乙	丙	丁	戊	己	庚	辛	壬	癸
地支	戌	亥	子	丑	寅	卯	辰	巳	午	未
天干	甲	乙	丙	丁	戊	己	庚	辛	壬	癸
地支	申	酉	戌	亥	子	丑	寅	卯	辰	巳
天干	甲	乙	丙	丁	戊	己	庚	辛	壬	癸
地支	午	未	申	酉	戌	亥	子	丑	寅	卯
天干	甲	乙	丙	丁	戊	己	庚	辛	壬	癸
地支	辰	巳	午	未	申	酉	戌	亥	子	丑
天干	甲	乙	丙	丁	戊	己	庚	辛	壬	癸
地支	寅	卯	辰	巳	午	未	申	酉	戌	亥

附表2　天干地支阴阳表

天干	阳	五阳干	甲	丙	戊	庚	壬	
	阴	五阴干	乙	丁	己	辛	癸	
地支	阳	六阳干	子	寅	辰	午	申	戌
	阴	六阴干	丑	卯	巳	未	酉	亥

甲乙丙丁，创始于太古渔猎时代，是用鱼的形态来计数的，分别代表一二三四，这时计数，至四为止，甲为鱼鳞，乙丙丁为鱼骨；戊己庚辛壬癸，是殷商时期所创，那时创制兵器，属青铜器时代，故以后六干，像兵器模型，可见十干是经过两个时代才完成的。

古人称十干为十日，十二支为十二辰。十二支，古人原是用来记阴阳的生长出入、万物的生长收藏，后人用来计算一年十二月、一日十二时。《说文解字》谓：子，十一月，阳气动，万物滋；丑，十二月，万物动，用事，象手之形；寅，正月，阳气动，去黄泉，欲上出；卯，二月，万物冒地而出，象开门之形；辰，三月，阳气动，雷电振，民农时也，物皆生；巳，四月，阳气已出，阴气已藏，万物见；午，五月，阴气午逆阳，冒地而出；未，六月，滋味也，五行，木老于未，象木，重枝叶也；申，七月，阴气成，体自申束；酉，八月，黍成，可为酎酒……卯为春门，万物已出，酉为秋门，万物已入；戌，九月，阳气微，万物毕成，阳下入地也，五行，土生于戌，盛于戌；亥，十月，微阳起，接盛阴。

周末有五行生胜之说，日辰与五行相配，遂有母子之称。《淮南子·天文训》谓："数从甲子始，子母相求。"故天干地支相配，既有计数之用，又有母子相生关系，它与阴阳五行配合，用以推测天地运气的盛衰、人体发病的轻重。五行干支相配见附表3。

五行	木	火	土	金	水
天干	甲乙	丙丁	戊己	庚辛	壬癸
地支	寅卯	午巳	辰戌 丑未	申酉	子亥
五行	木	火	土	金	水
天干	丁壬	戊癸	甲己	乙庚	丙辛
地支	巳亥	子午 寅申	丑未	卯酉	辰戌

　　上下二表天干地支配五行为什么不同，上表天干，以方位配五行，如东方甲乙木，南方丙丁火，中央戊己土，西方庚辛金，北方壬癸水。下表天干，是按运气合化配五行，天有苍、丹、黅、素、玄五天；苍天之气，下临丁壬之方，丁壬合化而生木。丹天之气，下临戊癸之方，戊癸合化而生火。黅天之气，下临甲己之方，甲己合化而生土。素天之气，下临乙庚之方，乙庚合化而生金。玄天之气，下临丙辛之方，丙辛合化而生水。

　　上表地支配五行与下表地支配五行亦不同，上表地支配五行按月配的，如正月建寅，二月建卯，正二月为木令，故寅卯配木；三月建辰，为春末，四月建巳，五月建午，四五月为夏令，属火令，故午巳配火；六月建未，为夏末，七月建申，八月建酉，七八月为秋令，属金令，故申酉配金；九月建戌，为秋末，十月建亥，十一月建子，为冬令，冬为水，故亥子配水；十二月建丑，为冬末，土居四季之末，故辰戌丑未配土。下表地支配五行是按六气配的，子午少阴君火，丑未太阴湿土，寅申少阳相火，卯酉阳明燥金，辰戌太阳寒水，巳亥厥阴风木。

3. 五行合脏腑十二经络

甲己化土，甲为阳土，合胃腑；己为阴土，合脾脏。乙庚化金，乙为阴金，合肺脏；庚为阳金，合大肠。丙辛化水，丙为阳水，合膀胱；辛为阴水，合肾脏。丁壬化木，丁为阴木，合肝脏；壬为阳木，合胆腑。火分君火、相火，戊癸化火，戊为阳火，合小肠，癸为阴火，合心脏；相火戊合三焦，癸合包络。

4. 六气合脏腑十二经络

子午少阴君火，合心与小肠。丑未太阴湿土，合脾与胃。寅申少阳相火，合三焦包络。卯酉阳明燥金，合肺与大肠。辰戌太阳寒水，合肾与膀胱。巳亥厥阴风木，合肝与胆。

主运与主气：天有四时五运、春夏秋冬，以生风热暑湿燥寒，由此万物生长化收藏。然其中气化又有太过不及之分，四时和与不和的变化，这是以天干的阴阳来推算的，阳干为太过，阴干为不及。

一、五运

五运，即五行，是金、木、水、火、土五气的运行。五运有中运、主运、客运。

1. 中运

天气在上，地气在下，运居天地之中，气交之分。天气下降，居中的运气必先下降，地气上升，居中的运气必先上升。《素问·六元正纪大论》谓："天气不足，地气随之，地气不足，天气从之，运居其中，而常先也。"

十干统运：如甲己年为土运，乙庚年为金运，丙辛年为水运，丁壬年为木运，戊癸年为火运，两干统一运，阳干为运气太过，阴干为运气不足，十干所统运气，为之中运，中运候中气的太过不及。《素问·天元纪大论》谓："甲己之岁，土运统之；乙庚之岁，金运统之；丙辛之岁，水运统之；丁壬之岁，木运统之；戊癸之岁，火运统之。"中运统主一年的中气。

2. 主运

主四时季节的更换，气候随着主运而变换，如春季风木，夏季火热（君火、相火），长夏湿土，秋季燥金，冬季寒水。按五行相生运转，每运各主七十三日零五刻。初运从前一年大寒节开始，为木运；二运为春分后十三日开始，为火运；三运从芒种后十日起，为土运（土御中央、四维）；处暑后七日起为四运金；立冬后四日起终运水。主运行四时正常的时令，年年如此，不能更换，然而其中的气化有相得、不相得，或从天气，或逆天气，或从天气而逆地气，或逆天气而从地气，故运有太过不及，四时和与不和的不同，人有脏腑虚实寒热之异，这样就感受外邪而发生疾病。

主气：按四时季节主运分布三阴三阳气化。初之气为厥阴风木，主春初之气；二之气为少阴君火，主夏热之气；三之气为少阳相火，主盛夏暑热之气；四之气为太阴湿土长夏之气；五之气为阳明燥金主秋燥之气；六之气为太阳寒水，主冬令之气。

主运主天干五行的运行，主气主地支六气的周布，运有太过不及，气有阴阳盛衰，运气相合，虽说年年不变，但也不是绝对

655

的，只能说大致相同。

演绎五运，要用五音建运、太少相生、五步推运等法。

五音建运：五音，即宫、商、角、徵、羽。其中宫为土音，商为金音，角为木音，徵为火音，羽为水音。《素问·阴阳应象大论》谓："在地为木，在音为角；在地为火，在音为徵；在地为土，在音为宫；在地为金，在音为商；在地为水，在音为羽。"古人论说五运，往往以五音为代表，所以叫五音建运。

太少相生：十干主运，分别阴阳，阳干为太，阴干为少，太为有余，少为不足，太少相生，运行不息。太过者气盛，先时而至，不及者气衰，后时而行。

如甲己化土，土音宫，甲为阳土，为太宫；己为阴土，为少宫。乙庚化金，金音商，乙为阴金，为少商；庚为阳金，为太商。丙辛化水，水音羽，丙为阳水，为太羽；辛为阴水，为少羽。丁壬化木，木音角，丁为阳木，为太角；壬为阴木，为少角。戊癸化火，火音徵，戊为阳火，为太徵；癸为阴火，为少徵。

十干分阴阳，五音别太少，阴阳相生，太少变化，周转运行，五步推移。

年干只能代表中运，不能代表主运。主运虽始于木角音，终于水羽音，有规律可循，但在五步推移中，究竟是太生少，还是少生太，就有不同了，必须以五步推运来弄明白。五步推运，无论何年，总是从年干的属太属少，逐步上推至角，便可得出。例如：

甲己之年为土运，甲年为阳土运，中运为太宫，太宫用事，往上推为少徵（火生土），再往上推，为太角（木生火），则太角为甲年的主运，太少相生，至羽音止。

太角→少徵→太宫→少商→太羽

起运为太角，终运为太羽。

己年为阴土运，少宫用事，从少宫往上推，为太徵，再往上推，为少角，则乙年初运为少角，太少相生，至羽音止。

少角→太徵→少宫→太商→少羽

其他年份，都可按年干上推，如乙庚金运、丙辛水运、丁壬木运、戊癸火运，根据阳太阴少，太少相生，就可推出。但丁壬年年干是角，就不必再往上推了。

3. 客运

客运以中运开始，也按五步推运，中运统管一年，客运以中运为初运，循五行太少相生次序，分五步运行，每步七十三日零五刻，行于主运之上，与主运相对，所以称谓客运，客运十年一周，周而复始。

由此可以看出主运与客运的异同，相同的是阴阳干互为运用，太少相生，五步推运都一样，不同的是主运年年生于角，终于羽，而客运则以中运为初运，十年为一周。例如，甲己年土运，甲为阳土，为太宫，己为阴土，为少宫，甲年客运以太宫开始，乙年客运，以少宫开始。甲年太宫为初运，太生少，土生金，以少商为二运，少生太，金生水，以太羽为三运，太生少，水生木，以少角为四运，少生太，木生火，以太徵为五运。己年以少宫为初运，少生太，土生金，以太商为二运，太生少，金生水，以少羽为三运，少生太，水生木，以太角为四运，太生少，木生火，以少徵为五运。其他乙庚、丙辛、丁壬、戊癸，都可按此类推。

五运、客运及五音建运见附图1。

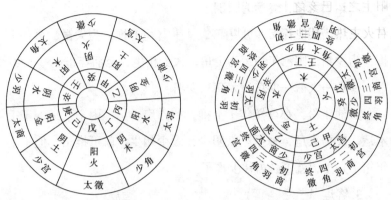

附图1 五运、客运及五音建运图

二、六气

风寒暑湿燥火，称谓六气。三阴三阳分主六气，厥阴化风，少阴化热，太阴化湿，少阳化火，阳明化燥，太阳化寒。《素问·六元正纪大论》谓："厥阴之上，风气主之；少阴之上，热气主之；太阴之上，湿气主之；少阳之上，相火主之；阳明之上，燥气主之；太阳之上，寒气主之。所谓本也，是谓六元。"六气依时而至，生养万物，为天地间六元正气，如非时而至，伤害万物，则为邪气。

1. 十二支分主六气

地支主气，十二地支分主六气，子午为热气，丑未为湿气，寅申为火气，卯酉为燥气，辰戌为寒气，巳亥为风气。《素问·五运行大论》谓："子午之上，少阴主之；丑未之上，太阴主之；寅申之上，少阳主之；卯酉之上，阳明主之；辰戌之上，太阳主之；巳亥之上，厥阴主之。"上指天气，如子午之上，少阴君火主热，其他各支，可以类推。（附图2）

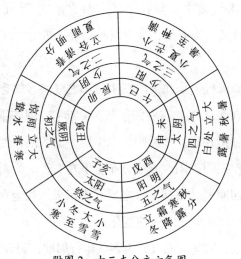

附图2　十二支分主六气图

2. 主气

主气即地气，六气分主一年二十四个节气。按五行相生次序分为六步，每步各主四个节气，合六十日又八十七刻半。厥阴风木为初之气，主春分前六十日八十七刻半，斗建（北斗星斗柄所指方位）指子（十一月指子，十二月指丑，正月指寅）从大寒开始，至春分前一日止为厥阴风木主气；二之气从春分开始，六十日有奇为少阴君火主气，斗建自卯至巳中，为春末夏初君火之气主令；三之气为少阳相火，从小满开始，至大暑前止，为盛夏暑热之气；四之气为太阴湿土，从大暑开始，至秋分前止；五之气为阳明燥金，从秋分开始，至立冬止；终之气为太阳寒水，自小雪开始，至大寒前止，为寒冬之气。《素问·六微旨大论》"显明之右，君火之位也，君火之右，退行一步，相火治之，复行一步，土气治之，复行一步，金气治之，复行一步，水气治之，复行一步，木气治之，复行一步，君火治之。"凡此六步，计三百六十五日又二十五刻，一岁周遍，常年如此。

3.客气

客气，即天气，是在天的三阴三阳之气。客气也分六步，即司天之气，在泉之气，左右四间气，六步按三阴三阳次序排列，三阴在先，三阳在后，一厥阴，二少阴，三太阴，四少阳，五阳明，六太阳。三阴三阳，顺序分布上下左右，上为司天，下为在泉，左右为四间气。根据主气之岁互为司天，互为在泉，互为间气，构成司天在泉间气六步的变化。

司天在泉，四间气六气，为客气运行周期，司天为主岁之气，位当三之气，在泉在下与司天相对，气从下上升，从司天前二位起运，即在泉左间，例如子午年少阴君火司天，阳明燥金在泉，阳明为二阳，二阳生三阳，三阳为太阳，位在在泉左间，从太阳起步，阳极生阴，厥阴为二步（司天左间），少阴为三步（即司天之位），太阴为四步（司天右间），阴极生阳，少阳为五步（在泉右间），阳明为六步（即在泉之位）。每步气合六十日又八十七刻半，《素问·六微旨大论》曰："所谓步者，六十度而有奇也。"

司天在泉，总是阴阳相对，《素问·五运行大论》说："厥阴在上，则少阳在下，右阳明，左太阴；少阴在上，则阳明在下，左太阳，右少阳；少阳在上，则厥阴在下，左少阴，右太阳；阳明在上，则少阴在下，左太阴，右厥阴；太阳在上，则太阴在下，左少阳，右少阴；所谓南面而命其位，言其见也。"司天在上属南方，在泉在下属北方，人面南而立图之北，则左右阴阳俱见。

司天之气既定，左右间气也随之而定，司天司上半年，在泉司下半年，共分六步，主岁者纪岁，间气者纪步，《素问·至真要大论》说："厥阴司天，其化以风；少阴司天，其化以热；太阴司天，其化以湿；少阳司天，其化以火；阳明司天，其化以燥；太阳司天，其化以寒。帝曰：地化奈何？岐伯曰：司天同候，间气皆然。"这说观司天在泉间气既定，客气变化也随之而定。（附图3）

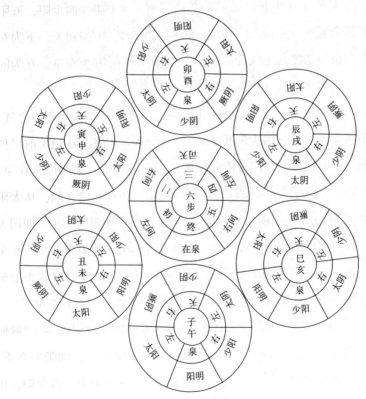

附图3　客气司天在泉间气图

客气司天在泉间气歌：

子午少阴君火天，阳明燥金应在泉，丑未太阴太阳治，寅申少阳厥阴联，卯酉却与子午倒，辰戌巳亥亦皆然，每岁天泉四间气，上下分统各半年。

4. 客主加临

每年轮转的客气，加在主气之上，叫作客主加临。在天的客气和在地的主气，虽有上下动静之分，但两者之间关系非常密切。《素问·五运行大论》说："上下沟通，寒暑相临。"客主加临，决定每月气候变化逆顺，其法以司天客气加在主气三气之上，其余五气，亦按次序相加。例如子午年少阴君火司天，阳明燥金在泉，初之气主气为厥阴风木，客气为太阳寒水，二之气主气为少阴君火，客气为厥阴风木，三气主气为少阳相火，客气为少阴君火，四气主气为太阴湿土，客气亦为太阴湿土，五气主气为阳明燥金，客气为少阳相火，六气主气为太阳寒水，客气为阳明燥金。其他年份，均可按此相加。

附图4为子午年少阴君火司天的客主加临图，中间虚线〰〰是可以转动的客气图、四周为主气图，主气年年如此，固定不变。只要把中间客气转过一格，即是来年主客加临之图。

客主加临，要观察客气与主气的和不和，相得不相得，顺和逆的情况。《素问·五运行大论》有"气相得则和，不相得则病，"如客主之气相生，或客主同气，便叫相得，如客主之气相克，而又以主气克客气，为不相得，客气克主气为相得。《素问·至真要大论》说："主胜逆，客胜从。"关于客主之气的顺逆，客气生主气为顺，如主气为厥阴风木，客气为太阳寒水，水生木，客生主为顺，反之为逆。又如客气是少阴君火，主气是少阳相火，为顺，反之为逆。《素问·六微旨大论》中"君位臣则顺，臣位君则逆"就是这个道理。

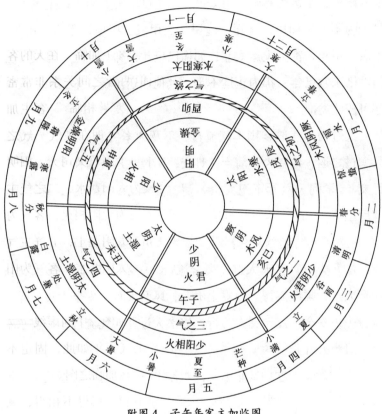

附图4　子午年客主加临图

三、运气的盛衰变化

天干纪年，地支纪气，运与气的结合，按其顺逆情况，以推测盛衰生克变化。

1. 太过不及与平气

太过，为运气盛而有余；不及，为运气衰而不足。甲丙戊庚壬五阳干，主运气有余，为太过。乙丁己辛癸五阴干，主运气不足，为不及。如甲己土运，逢甲子、甲戌、甲申、甲寅、甲午、甲辰六甲年，都主土运太盛；如逢己巳、己卯、己丑、己亥、己酉、己未六己年，都为土运不足。其他四运（金、木、水、火），亦可按此类推。

太过为本气胜，则本气流行；不及为本气衰，则克气大行。凡太过之运，约在大寒前十三日交；不及之运，约在大寒后十三日交。《素问·六元正纪大论》谓："运有余，其先至，运不及，其后至。"

《素问·气交变大论》谓："岁木太过，风气流行……岁木不及，燥乃大行；岁火太过，炎暑流行……岁火不及，寒乃大行；岁土太过，雨湿流行……岁土不及，风乃大行；岁金太过，燥气流行……岁金不及，炎火乃行；岁水太过，寒气流行……岁水不及，湿乃大行。"

运气既非太过，又非不及，叫作平气。它与太过不及，称谓五运三气。

平气，表示本年气候平和，疾病较少。凡运气太过而被抑，运气不及而得助，即成为平气。例如，戊辰年为火运太过，以戊为阳火，辰为太阳寒水司天，火虽太过，却受司天寒水相抑，则由太过一变而为平气。此外，在交运那一天的时日，也有产生平气的可能。例如，丁亥年为木运不及，假如交运那天日干或时干为壬，壬属木，是运与日时相合，得其相助，亦为平气。凡逢平气年，则一年气候平和，很少致病。

2.运气同化

主运、客运，主气、客气，在六十年中，除互为生克，互为消长外，还有二十年的运气同化。运气同化，是运气性质相同而同的，如木同风化、火同暑化、土同湿化、金同燥化、水同寒化。但运有太过不及，因而又有天符、岁会、同天符、同岁会、太乙天符之分。

（1）天符：中运与司天之气相符合的叫作天符。《素问·六微旨大论》谓："土运之岁，上见太阴；火运之岁，上见少阳、少阴；金运之岁，上见阳明；木运之岁，上见厥阴；水运之岁，上见太阳。"上见就是司天之气，土运之岁，即己丑、己未年，己为土运，丑、未为太阴司天，是为湿土同化；火运之岁，上见少阳，少阳为戊寅、戊申、戊子、戊午，戊为火运，寅、申为少阳司天，子、午为少阴君火，一君火，一相火，是为火与暑热同化；金运之岁，上见阳明，即乙卯、乙酉年，乙为金运，卯、酉为阳明司天，是为金燥同化；木运之岁，上见厥阴，即丁巳、丁亥之年，丁为木运，巳、亥为厥阴司天，是为风木同化；水运之岁，上见太阳，即丙辰、丙戌之年，丙为水运，辰、戌为太阳司天，是为水寒同化。凡此己丑、己未、戊寅、戊申、戊子、戊午、乙卯、乙酉、丁巳、丁亥、丙辰、丙戌十二年，都是运与司天之气合化，故称之谓"天符"。

（2）岁会：中运与岁支相同，称为岁会。《素问·六微旨大论》谓："木运临卯，火运临午，土运临四季，金运临酉，水运临子，所谓岁会，气之平也。"丁卯年，丁为木运，卯为木之正位，是为木运临卯；戊午年，戊为火运，午为火的正位，是为火运临午；甲己为土运，甲辰、甲戌、己丑、己未四年，辰、戌、丑、未为土的四维，属四季之末，是为土运临四维；乙酉年为金运，酉为金的正位，是为金运临酉；丙子年，丙为水运，子为水的正位，是为水运临子。故丁卯、戊午、甲辰、甲戌、己丑、己未、乙酉、丙子八年，都是运气相同，本气上承本运，所以称为岁会。

（3）太乙天符：运气既是天符，又是岁会，叫作太乙天符。《素问·六微旨大论》谓："天符岁会何如？岐伯曰：太一天符之会也。"如戊午、乙酉、己丑、己未四年，天符十二年中有之，岁会八年中亦有之，因此这四年称谓太一天符。也就是中运、天气、岁支三者之气都相同化，所以《素问·天元纪大论》称作"三合而治"。

（4）同天符：凡逢阳年太过之运与在泉之客气相合，叫作同天符。《素问·六微旨大论》谓："太过而同地化者三……甲辰、甲戌，太宫下加太阴；壬寅、壬申，太角下加厥阴；庚子、庚午，太商下加阳明，如是者三……加者何谓？岐伯曰：太过而加同天符。"

甲辰、甲戌，甲为阳土、太宫，辰、戌年为太阴湿土在泉，是阳土运和在泉湿土之气相合。壬寅、壬申，壬为阳木、太角，寅、申年为厥阴风木在泉，是阳木运和在泉风木之气相结合。庚子、庚午，庚为阳金，子、午年为阳明燥金在泉，是阳金与在泉燥气相合，在泉虽为客气，因行于中运之下，所以称"下加"。

因司天在上，中运居中，在泉在下，故甲辰、甲戌、壬寅、壬申、庚子、庚午六年，中运与在泉之气同化，就称谓"同天符"。

（5）同岁会：每逢阴年，不及的中运之气与在泉的客气相合，叫作同岁会。《素问·六元正纪大论》谓："不及而同地化者亦三……癸巳、癸亥，少徵下加少阳，辛丑、辛未，少羽下加太阳，癸卯、癸酉，少徵下加少阴，如是者三……同岁会也。"癸巳、癸亥、癸卯、癸酉四年，都为阴火不及之年，巳、亥为少阳相火在泉，卯、酉为少阴君火在泉，是阴火运一与在泉相火合化，一与在泉君火合化。辛丑、辛未为阴水运，属少羽，丑、未年太阳寒水在泉，是阴水运与客气太阳寒水相合。故癸巳、癸亥、癸卯、癸酉、辛丑、辛未六年，是阴运与在泉之气同化，叫作同岁会。

运气同化相关图见附图5、附图6。

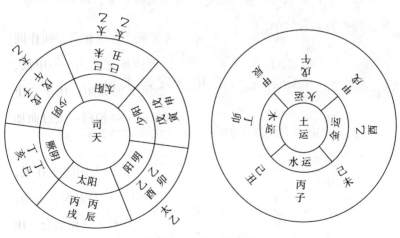

附图 5　天符、岁会图

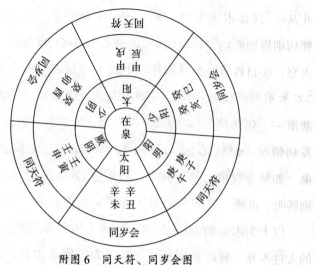

附图 6　同天符、同岁会图

天符、太乙天符、岁会、同天符、同岁会歌（《医宗金鉴》）：

天符中运同天气，岁会本运临本支，四正四维皆岁会，太乙
天符符会俱，同天符与同岁会，泉同中运即同司，阴岁名曰同岁
会，阳年同天符所知。

四、运气变化与发病关系

运气变化，主要用于推测气候变化对人体的影响。《内经》
通过阐述有关五运的太过不及、客主加临的不同变化，分述人体
致病的症状及治法。

《素问·气交变大论》说："帝曰：五运之化，太过如何？岐
伯曰：岁木太过，风气流行，脾土受邪，民病飧泄、食减、体
重、烦冤、肠鸣、腹支满，甚则忽忽善怒，眩冒颠疾，反胁痛而

《温病条辨》注释

吐甚。"这是木运太过，风邪盛，风气通于肝，肝病必克脾土，脾病则胃肠亦病，故见腹胀、肠鸣、泄泻，食欲减退；肝气盛则善怒，头目昏冒眩晕，胁痛甚，呕吐。《素问·气交变大论》说："岁木不及，燥乃大行……民病中清，胠胁痛，少腹痛，肠鸣、溏泄……病寒热……咳而鼽。"这是木运不及，克己之气流行的发病情况。燥气属金，入通于肺，肺病则形寒发热、咳嗽、鼻鼽。如肺金气盛，必克肝木，出现胠胁痛、少腹痛，肝病及脾，则肠鸣、溏泄。

以上为木运的太过不及所发生的病状，火、金、水、土四运的太过不及，其病变又各不同，兹不赘述。

五、六气司天在泉与发病

《素问·至真要大论》谓："少阴司天，热淫所胜……民病胸中烦热，嗌干，右胠满，皮肤痛，寒热，咳喘，唾血，血泄，鼽衄。"这是子午年少阴君火司天之年，气候偏热，火气盛，热邪侵犯心肺，故见胸中烦热，咽嗌干，右胠满胀，恶寒发热，咳而作喘，咳甚则唾血，热伤血，阳络伤则衄，阴络伤则泄血。又说："阳明在泉，燥淫所胜……民病喜呕，呕有苦，善太息，心胁痛不能反侧，甚则嗌干面尘，身无膏泽，足外反热。"这是燥气太盛，燥伤津液，金燥则胃失润降，上逆作呕，肝胆之气被郁，故呕苦，太息，心胁疼痛不能反侧，嗌干身无膏泽，足外反热，面如蒙尘，这些症状与肺肝胆胃有关。以上所述，为少阴君火司天，阳明燥金在泉，热气与燥气淫胜所见病症，其他年份客气淫胜得病的情况，《内经》论之甚详，兹不赘述。

六、运气、客主加临与发病

运气发病，有轻重、缓急、顺逆的不同。《素问·六微旨大论》谓："岐伯曰：天符为执法，岁会为行令，太一天符为贵人。帝曰：邪之中也奈何？岐伯曰：中执法者，其病速而危；中行令者，其病徐而持；中贵人者，其病暴而死。"天符年邪之中人，犯司天之气，天为阳，阳性急，故病势速而危；岁会年邪气中人，是犯在泉地气，地为阴，阴性缓，故其病徐而持久；太一天符之年，邪之中人，是犯天地之气，故发病急暴而易死亡。

客主之气加临，其发病亦有轻重缓急的不同，《素问·六微旨大论》谓："君位臣则顺，臣位君则逆。逆则其病近，其害速；顺则其病远，其害微。"这是说少阴君火之客气，加在少阳相火主气之上，为君位臣属顺，顺则发病缓慢，病势轻；如果少阳相火客气，加临于少阴君火主气之上，为臣位君属逆，逆则发病快，病势重，易发生危险。

七、六气淫胜治法

六气淫胜，发病不同，治法亦异。《素问·至真要大论》曰："司天之气，风淫所胜，平以辛凉，佐以苦甘，以甘缓之，以酸泻之；热淫所胜，平以咸寒，佐以苦甘，以酸收之；湿淫所胜，平以苦热，佐以酸辛，以苦燥之，以淡泄之；湿上甚而热，治以苦温，佐以甘辛，以汗为故而止；火淫所胜，平以酸冷，佐以苦甘，以酸收之，以苦发之，热淫同；燥淫所胜，平以苦温，佐以酸辛，以苦下之；寒淫所胜，平以辛热，佐以甘苦，以咸泻之。"

"诸气在泉，风淫于内，治以辛凉，佐以苦，以甘缓之，以辛散之；热淫于内，治以咸寒，佐以甘苦，以酸收之，以苦发之；湿淫于内，治以苦热，佐以酸淡，以苦燥之，以淡渗之；火淫于内，治以咸冷，佐以苦辛，以酸收之，以苦发之；燥淫于内，治以苦温，佐以甘辛，以苦下之；寒淫于内，治以甘热，佐以苦辛，以咸泻之，以辛润之，以苦坚之。"

关于六淫之气胜气和复气的治法，《素问·至真要大论》谓："治诸胜复，寒者热之，热者寒之，温者清之，清者温之，散者收之，抑者散之，燥者润之，急者缓之，坚者软之，脆者坚之，衰者补之，强者泻之，各安其气，必清必静，则病气衰去，归其所宗，此治之大体也。"

运气学说是一门气象医学，对人体发病关系重大。自古以来，历代医者都很重视，《内经》有专篇论述，但现在有人重视，有人怀疑，有人信疑参半，思想很不一致。我们认为古人通过研究气象，预测病变，从天文、地理，阴阳、五行，天干、地支入手，下了很大工夫，总结出一整套学说，以预测气候变化、致病情况，并用之于实践，确有成效，确是中医学的一门宝贵遗产。因此，我们要很好继承，加以研究，使之更好地为人民保健事业服务。

温病条辨

675